U0755206

临床儿科常见疾病诊疗思维与护理实践

高　萍　王风伟　杨培培　靳　叶　李晓郁　刘文静 ◎主编

上海浦江教育出版社

图书在版编目（CIP）数据

临床儿科常见疾病诊疗思维与护理实践 / 高萍等主
编 . -- 上海：上海浦江教育出版社有限公司 , 2024. 9.

ISBN 978-7-81121-911-1

Ⅰ . R72；R473.2

中国国家版本馆 CIP 数据核字第 2024FV6668 号

LINCHUANG ERKE CHANGJIAN JIBING ZHENLIAO SIWEI YU HULI SHIJIAN

临床儿科常见疾病诊疗思维与护理实践

上海浦江教育出版社出版发行

社址：上海海港大道 1550 号　邮政编码：201306

上海华业装璜印刷厂有限公司印装

幅面尺寸：185 mm×260 mm　　印张：20.5　插页：1　字数：500 千字

2024 年 9 月第 1 版　　2025年 1 月第 1 次印刷

责任编辑：李晓娟　　封面设计：李丹阳

定价：88.00 元

前言

儿童是一个不断生长发育着的机体,并非成人的"缩小版"。儿科疾病的病种有其特异性,不同系统的疾病临床表现多样,即使相同疾病不同年龄组的临床表现也不尽相同,加之儿科是"哑科",这些特殊性都给儿科疾病的诊断和治疗增加了难度。对于儿科护理人员来说,儿科护理的专业知识是从事儿科护理工作的理论基础,具备专业的医学知识、丰富的科学知识,以及熟练的操作技巧,能更加准确地判断儿童生长发育过程中的变化及生理、心理和社会的需要,从而给予全面的护理。随着医学的进步,儿科护理技术已发展为一个包含复杂的临床护理技术、抢救技术及先进检查技术的相对独立的学科。儿科护士只有熟练地掌握这些相关的技术,才能尽可能地减轻患儿的痛苦,从而取得最佳的护理效果。为了推广目前儿科领域的诊治和护理新技术,提升儿科医护人员的临床专业水平,我们编写了本书。

本书主要分为三篇。第一篇为总论,主要介绍儿科疾病的诊断步骤与常见症状和体征、儿科疾病的诊断技术及其治疗方法;第二篇为儿科常见病的诊疗,主要介绍新生儿疾病,及呼吸、循环等各个系统的常见病、多发病的诊断与治疗;第三篇为儿科常见病的护理,重点介绍小儿血液系统疾病、耳鼻咽喉科常见病的护理。全书注重儿科专业特色,既包括深入浅出的理论知识,又与医护临床实际相结合;更加注重将对儿童心理、情感发育问题的干预和关怀,与儿科疾病的诊治、护理相结合的医护理念;强调人文关怀与专业知识的融合,以适应新的生物-心理-社会医学模式,体现以儿童及其家庭为中心、以患儿为中心的整体医护观。

本书虽经过多次修改及审校,但由于我们水平有限,书中如有疏漏和不当之处,恳请读者不吝指教,以期重印时改正。

编　者

主编简介

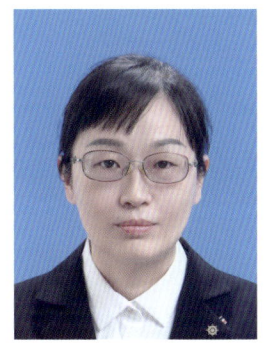

高 萍

　　女，1981年出生，山东肥城人。毕业于泰山医学院（现山东第一医科大学）临床医学专业，山东中医药大学在职研究生，2014年于山东省立医院儿科进修学习。现任山东肥城市中医医院儿科副主任；兼任山东省医师协会中医慢病管理专业委员会委员、山东省研究型医院协会儿科中西医结合委员会委员等。主要从事儿科呼吸系统、消化系统、心血管系统等常见疾病的诊断与治疗。承担在研市级课题1项，在核心期刊发表论文多篇。

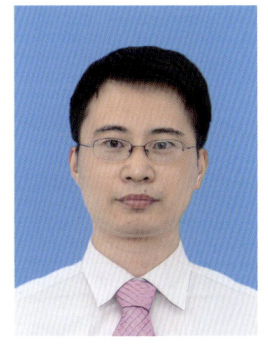

王风伟

　　男，1982年出生，山东青岛人。毕业于山东中医药大学。现就职于青岛大学附属青岛市海慈医院（青岛市中医医院），主治医师。毕业17年来一直从事儿科临床工作，擅长儿科常见病的诊疗。曾获得的奖项有省级1项、市级1项，完成课题3项。发表文章4篇，参编著作1部。

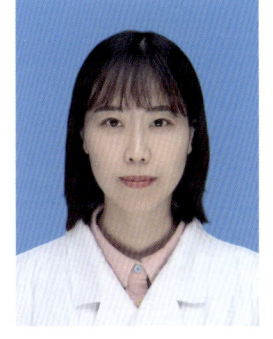

杨培培

　　女，1987年出生，山东潍坊人。硕士毕业于潍坊医学院儿科学专业。现就职于潍坊市人民医院，新生儿科主治医师。主要从事危重新生儿及早产儿的综合救治，擅长早产儿呼吸窘迫综合征、新生儿肺出血、新生儿气胸、新生儿坏死性小肠结肠炎、新生儿高胆红素血症、化脓性脑膜炎、败血症、婴幼儿肺炎等疾病的救治，及新生儿肠外营养治疗，熟练掌握气管插管术、呼吸机的使用、脐动静脉置管等的操作。曾获市"新生儿复苏大赛"个人二等奖。

主编简介

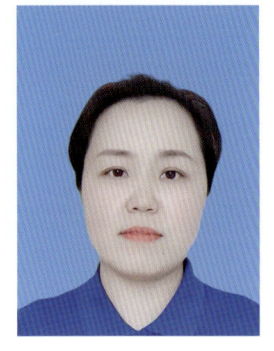

靳 叶

　　女，1982 年出生，山西长治人。2006 年毕业于长治医学院本科，2017 年毕业于中南大学并获硕士学位。现就职于山西省长治医学院附属和平医院，主管护师。从事护理专业研究 18 年，擅长血液系统疾病护理及护理管理。

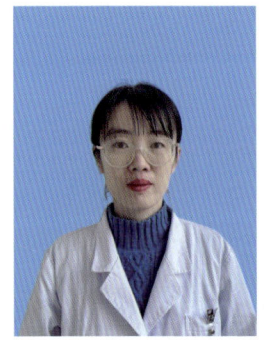

李晓郁

　　女，1986 年出生，山东威海人。滨州医学院临床医学专业本科毕业，现就职于烟台市芝罘区妇幼保健院，主治医师。主要从事儿童生长迟缓、矮小症、性早熟、甲状腺功能减退症、鼻炎、腺样体肥大等疾病的中西医结合治疗，以及梅毒、乙肝等疾患母亲所生新生儿的随访等工作。擅长用中西医结合的方式预防和治疗儿童生长发育相关疾病，以及呼吸系统、消化系统等儿童常见病。为辖区基本公共卫生 0～6 岁儿童健康管理项目专家、辖区 0～6 岁儿童孤独症筛查项目专家。曾在《医药卫生》发表论文 2 篇。

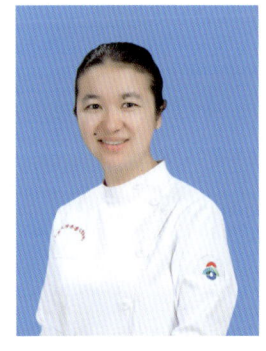

刘文静

　　女，1984 年出生。现任山东大学附属儿童医院耳鼻咽喉二科、眼科护士长，主管护师；兼任山东省护理学会循证护理专业委员会青年委员、山东省防痨协会护理专业委员会委员、济南护理学会护理管理专业委员会委员、山东省妇幼保健协会变态反应专业委员会委员。擅长儿童呼吸内镜护理、耳鼻咽喉及眼科专科护理及护理管理。曾获山东省护理学会循证护理专业委员会教学比赛三等奖、济南市自然科学学术创新成果类三等奖，以及济南市卫生系统青年岗位操作能手，院"优秀护士长""优秀员工""优秀教学工作者"等称号。

目录

编委会

主　编　高　萍　肥城市中医医院

王凤伟　青岛大学附属青岛市海慈医院（青岛市中医医院）

杨培培　潍坊市人民医院

靳　叶　长治医学院附属和平医院

李晓郁　烟台市芝罘区妇幼保健院

刘文静　济南市儿童医院

副主编　易　慧　十堰市人民医院（湖北医药学院附属人民医院）儿科

张　冰　新乡市中心医院

江晓宇　邯郸市中心医院

王雨薇　胜利油田中心医院

刘雪桐　胜利油田中心医院

曹　迪　吉林省前卫医院

编　委　仲莎莎　济宁医学院附属医院

第一篇

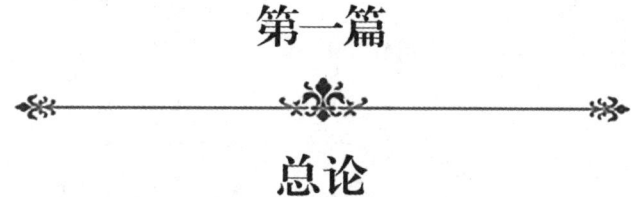

总 论

第一章　儿科疾病的诊断步骤与常见症状和体征

第一节　儿科疾病的诊断步骤

疾病的治疗效果,主要取决于诊断的正确性和及时性。诊断错误或时间上的延误均可导致不可逆的严重后果。虽然有些疾病尚无有效的治疗手段,但正确的诊断仍很重要,因为它是判断预后的根据。与成人相同,儿科疾病的诊断包括三个步骤:收集临床资料;整理分析资料,提出初步诊断;进一步临床观察验证诊断。由于儿科学涉及内容多、范围广,儿童在解剖、生理、生化、病理、免疫、营养代谢等方面都与成人有很大的不同,且不同年龄期的儿童又存在较大的差异,其疾病的种类以及临床表现均有其特殊性,故作为儿科医生应具备全面、系统的医学知识,正确的逻辑思维方法,以及高度负责的工作态度。

一、收集临床资料

临床资料包括病史、体格检查和辅助检查等。在收集临床资料的过程中,必须做到全面、客观、详细和准确。资料片面不完整常导致漏诊,而带有主观性的或错误的临床信息常使临床思维误入歧途,造成误诊。住院患儿要求全面的病史和体检资料,而对门诊患儿可针对主诉突出重点进行体格检查。

(一)采集病史

病史是疾病发生、发展过程中一系列主观和客观感觉的表述,是临床资料中最基础、最根本的部分。小儿大多数不能正确叙述病情,多由其监护人代述,这与成人自述的感觉有所不同。由于监护人的身份、文化程度、与患儿之间的关系,以及对疾病的关心程度不同,使得病史的客观性与可靠性与实际情况存在一定的差距,这在诊断过程中必须有所考虑。医生除全面系统地听取供史者的叙述外,还应巧妙地从正面、侧面不同角度提出各种问题,尽可能详细地了解每一临床现象发生的细节,必要时可反复询问,或向不同的接触者多方面询问。询问应讲究方式方法。例如,要了解患儿是否有腹痛,应询问患儿是否有食欲不佳、突然发作性哭闹伴双腿屈向腹部,或家长触其腹部是否有啼哭等情况。又如,1～2岁婴儿咽炎时常不会叙述咽痛,但家长可能会观察到患儿有流涎、拒绝进食固体食物并有口腔异味。另外,家长表述的症状、体征并不一定准确,要注意引证核实。例如,主诉为发热,一定要询问具体温度及测量部位。又如,家长表述其1岁的婴儿有气促,要询问每分钟呼吸频率,是否伴有喘鸣声。有时症状的核实有一定的困难,需要医生亲自观察才能确定,如新生儿轻微型惊厥。

(二)体格检查

体格检查应全面,不要遗漏体征,但要有重点。可根据病史问诊的线索对涉及的器官系统详细检查,同时还应注意重要的阴性体征。如患儿主诉为咳嗽,则胸部的望、触、叩、听检查应为重点,要注意观察是否有气促、呼吸困难,两肺呼吸音是否对称,是否有啰音或哮鸣音等。体格检查的准确性和完整性与医生的临床经验和负责精神密切相关。小儿在医院与医护人员接触时,多带有恐惧心理,往往不合作,使体格检查不能按正常顺序进行,容易遗忘体检项目。剧烈的哭闹直接妨碍心肺听诊和腹部触诊的进行,这要求儿科医生有一定的耐心,根据患儿的状态必要时应再次检查,如趁患儿睡眠或哺乳时检查。另外,在小儿体检时要考虑年龄及发育因素而采取不同的方法,如新生儿的视敏度低、视力弱、注视距离近,检查光视觉反应时,光源刺激的距离应比幼儿近,这样才可能得出正确的结论。体格检查结果的判断标准也因年龄而异,如觅食反射阳性在1个月的婴儿属正常,但出现在1岁的婴儿属异常,提示中枢神经系统存在病变。

作为儿科医生还应特别强调望诊。在一见到患儿的瞬间还未正式接触交谈时就应注意患儿的总体情况,如精神、面色、眼神等,这对判断病情程度有很大帮助,可对病史起补充作用。

(三)辅助检查

辅助检查包括实验室检查和仪器检查。现代医学诊断技术的发展已使临床各项辅助检查项目日趋多样和完善,使之成为临床诊断不可或缺的重要手段。但任何病例都应根据病史和体格检查结果进行初步分析,然后有目的、有针对性地提出必要的检查项目。辅助检查主要用于支持诊断假设或因鉴别诊断需要而排除某些疾病。应避免盲目筛查式地进行过多的实验室检查,以减轻患儿的痛苦及家庭经济负担。检查项目的选择应遵循从一般到特殊、从简单到复杂、从主要到次要的顺序逐步进行。尤其是一些创伤性或可能给患儿带来痛苦的项目,应采取慎重态度,事先统筹安排。如多次重复抽血会增加患儿痛苦,并易使患儿产生恐惧、抵触性情绪,不利于治疗措施的实施及疾病的康复。对一些创伤较大或可能发生并发症的检查项目在万不得已时才选用,应事先征得家属的同意并书面签字。

二、临床资料的整理和分析

(一)资料归纳

将病史问诊、体格检查和各项辅助检查的结果进行整理,去粗存精,有条理、系统地进行归类并列出条目。要求有高度的概括性,围绕主诉、突出重点,将主要症状的特点、体格检查阳性发现及重要的阴性体征、实验室检查的异常结果列出条目。

(二)资料分析与提出初步诊断

在对临床资料进行归纳的基础上,结合病例特点进行分析判断,提出能解释临床问题的假设,即初步诊断。临床资料的分析是一个鉴别诊断的过程,属临床逻辑思维的范畴。实际上,临床逻辑思维贯穿于疾病诊断的全过程。一个有经验的儿科医生在听到主诉后,有时甚至刚看见患儿还没开始问诊,就可能有一个初步的印象,大致是什么方面的问题,这就是临床思维的开始。而这个初步印象会在接下来的问诊、体格检查过程中起一定的导向作用。提出诊断结论所需时间可长可短,有些病例病程短、临床表现典型、资料齐全,很快即可作出诊断;而有些病例病程长、反复多、临床表现不典型、涉及多个系统、病情复杂,短期内不一定能得出诊断结论。

无论是简单还是复杂病例,都必须严格进行鉴别诊断,可以说临床思维的中心问题即为鉴别诊断。对复杂病例常选取1~2条最重要、最客观又最便于进行类比判别的临床表现,逐步对照病因进行分析,列举相似点,不支持或不明确之处,最后提出可能的诊断。以此为基础,进一步收集临床资料如辅助检查,尤其是一些具有特异性诊断价值的项目,以确诊或排除诊断。

三、临床观察验证诊断

通过资料收集、归纳、临床思维分析得出诊断结论后,并不一定意味着诊断确立,有时还需经临床观察验证才能最后确认。根据诊断开始治疗后,仍然要考虑有没有其他可能性存在,要根据实际情况随时对诊断进行修正,而不是认定初步诊断不放。因为疾病的发生发展与典型临床表现的出现有一个过程,如一些急性传染病的早期临床表现常与普通上呼吸道感染相似,以后才出现典型表现。有些情况下,虽然做了许多检查,但仍得不出确切诊断,只能根据可能性大小排列出几种可能诊断,这些更应通过临床观察(包括治疗效果)来验证当初诊断的正确性。

总之,临床情况千变万化、错综复杂,儿科作为一个特殊的专业,诊断过程有其特殊性,但关键是要有正确的临床思维能力。作为一名儿科医生,必须具有宽广的基础理论知识、扎实的临床专业技能、良好的临床思维和很强的责任感,尽可能地减少临床误诊。

(刘文静)

第二节　儿科疾病的常见症状和体征

一、发热

体温升高是小儿疾病常见的一种临床表现。正常小儿的直肠温度(又称肛温)在 36.9～37.5 ℃,舌下温度较直肠温度低 0.3～0.5 ℃,腋下温度为 36～37 ℃。不同个体的正常体温虽稍有差异,但一般认为体温超过其基础体温 1 ℃ 以上时,则认为是"发热"。

(一)病因

引起发热的病因可分为感染性和非感染性两大类,小儿期以前者多见。

1. 感染性发热

由各种病原体,如细菌、病毒、肺炎支原体、立克次体、螺旋体、真菌、原虫、寄生虫等,引起的感染,均可导致发热。

2. 非感染性发热

非感染性发热的原因包括:①恶性肿瘤(包括白血病);②结缔组织病,如风湿热、幼年型类风湿关节炎、川崎病等;③内分泌疾病,如甲状腺功能亢进;④由于应用药物或血清制品引起的发热;⑤大手术后由组织损伤、内出血、大血肿等导致分解产物增加而引起的发热;⑥散热障碍,如广泛性皮炎、鱼鳞病、先天性外胚层发育不良或大面积烫烧伤造成的汗腺缺乏,严重失水、失血等;⑦癫痫大发作,使产热增多;⑧中枢性发热,如大脑发育不全、脑出血等使体温调节中枢受损引起发热,以及暑热症等。

(二)诊断要点

1. 详细询问病史

包括年龄、发热规律和热型、发热持续时间、居住条件、居住地区的疾病(如疟疾、血吸虫病、钩端螺旋体病、伤寒等传染病)流行情况;有无提示系统性疾病的症状,如咳嗽、气促、腹泻、腹痛、尿频、尿急、尿痛等;有无结核病接触史、动物接触史;详细询问预防接种史。

2. 仔细全面的体格检查

对全身各系统都应仔细检查,还要注意有无淋巴结肿大、肝脾肿大、皮疹和贫血等。

3. 实验室及其他特殊检查

对急性发热的患儿应常规查血常规、尿常规,必要时予胸部 X 线透视或摄片。对较长期发热的患儿,可选择必要的实验室检查或其他特殊检查。

(三)鉴别诊断

发热可由患儿年龄、热型、持续天数、伴有的症状和(或)体征结合临床检查结果予以鉴别诊断。

二、发绀

因血液中还原血红蛋白或异常血红蛋白增高,并达到一定程度时,使皮肤和黏膜呈发绀色,称为发绀。发绀一般在口唇、颊黏膜、鼻尖、鼻唇间区、耳郭、甲床、指尖等毛细血管丰富的部位,皮肤、黏膜较薄的部位尤为明显。

三、呕吐

呕吐是小儿常见症状之一,虽可单独发生,但常随原发病而伴有其他症状及体征。引起呕吐的病因很多,故对呕吐患儿应仔细分析病史,尤其需注意呕吐与饮食的关系、起病的急缓、发病年龄,以及伴随的症状与体征。必要时,应进行 X 线等进一步检查,以明确诊断。

四、腹痛

腹痛是小儿常见症状之一,引起腹痛的原因很多,因幼儿多数不能准确地表达疼痛的感觉、性质及部位,常以哭闹来表示,造成诊断上的困难。

五、便秘

在儿科临床实践中,以便秘为主诉来诊者较常见,多数虽不是病态,但应妥善处理。母乳喂养儿,在新生儿期排便每日 2～4 次。出生 2 个月后,逐渐减少为每日 1～2 次。但以牛乳或其他代乳品喂养者,大便次数较少,每日 1 次或每 2～3 日 1 次。母乳不足可使婴儿大便次数减少而被误认为便秘,对此应添加母乳,而不是灌肠通便。

对便秘儿童,应首先区分是否应立即给予处理。若进食、全身状态以及体重的增加等均无异常,则一般不予处理,继续观察。但若大便干燥、量少又难排出,虽一日排便 2～3 次,但其总量比平时 1 次的量还少,则仍应视为便秘。特别是同时伴有食欲减退、腹部胀满,尤其伴腹痛、呕吐、血便者,则应立即寻找原因,妥善处理。

六、紫癜、紫斑和出血倾向

紫癜、紫斑和出血倾向大多因为血管结构或功能异常、出凝血机制障碍引起,其轻重表现差异可以很大,轻者仅见皮肤有少量紫癜、紫斑,重者则可发生很难控制的黏膜大量渗血,甚至可因内脏出血而危及生命。

七、婴儿哭闹

哭闹是婴儿对体内或体外刺激不适的一种反应,是婴儿表达要求和痛苦的一种方式。

(刘文静)

第二章 儿科疾病的诊断技术

第一节 病史和体格检查

一、儿科问诊

(一)问诊特点及注意事项

问诊是临床诊治的第一步,病史资料收集的完整性和准确性对疾病的诊断和处理有很大影响。问诊过程的两个基本要素是问诊内容和问诊技巧,所谓问诊内容是指询问者从与家长、陪伴者及患儿交谈中获取的有关疾病的全部资料;而问诊技巧是指询问者获取病史资料所采用的方式和方法。问诊技巧的恰当与不恰当直接影响问诊内容的准确性和完整性。儿科问诊基本形式与成人相似,但由于年龄特点,在问诊的具体内容及方法上都与成人有所不同,作为临床医师,在儿科问诊过程中必须注意以下几点。

第一,问诊前先进行自我介绍,可进行简短的交谈,以消除家属及患儿的不安情绪。问诊过程中态度和蔼、亲切,以获得家长和患儿的信任,和谐的医患关系是问诊顺利进行的保证。

第二,儿科问诊的项目及内容较成人略多,因为儿童期涉及不同年龄、分娩、出生体重、喂养、生长发育及预防接种,甚至母亲妊娠期情况等诸多因素,它们对疾病的诊治有直接关联。新生儿期疾病更与母亲健康状况和产科因素密切相关。故问诊时要全面细致,避免遗漏。

第三,儿科病史大多由家长、抚养者或陪伴者代述,其可靠程度差异很大,对重要症状应注意引证核实。

第四,根据问诊项目顺序逐项有序进行,一个项目问诊完以后再开始下一项目问诊,尽量避免反复在不同项目之间任意穿插。对危重抢救患儿可不必拘泥于顺序,首先问诊重要内容以便及时进行抢救,待病情稳定后再补充其他项目。

第五,注意提问方式,要用一般性问题开始提问,如"您的孩子有什么不好?"让供史者详细叙述疾病的发展经过,然后再针对某个症状展开,进行深入、特殊的提问,如"您孩子咳嗽时有没有痰?"这样可避免遗漏重要的信息。问诊中应避免使用医学专业术语,以免患者误解意思;同时还应避免诱导性、暗示性、诘难性提问,或一连串问题同时提问。

第六,婴幼儿疾病常可影响多个系统,问诊时要做到突出重点、兼顾其他。

第七,问诊过程中认真做好记录,问诊结束时可复述所采集的资料,以核对是否准确无误。对家长提出的问题耐心给予解答。

(二)问诊内容及书写格式

儿科问诊内容包括一般资料、主诉、现病史、个人史、过去史、家族史和社会史共七个部分。

1. 一般资料

姓名;性别;年龄:岁、月(新生儿应精确到天,甚至小时);民族;出生地(省、市或县);家长姓名;家庭详细地址(包括邮政编码和电话号码);病史申述者和患儿的关系;病史可靠程度。

2. 主诉

概括患儿前来就诊的主要症状和体征及其发生的时间。问诊时先用通俗易懂的一般性问题提问,如"您的孩子哪里不舒服?"

3. 现病史

详细记录患儿目前的主要问题:①起病情况和患病时间;②主要症状的特点,包括出现的部位、性质、发作的频率、持续时间、程度、缓解或加剧的因素;③可能的病因和诱因;④病情的发展、演变(按时间顺序记录,包括主要症状的发生、发展和出现的其他症状);⑤伴随症状;⑥有临床意义的阴性症状;⑦治疗经过(药物名称、剂量和疗效);⑧病后一般情况(精神、食欲、体重、睡眠和大小便等)。

4. 个人史

(1)胎儿期母亲孕次、产次、流产史(包括自然流产和人工流产):对新生儿要详细询问母亲妊娠期情况,包括疾病、饮食、医疗保健情况、用药史、意外事故、X线检查、出血、羊水异常、高血压、蛋白尿、血尿、糖尿、血型等。

(2)出生史和新生儿期情况:①出生史包括胎龄、产程、分娩方式、接生地点(指出生场所,如家庭、医院或转运途中等);②分娩前后母亲用药情况(如镇静剂、麻醉剂);③新生儿出生情况(如Apgar评分、哭声、窒息和复苏情况),新生儿期情况包括出生体重、身长、头围、产伤、畸形、呼吸困难、发绀、皮疹、黄疸、惊厥、出血、吸吮和喂养问题、第一次胎便和小便时间、住院时间、体重增减等。

(3)喂养和营养询问:是母乳喂养还是人工喂养或混合喂养,添加维生素和辅食的种类和时间,平时食欲以及偏食情况,有无长期呕吐和腹泻等。

(4)生长发育:①运动发育,何时会抬头、独坐、站立、行走;②语言发育,何时会叫"爸爸""妈妈"和说简单句子;③对人与社会环境的反应力,何时会笑,何时会控制大小便;④体重、身长的增长情况,乳牙萌出时间;⑤学龄儿童应询问其学习成绩,年长女童还要询问月经初潮年龄。

(5)习惯和行为:进食、睡眠、体格锻炼、牙齿的清洁护理等习惯,注意询问有无不良习惯或行为障碍。

5. 过去史

(1)既往疾病:指感染性及非感染性疾病、传染病和其他与现病史有关的疾病。

(2)预防接种:包括接种项目、接种年龄和反应。

(3)意外事故、外伤和手术情况。

(4)过敏史:如湿疹、荨麻疹、哮喘等,与药物、食物及环境等因素的关系。

6. 家族史

(1)询问父母、兄弟姐妹和祖父母的年龄及健康情况。如有遗传性疾病家族史,应画出完整的家族遗传谱系图。

（2）家族中是否有以下疾病发生，如结核病、病毒性肝炎、先天畸形、精神神经疾病、风湿热、过敏性疾病、出血性疾病、免疫缺陷病、肿瘤、癫痫、糖尿病等。

（3）家族中已死亡的小儿，要询问死亡的年龄和原因，包括死胎。

7.社会史

（1）父母婚姻状况、文化程度、职业和经济收入。

（2）环境卫生情况；患儿有无传染病的接触史（如保姆、邻居或亲戚）。

（3）当地流行病或地方病。

（4）健康保险或医疗费用来源。

书写病史时按上述顺序依次记录。

二、儿科体格检查

儿科体格检查是儿科医师的基本功之一。学龄儿童及年长儿的体格检查与成人基本相似，但婴幼儿和新生儿的生理和解剖特点与成人差别较大，又不易取得合作，故不论在内容、顺序及方法上都与成人体格检查有所不同，在临床工作中应予以重视。学龄前期小儿体格检查时若合作，可按成人方法进行；若不合作，则按婴幼儿方法进行。

(一)注意事项

（1）检查前准备好器械、听诊器等物品，应适用于受检对象，严格洗手。检查新生儿时应戴口罩，检查场地光线明亮，温度适宜。检查者要态度和蔼，可准备一些小玩具，在检查开始前与患儿逗玩，以融洽医患关系，取得配合。

（2）检查时的体位根据年龄和病情而定。未成熟儿及新生儿可躺在暖箱内或红外线辐射保温床上，婴幼儿可由父母抱着或坐在膝盖上，年长儿可让其坐着或躺在诊查台上，而危重患儿可直接在病床上进行检查。

（3）检查顺序可灵活掌握，不必完全按记录顺序进行。原则是尽量减少患儿的体位变换，可先从望诊开始，观察患儿的一般情况，然后选择易受哭闹影响的项目先检查，如心、肺听诊等。有刺激性的或易引起不适的项目，如眼、耳、鼻和口腔，特别是咽部应放在最后检查。而淋巴结、骨、关节等内容不受哭闹影响，随时均能检查。

（4）检查过程中注意保暖。听诊器和手要预先温热，避免引起不适感，尽量不要隔衣裤进行检查，以免影响结果。但脱衣暴露身体时间不要太长，以免受凉。对年长儿童还应注意到他们的害羞心理，不要在人群前随意暴露他们身体。

（5）要有防止受伤的意识。检查手法尽量轻柔和迅速，对危重患儿要避免反复检查，以免加重病情；检查完毕应将检查器械随身带走并拉好床栏，防止患儿受伤。

(二)婴幼儿体格检查内容和方法

1.一般情况

当小儿在适宜情况下，即应观察其体位、站立姿势或步态、面部表情、眼神、对外界的反应、活动情况以及声音大小等，观察外貌并评估精神、神志、发育、营养。

2.一般测量

（1）体温：将温度计从消毒液中取出擦干，温度计内的水银柱应在 35 ℃标示下，测腋下温度时要擦干腋下皮肤,水银端置于腋窝,上臂夹紧,测量时间不应少于 5 min。也可测直肠温度,将直肠温度计轻柔、缓慢地插入肛门中,深度为长度的 1/2,测量时间 3 min。正常小儿腋下温度为 36～37 ℃,直肠温度为 36.9～37.5 ℃。

(2)脉搏:触诊要在小儿安静、合作时进行,检查者将示指、中指和环指的指腹放在腕关节拇指侧的桡动脉上,压力大小以摸到搏动为宜,计数至少 60 s。除计数脉搏频率外还应注意节律,如节律不规则,计数应延长至 2 min。婴儿也可触诊颞动脉。

(3)呼吸频率:在安静情况下,计数 30 s 内胸壁或腹壁起伏的次数。

(4)血压:测量血压时,无论取坐位还是卧位,右上臂与心脏均应在同一水平,手臂要放松。血压计袖带宽度应为上臂长的 2/3,将袖带内空气排空,测压计显示为零后,将袖带缚于上臂,松紧度适宜,袖带下缘距肘窝 2 cm,听诊器胸件应放在肱动脉上。检查者向袖带充气,待肱动脉搏动消失,再将水银柱升高约 2 kPa(15 mmHg),然后放出袖带中空气,使血压计水银柱以每秒 0.4 kPa(约 3 mmHg)的速度缓慢下降。出现第一个动脉音时的读数为收缩压,继续放气,动脉音渐强,然后突然减弱,最后消失,此时的读数即为舒张压。如动脉音减弱和消失之间的读数差值在 2.6 kPa(20 mmHg)或以上,应同时记录 2 个读数。婴儿血压可用简易的潮红法测量,即患儿取仰卧位,将血压计袖带缚于前臂腕部,紧握袖带远端的手,使之发白,然后迅速充气到 10 kPa 以上,移去局部握压,缓慢放气,当受压处皮肤由白转红时,血压计上读数为收缩压近似值。也可用监听式超声多普勒诊断仪测量。血压不正常时,应测量双上臂血压,双上臂血压不相同或疑为心血管疾病时应测量双下肢血压。测量下肢血压时,受检者取俯卧位,袖带缚于腘窝上 3 cm 处。

(5)体重:测量前排空大小便,脱去鞋帽和外衣,婴儿卧于体重秤秤盘中测量,小儿可用台秤。使用前均应校对体重计。如室温较低可穿衣服称,再称衣服,总重量减去衣服重量即为小儿体重。

(6)身长(高):3 岁以下的小儿用量床测量身长,受检者取卧位,头顶接触头板,检查者拉直小儿双膝部,两下肢伸直紧贴底板,移动脚板使之紧贴脚底,记录其量板数字。3 岁以上的小儿应测身高,受检者赤脚,取直立位,使两足后跟、臀部及两肩胛角间均接触身长计柱,足跟靠拢,足尖分开,两眼平视前方,测量者将滑板下移使之与颅顶点恰相接触,读取立柱上的标示数。

(7)上、下部量:受检小儿取卧位或立位,用软尺测量耻骨联合上缘至足底的垂直距离,为下部量;身长或身高减去下部量即为上部量。

(8)头围:用左手拇指将软尺零点固定于头部右侧齐眉弓上缘,软尺从头部右侧经枕骨粗隆最高处,紧贴皮肤,左右对称而回至零点进行读数。若为长发者,应在软尺经过处,将头发向上、下分开。

(9)胸围:3 岁以下取卧位或立位,3 岁以上取立位。检查者用左手拇指将软尺零点固定于右乳头下缘,右手拉软尺使其绕经后背(以两肩胛下角下缘为准)经左侧回至零点进行测量,取平静呼气、吸气时的中间数。

(10)腹围:取卧位,测量婴儿腹围时将软尺零点固定在剑突与脐连线中点,经同水平位绕背一周回至零点;儿童可平脐经水平位绕背一周进行读数。

(11)腹部皮下脂肪:用左手拇指和示指在腹部脐旁锁骨中线处捏起皮肤和皮下脂肪(捏前两指距 3 cm),用卡尺进行测量。小儿正常皮下脂肪厚度应在 0.8 cm 以上。

(12)上臂围:周围取左上臂中点(肩峰与尺骨鹰嘴连线中点)用软尺与肱骨垂直测量上臂周径,注意软尺只需紧贴皮肤,勿压迫皮下组织。

3.皮肤和皮下组织

在明亮的自然采光条件下,观察皮肤色泽,注意有无苍白、潮红、黄疸、发绀、皮疹、瘀斑、脱屑、色素沉着、毛发异常等。触摸皮肤弹性、湿润度、皮下脂肪充实度及末梢毛细血管充盈情况。为减少患儿的体位变动,皮肤和皮下组织的检查在检查头、颈、胸、腹和四肢时分别进行,记录时可集中在本项目下。

4.淋巴结

触摸全身浅表淋巴结,包括枕后、耳前、耳后、颈部和锁骨上淋巴结,腋窝、腹股沟淋巴结。注意淋巴结大小、数目、硬度及活动度,有无压痛、红肿、瘘管、瘢痕,淋巴结之间及其与皮肤之间有无粘连等。淋巴结的触诊也可在检查头、颈、胸、腹和四肢时分别进行,集中记录。

5.头部

(1)头颅:观察有无畸形,注意头发的密度、色泽和分布(如枕秃)。正确测量前囟的大小(应测量额、顶骨形成的菱形对边中点连线),触诊颅缝,检查有无颅骨软化和颅骨缺损。出生时颅缝可稍分开或重叠,3~4 个月时闭合。检查颅骨软化时,用手指加压于颞顶部或顶枕部的耳后上部,有乒乓球感时即为颅骨软化。出生时前囟为 1.5~2 cm,1~1.5 岁时闭合。正常前囟表面平坦,如膨隆或凹陷均为异常。出生时后囟已闭合或很小,最迟在出生后 6~8 周内闭合。

(2)眼:观察有无眼距增宽、眼睑红肿、眼睑外翻、眼球突出、斜视、结膜充血、异常渗出、比托斑、巩膜黄染、角膜混浊、溃疡和鼻泪管堵塞现象。观察婴幼儿眼球是否有震颤,能随光或玩具转动,或以手指突然接近眼部观察是否有瞬目反射来粗测其视力。观察瞳孔大小、形状、是否对称,并检查直接及间接对光反射。

(3)耳:观察和触摸双侧耳郭、耳前后区,注意皮肤损伤、结节和先天畸形(如耳前瘘管、小耳、低耳位)轻压耳后乳突区,观察有无压痛。当向上牵拉耳郭或向内压耳屏时,婴幼儿出现痛苦表情,此时应考虑有中耳炎的可能。观察双侧外耳道,注意皮肤有无异常和溢液。怀疑为中耳炎者应做耳镜检查。病情需要时应做听力检查。

(4)鼻:观察鼻的外形,注意有无畸形、鼻翼翕动,有渗出物者注意其性质。

(5)口腔:观察唇、颊黏膜、牙齿、牙龈和舌。正常小儿口唇红润而有光泽,注意有无苍白、发绀、口角糜烂、皲裂和唇裂。正常颊黏膜表面光滑,呈粉红色,注意有无充血、糜烂、溃疡、出血、麻疹黏膜斑和鹅口疮;注意腮腺导管口有无红肿。注意乳牙是否萌出、牙齿数目、牙列是否整齐、有无牙缺损或龋齿,以及修补情况;检查牙龈时,注意有无肿胀、出血和色素沉着。检查舌时,注意舌面、形态、运动对称性和溃疡等。检查口底和舌底部,用压舌板轻挑舌尖,观察有无异常舌系带或舌下囊肿。检查咽部时要有良好的光照条件,检查者一手固定头颅,另一手用拇指、示指和中指拿压舌板,小指尺侧固定于患儿一侧面颊,将压舌板伸入口内轻压舌根部,动作要准确迅速,利用吞咽反射暴露咽部的短暂时间,迅速观察软腭、腭垂、舌腭弓和咽后壁,注意有无充血、疱疹、滤泡、假膜、溃疡,扁桃体有无肿大及渗出,渗出物的性质,软腭是否对称。

6. 颈部

观察颈部外形、皮肤及活动度,注意是否对称,有无肿块、畸形(如先天性斜颈、短颈和颈蹼等),观察有无皮损和颈活动受限。观察颈静脉是否充盈或怒张。婴儿由于颈部较短,脂肪丰富,颈静脉不易看到。如果明显可见即提示静脉压增高。检查颈肌张力,注意有无颈部强直、角弓反张或肌无力。触摸甲状腺有无肿大、气管位置是否居中。

7. 胸部

1)胸廓

观察胸部外形和对称性,正常情况下,婴儿胸部略呈桶状,前后径约等于横径;随着年龄增长,横径渐增超过前后径。注意儿童期可能发生的畸形,如鸡胸、漏斗胸和肋膈沟等。触诊胸壁有无包块和压痛等。检查乳房和腋窝,注意有无乳晕增大和色素沉着以及乳房隆起和渗出物,腋毛的出现是性征发育的征象之一。

2)心脏

(1)望诊:观察心前区有无隆起,以及心尖搏动的部位、强度和是否弥散(搏动范围一般不超过 2~3 cm),较胖的儿童不易观察到心尖搏动。

(2)触诊:触摸心尖搏动位置,大多数婴儿的心尖搏动在左侧第 4 肋间隙乳线内;分别触诊胸骨左缘第 2、第 3、第 4 肋间隙以及各瓣膜区。如在胸骨左缘第 2 肋间隙触到收缩期震颤,提示肺动脉狭窄或动脉导管未闭;在胸骨左缘第 3、第 4、第 5 肋间隙触到收缩期震颤,提示室间隔缺损;二尖瓣区触到收缩期震颤提示二尖瓣闭锁不全,触到舒张期震颤提示二尖瓣狭窄;三尖瓣区触到较强的搏动提示右心室肥厚。

(3)叩诊:叩诊相对浊音界,常采用直接叩诊法。①左界:2 岁时叩诊从第 4 肋间心尖搏动外 2 cm 开始,由外向内叩诊;3 岁以上叩诊从第 5 肋间心尖搏动外 2 cm 开始,由外向内叩诊。②右界:从肝浊音界上一肋间开始,由外向内叩诊,动作较成人叩诊轻,否则心脏叩诊相对浊音界会较实际小。测量左界时以左乳线为标志,量出心左界距该线的内或外距离,测量右界时以右胸骨旁线为标志,量出右界距该线的距离。

(4)听诊:由于小儿心率较快,听诊者应仔细区分第一和第二心音。婴儿心尖区第一和第二心音响度几乎相等,肺动脉瓣区第二音比主动脉瓣区第二音为响。除了注意心音强弱外,还应注意节律,是否有期前收缩(又称早搏),其频度如何。由于婴儿以先天性心脏病为多见,故听诊重点位置应在胸骨左缘。先用膜型胸件紧贴胸壁分别沿胸骨左缘听诊第 2、第 3、第 4 肋间隙,以及主动脉瓣区、二尖瓣区、三尖瓣区。如闻及杂音,应注意性质、响度、与心动周期的关系、是否广泛传导等。然后再用钟形胸件按同样顺序进行听诊。

3)肺

(1)望诊:观察胸廓活动度和对称性,注意呼吸频率、节律和呼吸方式。小儿以腹式呼吸占优势。

(2)触诊:将双手分别对称地放在胸壁两侧,当小儿啼哭或发音时,判断两侧语颤强度是否相等。

(3)叩诊:用直接叩诊法(即用 1~2 个手指直接叩击胸壁),从上到下、从外向里、双侧对称地叩诊双肺野。正常叩诊为清音,婴儿胸壁较薄,叩诊音相对较成人更明显,不要误认为是过清音。如出现浊音、实音和过清音为异常叩诊音。肩胛骨上叩诊无意义;左侧第3、第4肋间处靠近心脏,叩诊音较右侧对称部位稍浊;右侧腋下部因受肝的影响,叩诊音稍浊;左腋前线下方有胃泡,叩诊时产生过清音,检查时应予注意。

(4)听诊:从上到下、从外向里,分别听诊前肺野和后肺野,注意双侧对比。由于婴儿胸壁薄,呼吸音较成人稍粗,几乎均为支气管肺泡呼吸音,甚至有时出现支气管呼吸音,不应视为异常。小儿哭闹时影响听诊,可在啼哭时深吸气末进行听诊。听诊应特别注意双侧肺底、腋下和肩胛间区,这些部位较容易听到湿啰音,有助于肺炎的早期诊断。

8.腹部

(1)望诊:观察腹部皮肤,注意腹部外形。正常婴儿卧位时,腹部较胸部高。注意有无胃肠蠕动波、脐部分泌物、腹壁静脉扩张。

(2)触诊:触诊腹部时,从左下腹开始,按逆时针方向,先浅后深地触诊全腹部。注意肝、脾大小及质地,有无包块;通过观察小儿面部表情判断有无压痛,注意检查麦氏点有无压痛和反跳痛。正常婴儿肝肋下可触及1~2 cm,脾肋下偶可触及,质地柔软、表面光滑、边缘锐利。最后触诊双侧肾。婴儿哭闹时影响腹部触诊,故可哺以母乳或吸吮奶头使其保持安静。

(3)叩诊:从左下腹开始按逆时针方向叩诊全腹部,正常为鼓音。然后在右锁骨中线上叩诊肝上、下界,左剑突下叩诊肝浊音界。最后检查肝叩击痛。如疑有腹水,应检查移动性浊音。

(4)听诊:用膜式听诊器听诊肠鸣音至少1 min,如未闻及肠鸣音,应听诊5 min。注意频率(正常每分钟3~5次)强度、音调。婴儿因肠壁较薄,有时可闻及活跃的肠鸣音。如疑有血管疾病,应用钟式听诊器听血管杂音,听诊主动脉杂音的位置在剑突下与脐之间的中点。

9.脊柱和四肢

1)脊柱

(1)望诊:观察脊柱的形态,注意有无畸形,如脊柱前、后、侧凸;观察脑脊膜有无膨出。

(2)触诊:从上到下触诊棘突有无压痛。

2)四肢

(1)望诊:分别观察上肢和下肢的对称性,注意畸形,如手镯、多指(趾)手(足)蹼和小指弯曲、杵状指(趾)“O”形腿、“X”形腿、踝内翻、踝外翻、肌肉外形(萎缩或假性肥大)、关节肿胀、皮疹、水肿等,指压胫前和脚背检查凹陷性水肿。

(2)触诊:分别触诊肩、肘、腕、掌、髋、膝、踝、指(趾)关节有无压痛。同时被动检查上述各关节运动。检查四肢肌力及肌张力。如疑有血管疾病,应触诊股动脉、腘动脉和足背动脉。

10.外生殖器

充分暴露检查部位,观察外生殖器的发育,注意有无畸形、水肿、溃疡、损伤和感染的征象。观察阴毛是否出现,此为性征发育的证据之一。

(1)男性:检查阴茎,用拇指和示指上翻包皮、注意有无包皮过长或包茎和尿道下裂;检查尿道口有无红肿和渗出;观察阴囊有无肿大,如有肿大应做透光试验(以不透光的纸片卷成圆筒,一端置于肿大部位,另一端以手电照射,被遮处阴囊如为橙红色、半透明状,多为睾丸鞘膜积液,如不透明多为睾丸肿瘤或腹股沟斜疝);触诊双侧睾丸是否下降,如未下降至阴囊内,应通过腹股沟外环检查是否在腹股沟管内。

（2）女性：检查阴蒂、阴道前庭和尿道口，分开小阴唇、暴露前庭，检查有无红肿，尿道口和阴道口有无分泌物。检查处女膜有无闭锁及损伤，小阴唇有无粘连。一般不做阴道检查。如病情需要应请妇科专家会诊并拟告知家长。

11.肛门、直肠

望诊肛门会阴区，注意有无出血、分泌物、红肿及直肠脱垂或外痔等。用左手拇指和示指轻轻分开臀沟，暴露整个肛门，观察有无瘘管和肛裂。必要时做直肠指诊，具体方法：检查者戴好手套，在小指上涂以少量液状石蜡，将小指轻轻加压于肛门括约肌数秒钟，让其松弛后，轻轻地插入肛门，再以旋转动作渐向直肠深入，注意直肠有无结节、息肉，有无触痛，再以旋转方式退出肛门，观察指套上有无血液、脓液，有大便则送常规检查。

12.神经系统

（1）浅反射：腹壁反射和提睾反射（4个月以下婴儿可为阴性）。

（2）深反射：肱二头肌反射和膝腱反射。

（3）病理反射：巴氏征，2岁以下小儿，该反射可为阳性，但如单侧阳性则有一定临床意义。另外，尚需检查脑膜刺激征（颈强直、布氏征、克氏征等，方法同成人体检）。由于小儿难于合作，神经系统检查一般仅做以上要求。如疑有神经系统疾病，应做全面详细的神经系统专科检查。

（三）新生儿出生后产房内体格检查内容和方法

新生儿出生后在产房内初次体格检查的重点是：①Apgar评分；②是否有先天畸形；③妊娠期或分娩时因临床需要用的一些药物对新生儿的影响程度；④是否存在感染或代谢性疾病的征象。

（四）新生儿全面体格检查内容和方法

1.一般情况

观察外貌，注意神志、反应、发育和营养以及仰卧位时的体位。正常新生儿哭声响亮，对声、光、疼痛等刺激有良好的反应。足月新生儿胎毛少，耳壳软骨发育良好，乳晕清楚，乳头突起，乳房可摸到结节，四肢屈曲，整个足底有较深的足纹。男婴睾丸下降，女婴大阴唇遮盖小阴唇。营养状况可根据体重和皮下脂肪评估。对所有新生儿都应进行胎龄评估。

2.一般测量

（1）测量体温：首次测温常采用肛表，可排除无肛门或直肠闭锁。

（2）触诊脉搏（桡动脉或足背动脉）：至少60 s。安静状态下，新生儿正常脉搏为120～140次/min。

（3）测量呼吸频率：观察30 s内腹部起伏的次数，正常呼吸频率为40～45次/min，但初生几个小时内可更快。新生儿呼吸有时有5～10 s短暂停顿，属正常。如呼吸停止20 s以上伴心率减慢（<100次/min）或发绀为呼吸暂停，必须紧急处理。

（4）测血压：可应用监听式超声多普勒诊断仪或简易潮红法测量。

（5）测量体重：出生体重要求在出生后1 h内测量。

（6）测量身长。

(7)测量头围。

(8)测量胸围：根据体重和胎龄判断是否属于小于胎龄儿或大于胎龄儿。

3.皮肤和淋巴结

新生儿皮肤红润，应注意全身皮肤有无黄疸、发绀、苍白、皮疹、瘀点、瘀斑、皮下坏疽、深部脓肿和颈部、腋下和腹股沟部位的糜烂。鼻部粟粒疹和胎记应视为正常。新生儿浅表淋巴结不易触及，但约 1/3 新生儿可在颈、腋下和腹股沟触到淋巴结，直径不超过 1 cm。

4.头颈部

(1)头颅：观察有无水肿、血肿、产伤和脑膨出。有头皮水肿者注意是否同时伴有头颅血肿，后者常在出生后 2～3 d 较明显，范围不超过颅缝。触摸颅缝，包括额缝、冠状缝、矢状缝和人字缝，注意有无颅缝重叠或颅缝分开，颅缝活动度如何。触诊颅骨是否有软化或缺损，颅骨软化多见于过期产儿或未成熟儿，出生后数周消失。检查前囟的大小和张力，前囟过大由骨化延迟所致，可由甲状腺功能减退、21-三体综合征、宫内营养不良、先天性佝偻病、骨生成不良等原因引起。

(2)眼：让新生儿自然睁眼，如遇哭闹或闭眼，可轻摇小儿头部。观察新生儿眼球随光源或检查者运动可粗略估计视力。观察眼裂的大小，双眼的距离，有无斜视、结膜充血、巩膜黄疸、角膜混浊、分泌物。瞳孔大小及对称性，对光反射。

(3)耳：检查耳郭位置、外形及对称性，注意有无先天性畸形，如耳前赘生物、窦道、脂肪瘤等；观察耳道处有无脓性分泌物。观察新生儿对声音刺激的反应(如眨眼或四肢的活动)可粗略估计听力。

(4)鼻：观察鼻的外形，注意有无畸形、鼻翼翕动、渗出物、呼吸受阻(张口呼吸)。

(5)口：检查有无唇裂、胎生牙、鹅口疮、溃疡、腭裂。检查舌的大小、位置和咽部。

(6)颈：仰卧位时，新生儿颈部不易观察，可用一手托起背部，让头稍下垂，使颈部充分暴露。检查颈部异常情况，如包块、斜颈、颈蹼和运动受限等。颈蹼见于特纳(Turner)综合征和努南(Noonan)综合征，斜颈常继发于胸锁乳突肌肿块，囊性水瘤是新生儿最常见的颈部肿块。坐位时检查颈部肌力，即握住婴儿双肩部，让其从卧位到坐位，正常婴儿头、颈和躯干应在一条线上保持 1 s 以上。触诊气管位置是否居中以及锁骨有无骨折。

5.胸部

(1)望诊：观察胸廓有无畸形，新生儿呈桶状胸。注意呼吸运动是否对称、有无凹陷、呼吸频率及呼吸类型是否正常。有些新生儿在啼哭时可见胸廓轻度凹陷，如不伴有呻吟，也属正常。另外，正常新生儿受来自母体雌激素的影响可出现乳房增大、乳汁分泌和乳晕色素沉着，属暂时性生理现象。

(2)触诊：用单指触摸心尖搏动位置，正常新生儿偶可触及心前区搏动，如位置异常，可能提示有气胸、膈疝或心脏转位等情况。疑有心脏疾病时，注意触诊胸骨左缘第 2 肋间隙、第 3 肋间隙、第 4 肋间隙、主动脉瓣区和心尖区是否有震颤。

(3)叩诊：对称性叩诊双肺前、后和侧面；用中指在第 4 肋间隙左乳线外 2 cm 开始由外向内直接叩诊心脏相对浊音界。新生儿心界叩诊准确度较差。

(4)听诊：对称性听诊双肺前、后和侧面，新生儿胸壁较薄，故呼吸音较成人强，多是支气管呼吸音。如出生时无呼吸困难的表现而闻及少量湿性啰音,应视为正常。听诊心脏方法同婴幼儿,包括胸骨左缘第2、第3、第4肋间隙,主动脉瓣区,二尖瓣区和三尖瓣区,仔细听诊心率、心律、心脏杂音等内容。新生儿正常心率为120~140次/min,可有短时减慢或加快。有时心率可小于100次/min,但刺激后可加快,仍属正常。新生儿早期出现心脏杂音的临床意义不是很大。如出生后12 d闻及心脏杂音,接着即消失,常为动脉导管关闭过程,不应视为先天性心脏病。有时严重先天性心脏病可无杂音,如大血管错位。如心脏杂音很响,则应引起注意。注意右胸部的听诊,以免遗漏右位心的诊断。检查心脏时,应同时检查毛细血管充盈及周围脉搏情况。股动脉搏动减弱提示有主动脉缩窄可能,水冲脉可见于动脉导管未闭。

6.腹部

(1)望诊:观察腹部外形和对称性、肠蠕动波、脐带脱落、脐疝、脐部渗出物和性质、脐轮红肿。

(2)触诊:轻柔触诊全腹部,注意有无包块。由于新生儿腹壁较薄,浅触诊即可触及肝和脾,肝在右肋下2 cm,脾在左肋下1 cm处触及均视为正常。

(3)叩诊:叩诊全腹部。

(4)听诊:听诊腹部,注意肠鸣音是否活跃或减弱。

7.脊柱和四肢

(1)检查有无脑脊膜膨出,四肢有无畸形,如多指(趾)等。四肢活动是否对称。腰骶部皮肤是否有窦道或凹陷等。

(2)检查上肢肌张力(前臂回缩):新生儿置于仰卧位,检查者用手拉直自然弯曲的前臂,然后放手,若新生儿前臂立刻恢复到先前弯曲的位置,即为正常。

(3)检查下肢肌张力(腘窝角):新生儿置于仰卧位,其骶骨接触检查台面,髋关节屈曲,检查者一手握住新生儿的两小腿,上提并测量大腿与小腿之间的角度(腘窝角),正常为80°~90°。

8.外生殖器

观察外生殖器的发育,注意有无畸形、肿胀、损伤或感染。

(1)男性:检查有无包茎和尿道下裂,睾丸是否下降,阴囊有无肿大。

(2)女性:观察大、小阴唇,大阴唇应遮盖小阴唇;检查处女膜有无畸形和损伤,阴道前庭有无分泌物。

9.肛门

检查肛门和肛周围区,注意有无肛门闭锁、肛瘘、肛裂或肛周脓肿。

10.神经系统

新生儿的体位和肌张力前已述及。肌力可通过观察对称性的自主运动来评估。肌力与肌张力有关。新生儿神经系统检查重点如下。

(1)觅食反射:当刺激颊部时引出该反射,婴儿张嘴转向刺激方向。

(2)吸吮反射:当奶头放入口腔内即引出该反射,出现吸吮动作。

(3)握持反射:当检查者将手指触及婴儿手掌时,婴儿即握住检查者手指。

(4)拥抱反射:将婴儿仰卧在检查台,头部伸出台边并用手托住,然后将婴儿头部突然下降几厘米,新生儿会出现躯干伸直,双上肢对称性外展,手指张开,双腿轻微屈曲,然后双上肢收回胸前呈现拥抱动作。

(5)不对称颈紧张反射:迅速将仰卧的婴儿头转向一侧,此时面部所向一侧的手臂和小腿即展开,另一侧的臂腿呈现屈曲状态。

(6)踏步反射:将婴儿扶为直立位,并让足底接触检查台面,身体略向前倾,此时表现踏步动作。

(王凤伟)

第二节　儿科 X 线诊断技术

一、分类

X 线成像分为传统 X 线检查技术和数字 X 线成像技术。

(一)传统 X 线检查技术

传统 X 线检查技术是 1895 年德国科学家伦琴发现了 X 线之后应用于临床的,现在仍是临床诊断简单、实用的检查方法,可应用于各系统和人体各部位的检查。缺点是对小儿有 X 线辐射,检查要严格掌握指征。

传统 X 线成像检查方法包括常规检查、特殊检查和造影检查三大类。

1.常规检查

常规检查有透视和普通 X 线摄影。

(1)透视:透视适用于人体自身组织的天然对比较好的部位。胸部透视可观察肺、心脏和大血管;腹部透视观察有无肠道梗阻和膈下游离气体;骨关节透视主要观察有无骨折脱位及高密度异物,在透视下进行各种造影和介入。

(2)普通 X 线摄影:普通 X 线摄影是临床上最常用、最基本的检查方法,适用于人体的任何部位,所得照片称为平片。

2.特殊检查

常用的有体层摄影、高千伏摄影、软 X 线摄影和放大摄影等。

(1)体层摄影:是使某一选定层面上组织结构的影像显示清晰,同时使层面以外的其他组织影像模糊不清的检查技术。常用于平片难以显示、重叠较多和较深部位的病变,有利于显示病变的内部结构、边缘、确切部位和范围等。随着 CT 的出现和重建技术的发展,体层摄影已很少应用。

(2)高千伏摄影:是用 120 kV 以上管电压产生穿透力较强的 X 线以获得在较小的密度值范围内显示层次丰富的光密度影像照片的一种检查方法。

(3)软 X 线摄影:40 kV 以下管电压产生的 X 线,能量低,穿透力较弱,故称"软 X 线"。通常由钼靶产生,故又称为钼靶摄影。软 X 线摄影常用于乳腺、阴茎、咽喉侧位等部位的检查。

(4)放大摄影:利用 X 线几何投影原理使 X 线影像放大,用于观察骨小梁等细微结构。

3.造影检查

普通 X 线检查依靠人体自身组织的天然对比形成影像,对于缺乏自然对比的结构或器官,可将密度高于或低于该结构或器官的物质引入器官内或其周围间隙,人为地使之产生密度差别而形成影像,此即造影检查。引入的物质称为对比剂,也称造影剂。

(二)数字 X 线成像技术

数字 X 线成像技术包括计算机 X 线摄影、数字 X 线摄影和数字减影血管造影。

1. 计算机 X 线摄影(CR)

CR 是使用可记录并由激光读出 X 线影像信息的成像板(IP)作为载体,经 X 线曝光及信息读出处理,形成数字式平片影像。

2. 数字 X 线摄影(DR)

DR 是在 X 线电视系统的基础上,利用计算机数字化处理,使模拟视频信号经过采样和模/数转换后直接进入计算机形成数字化矩阵图像。包括硒鼓方式、直接数字 X 线摄影和电荷耦合器件摄影机阵列等多种方式。

3. 数字减影血管造影(DSA)

DSA 是 20 世纪 80 年代继 CT 之后出现的一种医学影像学新技术,它将影像技术、电视技术和计算机技术与常规的 X 线血管造影相结合,是数字 X 线成像技术之一。基本设备包括 X 线发生器、影像增强器、电视透视、高分辨率摄像管、模/数转换器、电子计算机和图像存储器等。其基本原理是以 X 线发生器发出的 X 线穿过人体,产生不同程度的衰减后形成 X 线图像,X 线图像经影像增强器转换为视频影像,然后经电子摄像机将其转变为电子信号,再经对数增幅、模/数转换、对比度增强和减影处理,产生数字减影血管造影图像。

二、临床应用

X 线技术对下列疾病可提供快速诊断。

(一)传统 X 线检查技术的临床应用

1. 呼吸系统

肺不发育和肺发育不全、肺透明膜病、湿肺病、吸入性肺炎、大叶性肺炎、支气管肺炎、金黄色葡萄球菌肺炎、支原体肺炎、间质性肺炎、肺囊肿、小儿肺结核、膈疝、纵隔气肿、脓胸、气胸与液气胸、胸腔积液、特发性肺含铁血黄素沉着症、气管支气管异物。

2. 循环系统

常规摄取后前位和左侧位照片,摄片要求位置端正,心脏轮廓清晰,通过正位像可观察降主动脉及气管、主支气管,肺门及周围血管清晰可见。左侧位片可借助食管吞钡观察左心房,鉴别纵隔与大血管病变,观察下腔静脉与左心室关系。左前斜位指患儿向右旋转 60°～70°照片,适宜观察左右心室及右心房大小和主动脉弓(降)部全貌,右前斜位照片指患儿向左旋转45°～55°同时吞钡的照片观察左心房与食管关系,判断左心房大小并可观察右心室流出道,肺动脉段突出程度。复杂型先天性心脏病例摄片应包括上腹部,便于肝、脾、胃位置的观察。

3. 消化系统

先天性贲门失弛缓症、食管裂孔疝、幽门肥厚性狭窄、肠套叠、坏死性小肠结肠炎、先天性巨结肠。

4. 泌尿系统

肾胚胎瘤(肾母细胞瘤或 Wilms 瘤)神经母细胞瘤。

5.骨骼系统

软骨发育不全、佝偻病。

(二)高千伏摄影的临床应用

常用于胸部,能较好地显示气管、主支气管、肺门区支气管和被骨骼及纵隔重叠的结构和病灶。

(三)CR系统的临床应用

对骨结构、关节软骨及软组织的显示优于传统的X线成像。能清晰显示听小骨、前庭、半规管等结构,并能准确判断鼻窦窦壁有无骨质破坏。CR对肺部结节性病变的检出率及显示纵隔结构如血管及气管等方面优于传统X线检查,但在间质性病变和肺泡病变的显示上不如传统X线检查。CR在显示肠管积气、气腹和泌尿系结石等病变方面优于传统X线摄影。

(四)DR的临床应用

DR的临床应用范围与CR基本相同。

(李晓郁)

第三节　儿科磁共振诊断技术

一、概述

磁共振成像(MRI)是利用原子核在磁场内共振所产生的信号经重建成像的一种成像技术。MRI是无创性检查,无X线辐射,且分辨率高。对新生儿缺氧缺血性脑病、脑先天畸形、血管性疾病、蝶鞍区及颅后窝等病变的诊断优于其他影像学方法。基本原理是通过对静磁场中的人体施加某种特定频率的射频脉冲,使人体组织中的氢质子受到激励而发生磁共振现象,当终止射频脉冲时,质子在弛豫过程中感应出磁共振信号,经过对MR信号的接收、空间编码和图像重建等处理过程,即产生MR图像。

二、临床应用

(一)儿科磁共振成像临床常规应用

可用于诊断脑先天畸形,如胼胝体发育畸形;神经皮肤综合征,如神经纤维瘤病、结节硬化;脑血管畸形,如脑内动脉瘤、烟雾病。对颅内各种肿瘤的诊断具有明显优势。对溶酶体贮积病、线粒体脑肌病、颅内感染、多囊性脑软化、新生儿缺氧缺血性脑病、早产儿脑损伤、颅内出血、蛛网膜囊肿、脊髓肿瘤等神经系统病变的诊断给临床医生提供了可靠依据。MRI是其他影像学胸部病变检查的补充。MRI能显示纵隔的确解剖结构,显示纵隔肿瘤的大小、形态、轮廓、范围及肿瘤是否有液化坏死和出血,肿瘤与心脏大血管、气管和食管的关系。腹部MRI检查的适应证是肝、胆、胰肿瘤,胆总管囊肿,胆管闭锁,胰管畸形,腹膜后肿瘤,腹腔囊肿等。小儿泌尿系统磁共振水成像(MRU)技术是近年发展起来的一项新技术,适用于小儿各种疾病尤其是泌尿系统积水性疾病的检查。还适用于肾、腹腔囊性疾病,以及肾肿瘤等的诊断。

(二)脉冲序列应用

常用的有自回旋波(SE)序列、梯度回波(GRE)序列、反转恢复(IR)序列等。

1.SE 序列

SE 序列是临床上常用的成像序列。T_1WI 适于显示解剖结构,也是增强检查的常规序列;T_2WI 更易于显示水肿和液体,而病变组织常含有较多水分。

2.GRE 序列

GRE 序列是临床上常用的快速成像脉冲序列。主要用于屏气下腹部单层面快速扫描、动态增强扫描、血管成像、关节病变检查。

3.IR 序列

主要用于获取重 T_1WI,以显示解剖,通过选择适当的反转时间可得到不同质子纵向磁化的显著差异,获得比 SE 脉冲系列更显著的 T_2 加权效果。

(三)功能磁共振成像(fMRI)

功能磁共振成像是在病变还未出现形态变化之前,利用功能变化来形成图像,以进行疾病早期诊断或研究某一脑部结构及功能的技术。主要包括弥散成像、灌注成像和皮质激发功能定位成像等。

(李晓郁)

第四节　儿科 CT 诊断技术

一、概述

计算机体层摄影(CT)技术是由 ConmackAM 和 Hounsfied CN 发明的,显示的是人体某个断层的组织密度分布图,图像清晰,提高了病变的检出率和诊断准确率,应用于临床以来有了飞速发展。螺旋 CT 由单排发展到现在的 64 排,一次曝线可获多层信息,提高了 X 线利用率,减少了曝线剂量,扫描覆盖面增大,扫描速度提高。CT 成像的基本原理是用 X 线束对人体检查部位一定厚度的层面进行扫描,由探测器接收该层面上各个不同方向的人体组织对 X 线的衰减值,经模/数转换输入计算机,通过计算机处理后得到扫描层面的组织衰减系数的数字矩阵,再将矩阵内的数值通过数/模转换,用黑白不同的灰度等级在荧光屏上显示出来,即构成 CT 图像。

二、临床应用

(一)平扫、增强扫描检查

1.小儿颅脑疾病

脑裂畸形、脑灰质异位、胼胝体发育不全、透明隔发育畸形、小脑扁桃体延髓联合畸形;新生儿缺氧缺血性脑病、新生儿颅内出血、外部脑积水;先天性巨细胞包涵体病毒感染、先天性弓形虫感染、先天性风疹感染、新生儿单纯疱疹病毒感染、病毒性脑炎、结核性脑膜炎;小脑幕上室管膜瘤、大脑半球原始神经外胚瘤或胚胎性肿瘤;小脑幕上脑室内肿瘤(脉络丛肿瘤、室管膜下巨细胞星形细胞瘤)鞍上池及下丘脑-视交叉部位肿瘤(颅咽管瘤、下丘脑错构瘤)松果体区肿瘤(生殖细胞瘤、畸胎瘤、松果体母细胞瘤)

2.小儿胸部疾病

支气管囊肿、肺隔离症、特发性肺间质纤维化、朗格汉斯巨细胞组织细胞增生症、白血病、特发性肺含铁血黄素沉着症、肺炎、肺结核、前纵隔肿瘤（胸腺瘤、生殖细胞瘤）、中纵隔肿瘤（恶性淋巴瘤、气管囊肿）、后纵隔肿瘤（神经母细胞瘤、食管囊肿）。

3.小儿腹部 CT 诊断

肝母细胞瘤、肝脓肿、胆总管囊肿、先天性肝内胆管扩张、急性胰腺炎、胰腺囊肿、胰母细胞瘤、肾母细胞瘤、肾恶性横纹肌样瘤、肾上腺出血、肾上腺神经母细胞瘤。

(二)特殊扫描

1.薄层扫描

薄层扫描是指扫描层厚＜5 mm 的扫描,用于检查较小病灶或组织器官和三维重组后处理。

2.重叠扫描

扫描时设置层距小于层厚,使相邻的扫描层面有部分重叠,避免遗漏小的病灶。

3.靶扫描

对感兴趣区进行局部放大扫描的方法,可明显提高空间分辨率,主要用于肺小结节、内耳、垂体及肾上腺等小病灶或小器官的检查。

4.高分辨率 CT(HRCT)扫描

采用薄层扫描、高空间分辨率算法重建及特殊的过滤处理,可取得有良好空间分辨率的 CT 图像,对显示小病灶及细微结构优于常规 CT 扫描。常用于肺部弥漫性间质性或结节性病变、垂体、内耳或肾上腺等检查。

（江晓宇）

第五节　儿科超声诊断技术

一、概述

超声波为一种机械波,具有反射、散射、衰减及多普勒效应等物理特性,通过各种类型的超声诊断仪,将超声发射到人体内,其在传播过程中遇到不同组织和器官的分界面时,将发生反射或散射形成回声,这些携带信息的回声信号经过接收、放大和处理后,以不同形式将图像显示在荧光屏上,即为超声图像。其优点是无损伤、无辐射、方便,新生儿在暖箱内时即可操作。

二、临床应用

(一)儿科超声波常规应用

早产儿缺氧缺血性脑损伤包括早产儿颅内出血、早产儿脑室周围白质软化、新生儿缺氧缺血性脑病、脑先天性畸形、颅内感染(包括宫内感染和出生后感染)、肾肿块(包括肾母细胞瘤、婴儿型多囊肾、成人型多囊肾、肾积水)、肾上腺肿块(包括神经母细胞瘤、新生儿肾上腺出血)、肝肿块(包括肝母细胞瘤和肝癌、肝血管瘤、肝脓肿)、肝大(包括胆管闭锁和新生儿肝炎、脂肪肝、肝糖原贮积症)、脾肿块(包括脾囊肿、脾脓肿、淋巴瘤)、其他囊性肿块(包括肠系膜囊肿、囊性畸胎瘤、肠重复囊肿、胆总管囊肿、卵巢囊肿、子宫阴道积液）、其他实质性肿块（包括淋巴瘤、横纹肌肉瘤）、急腹症（包括急性阑尾炎、肠套叠、肥厚性幽门狭窄、肠旋转不良）和腹腔脏器损伤等。

（二）病变的形态学研究

超声检查可获得各脏器的断面成像图，显示器官或病变的形态及组织学改变，对病变作出定位、定量及定性诊断。

（三）功能性检查

通过检测某些脏器、组织生理功能的声像图变化或超声多普勒图上的变化作出功能性诊断，如用超声心动图和多普勒超声检测心脏的收缩及舒张功能、用实时超声观察胆囊的收缩和胃的排空功能。

（四）器官声学造影

本法是将某种物质引入靶器官或病灶内以提高图像信息量的方法。此技术在心脏疾病的诊断方面已经取得良好效果，能够观察心脏分流、室壁运动和心肌灌注情况，测定心肌缺血区或心肌梗死范围及冠状动脉血流储备。目前此技术已推广至腹部及小器官的检查。

（五）介入性超声的应用

本法包括内镜超声、术中超声和超声引导下进行经皮穿刺、引流等介入治疗。高能聚焦超声还可用来治疗肿瘤等病变。

（江晓宇）

第三章　儿科疾病的治疗方法

第一节　水、电解质和酸碱平衡紊乱

一、小儿体液平衡的特点

(一)体液的总量和分布

体液以细胞膜为界分为细胞内液和细胞外液两大部分,细胞外液由血浆和间质液组成。细胞内液和血浆液量相对固定,与成人相近,而间质液量变化较大。年龄越小,体液总量相对越多,间质液量所占的比例也越大。当小儿发生急性脱水时,细胞外液首先丢失,故脱水症状可在短期内立即出现。

(二)体液的电解质组成

细胞内液以 K^+、Mg^{2+}、HPO_4^{2-} 和蛋白质等离子为主。K^+ 大部分处于离解状态,维持细胞内液的渗透压。细胞外液的电解质以 Na^+、Cl^-、HCO_3^- 等离子为主,其中 Na^+ 占该区阳离子总量 90% 以上,对维持细胞外液的渗透压起主导作用。小儿与成人相似,唯出生后数日内新生儿血钾、氯、磷和乳酸偏高,血钠、钙和碳酸盐偏低。

(三)水代谢的特点

1. 水的需要量相对较大、交换率高

由于小儿生长发育快,活动量大、机体新陈代谢旺盛,体表面积大、呼吸频率快使不显性失水较多,摄入热量、蛋白质和经肾排出的溶质均较高,故小儿水的需要量大。年龄越小,水的出入量相对越多。婴儿每日水的交换量为细胞外液的量的 1/2,而成人仅为 1/7,故婴儿体内水的交换率比成人快 3~4 倍。按体重计算,小儿年龄越小,每日水的需求量相对越大,不显性失水相对越多,对缺水的耐受力也越差,在病理情况下较成人更易发生脱水。

2. 体液平衡调节功能不成熟

正常情况下,水分排出的多少主要靠肾的浓缩和稀释功能调节,也是唯一能控制细胞外液容量与成分的重要器官。小儿肾功能不成熟,年龄越小,肾功能对体液平衡的调节作用越差。新生儿和婴儿肾最大浓缩能力只能将尿液渗透浓缩至 700 mOsm/L,比重为 1.020(成人 1 400 mOsm/L,比重为 1.035),每排出 1 mmol/L 溶质时需要带出 1.02 mL 水成人需要带出 0.7 mL。故小儿在排出同量溶质时所需水量较成人多,尿量相对较多。当入水量不足或失水量增加时,易超过肾浓缩能力的限度,发生代谢物滞留和高渗性脱水。小儿肾的稀释能力相对较好,在出生 1 周时达成人水平,但由于肾小球滤过率低,因此水的排泄速度较慢,摄水过多易导致水肿和低钠血症。另外,由于小儿肾排钠、排酸、产氨能力差,也容易发生高钠血症和酸中毒。

二、水、电解质和酸碱平衡失调

(一)脱水

脱水是指由于丢失液体过多或摄入不足使体液总量尤其是细胞外液量减少。脱水时除水分丢失外,同样伴有钠、钾和其他电解质的丢失。

1.脱水程度

脱水的程度是以丢失液体量占体重的百分比来表示。一般通过询问病史,根据皮肤弹性、黏膜干燥程度、眼窝和前囟凹陷与否、循环及尿量等临床表现综合分析判断。营养不良患儿因皮下脂肪少,皮肤弹性差,容易把脱水程度估计过高,而肥胖小儿皮下脂肪多,脱水程度常易估计过低,临床上应予注意,不能单凭皮肤弹性来判断,应综合考虑。

2.脱水性质

脱水性质往往反映了水和电解质的相对丢失量,钠是决定细胞外液渗透压的主要成分,所以临床常根据血清钠水平将脱水分为低渗性脱水、等渗性脱水、高渗性脱水3种。其中以等渗性脱水最常见,其次为低渗性脱水,高渗性脱水少见。不同性质脱水的临床表现不同。

(1)轻度脱水:失水量约为体重的5%(50 mL/kg),患儿精神稍差,略有烦躁不安,皮肤稍干燥,弹性尚可,眼窝和前囟稍凹陷,哭时有泪,口唇黏膜略干,尿量稍减少。

(2)中度脱水:失水量为体重的5%~10%(50~100 mL/kg)。患儿精神萎靡或烦躁不安。皮肤苍白、干燥、弹性较差,眼窝和前囟明显凹陷,哭时泪少,口唇黏膜干燥,四肢稍凉,尿量明显减少。

(3)重度脱水:失水量为体重的10%(100~120 mL/kg)以上。呈重病容,精神极度萎靡,表情淡漠,昏睡甚至昏迷。皮肤发灰或有花纹、干燥、弹性极差。眼窝及前囟深陷,眼闭不合,两眼凝视,哭时无泪,口唇黏膜极干燥。可出现休克症状,如心音低钝、脉细数、血压下降,四肢厥冷,尿极少或少尿。

(二)酸碱平衡紊乱

正常血液的pH维持在7.35~7.45。而血液的pH主要取决于$[HCO_3^-]/[H_2CO_3]$比值,正常时其比值为20:1。当某种原因使两者比值发生变化或体内代偿功能不全时,体液pH就发生改变,超出7.35~7.45的范围,出现酸碱平衡的紊乱。发生酸碱平衡紊乱后,如果机体通过体内缓冲系统以及肺、肾的调节,能使血液的pH仍保持在正常范围内则称为代偿性酸中毒或碱中毒。若pH<7.35或pH>7.45则分别称为失代偿性酸中毒和失代偿性碱中毒。常见的酸碱平衡紊乱的类型有代谢性酸中毒、呼吸性酸中毒、代谢性碱中毒和呼吸性碱中毒。

(三)钾平衡紊乱

正常血清钾浓度为3.5~5.5 mmol/L,当血清钾低于3.5 mmol/L时为低钾血症,当血清浓度高于5.5 mmol/L时为高钾血症。血钾在调节细胞的各种功能中起重要的作用。

三、水、电解质和酸碱平衡失调的治疗方法

1.补充水分和电解质

对于水分不足导致的电解质紊乱,可以通过口服或静脉给予适量的水分补充,以恢复体内水分平衡。根据具体情况,可能需要补充血液中缺乏的电解质,如钠、钾、氯等。这可以通过口

服药物、静脉注射或含电解质的液体来实现。

2. 调整饮食

在一些轻度的水电解质紊乱情况下,调整饮食可以帮助恢复平衡。建议增加或减少某些含钠、钾、氯等的食物摄入量。

3. 治疗潜在疾病

一些水电解质紊乱可能是其他潜在疾病的结果,如肾功能障碍、心脏疾病等。在这种情况下,治疗原发病可以有助于恢复体内的水电解质平衡。

4. 纠正酸碱平衡失调

儿童正常血 pH 值范围是 $7.35 \sim 7.45$。当循环改善后,如仍有酸碱平衡失调,应予纠正。常见的是代谢性酸中毒,可适当使用碱性药物。

5. 纠正重要离子失衡

如有 K^+、Ca^{2+}、Mg^{2+} 缺乏时,应适当补充。有低钾血症时,须待尿量恢复至 40 mL/h 后方可补钾。如有手足抽搐,多示缺钙,应补充钙剂,通常输血后亦应予钙剂。若补钙后症状未改善,则应适当补镁。如有高钾、高钙、高镁血症,也应及时处理。

6. 液体疗法

液体疗法的目的是通过静脉补液方法纠正体内水、电解质与酸碱平衡紊乱,恢复体液平衡,维持机体的正常生理功能。要根据患儿的具体病情、体格检查、实验室检查进行综合分析。在实施补液时应遵循三定(定量、定性、定速)、三先(先盐后糖、先快后慢、先浓后淡)、三见(见酸补碱、见尿补钾、见惊补钙)的原则。

7. 口服补液

口服补液是纠正脱水和电解质紊乱的有效方法。

8. 密切观察病情变化

各种补液计算公式不能视为绝对法则,而只能作为补液种类和量的参考。在治疗过程中应密切观察病情变化,及时调整补液的种类、总量及速度。

以上治疗方法需要根据患儿的具体病情和实验室检查结果来调整,以确保治疗的安全性和有效性。

（高　萍）

第二节　氧气疗法

氧气疗法(简称氧疗)是儿科临床的重要治疗措施,正确的应用可有效地提高血氧分压,改善机体的缺氧,而应用不当不仅影响其效果,还可能带来各种危害。现将小儿氧疗的有关问题介绍如下。

一、氧疗的适应证

凡可引起低氧血症或有组织缺氧者均为氧疗的适应证,包括:①各种原因所致的呼吸功能不全,包括呼吸系统疾患引起的和其他系统疾患影响呼吸中枢者;②循环功能不全,包括各种原因所致的心力衰竭及休克;③严重贫血;④循环血量不足,由于急性失血或脱水所致。

二、常用氧疗方法

(一)鼻导管给氧

多用于中度缺氧的患儿。一般将鼻导管放入鼻内约 1 cm,氧流量一般为婴儿 0.5 L/min,学龄前儿童 1.0 L/min,学龄儿童 1.5 L/min,可使吸入氧浓度(FiO_2)达 30%左右。优点:简便、易行、舒适。缺点:$FiO_2 < 30\%$;若双侧鼻导管或双侧鼻塞,可使吸入氧浓度明显升高,但鼻腔堵塞,患儿不易接受;而且患儿张口呼吸,使吸氧效果受影响。

(二)面罩给氧

面罩给氧分为开放式面罩和闭式面罩两种,小儿一般用开放式面罩,使用时将面罩置于口鼻前略加固定,不密闭,口罩距口鼻位置一般为 0.5～1 cm,氧流量宜大于 5 L/min,以免造成罩内二氧化碳潴留,FiO_2 可达 40%～50%。优点:简单、方便,可获较大吸氧浓度。缺点:面罩位置不易固定,影响吸氧浓度且耗氧量大。

(三)头罩给氧

用有机玻璃制成,整个头部放在匣内。用于婴幼儿或不合作的患儿,应注意防止患儿皮肤受损。氧流量为 4～6 L/min,FiO_2 可达 50%～60%。优点:舒适、氧浓度可依病情调节,并可保持一定湿度。缺点:不适应发热或炎热季节使用,耗氧量大。

(四)持续呼吸道正压给氧(CPAP)

CPAP 是在自主呼吸的前提下给予呼吸末正压,目的是防止肺内分流(动静脉短路),纠正严重的低氧血症。应用指征是当严重的低氧血症用普通吸氧方式且 $FiO_2 > 60\%$ 而仍不能达到氧疗目标时。临床用于 RDS、ARDS、肺出血、肺水肿以及机械呼吸停机前的过渡。

三、氧疗的不良反应

(一)氧中毒肺损害

长期高浓度吸氧($FiO_2 > 60\%$)可造成中毒性肺损害。临床表现为呼吸困难、胸闷、咳嗽、咯血、呼吸窘迫等。病理改变为肺泡壁增厚、肺间质水肿、炎症性细胞浸润、肺泡上皮增生、黏膜纤毛功能抑制、肺透明膜形成等。此种损害在年长儿童是一种可逆性的,降低 FiO_2 可恢复。但在新生儿和早产儿则是不可逆的肺损害,导致支气管肺发育不良。一般主张吸氧浓度:轻、中度缺氧为 30%～40%,严重缺氧为 50%～60%,$FiO_2 > 60\%$ 的高浓度吸氧不超过 24 h,纯氧吸氧不超过 6 h,病情好转后及时降低吸氧浓度。

(二)晶状体后纤维增生

动脉血氧分压(PaO_2)持续高于正常值($PaO_2 > 13.33$ kPa),致视网膜 PaO_2 持续增高,对体重小于 2 000 g 的早产儿可造成晶体后纤维增生症。

(高　萍)

第三节　雾化吸入疗法

雾化吸入疗法是通过特定方式将药物溶液或粉末分散成微小的雾滴微粒,使其悬浮于气体中,然后吸入呼吸道以达到治疗的目的。近年来,雾化疗法进展很快,特别是对呼吸道感染、哮喘的治疗,疗效明显。

一、影响雾化吸入效果的主要因素

雾化吸入的理想效果是药物雾化微粒能沉着在需治疗的各级支气管而产生药理作用,而药物雾化微粒的沉着与以下因素有关。

(一)药物雾化微粒的大小

药物微粒的气体动力学直径(即微粒的物理直径与密度平方根的乘积)是影响其沉着部位的重要因素。直径在 $1\sim5~\mu m$ 的气雾微粒最容易在下呼吸道沉着;直径小于 1 pm 的气雾微粒易随呼吸运动呼出;而直径大于 $5~\mu m$ 的气雾微粒,则易沉着在上呼吸道。

(二)患儿呼吸的模式

快而浅的呼吸,气体吸入速度快(如哮喘急性发作时),药物雾化微粒沉着在上呼吸道的数量增多,沉着在下呼吸道的数量减少,故治疗效果不佳。相反,缓慢而深的呼吸能使沉着肺泡和终末细支气管的药物雾化微粒数量增多,在吸气末短暂屏气 $1\sim2~s$ 后,可使沉着量增多,从而提高雾化吸入治疗效果。因此,理想的呼吸模式应该是在功能残气位(即平静呼气后)缓慢深吸气,并在吸气末屏气,以增加药物微粒由于自身重力沉着于下呼吸道的量。在进行雾化吸入时,特别是使用定量雾化吸入时,应教会患儿这种呼吸形式。

(三)雾化药物的理化性状

气管和支气管黏膜表面覆盖着假复层柱状纤毛上皮细胞,纤毛运动可将气道内的异物或分泌物运送至气道管口咳出,使呼吸道始终保持清洁通畅,对肺起着积极的防御作用。因此,用作雾化的药物除了无刺激性之外,还要有合适的温度和 pH,如果药液的 pH<6.5,纤毛运动会停止。

二、雾化吸入的优点

(一)起效快、疗效好

药物随气体直接进入呼吸道,很快作用于气管内的各种神经受体,解除呼吸道痉挛;同时由于是局部用药,使局部药物浓度大,疗效迅速,缩短治疗时间。

(二)用药量小,不良反应少

雾化吸入疗法的药物剂量,仅是全身用药量的 $1/2\sim1/5$,有利于节省药物减少对全身的不良反应。

(三)湿化、清洁呼吸道

使用药物溶液经雾化后吸入,可保持呼吸道应有的湿度和湿化的程度,解除支气管痉挛,减少气道阻力,清洁呼吸道分泌物,有利于分泌物的排出。

三、雾化吸入器的类型及使用方法

(一)超声雾化吸入器

由振荡器和雾化装置两部分组成,振荡器产生电磁振荡,经电缆接到雾化装置中的压电晶片上,在高频电压作用下,产生同频率的轴向振动,使电磁能转变为机械能,产生超声波。由于超声波在液体表面的空化作用,破坏液体表面的张力和惯性而产生雾滴,其雾滴大小与振荡频率成反比,频率越高,雾滴越小。频率在 1.5 Hz 时,超声雾化器产生雾滴的直径约 25% 在 2.5 μm 以下,65% 在 2.5～5 μm,即 90% 左右的雾滴直径在 5 μm 以下,能直接吸入终末细支气管和肺泡,因此该频率最适合临床雾化吸入治疗的要求。

(二)气动雾化器

利用压缩空气作为动力,当气体向一个方向高速运动时,在其后方或四周形成负压,在其前方由于空气阻力而产生正压,使药液在通过喷射器的细管成雾状喷出,雾粒运动的速度行程与气源压力成正比,雾粒的粗细、雾量的大小与气源压力、喷射器细管的直径、前方受阻物质的表面形态、粗细的过滤程度、液体的黏稠度等因素有关。气源压力:一般气体需 3～5 kg,若用氧气作气源则氧流量需每分钟 8～10 L。此类雾化器的优点是仅要求患儿用潮气量呼吸,不需特殊的训练,对儿童较适合,对 3 岁以下的婴幼儿可辅以面罩吸入。缺点为耗氧量大,且雾滴的大小受气源量的影响较大。

(三)手压式定量雾化器(MDI)

药物溶解或悬浮在液体混合推进剂内,放在密封的气筒内,内腔高压,当按压雾化器顶部时,利用其氯氟碳引发正压力,药物即由喷嘴喷出。一般雾滴直径为 2.8～4.3 μm,目前临床上主要用于哮喘患儿,常用的有必可酮、喘乐宁等。但此雾化需用手操作,且需熟练掌握使用技巧,故婴幼儿使用时,往往达不到理想的效果,现特设计了一种贮雾器,可弥补这一不足。

(四)碟式吸纳器

这是一种用以装有干粉末吸入药物,帮助其被吸入呼吸道的干粉雾化吸入器,临床常用的产品为旋达碟,常用于治疗哮喘;常用药物为必酮碟、喘宁碟等。适用于儿童。

(五)呼吸激动定量干粉吸入器

此为新型吸入器,将药物放在有一特殊开口的药瓶中,药物通过开口在患儿吸气时进入呼吸道。3 岁以下儿童使用较困难。

四、雾化治疗的常用药物

(一)平喘药

目前哮喘治疗方案一般采用吸入治疗。比较常用的药物有丙酸倍氯米松气雾剂(必可酮)、硫酸沙丁胺醇吸入气雾剂(喘乐宁)以及硫酸特布他林气雾剂(喘康速)等。

(二)抗微生物药物

1.抗生素

目前普遍认为,多数抗生素制剂本身对气道有刺激作用,可导致气管痉挛;而且,其抗菌效果不佳并容易产生耐药性等。临床上普遍认同的抗生素有庆大霉素、卡那霉素、新霉素等。也可用青霉素、苯唑西林、异烟肼等,其雾化剂量以常用肌内或静脉注射剂量的 1/4～1/2 计算。

2.抗真菌药

这是雾化吸入治疗呼吸道真菌感染值得研究的一个方面,可减少全身应用抗真菌药所致的不良反应,如心、肝、肾的损害等。常用抗真菌药有两性霉素(0.25～0.5 mg/d,浓度为 0.025%～0.1%)制霉菌素(每次 50 000 U)等。

3.抗病毒药

临床上常用的抗病毒药有利巴韦林和干扰素等。利巴韦林,每日 10～20 mg/kg,分 2～4 次,共 5 d;干扰素,每次 20 000 U,每日 2 次。

(三)祛痰药

祛痰药经雾化吸入有局部刺激作用,且长期吸入可溶解肺组织,故应尽量少用。对一般黏稠痰液,可用生理盐水或 2‰～4‰碳酸氢钠雾化,利用其高渗性吸收水分,使痰液变稀,利于咳出或吸收。如果无效,可试用糜蛋白酶,每次 1～2 mg。

(高　萍)

第四节　退热疗法

儿科疾病中的退热疗法是对症治疗中非常重要的一环,其主要目标是减轻发热所致的不适,即改善患儿的舒适度,而非单纯恢复正常体温。

一、退热治疗的指征

退热治疗的主要功用是改善患儿身体舒适度,原则上对于极度不适的患儿使用退热治疗会对病情改善有帮助。是否给予退热治疗,需要在权衡其可能的利弊而决定。一般在 38.5～39 ℃可给予中成药退热,39 ℃以上患儿应用解热抗炎药,有多次高热惊厥史者,应控制体温并应用镇静剂。同一种解热剂反复应用时,原则上应间隔 4～6 h,在 4～6 h 需再度使用解热剂时改用其他的解热剂;解热剂起效时间一般为 20～40 min。

二、物理降温

物理降温是指采用物理方法如冷敷、温水浴或乙醇浴等方法使体表温度降低的一种手段。世界卫生组织(WHO)曾专门对急性呼吸道感染(ARI)伴发热的患儿作了专门研究,证明这些传统的物理降温方法不仅无效,反而可导致全身发抖,且乙醇还可经儿童皮肤吸收产生中毒症状。显然,这样做违反了热调定的生理机制。只有用药物来降低下丘脑的调定点,才能使体温下降。但在某些特定条件下,如体温高于 41 ℃时,急需迅速降低体温,此时温水浴可作为退热治疗的辅助措施。

三、药物退热

主要是应用非甾体抗炎药(NSAIDs)退热。NSAIDs 是一类非同质且具有不同药理作用机制的化合物。其临床药理学特征为:起效迅速,可减轻炎症反应,缓解疼痛和改善机体功能,但无病因性治疗作用,也不能防止疾病的再发展及并发症的发生。NSAIDs 主要药理作用为抑制环氧化酶活性,阻断前列腺素类物质(PGs)的生物合成,某些 NSAIDs 对中性粒细胞的聚集、激活、趋化及氧自由基的产生有抑制作用,这也为其发挥抗炎作用机制之一。根据化学特点 NSAIDs 分为水杨酸类(乙酰水杨酸、阿司匹林精氨酸等)、丙酸类(萘普生、布洛芬等)、乙酸类(双氯芬酸、痛灭定等)、灭酸类(氯灭酸、氟灭酸等)、喜康类(炎痛喜康、湿痛喜康等)、吡唑酮类(保泰松、对乙酰氨基酚等)。儿科常用的几种解热抗炎药介绍如下。

(一)乙酰水杨酸

乙酰水杨酸又名阿司匹林。它可抑制前列腺素合成酶,减少 PGs 的生成,因而具有抗感染作用。此外,还可通过抑制白细胞聚集、减少激肽形成、抑制透明质酸酶、抑制血小板聚集及钙的移动而发挥抗炎作用。生理剂量的 PGs 可抑制绝大部分与 T 细胞有关联的细胞免疫功能。NSAIDs 抑制 PGs 的产生,故可促进淋巴细胞的转化与增殖,刺激淋巴因子的产生,激活 NK 细胞和 K^+ 细胞的活性,增加迟发型变态反应。内热原可使中枢合成和释放 PGs 增多,PGs 再作用于体温调节中枢而引起发热。阿司匹林由于抑制中枢 PGs 合成而发挥解热作用;PGs 具有痛觉增敏作用,增加痛觉感受器对缓激肽等致痛物质的敏感性,且 PGE、PGE2 等也有致敏作用,阿司匹林由于减少炎症部位 PGs 的生成,故有明显镇痛作用。

阿司匹林口服后,小部分在胃、大部分在小肠迅速吸收,服后 30 min 左右血药浓度明显上升 2 h 达高峰。用法:解热时每次 5~10 mg/kg,发热时口服 1 次,必要时每日 3~4 次;抗风湿时给予 80~100 mg/(kg·d);川崎病急性期时给予 30~50 mg/(kg·d),退热后给予 10~30 mg/(kg·d),每一疗程 2~3 个月,有冠状动脉瘤应持续服至冠状动脉瘤消失,剂量为 5 mg/(kg·d)。

短期应用不良反应较少,用量较大时,可致消化道出血;流行性感冒和水痘患儿应用阿司匹林可发生瑞氏(Reye)综合征,故 WHO 对急性呼吸道感染引起发热患儿不主张应用此药。此药还有赖氨酸阿司匹林复方制剂可供肌内或静脉注射,剂量每次 10~15 mg/kg。

(二)对乙酰氨基酚

对乙酰氨基酚又名扑热息痛,为非那昔丁的代谢产物,解热作用与阿司匹林相似,但很安全,因此,WHO 推荐作为儿童急性呼吸道感染所致发热的首选药。临床上一般剂量无抗炎作用,因它只可抑制 PGs 在脑中合成,而很难抑制其在外周血中的合成。口服后 30~60 min 血中浓度在高峰,作用快而安全,剂量为每次 10~15 mg/kg。

(三)萘普生

此药可抑制花生四烯酸中的环氧酶,减少 PGs 的形成,具有抗炎、解热、镇痛作用,并影响血小板的功能,其抗炎作用是阿司匹林的 5.5 倍,镇痛作用为阿司匹林的 5 倍,解热作用为阿司匹林的 22 倍,是一种高效低毒的抗炎、镇痛及解热药物。口服后 2~4 h 血药浓度达高峰,半衰期为 3~14 h,对各种疾病引起的发热和疼痛均有较好的解热镇痛作用,用于类风湿性关节炎,其有效率可达 86% 以上。尤其适用于贫血、胃肠疾病或其他原因不能耐受阿司匹林、布洛芬等疾病患儿,剂量为每次 5~10 mg/kg,每日 2 次;学龄儿童每日最大剂量不得超过 1 000 mg。

(四)布洛芬

布洛芬是目前唯一能安全用于临床的抗炎症递质药物。布洛芬为环氧化酶抑制剂,既抑制前列腺素合成,又可抑制肿瘤细胞因子的释放;既可解热、镇痛,又有明显抗炎作用。可防治急性肺损伤,减少急性呼吸窘迫综合征产生,可用于急性感染及感染性休克的治疗;同时影响免疫功能。口服后 1~2 h 血浆浓度达高峰,血浆半衰期为 2 h;常用剂量为每次 5~10 mg/kg。长期应用也可致胃溃疡、胃出血等。

(五)双氯芬酸

双氯芬酸为强效抗炎、镇痛、解热药。其抗炎、镇痛、解热作用较阿司匹林强 20~50 倍。口服后 1~2 h 血中浓度达高峰,口服每次 0.5~1.0 mg/kg,儿童一次剂量不超过 25 mg,每日

3 次;肌内注射同口服剂量,每日 1 次。

(六)尼美舒利

化学名为 4-硝基-2-苯氧基甲烷磺酰苯胺,具有明显的抗炎、解热和镇痛作用。其机制为:①选择性抑制环氧化酶的活性;②抑制白三烯产生;③抑制蛋白酶活性;④抑制炎症细胞因子介导的组织损伤;⑤抑制自由基产生。该药对发热、呼吸道感染、类风湿性关节炎等具有明显的治疗作用,不良反应发生率低。剂量为每次 2～5 mg/kg,每日 2 次,儿童最大剂量一次不超过 100 mg。

(七)氨基比林

20 世纪 80 年代之后,国外已将其淘汰,但其复方制剂如复方氨基比林、阿尼利定在我国仍在应用。氨基比林注射,其解热镇痛作用显著,但过量易致虚脱,甚至休克,且应用后有可能导致粒细胞减少,有致命危险,其发生率远远高于氯霉素。安替比林除过量引起休克外,易产生皮疹、发绀,故两者在儿童不宜应用。

（高　萍）

第五节　液体疗法

液体疗法是儿科医学的重要组成部分,其目的是通过补充不同种类的液体来纠正电解质和酸碱平衡紊乱,恢复机体的正常生理功能。具体实施时要充分考虑机体的调节功能,不宜过于繁杂,根据病情变化及时调整治疗方案。制订液体疗法的原则应简单化、个体化。补充液体的方法包括口服补液法和静脉输液法两种。

一、液体疗法的关键步骤

(1)评估脱水程度:根据患儿的临床表现,如精神状态、皮肤弹性、眼窝凹陷程度、尿量等,评估患儿是否存在脱水以及脱水的严重程度。

(2)确定补液量:补液量通常由三部分组成,即累积损失量、继续损失量和生理需要量。累积损失量根据脱水程度估计,继续损失量根据患儿的吐泻情况确定,生理需要量则根据患儿的年龄和体重计算。

(3)选择补液种类:根据脱水的性质(低渗、等渗或高渗),选择不同张力的液体进行补充。例如,低渗性脱水可能需要较高张力的液体,而高渗性脱水则需要较低张力的液体。

(4)补液途径:轻度至中度脱水的患儿可以通过口服补液盐(ORS)进行补液,而严重脱水或无法口服的患儿则需要静脉补液。

(5)监测和调整:在补液过程中,需要密切监测患儿的尿量、血压、心率等生命体征,以及电解质和酸碱平衡状态,根据监测结果调整补液方案。

二、液体疗法常用溶液及其配制

张力一般指溶液中电解质产生的渗透压,与正常血浆渗透压相等为 1 个张力,即等张,高于血浆渗透压为高张,低于血浆渗透压为低张。常用的溶液包括非电解质和电解质溶液。

(一)非电解质溶液

常用的 5%葡萄糖注射液为等渗溶液,10%葡萄糖注射液为高渗溶液。但葡萄糖输入体内后,逐渐被氧化成二氧化碳和水,或转变成糖原而储存在肝内,失去其渗透压的作用,因此在液体疗法时视各种浓度的葡萄糖为无张力溶液。5%或10%葡萄糖注射液,主要用于补充水分和部分热量,不能起到维持血浆渗透压的作用。

(二)电解质溶液

电解质溶液主要用于补充所丢失的体液、所需的电解质,纠正体液的渗透压和酸碱平衡失调。

1. 等张液

生理盐水(0.9%氯化钠注射液)和复方氯化钠注射液(Ringer 溶液)均为等张液。在生理盐水中含 Na^+ 和 Cl^- 均为 154 mmol/L,其产生的渗透压与血浆相近,为等渗液。但与血浆中的 Na^+(142 mmol/L)和 Cl^-(103 mmol/L)相比,Cl^- 含量相对较多,故大量输入体内可致血氯升高,血浆 HCO_3^- 被稀释,造成高氯性及稀释性酸中毒(尤其在肾功能不佳时)。复方氯化钠注射液除氯化钠外还含与血浆含量相同的 K^+ 和 Ca^{2+},其作用及缺点与生理盐水基本相同,但大量输入不会发生稀释性低血钾和低血钙。

2. 碱性溶液

碱性溶液主要用于纠正酸中毒,常用的有以下几种。

(1)碳酸氢钠溶液:可直接增加缓冲碱,纠正酸中毒的作用迅速。市售的 5%碳酸氢钠为高渗溶液,可用 5%或10%葡萄糖注射液稀释 3.5 倍,配制成 1.4%碳酸氢钠溶液,即为等渗溶液。在抢救重度酸中毒时,可不稀释直接静脉注射,但不宜多用。

(2)乳酸钠溶液:须在有氧条件下,经肝代谢产生 HCO_3^- 而起作用,显效较缓慢。在肝功能不全、缺氧、休克、新生儿期及乳酸潴留性酸中毒时,不宜使用。市售的 11.2%乳酸钠溶液,稀释 6 倍配制成 1.87%的乳酸钠溶液,即为等渗溶液。

3. 氯化钾溶液

氯化钾溶液用于纠正低钾血症。制剂为 10%氯化钾溶液,静脉滴注稀释成 0.2%~0.3%浓度。不可静脉直接推注,以免发生心肌抑制而死亡。

4. 氯化铵溶液

氯化铵制剂为 0.9%的等张液。NH_4^+ 在肝内与二氧化碳结合成尿素,释出 H^+ 及 Cl^- 使 pH 下降。心、肺、肝、肾功能障碍者禁用。可用于纠正低氯性碱中毒。

(三)混合溶液

将各种不同渗透压的溶液按不同比例配成混合溶液,目的是减少或避免各自的缺点,而更适合于不同情况液体疗法所需。

(四)口服补液盐

口服补液盐是世界卫生组织(WHO)推荐用来治疗急性腹泻合并脱水的一种溶液,经临床应用取得了良好效果。其理论基础是基于小肠的 Na^+-葡萄糖耦联转运吸收机制,小肠上皮细胞刷状缘的膜上存在着 Na^+-葡萄糖共同载体,此载体上有 Na^+-葡萄糖两个结合位点,当 Na^+-葡萄糖同时与结合位点相结合时即能运转、并显著增加钠和水的吸收。

(高 萍)

第六节 机械通气

机械通气的工作原理是建立气道口与肺泡间的压力差。根据呼吸道的特点设计,加压方式分为呼吸道直接加压和胸腔加压。呼吸道直接加压是在呼吸道开口直接施加压力,吸气时气体被正压压入肺泡,呼气时气体随肺和胸廓被动回缩而排出体外。胸腔加压指筒状或壳状外壳围绕胸腹部,通过外壳的扩张产生负压,导致胸廓和肺的扩张,产生吸气,外壳的被动回缩或合并外壳内正压产生呼气。吸气末,气体可由病变轻的高压区向病变重的低压区扩散引起气体重新分布;机械通气取代或部分取代自主呼吸,可缓解呼吸肌疲劳。下面主要讨论呼吸道直接加压呼吸机,简称呼吸机。

一、呼吸机的类型和选择

(一)体外免压呼吸机

包括胸甲式、体套式,现已采用。

(二)常规还压呼吸机

1.简单型呼吸器

手工控制,携带方便。必要时用于机械呼吸机使用前,或用于更换导管而停用呼吸机或呼吸机发生故障时临时使用。手捏频率一般为 16～20 次/min。单手挤压潮气量约 600 mL,双手挤压潮气量约 900 mL。

2.定容(容量切换)型呼吸机

以吸气时呼吸机向肺内输入预定容量的气体呼吸机转换条件,优点是通气量稳定,不受胸肺顺应性及气道阻力变化的影响。适用于无自主呼吸、肺顺应性差的患儿。

3.定压(压力切换)型呼吸机

以呼吸道内预定的压力峰值为呼吸相转换条件,机械简单轻便、同步性能好,但呼吸频率潮气量,吸/呼比值不能直接调节,同时受胸肺顺应性和气道阻力影响较大。适用于病情垂危、有自主呼吸的患儿。

4.定时(时间切换)型呼吸机

以预定的吸气时间作为呼吸相转换条件。同步或控制呼吸可随患儿情况转换,潮气量可调节,但通气压力受呼吸道阻力影响。

5.新型多功能呼吸机

目前许多新型呼吸机具有多种功能,可调压力,容量、吸/呼比、频率,辅助呼吸或控制呼吸,以及各种通气方式等,并有自动报警和监制系统,由计算机控制,已广泛应用。

(三)高频通气型呼吸机

可分为高频正压通气、高频喷射通气、高频振荡通气。通气频率为 60～5 000 次/min,潮气量小。通气时气道压力,胸内压低,对血管影响很小,可用于新生儿或成人呼吸窘迫综合征、支气管胸膜瘘和气胸的患儿。

二、机械通气的适应证和禁忌证

呼吸机作为支持呼吸的一种重要手段,有助于缓解严重缺氧和二氧化碳潴留,可为治疗引起呼吸衰竭的基础疾患及诱发因素争取宝贵的时间和条件。但必须在全面有效的医疗护理基础上，才能发挥作用。使用原则是宜早用。最好在低氧血症和酸中毒尚未引起机体重要器官严重损伤前使用，否则患儿已濒临死亡状态再用，效果不佳。

(一)适应证

(1)心肺复苏。

(2)各种呼吸功能不全的治疗：至于何时应用机械通气，应结合动脉血气、残存肺功能、原发病、患儿一般情况等综合考虑。总趋势是应用指征逐渐扩大。

(3)预防性机械通气：呼吸功能减退的患儿做胸部或腹部手术，严重感染或创伤，慢性肺功能损害并发感染，估计短时间内可能发生呼吸衰竭，可应用于预防性通气。

(4)康复治疗：应用逐渐增多，多采用无创伤性通气方式。

(5)新生儿疾患：如呼吸系统疾病，特发性呼吸窘迫综合征、吸入性肺炎、各种感染所致肺炎等出现呼吸衰竭；神经系统损害、颅内出血、早产儿呼吸暂停、药物等引起呼吸抑制；预防性应用，如新生儿持续肺动脉高压。

可用过度通气治疗的儿童疾病包括：呼吸系统疾患，如各种肺炎所致呼吸衰竭、重症哮喘、急性呼吸窘迫综合征、上气道梗阻、神经肌肉疾患、中枢性呼吸衰竭等；感染性多发性神经根炎，进行性脊髓性肌营养不良等；心肺大手术后循环衰竭；颅内高压，如创伤感染、溺水、中毒等所致颅内高压等；等等。

(二)禁忌证

肺大泡未经引流，排气功能差、纵隔气肿、大咯血急性期。多发性肋骨骨折，支气管异物取出之前，肺炎合并感染，心肌梗死，低容量性休克未补足血容量前。在出现致命的换气与氧合障碍时，使用呼吸机无绝对禁忌证。

三、机械呼吸的建立方式

(一)间歇正压通气(IPPV)

IPPV为最常用的人工通气法。呼吸肌在吸气时以正压将气体压入患儿肺内，肺内气相压力降至大气压时，可借胸廓和肺泡弹性回缩将气体排出，用于心肺复苏及中枢呼吸衰竭等。此外还有间歇正、负压通气(CINEEP)和呼气负压通气(CINPV)。

(二)持续气道内正压(CPAP)

呼吸机在各个呼吸周期中提供一恒定的压力，各个通气过程由自主呼吸完成。实质是以零压为基础的自主呼吸上移，其作用相当于呼气末正压。

(三)呼气末正压通气(PEEP)

呼吸机在吸气相产生正压，将气体压入肺，保持呼吸运动压力高于大气压，在呼气相中保持一定正压。其作用机制、适宜病症、供气方法与CPAP相同。HMD、肺水肿、重症肺炎合并呼吸衰竭及弥漫性肺不张等是PEEP的主要适应证。

(四)间歇指令通气(IMV)

间歇指令通气是相对地控制通气，是相对于持续指令通气(CMV)而言。无论自主呼吸次数多少和强弱，呼吸机按呼吸频率给予通气辅助，其压力变化相当于间断IPPV，每两次机械通气之间是自主呼吸,此时呼吸机只提供气量。可加用各种自主通气模式。分为容积控制间歇指令通气(VC-IMV)和压力控制间歇指令通气(PC-IMV)VC-IMV 是传统意义上的间歇指令通气,每次呼吸机输送的潮气量是恒定的。PC-IMV 的自变量则是压力。

(五)同步间歇指令通气(SIMV)

同步间歇指令通气即 IMV 同步化,同步时间一般为呼吸周期时间的后 25%。在这段时间内,自主吸气动作可触发呼吸机送气,若无自主呼吸,在下一呼吸周期开始时,呼吸机按 IMV 的设置要求自动送气。

(六)控制通气

通气全部由呼吸机提供,与自主呼吸无关。

1. 容量控制通气(VCV)

容量控制通气即传统意义上的控制通气。潮气量、呼吸频率、呼吸比完全由呼吸机控制。其压力变化为间歇正压,现多加用吸气末正压,可为容量或时间转移式。

2. 压力控制通气(PCV)

PCV 分两种基本类型:一是传统意义上的通气模式,即压力转换式;二是时间转换式,压力为梯形波,流量为递减波。后者已取代前者。

(七)辅助通气

通气量由呼吸机提供,但由自主呼吸触发,呼吸频率和呼吸比值随自主呼吸变化,可理解为控制模式同步化。也分为容量辅助通气(VA)和压力辅助通气(PA)。

(八)辅助/控制通气

辅助/控制通气是上述 VP 和 PA 的结合,自主呼吸能力超过预防呼吸频率为辅助通气,低于预防呼吸频率则为控制通气。预防呼吸频率起"安全阀"作用,有利于防止通气过度或不足,也有利于人机的配合。现代呼吸机多用此方法取代单纯控制通气和辅助通气,如 SC-5 型呼吸机。

四、呼吸机撤离

呼吸机撤离的主要指征是患儿病情改善,呼吸运动恢复、原发病减轻或具有维持气道通畅的条件,如分泌物的减少、咳嗽有力、感染已控制、心血管功能稳定。一般从吸氧浓度、PEEP 或 SIMV 的频率三方面分别逐渐降低,呼吸机撤离与呼吸机调整的方法相似,每次只能调整 1~2 个参数,每个参数只能作轻微的改动。在调整参数后如患儿一般状况仍良好,血 PaO_2、$PaCO_2$ 保持在满意值就可继续减低机械通气的参数。一般来说,当 SIMV 频率降至 6 次,FiO_2 降至 0.3 时就可改用(PAP)若在 PAP 方式下经一段时间后 PaO_2、$PaCO_2$ 满意便可撤机。

在撤离呼吸机过程中,如患儿出现烦躁不安,自主呼吸频率加快,心动过速,动脉血氧饱和度(SaO_2)、PaO_2 下降,$PaCO_2$ 升高都是不能耐受的表现,应当停止或减慢撤机过程,或及时采用鼻塞 PAP 或提高吸氧浓度。

(杨培培)

第七节 光照疗法

光照疗法简称光疗,是在光作用下,将脂溶性未结合胆红素转化为一种水溶性的异构体,从而降低血清未结合胆红素的方法。此法简便易行,不良反应少,效果明显。自 20 世纪 80 年代初中国已普遍开展。

一、光疗原理

胆红素能吸收光线,在光的作用下,未结合胆红素由 IXaZ 型转化为水溶性的同分异构体 IXaE 型和光红素,该异构体能经胆汁排泄至肠腔或从尿中排出,从而使血清胆红素浓度降低。胆红素吸收光线的波长在 450~460 nm 作用最强,由于蓝光的波长主峰在 425~475 nm,故认为是最好的光源,一般采用蓝光照射。Vecch 等认为,波长超过 500 nm 时仍有效,且光穿入皮肤深度增长,对人体更为有利。绿光波长主峰在 510~530 nm,经临床试用,胆红素平均下降值及下降幅度大于蓝光,不良反应较蓝光小。无蓝光或绿光灯管时,白光也有一定效果,因白光含有一定比例各种色彩的光谱,包括蓝光和绿光。但波峰较低,疗效略差。

二、光疗指征及适应证

(一)指征

(1)凡患儿总胆红素达 204~255 μmol/L 以上,早产儿达 170 μmol/L 以上者,在检查病因的同时开始光疗。

(2)出生后 24 h 内出现黄疸且进展较快者,不必等胆红素达 204~255 μmol/L 便可进行光疗。

(3)产前已确诊为新生儿溶血病者,出生后一旦出现黄疸即可开始光疗。

(4)早产儿合并其他高危因素者胆红素达 102.6 μmol/L 开始光疗。

(5)胆红素达 342 μmol/L 以上需换血者,在做换血准备工作时应争取光疗,换血后应继续光疗,以减少换血后胆红素的回升以致再次换血。光疗不能代替换血,因不能去除抗体、致敏红细胞,也不能纠正贫血,早期预防和治疗可减少换血的机会。

(二)适应证

用于各种原因所致的高未结合胆红素血症,如同族免疫性溶血病(母婴 Rh、ABO 血型不合)G-6-PD 缺乏、感染、血肿、Crigler-Najjar 综合征等。但当血未结合胆红素大于 342 μmol/L 时可影响肝排结合胆红素的功能,发生淤胆,当结合胆红素达 68.4 μmol/L 时可引起青铜症,应禁用光疗。

三、光疗方法

光疗方法分单光治疗、双光治疗及毯式光纤黄疸治疗仪治疗 3 种。

(一)单光治疗

适用于预防性治疗。用 20 W 或 40 W 蓝光或绿光荧光屏光灯 6~8 只,呈弧形排列于上方,形成如地灯,灯管间距 2.5 cm,灯管距患儿 35~40 cm。患儿需裸体,每隔 2~4 h 翻身一次,天冷可睡于暖箱内照光,但应去掉有机玻璃箱盖,以增加蓝光(绿光)照射强度。天热可置于开放暖箱内,周围环境温度维持在 30 ℃左右。目前一般开放或闭式暖箱上方已配备有蓝光装置。

(二)双光治疗

适用于胆红素已达高胆红素血症诊断标准的治疗。常选用蓝光箱治疗,箱内上下均有 6 只荧光管,排列呈弧形,灯管间距 2.5 cm,上方距患儿 35 cm,下方距患儿 25 cm,患儿睡在箱中央有机玻璃板上。疗效优于单光治疗。

(三)毯式光纤黄疸治疗仪治疗

适用于母婴同室母乳喂养的早期新生儿或家庭治疗。治疗仪包括一个主机(24 cm×10 cm×21 cm)和一个由一条 4 英尺(121.32 cm)长的纤维光缆连接的光垫。光垫直接贴于婴儿的胸部或背部,其外包裹衣被,不妨碍喂奶、输液和护理。光垫虽直接与皮肤接触,但几乎不产生热,也不直接照射面部,不良反应很小。缺点是照射面积较小。

四、光疗照射时间

分为连续照射和间歇照射两种。间歇照射方法各异,有的照 6～12 h 停 2～4 h,有时照 8 h 停 16 h,有时照 12 h 停 12 h,间歇照射与连续照射效果并无差别,但前者可减少不良反应,临床一般选用间歇照射。疗程一般 2～3 d,发病早、程度重、病因未消除者需适当延长,待胆红素降至 220.5 μmol/L 以下可停止光疗。

五、光疗注意事项

(1)充分暴露小儿皮肤,使之有较大接触面积。一般需裸体,用黑布遮住双眼,防止损伤视网膜;用尿布遮盖生殖器,防止损伤生殖器功能,尿布只垫在肛门至耻骨上方,不宜过厚;小儿洗浴后不要扑粉,以免影响疗效。

(2)光疗时不显性失水增加,每日液体入量应增加 25%,并应监测尿量。

(3)光疗时加速核黄素破坏,应适当补充之,每日 3 次,每次 5 mg,光疗结束后改为每日 1 次,连服 3 d。

(4)光疗时需细心护理,因患儿裸体光疗箱要求温度在 30 ℃左右,湿度在 50%,夏季防止过热,冬季注意保暖,每 2～4 h 测体温及箱温一次,以便随时调整。

(5)光疗的作用部位在皮肤的浅层组织,光疗可降低皮肤黄疸的可见度,不代表血胆红素相应下降,需每 12～24 h 监测血胆红素一次。

(6)灯管使用后其照射强度会减退,蓝色荧光灯照射强度的衰减比白色荧光灯快,20 W 比 40 W 衰减更快,使用 2 000 h 后,能量减弱 45%,因此,每次照射后要做记录,超过 2 000 h 应更换灯管,也可用蓝光辐射计测功率<200 μW/cm^2 时必须换管,以免影响疗效。

(7)密切观察全身情况,有无呕吐、发绀、皮疹及大便性状,并详记生命体征。

(8)光疗时哭闹不安者,可给予苯巴比妥,防止皮肤擦伤。

(杨培培)

第八节 超短波治疗

超短波是以超高频交流电作用人体,以达治疗目的。同时,由于超短波波长短、频率高、电流很容易通过电递质,故治疗时电极不直接接触皮肤。

超短波的电流曲线一般为连续式,电流振荡是连续的;另外还有脉冲式超短波电流,是在连续超短波电流基础上加以低频脉冲调制和放大,形成一种间断的一般为矩形的超短波电流。连续式超短波产生的热能要比脉冲式的大得多。许多学者认为脉冲式超短波对人体的作用主要基于脉冲群的振荡效应。治疗时一般无热感。

一、机制

超短波能改善电场内组织的血液循环、增强组织代谢、促进炎症渗出物和水肿的吸收。采用不同剂量的高频电流可治疗慢性炎症、亚急性炎症或急性炎症(化脓性炎症、病毒性炎症、结核性炎症),它可使局部小血管持久扩张,加速血液循环,从而改善营养物质对组织的供给,增加白细胞和抗体对组织的供给,网状内皮系统活性增高、吞噬细胞的数量与吞噬能力增强,均有利于组织免疫力的增强。在超短波作用下,血管通透性改善,有利于炎症产物、细菌毒素和代谢废物的消除排泄,以及水肿的消散,也可减轻由于水肿引起的张力性疼痛。超短波可抑制感觉神经的传导,干扰阻断痛觉冲动的传导,从而达到缓解疼痛的效果。超短波作用时,炎症组织中的 Ca^{2+} 浓度增高,K^+ 浓度降低,伤口分泌物的 pH 增高,有利于炎症的吸收,减弱对组织的刺激。超短波对细菌的生长繁殖有抑制作用。超短波可使纤维素渗出增多,肉芽生长加速,有利于炎症的局限和伤口溃疡的修复愈合。因此在炎症早期应用无热量的连续超短波或脉冲超短波治疗,可以镇痛、消肿、促使炎症局限吸收;炎症已有化脓倾向时,超短波可促使炎症局限、吸收,化脓成熟,坏死组织脱落;在炎症后期则可加速炎症残余浸润吸收,伤口肉芽生长,加速愈合。

二、治疗技术和方法

超短波电疗一律采用电容电极的电容场法。

(一)电极种类

1.板极

板极为金属电极外包以橡胶的板状电极,依面积大小分为大、中、小号,小功率治疗仪为圆形板极,大功率治疗仪为长方形或圆形板极。治疗时在板极与皮肤间置毡垫或棉垫。

2.玻璃电极

(1)圆形玻璃电极:为金属电极外包玻璃罩,罩内有空气间隙,分为大、中、小号。

(2)体腔电极:罩内为圆柱状金属电极,用于阴道者为阴道电极,用于直肠则为直肠电极。

(二)电极的选择

1.电极种类的选择

(1)小而浅的部位,如眼、耳、鼻、喉及皮表,可选用圆形板极。

(2)较深的病灶,可选用玻璃电极。

（3）较平坦的胸、背、腰等部位,可选用长方形板极。

（4）急性炎症、感染、伤口、溃疡等宜选有支架以空气为间隙的电极。

2.电极大小的选择

除浅表的治疗外,电极应比病灶面积大,以电极的直径与病灶截面最大径线之比为 1.2∶1 为宜,使电力线作用深且均匀。

（三）治疗剂量、时间和疗程

急性病变宜无热量,短时间;慢性期宜微热量,15～20 min。用于急性肾衰竭、尿闭,可用温热量 20～30 min,每日 1～2 次,恶性肿瘤的高热治疗用热量,每次 40～60 min,每周 1 次。

（四）操作

超短波的操作程序基本同短波电疗法,治疗剂量的大小可以通过电极的空气间隙距离或衬垫的厚度或仪器输出档做调节,但无论哪种剂量,仪器的调出必须处于谐振状态。

三、超短波治疗肺炎

肺炎是肺部气体交换单位的炎症,主要因细菌感染引起,也可因病毒、真菌、寄生虫及其他病原体引起。肺炎通常急性起病,表现为发热、咳嗽、咳痰、胸痛,严重的有呼吸困难、缺氧、休克、少尿甚至肾衰竭等。

治疗肺炎最有效的物理疗法是采用无热量超短波治疗,从而有机地将多种生物效应叠加,起到增效作用,进而促进肺炎的康复,其治疗作用如下。

（1）超短波对病原菌具有抑制与杀灭作用。

（2）减少炎症递质的释放。其抗炎机制可能与激活炎症性递质的灭活系统,促使组胺、血管升压素、激肽等的分解或抑制其合成有关。

（3）改善局部循环,提高局部药物浓度。超短波能促进肺部组织的血液循环和淋巴回流,加速组织的修复过程,提高局部组织的药物浓度。

（4）改善通气,减轻症状。由于局部血液循环和淋巴回流的改善,炎症性水肿迅速消退,增加支气管和肺泡的通畅度。改善低氧环境,增强肺部的防御功能,肺部炎症迅速消除,啰音消失,渗出物吸收,病程缩短。

（5）提高机体免疫力。超短波还能加强局部组织的代谢过程,利用神经体液因素,使血管扩张,血流加速,增加网状内皮细胞吞噬功能,提高体内抗体补体的能力,并使血氧含量 pH 等指标发生显著变化,调整机体的免疫功能。

超短波通过以上作用,缩短了肺炎的疗程,减少了抗生素的应用,且无痛苦,无不良反应,治疗时间短,患儿容易配合。主要治疗方法为:在患儿热退后加用短波及超短波疗法（对病灶延迟收缩的肺炎患儿）可用短波电缆盘患区胸背对置法。温热量,或超短波,无热量,每次 15～20 min,每日 1～2 次。

同时还可以采取以下物理疗法,如超声波。患侧胸部前后对置,微热量,每次 10～15 min,每日 1～2 次。或紫外线联合应用。

紫外线在病灶相应部位,分前、后、侧面三区,每区 200～300 cm^2,每日照射一区,自 4～6

个 MED 开始,重复照射增加 1～2 个 MED,共照射 6～12 次为一疗程。对促进肺炎吸收、减轻症状、缩短病程起重要作用。

微波疗法(厘米波或分米波)圆形辐射器,距离 10 cm,40～60 W,每次 10～12 min,每日 1 次。对炎症吸收不良的迁延期患儿还可采用红外线或石蜡疗法,中小波、空气阴离子吸入疗法。同时综合应用呼吸体操。良好的生活习惯也可以有效防治肺炎。

(杨培培)

第二篇

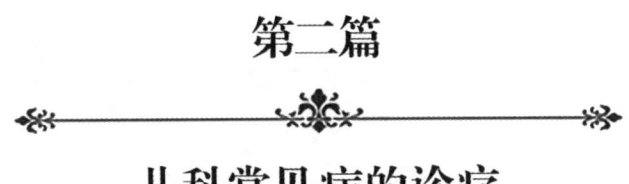

儿科常见病的诊疗

第四章　新生儿疾病

第一节　新生儿窒息

新生儿窒息(neonatal asphyxia)是指婴儿出生后 1 min 内未启动自主呼吸或未建立有效通气的呼吸动作,呈现外周性(四肢肢端)和(或)中央性(面部、躯干和黏膜)发绀甚至肤色苍白,肌张力不同程度的降低(严重时四肢松软),心率可能下降至<100 次/min 甚至<60 次/min,血压正常或下降,最严重者甚至无心跳。主要是由于产前或产程中胎儿与母体间的血液循环和气体交换受到影响,致使胎儿发生进行性缺氧、血液灌流降低,称胎儿窒息或宫内窘迫。少数是出生后的因素引致的。产前、产时或产后因素导致的窒息可统称为围生期窒息。

几十年来,为降低围产新生儿窒息的发生率、病死率和致残率,我国围产新生儿学工作者进行了十分艰苦的努力。近年来在卫生健康委员会和中华医学会的领导和组织下,参照国外成功的经验,成立了中国新生儿复苏专项专家组,制定了《新生儿窒息复苏指南》,广泛开展复苏的人员培训,同时大力推动复苏所需设备、用品的国产化,我国新生儿窒息复苏工作揭开了崭新的一页,各地纷纷报道执行复苏指南取得的成效。然而,在许多地区新生儿窒息仍是新生儿死亡和导致智力障碍的主要因素之一。如何做到凡有婴儿出生的地方,都有经过复苏培训的人员,都具备合适的复苏场所和应有的设备、用品,还需要我们继续进行十分艰苦的努力。

一、病因

产前或产程中,常见的因素如下。

(1)母亲因素:任何导致母体血氧含量降低的因素都会引致胎儿缺氧,如急性失血、贫血(Hb<100 g/L)、一氧化碳中毒、低血压、妊娠期高血压疾病、高血压,以及心、肾、肺疾病和糖尿病等。

另外要注意医源性因素:①孕妇体位,仰卧位时子宫可压迫下腔静脉和腹主动脉,前者降低回心血量,后者降低子宫动脉血流量;②孕妇用药,保胎用吲哚美辛可致胎儿动脉导管早闭,妊娠期高血压疾病用硝酸地平(心痛定)可降低胎盘血流,孕妇用麻醉药,特别是腰麻和硬膜外麻可致血压下降。

(2)脐带因素:脐带>75 cm(正常 30~70 cm)时易发生打结、扭转、绕颈、脱垂等而致脐血流受阻或中断。

(3)胎盘因素:胎盘功能不全、胎盘早剥、前置胎盘等。

(4)胎儿因素:宫内发育迟缓,早产,过期产,宫内感染。

(5)生产和分娩因素：常见的因素是滞产，现代妇产科学将第一产程分潜伏期和活跃期，初产妇潜伏期正常约需 8 h，超过 16 h 称潜伏期延长，初产妇活跃期正常需 4 h，超过 8 h 称活跃期延长，或进入活跃期后宫口不再扩张达 2 h 以上称活跃期停滞；而第二产程达 1 h 胎头下降无进展称第二产程停滞。以上情况均可导致胎儿窘迫。其他因素有急产、胎位异常、多胎、头盆不称、产力异常等。

少数婴儿出生后不能启动自主呼吸，常见的原因：中枢神经受药物抑制（母亲分娩前 30 min 至 2 h 接受镇静剂或麻醉药）、早产儿、颅内出血、先天性中枢神经系统疾病、先天性肌肉疾病、肺发育不良等。

二、病理

(一)生化改变

由于缺氧，糖原进入无氧酵解，导致大量乳酸堆积，即代谢性酸中毒。同时二氧化碳潴留致高碳酸血症，即呼吸性酸中毒。故婴儿出现严重混合性酸中毒和低氧血症，血气分析可见 PaO_2、SaO_2、$PaCO_2$、pH、BE 下降。此外，很快出现低血糖（由于糖原耗竭）、低血钙和高血钾，并见氧自由基、心钠素等释放，以及血清肌酸激酶同工酶 MB（CPK-MB）和乳酸脱氢酶（LDH）增高。

(二)血流动力学改变

新生儿窒息后，恢复到胎儿型循环，此时肺血管收缩，阻力增加，肺血流量减少，故左心房血流量亦减少，压力降低，通过卵圆孔由右向左分流增加，新生儿即出现发绀。如此状态持续则可诊断为持续胎儿循环或肺动脉高压。另外，窒息初期，血液重新分配，肠、肾、皮肤、肌肉、肺血管收缩，心排血量和血压基本正常，保持了脑、心、肾上腺的血液供应。但这种代偿时间短暂，随着窒息持续，缺氧、酸中毒和低血糖等代谢紊乱造成脑和心等重要脏器损伤，血压、心率下降，加重缺氧、酸中毒和器官损伤，形成恶性循环。

(三)再灌注损伤

近年来研究发现，窒息过程的缺氧、缺血、酸中毒等对重要脏器（如脑）的损伤只是初步的，更重要的损伤往往发生在经过复苏、血液再灌注之后，由于一些有害的兴奋氨基酸的释放、钙内流及大量氧自由基产生，造成重要脏器更多细胞凋亡和坏死。

(四)重要脏器损伤

(1)脑：对缺氧最敏感。动物试验发现，窒息 8 min，部分动物出现脑损伤；窒息 12.5 min，全部动物发生脑损伤。主要改变是脑水肿、出血、脑实质坏死和白质软化。

(2)心脏：缺氧、酸中毒、ATP 减少、钙离子内流，以及心肌糖原耗竭均可致心肌受损，使心排血量、血压和心率下降。有报道缺氧可致心脏乳头肌坏死，导致房室瓣反流而发生心力衰竭。

(3)肾脏：窒息后不少新生儿出现尿少[尿量<1 mL/(kg·h)]、血尿、蛋白尿和管型尿，少数因重度窒息致肾皮质和(或)肾小管坏死而致肾衰竭，监测尿 α_1 及 β_2 微球蛋白有助早期发现肾功能减退。

(4)胃肠道：可发生应激性溃疡并出血，早产儿窒息可诱发坏死性小肠结肠炎。

(5)肝脏：缺氧可全面影响肝脏功能，包括转氨酶升高、黄疸加重、凝血因子生成障碍而引起出血等。

（6）肺脏：缺氧、酸中毒可引起肺血管收缩及血管活性介质释放，而导致持续肺动脉高压；又由于肺泡上皮细胞坏死、脱落，形成透明膜，而发生肺透明膜病；同时肺毛细血管亦受损伤，如凝血因子减少（肝脏受损所致），加上医源性因素（如心功能受损情况下，仍大量输入碳酸氢钠、全血、清蛋白等），可发生肺出血；如窒息同时有胎粪吸入，则可发生肺不张、张力性气胸等严重并发症。

三、临床表现

正常分娩过程，胎儿要经历短暂缺氧，这是由于子宫阵阵收缩，子宫、胎盘和脐带受到挤压而使血流间歇性减少甚或中断，致胎儿间歇性缺氧即窒息。但时间短暂，每次宫缩平均历时50～75 s，宫缩停止，血流便恢复。90%的胎儿可以耐受此过程，娩出后2～5 s便发出第一声哭声，启动自主呼吸，1 min内出现规律呼吸。约10%的胎儿受到一些病理因素的影响，出生后启动自主呼吸有困难，表现为轻或中度窒息（发绀，心率100次/min左右，肌张力尚可或稍差，需简单复苏支持）；其中约1%则因缺氧严重，表现为重度窒息（中央性发绀，甚或肤色苍白，肌张力低，心率<100次/min甚至<60次/min，需强有力的复苏措施）。90%的新生儿窒息发生在产前或产时，前者称孕期胎儿窘迫，多为慢性缺氧，后者称产时胎儿窘迫，多为急性缺氧或慢性缺氧急性加重。

（一）慢性缺氧或慢性窒息

临床上较多见。由于上述各种致病因素影响，使胎儿间歇发生缺氧缺血。开始通过血液重新分配进行代偿，如病因不去除，胎儿由于缺氧和酸中毒逐渐加重，出现胎动异常，胎心率不规则（<120次/min或>160次/min），排出胎粪。如生物物理学监测（BPP，生物物理学监测包括胎儿呼吸、胎动、肌张力、胎儿心率反应、羊水量等）、心音图（CTG）异常或胎儿头皮血pH<7.2（正常7.25～7.35），且接近足月，应考虑结束妊娠。此时婴儿娩出，多为轻度窒息，发绀可能主要是外周性（四肢肢端），呼吸轻度抑制，对复苏反应良好，少有后遗症。如胎儿窘迫持续，发展为严重酸中毒和低血压，必然导致重要脏器损伤。此时婴儿娩出，虽经积极复苏抢救，难免发生并发症和后遗症。可见，早期检出胎儿窘迫并密切观察十分重要，这有待产科、儿科医师密切合作，共同研究，必要时提早分娩，即宁要一个健康的、接近足月的早产儿，而不应等发生了脑损伤才让婴儿娩出，此时娩出的可能是一个足月儿，但将来可能是个智残儿，这是一定要避免发生的。

（二）急性缺氧或急性窒息

临床上并不少见，如产程中突然发现持续的脐血流受阻或中断。急性窒息的典型过程，根据在猕猴身上所做的试验（正常、足月猕猴胎儿剖宫产娩出，未开始呼吸便将其头放入一袋盐水内），分为4个周期。

（1）原发性呼吸增快：1～2 min，一阵阵喘气，肢体挣扎，皮色红，反应良好、活跃。

（2）原发性呼吸停止：约1 min，发绀，心率下降，约100次/min，肌张力及对刺激反应尚可，刺激它可恢复自主呼吸。

（3）继发性呼吸增快：5～6 min，深而不规则地连续喘气，发绀加重，血压开始下降。

(4)继发性(终末性)呼吸停止:约在窒息开始后 8 min 出现,呼吸动作完全停止,刺激不能诱发自主呼吸,肌张力进行性降低,显著苍白,心率和血压进一步下降。如不复苏抢救,于数分钟内死亡。

在试验性窒息过程中,PaO_2 在 3 min 内从 3.3 kPa(约 25 mmHg)降至 0,$PaCO_2$ 按 1.3 kPa(约 10 mmHg)/min 速度升高,即在 10 min 内从 6.0kPa(45 mmHg)升至 20.0 kPa(150 mmHg),血中乳酸含量从 15 mmol/L 升至 10 mmol/L,pH 在 10 min 内从 7.3 降至 6.8~6.5。终末期并出现高钾血症,血钾高达 15 mmol/L。

临床上很难准确判定一名窒息婴儿是否处在原发性呼吸停止或继发性(终末性)呼吸停止。凡婴儿出生后无呼吸或只阵发性喘气(无效的呼吸动作),说明婴儿急需辅助通气,故均应认真进行复苏抢救。有条件者,可测血中 pH,如 pH>7.25,则多属原发性呼吸停止,即轻或中度窒息,经处理很快出现自主呼吸;如 pH 在 7.0~7.10,可能是原发性也可能是继发性呼吸停止,经刺激,可能出现微弱自主呼吸,但不足以建立肺泡通气,需短时间的复苏支持;如 pH<7.0,多为严重窒息,肌肉松弛,心率<60 次/min,肯定是处在继发性(终末性)呼吸停止阶段,如仍得不到正确的复苏抢救,婴儿最终死亡,全过程在足月儿约 20 min。

四、诊断

主要根据临床表现做出诊断,并决定是否需要进行复苏。

新生儿窒息的诊断标准至今尚未统一。1953 年美国麻醉科医师 Virginia Apgar 提出 Apgar 评分(表 4-1),包括 5 个项目,每一项目分 0 分、1 分和 2 分 3 个分度。婴儿娩出后 1 min、5 min 各进行一次评分,1 min 评分在 4~7 分为轻度窒息,0~3 分为重度窒息;如 1 min 评分正常(8 分及以上),但 5 min 评分在 7 分或以下,仍应诊断为窒息。必要时在 10 min、15 min 和 20 min 再行评分。Apgar 评分提出后在国外继而在国内广为应用,对及时发现和处理窒息以及不良预后的判断起了很好的作用。但现在人们认识到,婴儿出生后第一秒钟便要进行初步评估,以确定该婴儿是正常分娩或需要复苏支持;一名窒息婴儿生后 1 min 已经经历了至少两次甚至三次评估以及一系列的处理,故 1 min Apgar 评分已不可能反映婴儿出生时状况,但是 5 min、10 min、15 min 和 20 min 的 Apgar 评分,对估计婴儿对复苏的反应以及对不良预后的判断仍有参考价值。在实际工作中,除使用 Apgar 评分,将当时的复苏情况予以详细记录也十分重要。

表 4-1　Apgar 评分表

体征	评分		
	0	1	2
心率/(次/min)	0	<100	>100
呼吸	无	不规则,喘气	规则,哭声响亮
肌张力	松软	降低或正常,但无活动	正常伴活跃动作
对咽插管反应	无	面部有少许反应	反应好,咳嗽
躯干颜色	苍白	紫蓝	红润

由于 Apgar 评分存在局限性,美国儿科学会(AAP)和美国妇产科学会(ACOG)共同制定了新生儿窒息诊断标准:①脐动脉血显示严重代谢性或混合性酸中毒,pH<7.0;②Apgar 评

分 0~3 分,并且持续时间>5 min;③有神经系统表现,如惊厥、昏迷或肌张力低;④多脏器损伤。我国也有学者在探讨新生儿窒息的诊断标准,这有待大家展开讨论,最后由有关学会共同商定。制订统一的新生儿窒息诊断标准十分必要。

五、新生儿窒息的复苏术

(1)首先强调 3 个 30 s:第 1 个 30 s 决定是否要复苏,不要等待 1 min 进行 Apgar 评分后认为"有窒息"再开始复苏,而是生后立即用几秒钟时间进行快速评估四项指标(是否足月、羊水是否清、是否呼吸或哭、肌张力好否),如全为"是",不必进行复苏,但只要四项中有一项为"否",则进行初步复苏(进入 A,即通畅的气道:保暖、头轻度仰伸体位、清理气道、擦干全身、触觉刺激诱发自主呼吸),以上快速评估及初步复苏共需时 30 s。第 2 个 30 s 根据评估三项生命体征(呼吸、心率和肤色),决定是否需要进入 B(即人工正压通气)。第 3 个 30 s 再次评估三项生命体征,特别是心率(可听诊心脏或触摸脐带根部脐动脉搏动),心率>100 次/min 说明病情稳定,心率<60 次/min 需进入 C(即胸外心脏按压)和 D[即应用肾上腺素和(或)扩容剂]。

(2)羊水胎粪污染的处理问题:国内外对是否早期插管吸引或用表面活性物质冲洗等存在不同意见。羊水胎粪污染不论稀或稠,不再推荐头娩出后肩娩出前插管吸引,只要婴儿有活力(呼吸规则或哭声响亮,肌张力好,心率>100 次/min),则继续初步复苏而不插管,如无活力(上述三项中有一项不好者),立即插管吸引。

(3)用氧或空气复苏问题:国内外近年来都有用空气(含 21%的氧)进行新生儿窒息复苏的成功经验,主要是用于足月儿,至于对早产儿,其安全性及效果尚不清楚。总之,对用空气进行复苏尚需进行更深入的研究。指南首先推荐用纯氧进行复苏,也可用 21%~100%的氧,但如 90 s 病情无改善,应将吸氧浓度(FiO$_2$)提高至 100%(即纯氧)。至于早产儿,动脉血氧饱和度(SaO$_2$)过高有伤害性,用氧浓度要特别小心。

(4)用药问题:复苏一般不再推荐使用碳酸氢钠,但经加压通气及心脏按压改善通气和循环以后,如确定存在代谢性酸中毒,特别是较重的酸中毒,可以适当使用碳酸氢钠。纳洛酮一般也不再推荐使用,除非指征明确(①正压人工呼吸使心率和肤色恢复正常后,出现严重的呼吸抑制;②母亲分娩前 4 h 有注射麻醉药史)则推荐静脉内给药。若母亲是吸毒者,则一定不能使用纳洛酮,否则会使病情加重。肾上腺素要静脉内给药,药量是 1:10 000 每次 0.1~0.3 mL/kg。

(5)专项强调早产儿[特别是出生体重<1 500 g 的极低出生体重(VLBW)儿和<1 000 g 的超低出生体重(ELBW)儿],复苏需关注的 6 个方面:①保暖特别重要,初步复苏中的擦干身体只适用于足月儿,对早产儿则不应费时去擦身,而是除头颅外,立即把全身放入聚乙烯塑料袋(保鲜袋)内并放在辐射保暖台上,但无论是早产儿还是足月儿都要避免高体温,缺血后高体温可加重脑损伤;②可能需要向气管内注入表面活性物质;③正压通气需要稳定的 PIP 和 PEEP,推荐使用 T-组合复苏器;④避免使用高渗液,操作轻柔,维持颅压稳定;⑤警惕坏死性小肠结肠炎的发生;⑥规范用氧。初步复苏中的擦干身只适用于足月儿,对早产儿(特别是 VLBW 儿和 ELBW 儿)则不应费时去擦身,而是除头颅外,全身立即放入聚乙烯塑料袋(保鲜袋)内并放在辐射保暖台上。但无论是早产儿或足月儿都要避免高体温,缺血后高体温可加重

脑损伤。

（6）人工正压通气问题：新生儿窒息复苏首先是要让肺泡有良好的通气和换气，建立稳定的功能残气量，避免肺内分流。要达此目标就要正确进行人工正压通气，正确应用 PEEP 和 CPAP，特别是早产儿及早应用 CPAP 可减少插管和正压通气的并发症。

（7）强调每次高危分娩都有一名熟悉新生儿复苏的人员参加，要达此目标：①要有计划广泛开展理论与实践相结合的人员培训，让各级医疗机构凡有分娩的地方都要有人熟悉进行新生儿复苏；人员掌握的技术可分两个层次，多数人掌握保持气道通畅和让肺膨胀的技术（如用面罩气囊加压通气），少数人掌握较全面的复苏技术如气管插管、正压通气、胸外按压及用药等。②要建立良好的产儿合作机制，提高预见性，及早发现高危分娩。③国外用复苏现场录影带进行回顾研究，发现即使是高年资的顾问医师在复苏时都有不规范的动作，因此强调复训的重要性。

（8）强调事前做好准备，包括场所（保暖、抢救台、光照、电源等）、设备、药物及各种用品等。

（9）强调各级政府和医疗机构的有力领导和支持，才有可能保证上述各项的实现。

（10）总之，新生儿窒息复苏成功的关键在于：①预见性，根据存在的高危因素预测婴儿出生时需要复苏；②足够的准备，包括熟悉复苏的人员、场所、设备、药品和用品等；③正确的评估；④迅速开始各项支持措施。

（11）还特别强调复苏后继续监护，包括体温、生命体征、血液生化及血气，以及各重要脏器的功能，并积极防止感染。

（高　萍）

第二节　新生儿颅内出血

颅内出血（intracrainal hemorrhage，ICH）是新生儿期常见疾病，严重者病死率高、容易遗留长期神经系统后遗症或致残。依据出血部位的不同，颅内出血主要分为脑室周围-脑室内出血（PIVH）、硬脑膜下出血、蛛网膜下隙出血、脑实质出血，其他还可见到小脑出血及丘脑、基底核等部位出血。

一、病因

（一）硬脑膜下出血

由硬膜下血窦及附近血管发生机械性损伤（即破裂）引起出血，常见损伤部位为上矢状窦、下矢状窦、直窦和横窦，严重病例可以发生大脑镰和小脑幕撕裂。常见于各种原因导致的难产、高位产钳助产的新生儿，以及巨大儿或者头围过大新生儿。目前，随着产科技术的提高，SDH 发生率明显降低。

（二）蛛网膜下隙出血

出血原发部位在蛛网膜下隙，出血来自软脑膜动脉间的小血管吻合支或蛛网膜下隙静脉。硬膜下、脑室内、小脑等其他部位发生出血后也可向蛛网膜下隙扩展。原发性蛛网膜下隙出血在新生儿期较为常见，病因主要包括缺氧、酸中毒、低血糖等，产伤也可导致严重 SAH。

(三)脑实质出血

常见原因:①由缺氧所致的脑实质出血出血常呈点状及片状;②因感染或不明原因的局部小血管破裂也可出现小片状出血;③早产儿Ⅳ级IVH伴有脑实质出血,胎龄越小发病率越高,出血原因主要与早产儿脑的特殊发育机制有关,另外与早期严重疾病、特殊治疗及出凝血机制也有密切关系;④脑血管畸形所致脑实质出血,此类出血一般突然发病,无明显诱因,无法预料,多在出血后外科手术和尸解时才能作出最后诊断。

(四)其他部位出血

(1)小脑出血(CEH),可以是原发性小脑出血,也可以由第四脑室周围生发基质出血、脑室内出血、后颅凹部位硬膜下出血、SAH等扩展而来,早产儿较足月儿多见。常见病因包括产伤、缺氧以及早产儿各种疾病病理生理过程中脑血流动力学改变等。

(2)丘脑、基底核区域出血,该区域的血液由大脑中动脉在颅底水平段发出的豆纹动脉分支供应,这些小血管很细,并且与主干血管呈90°,故很容易受血流动力学影响而破裂出血。新生儿期发病率较低,其病因可能与疾病导致局部脑血流动力学改变有关。

二、诊断

(一)病史

有难产、产伤、宫内窘迫、出生窒息、出生后长时间复苏抢救、宫内感染、过度早产、极低出生体重、胎儿生长受限、母亲使用抗凝血药物、家族中有遗传性出血性疾病史、需要气管插管机械通气支持、严重感染伴血小板降低和凝血功能障碍等因素均容易引起新生儿颅内出血。应该注意监测患儿的神经系统,及时进行影像学检查。

(二)临床表现

新生儿颅内出血的临床表现与出血部位、出血程度密切相关。

1.硬膜下出血

严重后颅凹出血(横窦和直窦破裂)时患儿的神经系统症状进展迅速,表现为不安、尖叫、抽搐。由于出血压迫脑干、中脑、脑桥,患儿表现出严重意识障碍、昏迷,瞳孔不等大、对光反应异常或固定、散大,容易出现心动过缓、中枢性呼吸衰竭,短时内即可危及生命。少量的下矢状窦或上矢状窦出血,临床无症状或仅表现易激惹等,如果出血量继续增多也可使双侧脑半球受压而出现脑组织水肿,出现明显神经系统症状。当出血扩展至小脑幕附近,可出现脑干压迫使病情突然恶化,还可能出现局限性惊厥、偏瘫、动眼神经受累、眼斜视等。还有些患儿在新生儿期无异常,但由于慢性硬膜下渗出,数月后出现头围增大(图4-1A)。

2.原发性蛛网膜下隙出血

出血量很少时无或仅有轻微异常表现,如激惹、肌张力异常等;出血对脑皮质的刺激可诱发惊厥。大量SAH时病情常急剧进展,大量血液存留于脑间隙及后颅凹,患儿表现为嗜睡、反应差、反复呼吸暂停、反复惊厥、肌张力低下,危及生命(图4-1B)。

3.脑实质出血

(1)单纯点片状脑实质出血出血量少,可很快被吸收,不易发现,临床无明显的神经系统症状。

(2)早产儿Ⅳ级IVH伴有脑实质出血常表现为反应差、顽固呼吸暂停、反复惊厥、肌张力低下,容易危及生命。

(3)脑血管畸形所致脑实质出血可发生于新生儿期任何时间,临床常表现为突然发生的频繁抽搐,部分患儿有定位体征(图 4-1C)。

4.小脑出血(CEH)

严重者因脑干受压出现严重呼吸功能障碍和心动过缓,意识障碍明显,可短时间内死亡(图 4-1D)。

5.丘脑、基底核区域出血

此部位出血范围一般局限,急性期临床常无特殊表现(图 4-1E)。

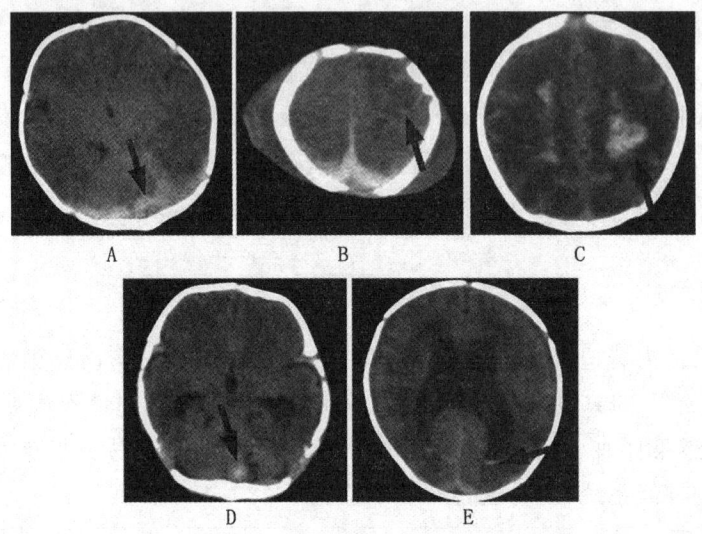

A.硬膜下出血;B.蛛网膜下隙出血;C.脑实质出血;D.小脑出血;E.脑室内出血

图 4-1　新生儿颅内出血的 CT 征象

(三)影像学检查

1.头颅 CT 检查

CT 是诊断颅内出血的金标准,但是要注意检查的时机,过早和过晚检查均可能出现假阴性。

2.头颅超声检查

对于脑室内出血的敏感性高于头颅 CT,但是对于其他部位颅内出血的诊断价值不足。

3.头部磁共振(MRI)检查

也可作为诊断颅内出血的金标准。

三、鉴别诊断

(一)颅内出血引起的抑制状态

需要和低血糖、低血钾、先天性中枢神经畸形、先天性肌迟缓综合征、遗传性代谢病、染色体疾病、重症肌无力、脊髓损伤等疾病鉴别。

(二)颅内出血引起的抽搐

需要和电解质紊乱(低血钙、低血镁、低血钠)、低血糖、维生素 B6 依赖症、先天性中枢神经畸形、颅内感染、核黄疸等疾病进行鉴别。

(三)颅内出血

常常是新生儿缺氧缺血性脑病的一部分,但有的时候要注意在排除缺氧后应该单独作出颅内出血的诊断,此时应该注意寻找引起颅内出血的原因。

四、治疗

(一)一般性治疗

(1)止血:维生素 K_1、血凝酶(巴曲亭)、酚磺乙胺等常用止血药物均可使用;有凝血功能障碍的患儿及时补充凝血因子;血小板严重降低的患儿及时输注血小板。

(2)维持内环境稳定以及脏器功能正常,纠正缺氧和酸中毒、维持电解质平衡、维持水平衡。

(3)有惊厥时可给予苯巴比妥等对症治疗。

(二)特殊治疗

(1)外科治疗:对于危及生命的较大血肿,出现脑干压迫症状的患儿,须由神经外科紧急处理。

(2)脑实质损伤的治疗:对出血造成的脑实质损伤,在采取止血等恰当医疗措施的同时可以适当脱水、选用神经细胞营养药物等。

五、预防

降低早产、提高产科技术是预防新生儿颅内出血的重要环节。

维持颅内压和脑血流的平稳:①尽可能维持稳定的颅内压和脑血流范围,避免"涨落"状态;②保持良好的心功能、正常的体循环和良好的通气;③避免静脉推注高渗液体;④护理患儿时动作轻柔,保持安静,避免患儿剧烈哭闹。

六、小结

(1)有早产、缺氧、难产和器械助产的新生儿容易发生颅内出血。

(2)轻度颅内出血常表现为激惹、肌张力增高;较重的出血以神经系统抑制和反复抽搐;严重出血迅速出现脑干压迫,危及生命。

(3)头颅 CT 或 B 超可发现不同部位出血灶。

(4)诊断主要依据病史、临床表现及头颅 CT 或 B 超检查。

(5)轻度颅内出血以内科保守治疗为主,治疗措施包括止血药物、补充凝血因子、维持颅内压和脑血流稳定、维持酸碱平衡和电解质平衡。对于病情迅速进展的大量出血应及时手术挽救生命。

(高　萍)

第三节　早产儿脑室内出血

早产儿脑室内出血(Intraventricular hemorrhage,IVH)是早产儿常见的并发症之一,多见于孕周<34周的早产儿,胎龄越小发病率越高。存活者可遗留神经系统后遗症,导致脑瘫、癫痫及精神运动发育迟滞等严重后果。导致早产儿颅内出血的病因包括围生期脑缺氧缺血、早产、凝血功能障碍及宫内感染等。临床可出现前囟隆起、意识、神智改变、抽搐及贫血等。

一、病因

早产儿脑室内出血通常是侧脑室外生发基质出血破溃入侧脑室所致,主要病因如下。①血管因素:早产儿侧脑室外生发基质血管丰富,血管床大,血管走行不规则,缺乏支持组织,毛细血管壁由单层血管内皮细胞组成,这些特殊的血管结构是早产儿颅内出血的解剖基础。②血管内因素:早产儿脑功能和脑血管自主调节功能发育不完善,颅内压改变时易导致脑血流发生变化,形成"压力被动性脑血流",导致出血。③血管外因素:生后细胞外液容量降低,是血管外组织压力降低,导致颅内出血。另外全身凝血功能障碍可以导致出血。

二、诊断

(一)病史

任何胎龄早产儿均可能发生颅内出血,主要好发于34周以下早产儿。围生期可有宫内缺氧、出生时窒息和抢救史、宫内感染史或母亲有孕期感染史。部分早产儿曾患有呼吸系统或循环系统疾病,或曾进行过机械通气治疗。

(二)临床表现

临床症状明显与否,取决于脑室内出血的严重程度及有无并发症。临床表现通常分为三种类型:临床无表现型,断续进展型及急剧恶化型。轻度颅内出血(如Ⅰ级或部分Ⅱ级颅内出血)临床多无症状,仅在常规头颅B超筛查时发现;Ⅱ级或部分Ⅲ级颅内出血可表现为继续进展型,临床上出现自发动作减少、肌张力降低及眼球偏斜等症状,临床症状常有好转间隙;急剧恶化型通常见于部分Ⅲ级及Ⅳ级颅内出血,病程进展常较迅速,表现为意识障碍、严重肌张力低下、呼吸节律不整或呼吸暂停,继之出现昏迷、前囟突起、光反射消失、呼吸停止以及强直性惊厥。

(三)头颅B超检查

推荐头颅B超检查作为早产儿脑室内出血的首选检查方法,可进行冠状面和矢状面检查。由于颅内出血可以发生在任何胎龄早产儿,轻度颅内出血临床往往无明显症状,建议对所有早产儿常规进行头颅B超检查。生后3d内进行初次头颅B超检查,以后每隔一周复查1次,直至出院。可酌情复查,出血较重者,至少每隔3d复查1次,直至出血稳定,以及时探查有无出血后脑积水的发生。

头颅B超检查采用Papile等的分级方法将颅内出血分为4级:Ⅰ级,单或双侧室管膜下生发层基质出血;Ⅱ级,室管膜下出血穿破室管膜,引起脑室内出血,但无脑室增大;Ⅲ级,脑室内出血伴脑室增大;Ⅳ级,脑室内出血伴脑室周围出血性梗死。后者在超声中表现为沿侧脑室外上方呈球形或扇形强回声反射,一般为单侧,偶见左右明显不对称。脑室测量方法可测量旁矢状面侧脑室体部最宽纵径,6～10 mm为脑室轻度增大,11～15 mm为中度增大,>15 mm为重度增大;也可由内向外测量旁矢状面侧脑室后角斜径,≥14 mm为脑室增大;或可测量脑室增大的任何部位,每次测量取相同部位,以便前后对照。

(四)头颅 CT 检查

暂无头颅 B 超检查条件的单位,在早产儿生命体征稳定后,可进行 CT 检查。为横断面扫描。在出血早期可显示各级颅内出血(见图 4-1E),但对室管膜下级少量脑室内出血的敏感性不及超声。7 d 后对残余积血不敏感。

(五)头颅 MRI 检查

在早产儿生命体征稳定后,提倡进行合成磁共振检查,可进行横断面、冠状面及矢状面检查。MRI 可清晰显示各级颅内出血。

三、鉴别诊断

(一)电解质紊乱

低钙、低钾及低钠血症患儿可表现为惊厥、呼吸暂停、肌张力降低等,临床表现类似于严重颅内出血。头颅 B 超、血生化检查、补充电解质后患儿临床症状好转或消失可进行鉴别。

(二)颅内感染

细菌、病毒性脑炎或脑膜炎可出现惊厥、意识障碍、肌张力降低或增高等症状,病程中可有发热及感染中毒症状,腰穿脑脊液检查、头颅影像学检查可与颅内出血相鉴别。

四、治疗

(1)一般治疗:常规采用止血药物,如维生素 K_1,或应用其他止血药。

(2)控制惊厥:有惊厥者首选苯巴比妥钠静脉注射,负荷量 15～20 mg/kg,如惊厥未控制可每隔 5～10 min 追加 5 mg/kg,直至总量达到 30 mg/kg。24 h 后给维持量,每日 5 mg/kg,疗程视病情而定。

(3)严重脑室内出血致脑室显著扩张者,至少在随后的 4 周内,要常规监测头围大小、前囟变化和临床状态,可酌情选择以下治疗措施。①埋置皮下脑脊液存储器:当脑室内出血伴脑室进行性增宽时即可采用该方法。根据病情可每日抽取 1～2 次脑脊液,每次抽取脑脊液的量视病情而定(一般每次不少于 10 mL),注意无菌操作,每周进行一次脑脊液常规及生化复查,当脑脊液性质正常、每次穿刺量少于 5 mL、脑室大小恢复正常且稳定 8 周后,可停止引流并取出存储器。每周至少复查一次颅脑超声以监测侧脑室大小的变化。②体外脑室引流系统:融脑脊液引流、灌洗和溶纤治疗为一体,在严重脑室内出血发生后,于两侧脑室内各置入一根引流管,其中一根用于引流出脑室内的积血及脑脊液,另一根向侧脑室内注入人工脑脊液(可用生理盐水代替,也可加入纤维蛋白溶解剂和抗生素)而达到治疗目的。24 h 引流量通常比注入量多 60～100 mL。疗程视病情而定(一般 2～7 d),当引流出的脑脊液颜色正常时即可停止。③上述方法无效者,可外科脑室-腹腔分流术治疗。

(4)恢复期以康复治疗为主。

五、预防

(1)减少早产脑室内出血是早产儿颅内出血的主要发病类型,尽可能减少早产,增加早产儿孕周,减少颅内出血的发生。

(2)恰当的医疗和护理措施:①避免和减少对患儿的不良刺激,如尽量减少各种穿刺、避免频繁的肺部物理治疗和吸引、检查和治疗集中进行等;②优化呼吸管理,合理使用机械通气,纠正缺氧和酸中毒,避免低或高碳酸血症,使 $PaCO_2$ 维持在 4.0～6.7 kPa(30～50 mmHg)[可接受的范围是 4.0～7.3 kPa(30～55 mmHg)]；③维持血压在正常范围,避免血压波动,以维持脑血流正常灌注和脑血流动力学稳定；④维持电解质、血糖、血浆渗透压在正常范围和最佳的营养状态；⑤置患儿于中性温度环境,维持体温正常,避免低体温；⑥监测凝血功能,使凝血功能、血小板计数等维持在正常范围；⑦积极控制感染与炎症反应。

(高　萍)

第四节　早产儿脑白质损伤

　　早产儿中枢神经系统发育不成熟,容易遭受围生期各种不良因素的打击而导致损伤。围生期脑损伤的病理类型主要依赖于成熟度,足月儿易损区主要位于大脑矢状旁区,导致大脑皮质神经元损伤；而早产儿脑的易损区主要位于脑室周围的白质区,因支配脑白质的血管分支发育尚未完善,脑血流调节功能较薄弱,且脑白质区的少突胶质细胞发育尚不成熟,易遭受兴奋性毒性氨基酸以及过氧化损伤；导致未成熟的少突胶质细胞损伤。早产儿脑白质损伤在病理上可分为 3 种类型。①囊性脑室周围白质软化：侧脑室周围深部白质区呈灶性坏死,所有细胞成分丢失,形成多发性囊腔,即 1962 年由 Banker 等命名的经典脑室周围白质软化(PVL),软化灶可单个,也可多个,多分布于侧脑室前后角的外侧,也可发生于侧脑室外侧及背侧白质。②非囊性脑室周围白质软化：侧脑室周围深部白质灶性坏死,形成胶质瘢痕,但无囊腔形成。③弥漫性脑白质病变：脑白质无灶性坏死,但中央区白质少,突胶质细胞前体呈弥漫性凋亡伴星形胶质细胞和小胶质细胞增生浸润,然后发展为脑白质体积缩小。其中囊性 PVL 损伤最严重,发展至脑瘫的比例极高,目前较少见,非囊性 PVL 是目前早产儿脑白质损伤的主要类型,可导致脑瘫和认知功能障碍,而弥漫性脑白质病变相对损伤较轻。近年来,发现早产儿脑白质损伤可同时伴有灰质损伤,包括大脑皮质区和下丘脑及基底节等深部核结构的神经元缺失,与白质损伤后影响神经元移行和轴突髓鞘化有关,称为早产儿脑病。

一、病因

(一)早产

　　这是本病发病的基础。临床上绝大多数脑白质损伤发生在早产儿,尤其是极不成熟的早产儿,因为早产儿支配脑白质的血管分支发育尚未完善,脑血流调节功能较薄弱,且脑白质区的少突胶质细胞发育尚不成熟,易遭受兴奋性毒性氨基酸及自由基攻击导致损伤或凋亡。

(二)围生期缺氧缺血

　　包括母亲、胎儿、脐带胎盘等各方面原因,如妊娠期高血压综合征、胎儿宫内窘迫、脐带绕颈、胎盘早剥、产时窒息,也可由生后严重心肺疾病所致,如肺透明膜病、呼吸暂停、先天性心脏病等,使脑室周围白质区缺氧缺血,造成能量耗竭、少突胶质细胞直接水肿坏死。

(三)围生期感染

　　孕期宫内感染或早产儿败血症可触发胎儿或新生儿发生全身炎症反应综合征,激活免疫系统分泌大量促炎细胞因子而导致脑白质区少突胶质细胞凋亡。

二、诊断

　　脑白质损伤常发生在胎龄＜32 周并存活 1 周以上的极不成熟儿。早期往往无症状或症状轻微而不易发现。新生儿期可有下肢肌张力降低、颈部伸肌张力增高、呼吸暂停和心率缓慢发作、激惹和喂养困难等,可出现惊厥,部分患儿近足月时可出现双下肢肌张力增高。婴儿期可逐渐出现智力发育迟缓和脑瘫,尤以下肢痉挛性瘫痪较多见。病变累及近三角区、枕角视放射和颞角听放射时常表现为视觉和听觉功能障碍。严重弥漫性脑白质病变不仅累及运动功能,还可因皮层及皮层下神经元受损、星形胶质细胞迁移障碍,导致认知缺陷,感觉功能障碍。因早期临床表现轻微或缺乏特异性,新生儿诊断主要依赖影像学检查。

(一)头颅 B 超

超声以其便捷、无创、可床旁动态检测、相对廉价的优势,成为脑白质损伤早期诊断的首选诊断方法。对所有早产儿均应在生后 1 周内常规行床边头颅 B 超检查,以早期发现 PVL。典型 PVL 病程在 B 超下可分为四期。

(1)回声增强期:多在生后 1 周左右,表现为脑室周围回声增强。

(2)相对正常期:为生后 1～3 周,此期 B 超常无明显异常。

(3)囊腔形成期:常在生后 2 周左右出现,表现为在原回声增强区呈现囊腔样低回声或无回声区,发生率约 15%。病变程度与囊腔大小及分布有关,偶可见宫内或生后早期即发生囊性变。

(4)囊腔消失期:2～3 个月,小囊腔可消失(反应性星形胶质细胞及血管内皮增生),由于脑室周围白质容量减少,侧脑室呈轻度增大。但头颅 B 超对弥漫性脑白质病变无法诊断。

(二)头颅 CT

对 PVL 早期诊断敏感性和特异性不高,且存在放射线损害的问题,目前一般少用。在早期水肿阶段表现为在脑室周围呈明显双侧对称性低密度区,以侧脑室前角上外侧最为多见。在晚期 PVL,典型的 CT 表现:①半卵圆中心的明显低密度影;②脑室周围白质的低密度点;③侧脑室扩大伴脑室壁边缘不规则(脑室周围白质丢失所致)。

(三)头颅 MRI

常规 MRI 在 T_1 加权相上表现为高信号,强度与颅骨相当,在 T_2 加权相上表现为低信号(反映白质丢失,容量减少),如伴有出血可表现为高信号,但总体上对局部早期病变的显示特异性较差。MRI 对晚期 PVL 诊断有较大价值,常表现为双侧脑室周围 T_1 加权相低信号、T_2 加权相高信号,白质容量减少,侧脑室扩大,脑室壁不规则,髓鞘形成延迟等。

弥散加权成像(DWI)技术能及时反映细胞内水分子的运动状态。当受累的脑组织发生细胞内水肿时,该区域的水分子即出现弥散受限、ADC 值(表观弥散系数)下降,DWI 示受累脑组织呈明显高信号,而 ADC 图上呈现低信号。DWI 适用于急性期检查,表现为深层脑白质点片状异常高信号,能持续数日。在 WMD 早期诊断方面 DWI 比常规 MRI 更具优势,尤其是对脑底部病变,且能定量地描述皮质脊髓束损伤,但对晚期病变诊断能力不佳。

三、鉴别诊断

早产儿脑白质损伤在新生儿期的症状不明显或很轻微且缺乏特异性,故对所有早产儿均应进行神经系统临床与影像学评估及随访追踪,以及时发现异常并确诊。早产儿常发生低血糖与高胆红素血症,也可导致脑损伤,应进行相鉴别。

(一)低血糖脑病

有反复严重低血糖发作史及神经系统症状,颅脑 MRI 检查典型病变主要位于枕叶和后顶颞区。

(二)胆红素脑病

有高非结合胆红素血症,常伴血-脑屏障通透性增高的高危因素,常累及听神经和锥体外系,急性期 MR 苍白球区出现对称性 T_1 高信号为相对特征表现,在 $1\sim3$ 周消失,慢性期表现为 T_2 相对称性高信号影。

四、治疗

目前对早产儿脑白质损伤的治疗尚无特异性的有效方法,针对发病机制中多个环节的药物开发研究仍处于动物试验或个别临床试验阶段。故本病的重点是针对高危因素进行预防。

(1)加强围生期保健、预防早产的发生,预防围生期缺氧缺血,选用抗生素防治孕期宫腔内细菌感染等。

(2)对早产儿生后加强监护,维持生命体征(心率、呼吸、血压、血气)及内环境的稳定,尤其要避免全身血流动力学的突然变化,以保证适当的脑灌注压。

(3)早产儿生后 1 周内常规行床边头颅 B 超检查,在脑白质损伤的早期及时诊断至关重要,因此时处于脑白质水肿阶段,努力祛除病因,维持内环境稳定,适当地予以神经营养药物,可在一定程度上缓解病情,改善预后。在 PVL 形成后,病变常不可逆转,但仍应每 $1\sim2$ 周行头颅 B 超检查直至出院。

(4)出院后定期随访体格、认知、行为、视觉、听觉、运动发育等项目。影像学检查:每 $3\sim6$ 个月头颅 B 超 1 次,并至少进行 1 次头颅 MRI 检查。及时发现智力、运动、视听感官功能发育过程中存在的问题,予以个体化的后期康复锻炼以最大可能地减轻残疾程度。

(王凤伟)

第五节 新生儿缺氧缺血性脑病

新生儿缺氧缺血性脑病(hypoxic-ischemic encephalopathy,HIE)是指在围生期窒息而导致脑的缺氧缺血性损害,本病不仅严重威胁着新生儿的生命,并且是新生儿期后病残儿中最常见的病因之一,其导致的后遗症占婴幼儿神经伤残的 $25\%\sim28\%$。

一、病因

新生儿 HIE 病因较为复杂,围生期窒息是主要原因。凡是造成母体和胎儿间血液循环和气体交换障碍,使血氧浓度降低者均可造成窒息。由宫内窒息引起者占 50%,娩出过程中窒息占 40%,先天疾病所致者占 10%。①母亲因素:主要有妊娠高血压综合征、大出血、心肺疾病、严重贫血或休克。②胎盘因素:如胎盘早剥、前置胎盘、胎盘功能不良或结构异常。③胎儿因素:常见的有胎儿生长受限(FGR)、早产儿、过期产、先天畸形。④脐带因素:如脐带脱垂、压迫、打结或绕颈。⑤分娩过程因素:如滞产、急产、胎位异常,手术或应用麻醉药等。⑥新生儿因素:包括反复呼吸暂停、ARDS、心动过缓、重症心力衰竭、休克及红细胞增多症等。

二、诊断

中华医学会儿科学分会新生儿学组于 1989 年于济南首次制定了新生儿缺氧缺血性脑病的诊断标准。2005 年于长沙发布了第二次修订的我国新生儿 HIE 诊断标准(本诊断标准仅适用于足月新生儿 HIE 的诊断)(见表 4-2)。

表 4-2　新生儿 HIE 临床分度

分度		轻度	中度	重度
意识		过度兴奋	嗜睡、迟钝	昏迷
肌张力		正常	减低	松软
原始反射	拥抱反射	稍活动	减弱	消失
	吸吮反射	正常	减弱	消失
惊厥		无	常用	频繁发作
中枢性呼吸衰竭		无	无或轻	常有
瞳孔改变		无	无或缩小	不对称或扩大
前囟张力		正常	正常或稍饱满	饱满紧张

(一)临床表现

是诊断 HIE 的主要依据,同时具备以下 4 条者可确诊,第 4 条暂时不能确定者可作为拟诊病例。

(1)有明确的可导致胎儿宫内窘迫的异常产科病史,以及严重的胎儿宫内窘迫表现[胎心<100 次/min,持续 5 min 以上;和(或)羊水Ⅲ度污染],或者在分娩过程中有明显窒息史。

(2)出生时有重度窒息,指 Apgar 评分 1 min≤3 分,并延续至 5 min 时仍≤5 分,和(或)出生时脐动脉血气 pH≤7。

(3)出生后不久出现神经系统症状,并持续至 24 h 以上,如意识改变(过度兴奋、嗜睡、昏迷),肌张力改变(增高或减弱),原始反射异常(吸吮、拥抱反射减弱或消失),病重时可有惊厥,脑干征(呼吸节律改变、瞳孔改变、对光反应迟钝或消失)和前囟张力增高。

(4)排除电解质紊乱、颅内出血和产伤等原因引起的抽搐,以及宫内感染、遗传代谢性疾病和其他先天性疾病所引起的脑损伤。

(二)辅助检查

1.脑电图

在生后 1 周内检查。振幅整合脑电图则可连续监测,与常规脑电图相比,具有经济、简便、有效和可连续监测等优点。

2.B 超

可在病程早期(72 h 内)开始检查。具有可床旁动态检查、无放射线损害、费用低廉等优点。

3.CT

待患儿生命体征稳定后检查,一般以生后 7 d 为宜。有病变者,建议 3～4 周后复查。

4. MRI

可多轴面成像,分辨率高,无放射性损害,生后 1 d 即可显示脑损伤表现。但检查时间长、噪声大、费用较高。

三、治疗

(一)原则

1. 争取早治疗

窒息复苏后出现神经症状即应开始治疗,最好在 24 h 内。

2. 中重度 HIE

应采用以亚低温治疗为主的综合措施,确保内环境稳定,对症处理和恢复神经细胞的能量代谢,以及促使受损神经细胞的修复和再生。

3. 足够的疗程

中度 HIE 需治疗 10～14 d,重度 HIE 需治疗 20～28 d,甚至延至新生儿期之后。轻度 HIE 不需过多干预。

(二)急性期治疗

此阶段主要针对窒息缺氧所致多器官功能损害,维持机体内环境稳定,控制各种神经症状,采取相应的支持对症疗法。亚低温是目前唯一公认能改变中重度 HIE 预后的治疗手段。其他治疗目前均有争议,疗效不确定。

1. 亚低温疗法

目前,主要的方式有选择性头部亚低温(冰帽系统)和全身亚低温(冰毯系统)两种方式。选择性头部亚低温使鼻咽部温度维持在 33.5～34.0 ℃(目标温度),可接受温度为 33.0～34.5 ℃,同时直肠温度维持在 34.5～35.0 ℃。全身亚低温使直肠温度维持在 33.5～34.0 ℃(目标温度),可接受温度为 33.0～34.5 ℃。亚低温治疗开始越早越好,最好在生后 6 h 以内,治疗时间多为 72 h。治疗期间,严密监测生命体征及血液、呼吸、循环等系统功能。

1)适应证

(1)胎龄≥36 周和出生体重≥2 500 g,并且同时存在下列情况:①有胎儿宫内窘迫的证据;②有新生儿窒息的证据;③有新生儿 HIE 或 aEEG(振幅整合脑电图)监测异常的证据。

(2)胎儿宫内窘迫的证据至少包括以下 1 项:①急性围生期事件,如胎盘早剥或脐带脱垂或严重胎心异常变异或迟发减速;②脐血 pH<7.0 或 BE>16 mmol/L。

(3)新生儿窒息的证据(满足以下 3 项中的任意 1 项):①5 min Apgar 评分≤5 分;②脐带血或生后 1 h 内动脉血气分析 pH≤7.0 或 BE≤16 mmol/L;③需正压通气至少 10 min。

(4)新生儿 HIE 诊断依据中华医学会儿科学分会新生儿学组制定的新生儿 HIE 诊断标准。

(5)aEEG 监测异常的证据,至少描计 20 min 并存在以下任意 1 项:①严重异常,上边界电压≤10 μV;②中度异常,上边界电压>10 μV 和下边界电压<5 μV;③惊厥。

2)操作方法

(1)临床实施前的准备:新生儿放置在远红外辐射式抢救台或暖箱中。关闭远红外辐射式抢救台或暖箱电源。新生儿尽量裸露,除去新生儿身体部位一切可能的加温设施。监测心电、氧饱和度、血压和体温,aEEG 监测脑功能。建立动、静脉通路。完善治疗前检查。

(2)置温度探头(直肠温度探头):插入直肠 5 cm 左右,并固定于大腿一侧。鼻咽部温度探头:放置长度相当于鼻孔至耳垂的距离,蝶形胶布固定。食管温度探头:放置长度相当于鼻孔至耳垂,然后向下至剑突的距离再减去 4 cm,蝶形胶布固定。放置皮肤温度探头于腹部,监测皮肤温度。特别提示温度探头放置后应标记位置,作为操作后无滑脱的检验指示。

(3)选择合适的冰帽或冰毯:冰帽应大小适中,覆盖头部,应不遮盖眼睛;冰毯应大小适中,覆盖躯干和大腿。特别提示冰帽或冰毯均不能覆盖新生儿颈部。

(4)初始治疗:如果新生儿体温已经在亚低温治疗的可接受温度范围内,直接进入维持治疗状态;如果新生儿体温没有达到可接受的温度范围,开始诱导亚低温治疗,1～2 h 达到亚低温治疗的目标温度(33.5～34.0 ℃);直肠温度降至可接受温度范围的最低限度(33 ℃)时,应开启暖箱或远红外辐射式抢救台电源给予维持体温。

(5)维持治疗:达到亚低温治疗的目标温度后转为维持治疗 72 h。连续监测皮肤、鼻咽部或食管温度:开始每 15 min 记录 1 次,直至达到目标温度后 1 h,然后每 2 h 记录 1 次,复温期间每小时记录 1 次。监测新生儿体温低于或高于目标温度 1 ℃以上或新生儿出现烦躁、颤抖等应通知主治医师。每 4 h 检查新生儿皮肤 1 次,每 2 h 变动 1 次体位。冰毯或冰帽应保持干燥。测定血气的化验单应标注当时新生儿的体温。亚低温治疗期间,根据临床需要可继续给予其他对症支持治疗措施。亚低温期间新生儿皮肤可能发暗或呈灰色,如果氧饱和度正常,不需特殊处理。如果新生儿存在持续低氧血症(经过积极呼吸支持治疗后,SaO$_2$ 仍低于 80%)或持续低血压[积极支持治疗和给予血管活性药物后,平均动脉压仍低于 4.7 kPa(35 mmHg)],应考虑停止亚低温治疗。亚低温治疗期间,心率会降至 90 次/min 以下,亚低温治疗仪报警设置应调整为低于 80 次/min,如果心率持续降低或出现心律失常,应及时处理或停止亚低温治疗。开始亚低温治疗后出现不良反应,应终止亚低温治疗,按照复温流程进行复温。

(6)复温:复温方法包括自然复温法和人工复温法。①自然复温法:关闭亚低温治疗按钮,关闭远红外辐射式抢救台电源或暖箱电源,逐渐开始复温。②人工复温法:设定鼻咽部温度或直肠温度为每 2 h 升高 0.5 ℃。复温期间每小时记录 1 次鼻咽部温度或直肠温度,直至温度升至 36.5 ℃。

2.支持疗法

(1)维持良好的通气、换气功能,使血气和 pH 保持在正常范围。

(2)维持周身和各脏器足够的血液灌流,使心率和血压保持在正常范围。

(3)维持血糖在正常范围,以保证神经细胞代谢所需。

在此期间加强监护,如生命体征、血气、电解质、血糖。

3.对症疗法

(1)控制惊厥:HIE 惊厥常在 12 h 内发生,首选苯巴比妥,负荷量为 20 mg/kg,维持量为 5 mg/(kg·d)静脉滴注或肌内注射。

(2)降低颅内压:颅内压增高最早在生后 4 h 出现,一般在 24 h 更明显,首选呋塞米 1 mg/kg,可选用甘露醇,但甘露醇可损伤肾脏功能,故在有明显肾功能损害的患者,甘露醇应慎用。

(三)新生儿期后治疗

可使用神经营养药物,对出现神经系统发育异常的患儿,早期进行神经康复治疗和功能训练。

四、预防

由于该病无特效治疗方法,应着力预防胎儿宫内窘迫,进行孕产期监护,提高新生儿窒息复苏水平。对窒息复苏后的新生儿要密切观察神经症状和监护各项生命体征,一旦发现有异常神经症状及早给予治疗,以减少存活者中后遗症的发生率。

(王凤伟)

第六节　新生儿惊厥

新生儿惊厥(neonatal convulsion)是新生儿期神经系统疾病或功能异常最常见的临床表现。在新生儿期尤其是生后第1周内的发生率很高,随着年龄的增加其发生率逐渐下降。新生儿惊厥常提示体内存在严重的原发病,如缺氧缺血性脑病、颅内出血、感染等。研究证明,惊厥可影响新生儿后期的脑发育,可产生一系列神经系统后遗症,因此一旦发现惊厥,必须立即寻找病因并给予处理。

一、病因

新生儿惊厥的病因众多,很多惊厥是在其内在疾病的发展过程中出现的,但同时惊厥可能为某些疾病的首发症状和体征。近年来缺氧缺血性脑病已跃居病因的首位,感染和单纯代谢因素所占比例较前明显下降。常见的新生儿惊厥原因:①围生期合并症,窒息、缺氧缺血性脑病、颅脑损伤、颅内出血、脑梗死等;②感染,宫内感染或生后感染,引起脑炎、脑膜炎、败血症等;③代谢-内分泌因素,低血糖、低血钙、低血镁、核黄疸、维生素 B_6 缺乏症、甲状旁腺功能低下、先天性酶缺陷等;④药物相关性惊厥,包括药物中毒和撤药综合征;⑤其他,先天性脑发育不全、染色体病、基因缺陷病等。

二、诊断

(一)病史

母孕期接触史、疾病史、分娩史、家族遗传史及用药史,患儿的喂养史、黄疸情况、有无感染,详细询问惊厥的发生时间则有助于鉴别诊断。

(二)体格检查

除观察了解惊厥表现、伴随症状、神经系统体征外,还应注意有无其他部位畸形,皮肤改变如皮疹、黄疸、色素沉着或脱失,有无其他感染灶等。

(三)临床表现

根据临床表现将新生儿惊厥分为微小型、强直型、多灶性阵挛型、局灶性阵挛型和全身性肌阵挛型。

1.微小型

新生儿期最常见的惊厥表现形式,表现为呼吸暂停、眼部异常运动(如眨眼,眼球震颤)、口-颊-舌异常运动（如吸吮、咀嚼、面肌抽动）、异常肢体运动（如上肢划船样、游泳样动作，下肢踏车样动作）。

2. 强直型

单个肢体或四肢强直型伸展，或双下肢强直而双上肢屈曲，全身强直型可有躯干后仰或俯屈。常伴呼吸暂停、双眼上翻、意识模糊。此型是疾病严重的征象，提示脑器质性病变，如化脓性脑膜炎、核黄疸、重度颅内出血等。

3. 多灶性阵挛型

由一个肢体移向另一个肢体或身体一侧向另一侧的游走性、阵挛性抽动。常伴意识障碍，多见于缺氧缺血性脑病、颅内出血和感染。

4. 局灶性阵挛型

身体某个部位局限性阵挛，常见于单个肢体或一侧面部，然后扩大到身体同侧的其他部位。通常意识清醒或轻度障碍，多见于代谢异常、脑局部损伤如出血或梗死。

5. 全身性肌阵挛型

表现为肢体反复短促的屈曲性痉挛，躯干同样也可发生。此型新生儿期少见，往往提示弥漫性脑损害，预后不良。

（四）辅助检查

结合病史和临床表现安排合理的检查进一步明确诊断。

(1)生化检查：血糖、血气、血电解质、血氨、血乳酸，必要时行氨基酸或有机酸检查。

(2)感染排查：TORCH、血培养、脑脊液常规生化及培养。

(3)有遗传家族史者行特殊代谢物筛查，染色体及基因分析。

(4)影像学检查：头颅 X 线片、MRI、CT 和颅脑超声。

(5)脑电图：对病因诊断意义不大，但有助于判断疗效和评估预后。

三、鉴别诊断

(1)新生儿颤抖可因声音、皮肤刺激或牵拉某一关节诱发，表现为踝部、膝部和下颌抖动。区别之处在于发作时无眼球凝视，弯曲抖动肢体后发作立刻停止，不伴有脑电图异常。

(2)早产儿呼吸暂停表现为呼吸暂停伴心率下降。区别处在于无眼球活动改变，刺激后即可缓解，且呼吸兴奋剂治疗有效。

四、治疗

新生儿惊厥发作的处理原则：①及时控制惊厥发作；②及时诊断处理导致惊厥的原发病；③脑损伤的保护与对症治疗。

（一）一般治疗

保暖，保持呼吸道畅通，维持水、电解质及酸碱平衡，静脉营养支持、监护生命体征，由脑水肿所致的颅内压增高可用 20％甘露醇 0.25～0.5 g/kg，每日 2～4 次。

（二）病因治疗

新生儿惊厥一经发现，应立即诊断病因给予治疗，尽量去除或缓解引起惊厥的原发疾病。

（三）抗惊厥药物治疗

常用抗惊厥药物用法见表 4-3。

表 4-3　常用抗惊厥药物用法

药物名称	起始剂量/(mg/kg)	给药方式	维持剂量
苯巴比妥	15～20	静脉	5 mg/kg,间隔 12 h,分 2 次
苯妥英钠	10～20	静脉	5 mg/kg,间隔 12 h,分 2 次
地西泮	0.3～0.5	静脉	20 min 后可重复使用
氯硝西泮	0.05	静脉	20 min 后可重复使用
咪达唑仑	0.05～0.15	静脉	0.01～0.06 mg/(kg·h)
水合氯醛	30～50	口服	

1.苯巴比妥钠

首选苯巴比妥控制,其优点为静脉注射见效快、半衰期长、作用持续时间长和不良反应小。负荷量为 15～20 mg/kg,静脉推注。惊厥停止后 12～24 h 给予维持量 5 mg/kg,间隔 12 h,分 2 次静脉注射。

2.苯妥英钠

使用苯巴比妥无效时使用。负荷量 10～20 mg/kg,分次缓慢静推。惊厥控制后 12 h 予以维持量 5 mg/kg,间隔 12 h,分 2 次静脉注射。

3.地西泮

上述药物控制惊厥无效时可改用地西泮,每次 0.3～0.5 mg/kg,缓慢推注,20 min 后可重复。应注意该药作用时间短,对呼吸和心率有抑制作用。

4.氯硝西泮

每次 0.05 mg/kg,缓慢推注,20 min 后可重复。注意使用时常引起新生儿唾液和支气管分泌物增加。

5.咪达唑仑

首次 0.05～0.15 mg/kg,缓慢推注,此后 0.01～ 0.06 mg/(kg·h)维持静脉滴注,用药 1 h 内可控制惊厥,并减少惊厥发作频率。

6.水合氯醛

每次 30～50 mg/kg,口服或灌肠,起效较快,常用于配合检查时。

（李晓郁）

第七节　早产儿呼吸暂停

早产儿呼吸暂停(apnea of permaturity,AOP)为呼吸停止 20 s 以上伴心动过缓(心率＜100 次/min)及发绀。心动过缓及发绀常在呼吸停止 20 s 后出现,当呼吸停止 30～40 s 后出现苍白、肌张力低下,此时婴儿对刺激反应可消失。

胎龄越小呼吸暂停的发作越多,发作持续时间并不一致,但到达 37 周时即停止发作,严重反复发作的呼吸暂停如处理不当可因脑缺氧损害造成脑室周围白质软化及耳蜗背侧神经核受损导致脑性瘫痪及高频性耳聋,故呼吸暂停必须及时发现迅速纠正。

一、病因

早产儿呼吸暂停可分为特发性及继发性两类。

(一)特发性呼吸暂停

指无任何原发疾病而发生的呼吸暂停,发病机制可能与下列因素有关。

1. 与脑干神经元的功能有关

早产儿脑干神经细胞间树状突少,神经元细胞间突触少,呼吸控制不稳定,当神经元传入冲动少时,呼吸中枢传出冲动亦少,即引起呼吸暂停,胎龄越小,中枢越不成熟,脑干听觉诱发反应示传导时间延长,随着胎龄增加传导时间缩短,呼吸暂停发作亦随之减少。

2. 与胎龄大小及对二氧化碳的敏感性有关

胎龄越小中枢越不成熟,对二氧化碳升高的反应敏感性低,尤其低氧时化学感受器对二氧化碳的刺激反应更低易使呼吸抑制。

3. 与快速眼动相睡眠期有关

早产儿快速眼动相睡眠期占优势,此期内呼吸不规则,肋骨下陷,肋间肌抑制,潮气量降低,肺容量降低 30%,PaO_2 下降后呼吸功增加,早产儿膈肌的氧化纤维数量少易疲劳而产生呼吸暂停。

4. 与上气道呼吸肌张力有关

上气道呼吸肌,如颏舌肌,能起着吸气时保持咽部开放的作用,早产儿颏舌肌张力低下,快速眼动相期常可引起梗阻性呼吸暂停发作。

5. 与神经递质有关

早产儿神经递质儿茶酚胺量低,致使化学感受器敏感性差,易造成低通气及呼吸暂停。

(二)继发性呼吸暂停

1. 低氧血症

早产儿肺透明膜病当肺广泛萎陷时,动脉导管开放左向右分流肺血流增加肺顺应性降低时,感染性肺炎时的低氧血症均可导致呼吸暂停发作,当上述疾病出现呼吸暂停发作时常为疾病恶化的象征。

2. 中枢神经系统疾病

早产儿易发生脑室及脑室周围出血,严重时可发生呼吸暂停。严重的中枢缺氧性损害及中枢感染时均易导致呼吸暂停发作。

3. 异常高反射

由于贲门、食管反流或其他因素所致的咽部分泌物积聚,通过喉上神经可反射性抑制呼吸,吮奶时奶汁刺激迷走神经,<32 周龄者吞咽常不协调及放置胃管刺激咽部时均可引起呼吸暂停。

4. 早产儿贫血

医源性失血,超过总血容量的 10% 时,因中枢灌注压降低可引起呼吸暂停发作,早产儿晚期贫血亦可导致严重呼吸暂停发作。

5. 感染

如败血症等严重感染状态下,全身炎症反应和代谢紊乱也可能诱发呼吸暂停。

6.代谢紊乱

早产儿易倾向发生低血糖、低血钙、代谢性酸中毒等均易导致呼吸暂停。

7.环境温度

相对高的控制环境温度可诱发呼吸暂停。

8.体位不当

颈部过度屈曲或延伸时因上气道梗阻可引起呼吸暂停。

9.药物抑制

镇静剂用量太大,速度太快时可引起呼吸暂停。

继发于上述病因呼吸暂停发作时又分三种类型:第一类称中枢性呼吸暂停,发作时无吸气动作;第二类为梗阻性呼吸暂停,发作时有呼吸动作但因气道阻塞无气流进入;第三类为混合性呼吸暂停,先为气流阻塞性呼吸暂停继之发生中枢性呼吸暂停。

二、监护

所有小于 34 周龄的婴儿生后的第 1 周内,条件许可时必须以呼吸暂停监护仪监护,或以心、肺监护仪监护心率及呼吸,并设置好心率的呼吸暂停时间报警值,当心率小于 100 次/min 出现报警时应检查患儿有无呼吸运动,及有呼吸运动而无气流进入,每个有呼吸暂停发作的婴儿均应详细记录呼吸暂停发作的时间、发作时的严重情况及经过处理等。

三、诊断

根据上述定义即可诊断。

早产儿特发性呼吸暂停往往在出生后第 2~6 日发生,出生后第 1 日或 1 周后出现呼吸暂停发作原因可以找到,在做出早产儿特发性呼吸暂停诊断时必须排除可能存在的继发因素,应从病史、体检着手考虑,出生第 1 日发生呼吸暂停常示肺炎、败血症或中枢缺氧缺血性损害;根据不同情况考虑行动脉血气、血糖、血钙、血电解质、血细胞比容、胸片、血培养及头颅 B 超检查以明确病因诊断。

四、治疗

早产儿频繁发作的呼吸暂停(指每小时发作 3 次以上者)当无继发因素可查得时可按下列步骤进行治疗。

(一)增加传入神经冲动,防止触发因素

1.给予刺激增加传入冲动

发作时可先用物理刺激如弹拍足底,摇动肩胸部等,并可置振荡水袋于患儿背部,定时加以振荡刺激(给予前庭及本体感受刺激)以减少呼吸暂停发作。

2.防止触发因素

置于低限的中性环境温度中,保持皮肤温度于 36.2 ℃可减少发作,避免寒冷刺激面部,面罩或头罩吸氧均需加温湿化,避免咽喉部用力吸引,摆好头位勿屈颈及过度延伸头颈部,以免引起气道梗阻。

(二)给氧

反复发作有低氧倾向者在监测 PaO_2 情况下(可用经皮测氧分压、脉搏血氧饱和度仪及血气)

可给低浓度氧,一般吸入氧浓度不超过 25%,将 PaO_2 保持在 6.7~9.3 kPa(50~70 mmHg)。脉搏血氧饱和度(SpO_2)保持在 85%~95%,轻度低氧引起呼吸暂停发作者给氧可减少呼吸功和(或)可减少中枢因低氧所致的抑制反应。

(三)俯卧位

俯卧位可改善肺的通气功能,可减少呼吸暂停发作。

(四)皮囊加压手控通气

上述治疗无效,发作严重时需以面罩皮囊加压手控通气,使呼吸立刻恢复,并可同时加用药物治疗。

(五)药物治疗

可用甲基黄嘌呤类药物(茶碱、氨茶碱、咖啡因)。

(1)茶碱或氨茶碱(含茶碱量 85%):国内常用氨茶碱,可静脉注射或口服,剂量随妊娠周龄、生后年龄而异,推荐负荷量为 4~6 mg/kg,隔 6~8 h 后用维持量每次 1.4~2.0 mg/kg,作用机制如下。①增加延髓化学感受器对二氧化碳的敏感性,使呼吸规则,潮气量增加;②抑制磷酸二酯酶,增加环磷酸腺苷水平,作用于多种神经介质;③增加呼吸的驱动作用;④增加膈肌收缩减少膈肌疲劳;⑤增加儿茶酚胺的作用,从而增加心脏搏出,改善组织氧合。应用茶碱或氨茶碱时如条件许可应行血浓度监测,血清浓度应保持在 6~12 μg/mL 间,峰浓度应在用维持量 3 剂后测定,静脉给药者在给药后 0.5~1.0 h 采血测定,口服者在用药后 2 h 测定,药物平均半衰期为 30 h,生后 3~4 周后半衰期可缩短至 20 h。茶碱在体内的代谢可受某些同时应用的药物影响,并与体内某些脏器的功能有关,如红霉素可使茶碱在体内的代谢率减慢,充血性心力衰竭、严重肝脏疾病时代谢率亦可减慢,如有上述情况可延长给药间隔时间,茶碱的毒性与血浆浓度有关,新生儿期当血浓度为 20 μg/mL 时可发生心动过速(心率可大于 180 次/min),继之出现激惹、不安及胃肠道症状如呕吐、腹胀和(或)喂养不耐受等;当与洋地黄类药物一起应用时可出现心动过缓,血浓度如大于 50 μg/mL 时可出现抽搐,茶碱又可增加肾小球滤过率引起利尿、利钠,在应用过程中因对糖皮质激素及儿茶酚胺的刺激会导致高血糖及游离脂肪酸增加,茶碱亦可使脑血管收缩,增加脑血管阻力,减少脑血流,但对中枢功能的影响不大。

(2)咖啡因:常用枸橼酸咖啡因(10 mg 枸橼酸咖啡因中含咖啡因基质 5 mg),此药对中枢刺激作用较茶碱强,但不良反应较茶碱弱。治疗量与中毒量间的范围较大,较为安全。负荷量为枸橼酸咖啡因 20 mg/kg,口服或静脉注射,负荷量应用 24 h 后用维持量 5~10 mg/kg,1 次/日(或可分为 2 次/日),口服能完全吸收。作用机制与茶碱同,能增加中枢对呼吸的驱动作用及增加对二氧化碳的敏感性,有条件时应做血浓度监测,将浓度维持在 10~20 μg/mL,血液平均半衰期为 100 h,毒性小无心血管、胃肠道不良反应,降低药物代谢的因素与茶碱相同。血浓度大于 50 μg/mL 时有激惹不安,静脉给药时亦可产生高血糖及游离脂肪酸增加。

(六)持续气道正压(CPAP)

可用鼻塞或气管插管进行,压力可置于 0.196~0.392 kPa,由于用 CPAP 后能将气体阻滞于肺内,增加功能残气量可改变肺的牵张感受器,达到稳定胸壁顺应性,消除吸气时对肋间反射的抑制,使呼吸暂停发作的次数减少。

(七)机械通气

上述治疗无效者,严重反复发作持续较长时间者可用机械通气,无肺部疾病者呼吸机初调值:吸气峰压 1.5～1.7 kPa(11～13 mmHg),吸气时间 0.75～1 s,呼吸率 20～25 次/min 吸入氧浓度 0.25 左右(一般与应用呼吸机前一致)。

(八)病因治疗

如短期内医源性失血量达总血液 10% 时应及时输血。

生后 1 个月左右一般情况良好的早产儿呼吸暂停曾缓解后再次出现时,必须检查血红蛋白或血细胞比容以排除贫血引起的呼吸暂停,有贫血时输血治疗可使呼吸暂停迅速停止。

(九)警惕婴儿猝死综合征

对于一般情况良好体重已达 2 kg 左右待出院早产儿如再次出现呼吸暂停又无病因可查得时可重新应用氨茶碱治疗,条件许可对于这类患儿应作脑干听觉诱发反应测定,如脑干功能异常除继续应用氨茶碱外,应警惕婴儿猝死综合征的发生,出院时应教会其父母亲或家属作正确的心肺复苏。

(李晓郁)

第五章 小儿呼吸系统疾病

第一节 支气管肺炎

支气管肺炎（bronchopneumonia）是小儿的一种主要常见病，尤多见于婴幼儿，也是婴儿时期主要死亡原因。支气管肺炎又称小叶性肺炎，肺炎多发生于冬春寒冷季节及气候骤变时，但夏季并不例外。甚至有些华南地区反而在夏天发病较多，患病后免疫力不持久，容易再受感染。支气管肺炎由细菌或病毒引起。

一、病因与发病机制

（一）病因

1. 好发因素

婴幼儿时期容易发生肺炎是由于呼吸系统生理解剖上的特点，如气管、支气管管腔狭窄、黏液分泌少、纤毛运动差、肺弹力组织发育差、血管丰富易于充血、间质发育旺盛、肺泡数少、肺含气量少、易为黏液所阻塞等。在此年龄阶段免疫上也有弱点，防御功能尚未充分发展，容易发生传染病、营养不良、佝偻病等疾患，这些内在因素不但使婴幼儿容易发生肺炎，并且比较严重。1岁以下婴儿免疫力很差，故肺炎易于扩散，融合并延及两肺，年龄较大及体质较强的幼儿，机体反应性逐渐成熟，局限感染能力增强，肺炎往往出现较大的病灶，如局限于一叶则为大叶性肺炎。

2. 病原菌感染

凡能引起上呼吸道感染的病原均可诱发支气管肺炎，但以细菌和病毒为主，其中肺炎链球菌、流感嗜血杆菌、呼吸道合胞病毒（RSV）最为常见。20世纪90年代以后美国等发达国家普遍接种 b 型流感嗜血杆菌（Hib）疫苗，因而流感嗜血杆菌所致肺炎已明显减少，一般支气管肺炎大部分为肺炎链球菌所致，占细菌性肺炎的90%以上。其他细菌，如葡萄球菌、链球菌、流感嗜血杆菌、大肠埃希杆菌、肺炎克雷伯菌、铜绿假单胞菌则较少见，肺炎链球菌至少有86个不同血清型，都对青霉素敏感，所以目前分型对治疗的意义不大，较常见肺炎链球菌型是14、18、19、23等型。

有毒力的肺炎链球菌均带荚膜，含有菌型特异性多糖，因而可以抵御噬菌作用。而无症状的肺炎链球菌致病型的携带者在散播感染方面起到比肺炎患者更重要的作用，此病一般为散发，但在集体托幼机构有时可有流行。β溶血性链球菌往往在麻疹或百日咳病程中作为继发感染出现，凝固酶阳性的金黄色葡萄球菌是小儿重症肺炎的常见病原菌，但白色葡萄球菌肺炎近几年来有增多趋势,流感嗜血杆菌引起的肺炎常继发于支气管炎、毛细支气管炎或败血症,3岁以前较为多见。大肠埃希杆菌所引起的肺炎主要见于新生儿及营养不良的婴儿,但在近年来大量应用抗生素的情况下,此病与葡萄球菌肺炎一样,可继发于其他重病的过程中,肺炎克雷伯菌肺炎及铜绿假单胞菌肺炎较少见,一般均为继发性,间质性支气管肺炎大多数为病毒所致,主要为腺病毒、呼吸道合胞病毒、流感病毒、副流感病毒、麻疹病毒等,麻疹病程中常并发细菌性肺炎,但麻疹病毒本身亦可引起肺炎,曾自无细菌感染的麻疹肺炎早期死亡者肺内分离出麻疹病毒,间质性支气管肺炎也可为流感嗜血杆菌、百日咳杆菌、草绿色链球菌中某些型别及肺炎支原体所引起。

(二)发病机制

气道和肺泡壁的充血、水肿和渗出,导致气道阻塞和呼吸膜增厚,甚至肺泡填塞或萎陷,引起低氧血症和(或)高碳酸血症,发生呼吸衰竭,并引起其他系统的广泛损害,如心力衰竭、脑水肿、中毒性脑病、中毒性肠麻痹、消化道出血、稀释性低钠血症、呼吸性酸中毒和代谢性酸中毒等。一般认为,中毒性心肌炎和肺动脉高压是诱发心力衰竭的主要原因,但近年来有研究认为,肺炎患儿并无心肌收缩力的下降,而血管紧张素 II 水平的升高,心脏后负荷的增加可能起重要作用,重症肺炎合并不适当抗利尿激素分泌综合征亦可引起非心源性循环充血症状。

二、临床表现

(一)一般肺炎

1.一般症状

起病急骤或迟缓,骤发的有发热、呕吐、烦躁及喘憋等症状。发病前可先有轻度的上呼吸道感染数日,早期体温多在 38~39 ℃,亦可高达 40 ℃左右,大多为弛张型或不规则发热,新生儿可不发热或体温不升,弱小婴儿大多起病迟缓、发热不高、咳嗽与肺部体征均不明显,常见呛奶、呕吐或呼吸困难,呛奶有时很显著,每次喂奶时可由鼻孔溢出。

2.咳嗽

咳嗽及咽部痰声,一般在早期就很明显,早期为干咳,极期咳嗽可减少,恢复期咳嗽增多、有痰,新生儿、早产儿可无咳嗽,仅表现为口吐白沫等。

3.气促

多发生于发热、咳嗽之后,呼吸浅表,呼吸频率加快(2个月龄内>60次/min,2~12个月>50次/min,1~4岁>40次/min),重症者呼吸时呻吟,可出现发绀,呼吸和脉搏的比例自1:4上升为1:2左右。

4.呼吸困难

常见呼吸困难,口周或指甲青紫及鼻翼翕动,重者呈点头状呼吸、三凹征、呼气时间延长等,有些病儿头向后仰,以便较顺利地呼吸,若使患儿被动地向前屈颈时,抵抗很明显,这种现象应和颈肌强直区别。

5.肺部固定细湿啰音

胸部体征早期可不明显或仅呼吸音粗糙或稍减低,以后可闻及固定的中、细湿啰音或捻发音,往往在哭闹、深呼吸时才能听到,叩诊正常或有轻微的叩诊浊音或减低的呼吸音,但当病灶融合扩大累及部分或整个肺叶时,可出现相应的肺实变体征,如果发现一侧肺有明显叩诊浊音和(或)呼吸音降低则应考虑有无合并胸腔积液或脓胸。

(二)重症肺炎

重症肺炎除呼吸系统严重受累外,还可累及循环、神经和消化等系统,出现相应的临床表现。

1.呼吸衰竭

早期表现与肺炎相同,一旦出现呼吸频率减慢或神经系统症状应考虑呼吸衰竭可能,及时进行血气分析。

2.循环系统病变

较重肺炎病儿常见心力衰竭,表现为以下几点。

(1)呼吸频率突然加快,超过 60 次/min。

(2)心率突然加快,超过 160 次/min。

(3)骤发极度烦躁不安,明显发绀,面色发灰,指(趾)甲微血管充盈时间延长。

(4)心音低钝、奔马律,颈静脉怒张。

(5)肝脏显著增大或在短时间内迅速增大。

(6)少尿或无尿,颜面眼睑或双下肢水肿。

以上表现不能用其他原因解释者即应考虑心力衰竭,指端小静脉网充盈或颜面、四肢水肿,则为充血性心力衰竭的征象,有时四肢发凉、口周灰白、脉搏微弱,则为末梢循环衰竭。

3.神经系统病变

轻度缺氧常见表现为烦躁、嗜睡,很多婴幼儿在早期发生惊厥,多为高热或缺钙所致,如惊厥的同时有明显嗜睡和中毒症状或持续性昏迷,甚至发生强直性痉挛、偏瘫或其他脑征,则可能并发中枢神经系统病变如脑膜炎或中毒性脑病,脑水肿时出现意识障碍、惊厥、呼吸不规则、前囟隆起、脑膜刺激征等,但脑脊液化验基本正常。

4.消化系统病变

轻症肺炎常有食欲缺乏、呕吐、腹泻等,重症可引起麻痹性肠梗阻,表现为腹胀、肠鸣音消失。腹胀可由缺氧及毒素引起,严重时膈肌上升,可压迫胸部,可更加重呼吸困难,有时下叶肺炎可引起急性腹痛,应与腹部外科疾病鉴别,消化道出血时可呕吐咖啡渣样物,大便隐血阳性或排柏油样便。

三、并发症

若延误诊断或病原体致病力强者(如金黄色葡萄球菌感染)可引起并发症,如心肌炎、心包炎、溶血性贫血、血小板减少、脑膜炎、肝炎、胰腺炎、脾肿大、消化道出血、肾炎、血尿、蛋白尿等,如在肺炎治疗过程中,中毒症状或呼吸困难突然加重,体温持续不退或退而复升,均应考虑有并发症的可能,如脓胸、脓气胸、肺大疱等。

四、辅助检查

(一)血象

外周血白细胞计数和分类计数对判断细菌或病毒有一定价值,细菌感染以上指标大多增高,而病毒感染多数正常。支原体感染者外周血白细胞总数大多正常或偏高,分类以中性粒细胞为主,但在重症金黄色葡萄球菌或革兰氏阴性杆菌肺炎,白细胞可增高或降低。

(二)特异性病原学检查

1)鼻咽部吸出物或痰标本

(1)病毒检测:病毒性肺炎早期,尤其是病程在 5 日以内者,可采集鼻咽部吸出物或痰(脱落上皮细胞)进行病毒检测,目前大多通过测定鼻咽部脱落细胞中病毒抗原、DNA 或 RNA 进行早期快速诊断。

(2)细菌检查:肺炎患儿的细菌学检查则较为困难,由于咽部存在着大量的正常菌群,而下呼吸道标本的取出不可避免地会受到其污染,所以呼吸道分泌物培养结果仅供参考,从咽拭或消毒导管吸取鼻咽部分泌物做细菌培养及药物敏感试验,可提供早期选用抗生素的依据。

2)血标本

血和胸腔积液培养阳性率甚低,如同时还有败血症的症状,应做血培养。病程相对较长的患儿则采集血标本进行血清学检查,测定其血清特异 IgM 进行早期快速病毒学诊断。病毒分离与急性期/恢复期双份血清抗体测定是诊断病毒感染最可靠的依据,但因费时费力,无法应用于临床。

3)胸腔积液检查

出现胸腔积液时,可作胸穿,取胸腔积液培养及涂片检查,一般有 30%肺炎双球菌肺炎病例。

4)其他

通过纤维支气管镜取材,尤其是保护性毛刷的应用,可使污染率降低至 2%以下,有较好的应用前景,肺穿刺培养是诊断细菌性肺炎的金标准。但患儿和医生均不易接受,最近 Vuori Holopainen 对肺穿刺进行了综述评价,认为该技术有着其他方法无法比拟的优点,而且引起的气胸常无症状,可自然恢复,在某些机构仍可考虑使用。

(三)支原体检测

支原体检测与病毒检测相似,早期可直接采集咽拭子标本进行支原体或 DNA 检测,病程长者可通过测定其血清特异 IgM 进行诊断。

(四)非特异性病原学检查

如外周血白细胞计数和分类计数、血白细胞碱性磷酸酶积分、硝基四唑氮蓝试验等,对判断细菌或病毒可能有一定的参考价值。细菌感染以上指标大多增高,而病毒感染多数正常;支原体感染者外周血白细胞总数大多正常或偏高,分类以中性粒细胞为主;血 C-反应蛋白(CRP)、前降钙素(PCT),白介素-6(IL-6)等指标,细菌感染时大多增高,而病毒感染大多正常,但两者之间有较大重叠,鉴别价值不大,如以上指标显著增高,则强烈提示细菌感染;血冷凝集素试验对支原体肺炎有辅助诊断价值。

(五)血气分析

对肺炎患儿的严重度评价、预后判断及指导治疗具有重要意义。

(六)X 线检查

支气管肺炎的病因不同,因此,在 X 线上所表现的变化,既有共同点,又各有其特点,早期见肺纹理增粗,以后出现小斑片状阴影,以双肺下野、中内带及心膈角区居多,并可伴有肺不张或肺气肿,斑片状阴影亦可融合成大片,甚至波及整个节段。

(1)病灶的形态:支气管肺炎主要是肺泡内有炎性渗出,多沿支气管蔓延而侵犯小叶、肺段或大叶。X线征象可表现为非特异性小斑片状肺实质浸润阴影,以两肺、心膈角区及中内带较多,这种变化常见于2岁以下的婴幼儿。小斑片病灶可部分融合在一起成为大片状浸润影,甚至可类似节段或大叶肺炎的形态,若病变中出现较多的小圆形病灶时,就应考虑可能有多种混合的化脓性感染存在。

(2)肺不张和肺气肿征:由于支气管内分泌物和肺炎的渗出物阻塞,可产生部分性肺不张或肺气肿,在小儿肺炎中肺气肿是早期常见征象之一,中毒症状越重肺气肿就越明显,在病程中出现泡性肺气肿及纵隔气肿的机会也比成人多见。

(3)肺间质X线征:婴儿的肺间质组织发育好,患支气管肺炎时,可以出现一些肺间质的X线征象,常见两肺中内带纹理增多、模糊,流感病毒性肺炎、麻疹病毒性肺炎、百日咳杆菌肺炎所引起的肺间质炎性反应都可有这些X线征象。

(4)肺门X线征:肺门周围局部的淋巴结大多数不肿大或仅呈现肺门阴影增深,甚至肺周围湿润。

(5)胸膜的X线征:胸膜改变较少,有时可出现一侧或双侧胸膜炎或胸腔积液的现象,尽管各种不同病因的支气管肺炎在X线表现上有共同点,但又不尽相同,因此,必须掌握好各种肺炎的X线表现,密切结合临床症状才能做出正确诊断。

(七)B超及心电图检查

B超检查:有肝脏损害或肝淤血时,可有肝脏肿大。心电图检查:有无心肌损害。

五、诊断与鉴别诊断

(一)诊断

根据典型临床症状,结合X线胸片所见,诊断多不困难,根据急性起病,呼吸道症状及体征,必要时可做X线透视、胸片或咽拭、气管分泌物培养或病毒分离。白细胞明显升高时能协助细菌性肺炎的诊断,白细胞减低或正常,则多属病毒性肺炎。

(二)鉴别诊断

需与肺结核、支气管异物、哮喘伴感染相鉴别,同时应对其严重程度、有无并发症和可能的病原菌做出评价。

(1)肺结核:活动性肺结核的症状及X线胸片,与支气管肺炎有相似之处,鉴别时应重视家庭结核病史,结核菌素试验及长期的临床观察,同时应注意肺结核多见肺部病变而临床症状较少,二者往往不成比例。

(2)发生呼吸困难的其他病症:喉部梗阻的疾病一般表现为嘶哑等症状,如病儿的呼吸加深,应考虑是否并发酸中毒,哮喘病的呼吸困难以呼气时为重,婴儿阵发性心动过速虽有气促、发绀等症状,但有心动过速骤发骤停的特点,还可借助于心电图检查。

六、治疗

(一)一般治疗

1. 护理

环境要安静、整洁。要保证患儿休息,避免过多治疗措施。室内要经常通风换气,使空气比较清新,并须保持一定温度(20 ℃左右)、湿度(相对湿度以 60％为宜)。烦躁不安常可加重缺氧,可给镇静剂。但不可用过多的镇静剂,避免咳嗽受抑制反使痰液不易排出。避免使用呼吸兴奋剂,以免加重患儿的烦躁。

2.饮食

应维持足够的入量,给以流食,并可补充维生素,应同时补充钙剂。对病程较长者,要注意加强营养,防止发生营养不良。

(二)抗生素疗法

细菌性肺炎应尽量查清病原菌后,至少要在取过体液标本作相应细菌培养后,开始选择敏感抗生素治疗。一般先用青霉素类治疗,不见效时,可改用其他抗生素,通常按照临床的病原体诊断或培养的阳性病菌选用适当抗生素。对原因不明的病例,可先联合应用 2 种抗生素。目前,抗生素,尤其头孢菌素类药物发展很快,应根据病情、细菌敏感情况、患者的经济状况合理选用。

儿童轻症肺炎首先用青霉素、第一代头孢菌素、氨苄西林,以上无效时改用哌拉西林、阿莫西林克拉维酸钾等。对青霉素过敏者用大环内酯类。疑为支原体或衣原体肺炎,首先用大环内酯类。

院内获得性肺炎及重症肺炎常由耐药菌引起,选用抗生素如下:①第二代或第三代头孢菌素,必要时可选用碳青霉烯类;②阿莫西林克拉维酸钾或磷霉素;③金黄色葡萄球菌引起的肺炎,选用万古霉素、利福平,必要时可选用利奈唑胺;④肠杆菌肺炎宜用第三代头孢菌素或头孢哌酮舒巴坦,必要时可选用碳青霉烯类或在知情同意后联合氨基糖苷类。

抗生素应使用到体温恢复正常后 5～7 d。停药过早不能完全控制感染;不可滥用抗生素,否则易引起体内菌群失调,造成致病菌耐药和真菌感染。

(三)抗病毒疗法

如临床考虑病毒性肺炎,可试用利巴韦林,为广谱抗病毒药物,可用于治疗流感、副流感病毒、腺病毒及 RSV 感染。更昔洛韦目前是治疗 CMV 感染的首选药物。另外,干扰素、聚肌胞注射液及左旋咪唑也有抗病毒作用。奥司他韦是神经氨酸酶抑制剂,可用于甲型和乙型流感病毒的治疗。

(四)免疫疗法

大剂量免疫球蛋白静脉注射对严重感染有良好治疗作用,可有封闭病毒抗原、激活巨噬细胞、增强机体的抗感染能力和调理功能。要注意的是,选择性 IgA 缺乏者禁用。但由于其价格昂贵,不宜作常规治疗。

(五)中医疗法

本病在中国医学中属于温热病范畴中的"风温犯肺""肺热咳喘"等证。小儿肺炎发病急、变化快,邪热容易由卫、气迅速转入营、血,进而引起心、肝两经证候,故按临床表现分为轻、重 2 大类型施治,并注意并发症及肺炎恢复期的治疗。

(六)对症治疗

包括退热与镇静、止咳平喘的治疗、氧疗等。对于有心力衰竭者,应早用强心药物。部分患儿出现腹胀,多为感染所致的动力性肠梗阻(麻痹性肠梗阻),一般采用非手术疗法,如禁食、胃肠减压等。弥散性血管内凝血(DIC)的治疗包括治疗原发病、消除诱因、改善微循环、抗凝治疗、抗纤溶治疗、血小板及凝血因子补充、溶栓治疗等。在积极治疗肺炎时应注意纠正缺氧酸中毒、改善微循环、补充液量等。

(七)液体疗法

一般肺炎患儿可口服保持液体入量,不需输液。对不能进食者,可进行静脉滴注输液。总液量以 60~80 mL/(kg·d)为宜,婴幼儿用量可偏大,较大儿童则应相对偏小。有明显脱水及代谢性酸中毒的患儿,可 1/2~1/3 等渗的含钠液补足累积丢失量,然后用上述液体维持生理需要。有时,病程较长的严重患儿或在大量输液时可出现低钙血症,有手足搐搦或惊厥,应由静脉缓慢注射 10%葡萄糖酸钙 10~20 mL。

(八)激素治疗

一般肺炎不需用肾上腺皮质激素。严重的细菌性肺炎,用有效抗生素控制感染的同时,在下列情况下可加用激素:①中毒症状严重,如出现休克、中毒性脑病、超高热(体温在 40 ℃以上持续不退)等;②支气管痉挛明显或分泌物多;③早期胸腔积液,为了防止胸膜粘连也可局部应用。以短期治疗不超过 3~5 d 为宜。一般静脉滴注氢化可的松 5~10 mg/(kg·d)、甲泼尼龙 1~2 mg/(kg·d)或口服泼尼松 1~2 mg/(kg·d)。用激素超过 5~7 d 者,停药时宜逐渐减量。病毒性肺炎一般不用激素,毛细支气管炎喘憋严重时,也可考虑短期应用。

(九)物理疗法

对于啰音经久不消的患儿宜用光疗、电疗。

(十)并发症的治疗

肺炎常见的并发症为腹泻、呕吐、腹胀及肺气肿。较严重的并发症为脓胸、脓气胸、肺脓肿、心包炎及脑膜炎等。如出现上述并发症,应给予针对性治疗。

(江晓宇)

第二节　腺病毒性肺炎

腺病毒性肺炎(adenoviral pneumonia)是由腺病毒感染引起的肺部炎症,主要影响 6 个月至 5 岁的儿童,尤其是 2 岁以下的婴幼儿。这种病毒可以通过飞沫传播、接触传播和粪口传播,潜伏期一般为 2~21 d,平均 3~8 d。腺病毒性肺炎的临床表现包括突然发热、咳嗽、咽部充血、呼吸困难和发绀,以及嗜睡、萎靡和面色苍白等。在严重的情况下,可能伴有心力衰竭、惊厥和昏迷。体检时肺部可能听到细湿啰音,重症患儿可能出现肝脏肿大。

一、腺病毒概述

腺病毒是直径为 90~100 nm 无包膜的双链脱氧核糖核酸病毒,由 252 个(12 个五邻体以及 240 个六邻体)壳粒成二十面体排列,六邻体蛋白、五邻体基质和纤维蛋白组成腺病毒的外壳。迄今为止,已发现并命名 79 种不同的基因型,分为 7 个亚群(A~G)。腺病毒侵染宿主细胞时,外壳中的纤维蛋白与靶细胞的柯萨奇(Coxsakie)腺病毒受体结合,五邻体基质与靶细胞表面整合素相互作用,促进病毒颗粒侵入细胞,病毒粒子被逐级分解,最终将病毒 DNA 释放到细胞核。

一方面,腺病毒是呼吸道病毒感染的常见病原体;另一方面,不断有被改建的腺病毒作为载体在临床试验中用于肿瘤治疗,常见的腺病毒载体为 C 亚群中的 5 型和 2 型腺病毒。由腺病毒改造而成的溶瘤腺病毒是最为普遍的一种溶瘤病毒治疗载体,具有在肿瘤细胞中选择性复制的特点。2015 年,原国家食品药品监督管理局(CFDA)批准了第一个溶瘤腺病毒(H101)用于临床肿瘤治疗。

腺病毒是最常见的呼吸道病毒感染的病原体之一,占儿童呼吸道感染的 5%～10%,成人呼吸道感染的 1%～7%。呼吸道感染症状在免疫正常的成年人中多呈自限性,少有重症患者。儿童患者呼吸道感染症状尤为明显,在新生儿及婴儿中腺病毒性肺炎的发生率高达 20%。免疫功能正常的儿童患者中也不乏因腺病毒感染发生肺炎死亡的报道,严重的腺病毒性肺炎的病死率可能超过 50%。近年来,腺病毒呼吸道感染的发生率呈上升趋势,对儿童健康造成较大影响。腺病毒呼吸道感染的防治对腺病毒性肺炎控制有重要的临床意义,目前临床上对腺病毒性肺炎的治疗仍是以支持对症治疗为主,辅以中医药治疗。

在世界范围内儿童腺病毒感染呈地方性、流行性或散发性等多种类型。急性呼吸道感染中腺病毒 B、C、E 型感染占 3%～5%。腺病毒 C 型通常感染上呼吸道,人腺病毒(HAdV)3、4 和 7 型,以及最近重新发现的 14 和 55 型常导致严重的呼吸道疾病。儿童病毒性肺炎中腺病毒性肺炎发生率仅次于呼吸道合胞病毒。20 世纪 50 年代末至 60 年代早期,中国北方发生大规模腺病毒性肺炎流行,主要发生在年龄为 6 个月～3 岁的儿童,病死率高达 30%,主要病原体为腺病毒 3 型和 7 型。

在中国,儿童腺病毒感染有明显地域相关的季节性,华北地区秋冬季高发,华南发病高峰为春秋季。感染类型中 7 型腺病毒在北方占主导地位,3 型腺病毒在南方占主导。HAdV-7 是重要的儿童重症肺炎相关病原体,基因型分析表明其已重新成为中国南方主要的流行基因型。最近报道,发现有 HAdV-14 和 HAdV-55 感染的儿童病例,HAdV-55 已成为中国北方儿童肺炎的常见病原体。此外,需注意腺病毒的流行类型会随着时间的推移而不断发生变化。

二、诊断

腺病毒呼吸道感染进展为重症腺病毒性肺炎后会显著影响预后,因此,全军传染病专业委员会与新突发传染病中西医临床救治课题组于 2013 年共同发布《腺病毒感染治疗指南》,对重症腺病毒性肺炎的诊断标准进行了重点阐述和更新。但该指南中重症腺病毒性肺炎诊断标准主要基于军队中的流行状况,标准适用于成人,对儿童患者只能作为参考。之后发布的《人腺病毒呼吸道感染预防控制技术指南(2019 年版)》,对重症与危重症人腺病毒性肺炎给出了主要和次要诊断标准。在其次要标准中,对儿童进行了年龄段划分,具有较强的儿童参考价值。国家卫生健康委员会与国家中医药管理局组织制定的《儿童腺病毒性肺炎诊疗规范(2019 年版)》更是重点强调了重症的早期识别、早期诊断。

确诊主要依据实验室病原学检查,包括呼吸道标本的人腺病毒特异性核酸、人腺病毒特异性抗原、分离培养的人腺病毒,以及急性期与恢复期双份血清标本人腺病毒特异性 IgG 抗体检测。《儿童腺病毒性肺炎诊疗规范(2019 年版)》中指出,对宏基因进行测序在腺病毒感染诊断以及分型方面具有优势。

三、治疗

(一)抗病毒治疗

利巴韦林是目前临床常见的抗病毒药物,在人体中没有显著的抗腺病毒活性,通常不建议用于治疗严重的腺病毒感染。其他抗病毒药物,包括阿糖腺苷、双脱氧胞苷和更昔洛韦可能有活性,但在控制腺病毒感染方面的疗效不确定。

西多福韦(CDV)是抑制 DNA 聚合酶的胞嘧啶核苷酸类似物,是目前可用的抗病毒药物,具有强大的抗腺病毒活性。CDV 通过静脉注射给药,标准剂量为 5 mg/kg(每 1~2 周)或 1 mg/kg(每周 2 次),根据临床反应调整治疗持续时间。通常情况下耐受性良好,不良反应包括肾毒性、骨髓抑制和葡萄膜炎。水化可减小肾毒性,需监测肾功能。

十六烷氧基丙基-CDV 或溴氰菊酯(CMX001),是一种口服活性亲脂形式的 CDV,具有优异的口服生物利用度,每周 1~2 次给药,在体外和动物模型中具有抗腺病毒活性。在小样本临床试验中有报道,与 CDV 相比,CMX001 肾毒性较低,对治疗有反应的患者有更好的预后。曾有一项用于评估 CMX001 治疗免疫抑制腺病毒感染患者的安全性和有效性的开放性Ⅲ期试验(NCT02087306)。多项针对造血干细胞移植(HSCT)和实体器官移植(SOT)受试者的非随机研究证实了 CDV 的有效性。由于缺乏对照试验,且与静脉注射免疫球蛋白同时使用,目前的数据不足以评估 CDV 疗效,因此对于 CDV 的适应证和疗效仍存在争议。

迄今为止,腺病毒感染的治疗很少有前瞻性研究,治疗选择仍有限,并且在疾病过程中治疗干预的最佳时机尚不清楚,截至目前还没有抗病毒药物被批准用于治疗腺病毒感染。

(二)免疫相关治疗

免疫重建在控制腺病毒感染中发挥关键作用。血清型特异性中和抗体与腺病毒的清除密切相关,大部分成人血清中存在常见血清型抗腺病毒中和抗体,以保护机体抵御病毒感染。然而腺病毒血清型有数十种,且腺病毒衣壳表面包含多种中和抗体抗原表位。因此,中和抗体的保护作用仅限于常见的血清型,静脉用丙种球蛋白可通过抑制和中和炎症因子、中和病毒等发挥一定作用。

干扰素(IFN)由活化的 T 细胞和 NK 细胞产生,激活固有免疫细胞发挥抗病毒作用,也可以通过抗原呈递启动适应性免疫应答以清除病毒。发生腺病毒性肺炎时,血清中 IFN-γ 水平会下降。临床研究中使用 IFN 雾化治疗儿童腺病毒性肺炎,结果显示其能有效缓解患儿症状,但无不良反应相关监测结果。加入 IFN 治疗能否切实改善患儿腺病毒性肺炎病情,还有待进一步的临床观察。

淋巴细胞计数、CD4$^+$ T 细胞计数的增加与腺病毒感染的清除相关,与生存率呈正相关。T 细胞对于清除腺病毒至关重要。腺病毒抗原特异性 T 细胞的过继输注可以重建对腺病毒的免疫力。腺病毒和多病毒特异性 T 细胞可以实现批量生产,可以安全地用于患有严重腺病毒感染的患者,移植物抗宿主病(GVHD)发生率低,大多数接受输注的患者对其腺病毒感染有完全或部分反应。值得注意的是,并非所有的腺病毒感染或病毒血症的患者都需要治疗。在 26 个儿童 HSCT 受试者的队列中,7 个腺病毒病毒血症患者未经治疗而病毒被清除。

（三）呼吸衰竭处理

腺病毒性肺炎病变具有不均一性和易累及小气道特点，容易出现严重喘息和二氧化碳潴留并存，进而发展为急性呼吸窘迫综合征（ARDS），治疗棘手。根据病情可考虑使用无创及有创机械通气，体外膜肺氧合（ECMO）技术的出现，可以实现对重症心肺功能衰竭患者进行长时间心肺支持，为危重症的抢救赢得了宝贵时间。

高流量鼻导管通气（HFNC）是一种新型无创辅助通气模式，在儿科 ICU 有广泛的适应证。尽管 HFNC 作为一种非侵入性供氧方式被广泛接受，但仍有产生气胸、皮下气肿等不良反应的可能。因此，应持续密切监测 HFNC 的使用情况。部分患者出现 HFNC 治疗无效往往与初发血氧饱和度低、呼吸性酸中毒、动脉血氧饱和度/吸入氧浓度（SaO_2/FiO_2，SF）比值小于 195 mmHg 等有关。

常规机械通气失败，高频振荡通气（HFOV）独有的肺复张功能，ECMO 提供的充分的肺休息，可作为严重 ARDS 患者的有效治疗选择。重症肺炎有支气管镜使用指征时可使用支气管镜进行钳夹坏死组织和（或）刷取、灌洗黏液栓，以畅通气道。

（四）中医药及其他

中医采用辨证施治，具有多靶点、少不良反应的优势，在病毒性肺炎的治疗中作用显著。根据小儿腺病毒性肺炎发病的基本规律，中医辨证分为 3 期。初期为风热闭肺证及暑热闭肺证，此期正盛邪少，痰扰肺络，肺失宣肃，采用银翘散合麻杏石甘汤治疗风热闭肺证腺病毒感染患儿，治愈率达 89%。极期为痰热闭肺及毒热闭肺证，采用清热化痰、泻肺平喘的药物治疗痰热闭肺证患儿，其总有效率为 97.7%，据报道，对辨证为毒热闭肺证的患者配伍清热解毒药物治疗，疗效显著。恢复期为肺脾气虚证及阴虚肺热证，多以益阴生津为主。腺病毒性肺炎严重者可出现变证，根据《儿童腺病毒性肺炎诊疗规范（2019 年版）》，可在西医治疗基础上给予参附龙牡救逆汤加减（心阳虚衰证）或羚角钩藤汤合牛黄清心丸加减（邪陷厥阴证）。

腺病毒性肺炎可合并其他病毒、细菌、支原体、真菌感染等，混合感染需抗感染治疗；有栓塞危险或已发生栓塞者，需给予抗凝治疗，注意监测凝血功能；并发症如气胸或纵隔、皮下气肿的处理，必要时穿刺排气；合并急性肾损伤时可行持续血液净化治疗，注意水电解质、酸碱平衡等。

四、预防

病原微生物的感染预防是整个诊疗过程中的关键，疫苗的作用至关重要，可称为主动预防。口服活腺病毒疫苗在美国军事人员中被证明是安全和高效的，唯一被批准使用的口服活疫苗包含 HAdV4 型和 7 型，在美国军队使用后大大降低了军队呼吸道感染的发病率，但尚未被批准用于一般人群。除了活疫苗，灭活疫苗、基于病毒表面表位/亚基的病毒疫苗也在研发之中。近年来，复制缺陷型腺病毒载体已成功用于癌症的基因治疗，由于 E1B 区的敲除，使病毒不能在正常细胞中复制，因此，极有可能是腺病毒疫苗研发的一个方向。被动预防包括消毒、隔离、增强机体免疫等，落实接触和飞沫隔离措施及手卫生尤为重要。腺病毒在物体的表面可存活较长时间，且对乙醇、乙醚等常用消毒剂不敏感。因此，被腺病毒污染的物体表面和器具需要使用含氯、过氧乙酸等的消毒剂消毒或采用加热消毒处理。

五、总结与展望

对症支持治疗仍在临床中占有重要地位，需密切关注重症倾向患者并及时干预。对于气促明显、血液中病毒载量高、易发生重症的病毒株、持续性严重淋巴细胞减少患者,建议使用抗病毒药物(如西多福韦)进行提前干预。外源性 T 细胞输注仍然在实验性阶段,但显示出良好的前景并且正在前瞻性临床试验中。中医药因其辨证论治的优势在病毒性肺炎中的作用不可小觑。疫苗接种可有效预防病毒感染,乙肝疫苗就是成功范例。基因重组的具有选择性复制能力的腺病毒疫苗研发,是疫苗研发的方向,但是由于随机对照研究的设计入组等实际情况,腺病毒疫苗从研发到临床还有很长的路。

(江晓宇)

第三节　肺炎链球菌肺炎

肺炎链球菌肺炎(streptococcal pneumoniae pneumonia)是由肺炎链球菌(streptococcus pneumoniae,SP)引起的一种急性肺部感染,常见于冬春季,可影响所有年龄段的人群,但儿童和老年人更为易感。典型症状包括突然发热、寒战、咳嗽(可能伴有铁锈色痰)、胸痛、呼吸急促和呼吸困难。胸部 X 线检查通常显示肺段或肺叶的急性炎症实变,但表现也可能不典型。治疗肺炎链球菌肺炎通常首选青霉素类抗生素,但需注意耐药性问题,对于耐药菌株可能需要使用其他类别的抗生素,如喹诺酮类药物或万古霉素。预防措施包括接种肺炎链球菌疫苗,该疫苗涵盖了最常见的血清型,可以提供针对多种肺炎链球菌感染的保护。肺炎链球菌肺炎可以进展迅速,如果没有及时识别和治疗,可能会导致严重的并发症,包括呼吸衰竭和败血症。因此,及时的诊断和治疗对于改善预后至关重要。

一、流行病学

世界卫生组织(WHO)及全球疾病负担工作组资料显示,2015 年、2016 年全球死于肺炎的 5 岁以下儿童分别达 90 万、65 万,肺炎链球菌(SP)是主要病原体。在我国,SP 是儿童社区获得性肺炎(CAP)最常见的细菌病原体,也是重症肺炎和坏死性肺炎最常见病原体。因此,如何早期诊断、及时合理治疗、有效防控 SP 肺炎依然是儿科医师面临的严峻问题。

人类是 SP 感染的唯一宿主。SP 经呼吸道飞沫传播、密切接触传播或由定植菌导致自体感染。据报道,我国儿童鼻咽部 SP 定植率达 16.6%～88.6%,成为 SP 内源性感染的"根据地"。当机体抵抗力下降,鼻咽部 SP 可下行感染导致 SP 肺炎;SP 也可侵入血液引发血流感染再感染肺部。SP 定植者临床呈无症状携带状态,自感染至发病无明确潜伏期,从而给诊断及防控工作增加了难度。在我国,儿童下呼吸道 SP 感染存在地域差异,2011—2017 年,浙江金华、广东中山、浙江义乌地区下呼吸道感染患儿 SP 检出率分别为 9.1%、10.6%、3.98%;2 岁以下患儿 SP 阳性率显著高于其他年龄段儿童,高达 45.7%。随着抗菌药物广泛应用及 SP 疫苗的推广,SP 感染率和病死率已有下降,但 SP 对常用抗菌药物的耐药率呈逐年增长趋势,我国 SP 耐药现状尤其严峻。

二、临床表现

SP 肺炎临床表现并无特异性。年长儿多呈现典型的大叶性肺炎,年幼儿多为支气管肺炎。部分患儿有呼吸道病毒前驱感染,尤其是流感病毒。年长儿起病多急骤,典型病例突发高热、寒战、咳嗽、胸痛、咯铁锈色痰,可伴乏力、食欲缺乏、肌肉酸痛。早期可无明显肺部体征,随后出现肺实变体征,实变消散时可闻及湿啰音。年幼儿临床表现不典型,病初有上呼吸道感染前驱症状,随后突发高热、烦躁、呼吸增快,严重者出现点头样呼吸、鼻翼扇动、"三凹征"、发绀等,可有食欲缺乏、呕吐、腹泻等消化系统症状。早期肺部体征不明显,与呼吸困难不平行,随后可闻及湿啰音。治疗效果不佳或症状一度好转后再次加重需注意并发症,常见肺内并发症有胸腔积液、脓胸、肺脓肿、坏死性肺炎、肺大疱或支气管-胸膜瘘等。SP 感染还可出现菌血症、脑膜炎、脑脓肿、关节炎、骨髓炎、溶血尿毒综合征等肺外表现,严重者表现为脓毒症、感染性休克和呼吸衰竭。

三、诊断

(一)影像学诊断

(1)胸部 X 线片、CT:SP 肺炎胸部 X 线片、CT 影像特征主要表现为肺实变,常多个肺段甚至整个肺叶受累;有基础疾病的患儿可见圆形病灶;约 30% 患儿可见胸腔积液、脓胸、肺坏死。治疗后 6～8 周病灶消失。儿童感染协会(PIDS)和美国感染协会(IDSA)发布的指南指出:不推荐临床疑似无并发症的肺炎患儿常规拍摄胸部 X 线片,当出现低氧血症、呼吸窘迫,或疑有坏死性肺炎、胸腔积液、气胸等并发症的住院患儿才需胸部 X 线检查。肺部实变区出现蜂窝状结构、空洞样病变等不规则透光区提示坏死性肺炎。

(2)超声检查:胸部超声是评估胸腔积液、脓胸等并发症最常用的检测手段。研究发现,胸部/肺超声与胸部 X 线片相比,在诊断肺实变时的灵敏度为 92%～98%,特异度为 93%～100%,阳性预测值和阴性预测值分别为 85% 和 99%。肺超声在诊断儿童肺实变的准确性和可靠性与胸部 X 线片相似,在儿童肺炎的诊断和随访中,可作为一线检查手段,减少胸部 X 线检查及辐射暴露。

(二)病原学诊断

无论是从临床表现还是影像学检查无法准确区分 SP 与其他病原体,因此需要进行实验室检查。

1.炎症指标诊断

外周血白细胞计数和中性粒细胞比例升高,C-反应蛋白(CRP)升高是初步鉴别细菌感染的常用指标,但特异度不强,在细菌、病毒以及支原体感染之间存在重叠;起病前 3 d,上述炎症指标明显升高,常提示细菌感染。降钙素原(PCT)在判断细菌感染、脓毒症时特异度较强。需注意的是重症 SP 肺炎或存在营养不良、免疫缺陷等基础疾病时,患儿外周血白细胞计数等炎症指标可不增高。

2.传统病原学检测诊断

(1)涂片(染色)技术:SP 革兰氏染色呈阳性球菌,菌体似矛头状,成双或短链状排列。这种形态学检查操作简单、快速,对临床快速获得病原学依据有不可替代性。

(2)病原体培养、分离:呼吸道病原学检测是最经典也是最常用的方法,是病原学诊断的"金标准",其既可分离出活菌,确定致病菌,还可做药物敏感试验,有效指导临床抗菌药物使用,其缺点是耗时长(细菌生长需 12～36 h,微生物菌种鉴定和抗菌药敏检测再加 48～72 h),

检出阳性率较低,不能作为早期诊断手段。标本采集前抗菌药物应用、上呼吸道定植均会干扰呼吸道标本的细菌培养结果。呼吸道病原标本常取痰、支气管肺泡灌洗液(BALF)、经支气管镜防污染毛刷标本。儿童,特别是婴幼儿难以获取合格痰标本,且正常儿童鼻咽部 SP 定植相当普遍,需辨识是致病菌还是定植菌。BALF 和毛刷标本可反映下呼吸道病原,但呼吸内镜为有创操作,临床不作为常规推荐检查,仅用于治疗效果不佳、病情重、疑似混合感染或气道结构异常患儿。通常认为痰、BALF、毛刷标本菌落形成单位(CFU)分别大于 $1×10^8$ CFU/L、$1×10^7$ CFU/L、$1×10^6$ CFU/L 时提示为致病菌。菌落计数≤10^3 CFU/mL 为下呼吸道细菌定植阈值。重症肺炎应尽早进行血培养,单份血培养为 SP 即考虑血流感染。胸腔积液者抽取胸腔积液培养可提高病原学检测阳性率,涂片和培养均缺乏定量数据。

3.分子生物学技术诊断

诊断 SP 的分子工具一直发展缓慢。

(1)聚合酶链式反应(PCR):具有快速、灵敏度高、特异度好、抗菌药物影响小的优点,可用于早期诊断。自溶素基因($lytA$)通常被认为是 PCR 监测 SP 的靶点。PCR 检测血液 SP 显示高特异度(99%),但与血培养相比,灵敏度较低(47%),表明血液 PCR 检测 SP 的作用有限。PCR 也可检测肺炎链球菌溶血素(PLY)和肺炎链球菌表面抗原 A(PsaA)的基因,目前 psaA 被认为是 SP 的最佳识别指标。采用实时荧光定量 PCR 方法检测 SP 的 $lytA$、ply 和 $psaA$ 基因特定序列区,灵敏度进一步提高。

(2)血清分型的经典方法为荚膜肿胀试验:是 SP 分型的"金标准",其反应简单、快速,配备显微镜和所需抗血清即可开展,临床应用最大局限性是抗血清成本高,检测的准确性可能因不同批次的抗血清而异。

(3)多位点序列分型技术(mLST):mLST 是一种简单、低成本的方法,是目前最常用的 SP 分子分型方法之一。利用 7 个管家基因中的 6 个连锁序列产生的系统进化树,鉴别是不是真正的 SP,mLST 对发现基于荚膜多糖的传统血清学分析方法不能分型或新出现的变异具有优势。

(4)基于宏基因组二代测序技术(mNGS):即高通量测序技术。对同一样本中的全部微生物 DNA 进行高通量测序,然后与数据库比对分析,能明确微生物的抗生素耐药情况。当联合培养和肺炎球菌抗原试验作为标准,mNGS 对 SP 的鉴定具有较高的灵敏度和特异度,其优点是高效、灵敏,可同时检测多种病原,抗菌药物、机体免疫状态影响不大,在危重症、免疫缺陷、其他传统病原学检测方法阴性的患者中有优势。

(5)全基因组测序(WGS):利用 WGS 可以分析分离株的分子进化,鉴定假定的疫苗靶标,以及检测抗生素耐药性和毒力基因。WGS 分析可以确定细菌菌株是否为同一克隆,以及感染是否为暴发。然而 WGS 耗时长,费用昂贵,并且需要特定的工具进行基因分型。这些分子生物学方法在检测 SP 耐药性、发现和鉴定新的 SP 血清型等方面具有无可替代性。上述分子生物学技术的缺点在于无法明确检测到的序列是否有生命活性,各检测机构缺乏统一质控标准及检测流程。mNGS 和 WGS 自身无法解决阳性结果判读,如何从背景菌、定植菌、污染菌中准确分辨出真正的致病菌,明确检测出的病原体是否与疾病相关等问题。

4.血清学检测诊断

(1)抗原检测:免疫层析试验(ICT)是用胶体金标记技术和蛋白质层析技术相结合的固相膜免疫分析技术,可以快速检测 SP 细胞壁上的多糖抗原。其中 BinaxNOW 法操作简单,可在 15 min 内检测尿中 SP 抗原,是成人 SP 早期诊断方法。因儿童鼻咽部 SP 定植率高,出现假阳性,故尿抗原检测不适合儿童的 SP 病原诊断。ICT 检测标本不限于尿液,还有脑脊液、血液、胸腔积液。韩国一项研究发现,SP 感染所致的脓胸,使用抗菌药物后胸腔积液培养阴性,但 ICT 检测 SP 抗原阳性。与培养法比较,ICT 的灵敏度为 76.9%,特异度为 93.9%。抗原检测不受抗菌药物影响,短板是无法做药敏试验,不能鉴别是当前感染还是既往感染 SP。研究显示,儿童 SP 感染时 SP 蛋白的血清学测定法比 SP 多糖的测定法更灵敏,未来儿童肺炎病原学的研究可考虑应用肺炎球菌蛋白的血清学检测。

(2)抗体检测:酶联免疫吸附测定(ELISA)不仅可检测标本中 SP 抗原,也可检测患儿体内的抗体成分。SP 的荚膜多糖为 SP 各血清型所共有,是 SP 主要的毒力因子,可检测其抗体;但 2 岁以下儿童抗体低,不适宜采用该检测方法。$lytA$ 几乎存在于所有血清型的 SP 表面,参与细菌在细胞表面的定植。应用 ELISA 方法检测感染性肺炎患者的血清抗 $lytA$ 抗体,结果显示,肺炎患者血清标本中抗 $llytA$ 抗体滴度显著高于健康对照组,其特异度为 100%,灵敏度为 27.8%,说明该实验诊断技术对 SP 感染具有肯定的诊断价值。ELISA 可检测患者血清中 SP 分泌的细胞溶血素(PLY 抗体)和 SP 的外膜蛋白(psaA 与 pspA)抗体,还可从循环免疫复合物(CIC)中检测 SP 抗体,联合检测 SP 游离抗体可提高阳性率。

四、治疗

抗菌药物是 SP 肺炎治疗的关键,临床医师关注重点是有效性、安全性及其耐药性。基于病原学证据的抗感染一直都是临床诊疗的金标准,但目前尚无广泛应用于临床既准确又快速、便捷的儿童 SP 检测方法,临床医师首先是采用经验性治疗,再根据临床疗效及病原学药敏结果开启目标治疗。

(一)经验性治疗

病原学未明确前,根据病情严重程度、有无并发症、是否存在基础病及当地肺炎流行病学资料进行抗菌药物选择。我国多数 SP 特别是非脑膜炎株对青霉素敏感,当临床怀疑 SP 肺炎,首选青霉素治疗;肺部病变重、病情进展快或已出现坏死性肺炎、肺脓肿等并发症的患儿首选头孢曲松或头孢噻肟钠,常需与万古霉素联合应用。

(二)目标治疗

根据病原学药敏反应及临床治疗效果选择抗菌药物,原则是对青霉素敏感的肺炎链球菌(PSSP)首选青霉素;对青霉素中间的肺炎链球菌(PISP)需加大青霉素剂量,备选阿莫西林克拉维酸钾或第一、二代头孢菌素;对青霉素耐药的肺炎链球菌(PRSP)首选头孢曲松、头孢噻肟钠,备选万古霉素或利奈唑胺。国外推荐 PISP 和 PRSP 可选用左氧氟沙星,基于氟喹诺酮类可导致幼年动物关节软骨破坏,美国儿科协会指出氟喹诺酮类限于治疗无其他安全、有效替代药物的感染。我国 18 岁以下人群不建议使用,临床上如果儿童推荐的抗菌药物无效,在充分知情告知情况下可以使用,需密切监测可能出现的不良反应。

（三）抗菌药物疗效评估及疗程

抗菌药物治疗 48～72 h，重症肺炎治疗 4～6 h 后评估疗效，效果不佳时需分析原因，及时调整。一般感染抗菌药物使用至体温正常、全身症状明显改善、呼吸系统症状好转后 3～5 d；SP 肺炎常规抗菌药物疗程 7～10 d；重症肺炎可适当加大抗菌药物剂量及延长用药时间，有条件可监测血药浓度；出现肺内并发症，强调早期、规范使用有效抗菌药物，疗程 4～6 周。

（四）SP 耐药问题

SP 耐药问题非常严重，主要表现在对常用抗菌药物耐药及多重耐药。WHO 将青霉素不敏感 SP 列入亟需研发新药的耐药菌名单。对大环内酯类等常用抗菌药物产生耐药情况：全国细菌耐药监测网数据显示，2014—2019 年 94％～95.6％SP 对红霉素耐药，88.4％～91.4％SP 对克林霉素耐药，对左氧氟沙星和莫西沙星出现 0.5％～2.9％的耐药率，未发现万古霉素耐药株；PRSP 耐药率由 4.3％降至 1.6％。一项国内主要地区 30 所医院参与的研究显示，儿童 SP 对红霉素、克林霉素和磺胺甲噁唑-甲氧苄啶耐药率均较高，出现少数左氧氟沙星和莫西沙星的耐药株，但万古霉素和利奈唑胺敏感性仍是 100％；非脑膜炎株中青霉素敏感株（PSSP）、青霉素中间株（PISP）、青霉素耐药株（PRSP）分别占 89.6％、7.4％和 3.1％。上海资料是 76.7％的分离株对磺胺甲噁唑-甲氧苄啶耐药，4.9％对青霉素耐药，未发现利奈唑胺、莫西沙星、万古霉素耐药菌株。深圳 2013—2018 年儿童重症监护病房（PICU）住院治疗的儿童重症肺炎，SP 对红霉素、克林霉素、复方新诺明、四环素等药物耐药率较高且不断增长，但对青霉素的耐药率是逐年下降。北京地区 SP 对大环内酯类的耐药率高达 96.4％，但非脑膜炎菌株对青霉素的敏感性为 96.0％。多重耐药现象日益明显，2012 年亚太地区病原体耐药监测网络数据显示，SP 在亚洲地区总体多重耐药率是 59.3％，而在中国的多重耐药率高达 83.3％。

五、预防

SP 疫苗既可降低 SP 肺炎发病率和病死率，也可减少抗菌药物耐药，是预防 SP 肺炎最有效措施。WHO 将肺炎链球菌性疾病（PD）列为需"极高度优先"使用疫苗预防的疾病。

早在 1882 年，Sternberg 和 Pasteur 就提出接种疫苗可以预防 SP 感染，目前上市的有肺炎球菌多糖结合疫苗（PCV）和肺炎球菌多糖疫苗（PPV），临床常用 PCV7（覆盖 7 种血清型：4、6B、9V、14、18C、19F 和 23F）、PCV13（覆盖 13 种血清型：1、3、4、5、6A、6B、7F、9V、14、18C、19A、19F 和 23F）、PPV23（覆盖 23 种血清型：1、2、3、4、5、6B、7F、8、9N、9V、10A、11A、12F、14、15B、17F、18C、19A、19F、20、22F、23F、33F）。

疫苗作用机制：PCV 是将 SP 荚膜多糖与载体蛋白耦联，诱导 T 淋巴细胞依赖性免疫应答反应，产生血清型特异性抗体，激发记忆 B 淋巴细胞，诱导机体产生持久的记忆反应。PPV 是非 T 淋巴细胞依赖性抗原，可诱导机体产生特异性血清型抗体，但不能形成免疫记忆；机体对 PPV 疫苗的免疫应答强度与年龄相关，＜2 岁婴幼儿不能对疫苗产生有效的保护性抗体应答。现有疫苗所包含的血清型覆盖了大多数致病的血清型，PCV13 对侵袭性和非侵袭性血清型的覆盖率分别为 76.2％～95.2％和 59.0％～98.8％，PPV23 则分别为 84.0％～98.3％和 67.9％～99.1％。PCV13 涵盖北京儿童医院 2013—2019 年 SP 的 6 种主要血清型，覆盖率为 85.2％，肺炎球菌疫苗覆盖的菌株耐药性比非 PCV 覆盖的菌株耐药性高。中国西部儿童

CAP 研究,PCV7 和 PCV13 对 SP 血清型覆盖率分别为 73.03% 和 86.16%。因此,广泛 SP 疫苗接种可有效预防绝大多数 SP 感染。

疫苗对抗菌药物耐药性的影响:国际、国内的儿童 SP 临床分离株对大环内酯类、克林霉素等常用抗菌药物耐药非常普遍,增加抗菌药物选择的难度和治疗成本。中国西部儿童 CAP 分离出 SP 菌株多重耐药达 93.8%。耐药菌株产生 Taiwan19F-14、Spain23F-I 等国际耐药克隆的广泛传播也是造成耐药性升高的重要因素,疫苗可通过阻断耐药菌株在人群的定植,减少耐药克隆的传播,从而阻遏 SP 耐药性的上升势头。

关注问题:SP 疫苗应用后大大减少疫苗血清型菌株感染,同时可致 SP 血清型产生漂移、重排和新耐药克隆流行,使非疫苗血清型菌株感染率增加。我国于 2007 年引进了 PCV7,于 2016 年 11 月正式引进 PCV13,但未纳入国家免疫计划,人群接种率低。我国积极推荐接种 PCV13。PCV13 基础免疫 6 月龄前完成,加强免疫在 12~15 个月前完成。儿童接种 PCV 基础免疫 2 剂次或 3 剂次后,再加强 1 剂次后均能产生较好的免疫原性,完成 PCV13 接种后,2 岁以上 SP 感染高危人群再接种 PPV23。

六、总结与展望

肺炎是我国 5 岁以下儿童死亡的"第二号杀手",仅次于早产儿。SP 是我国儿童肺炎最常见的细菌病原体,仅从临床表现、感染指标、影像学检查无法与其他肺炎相鉴别,病原学检测彰显其重要地位,作为"金标准"的传统的病原体检测方法不能满足临床工作中快速、准确识别 SP 的需要。日益发展的分子生物学技术进一步提高了 SP 检测的灵敏度、特异度、时限性,特别在耐药性预测等方面具有优势;不断改进及优化的分子生物学检测技术有着广阔的应用前景。SP 对常用抗菌药物日益增长的耐药性突出了疫苗在预防 PD 的重要性。

(江晓宇)

第四节　肺炎支原体肺炎

肺炎支原体(mycoplasma penumoniae,MP)是肺部感染的常见病原体,人是该病原体的唯一宿主。肺炎支原体的大小介于细菌和病毒之间,能独立生存,人与人之间的飞沫传播是肺炎支原体主要的传播途径。近年来,儿童肺炎支原体肺炎(MPP)的发病率逐年上升,难治性 MPP 的比例也在升高,故该病越来越引起人们的重视。MPP 一年四季皆可发病,秋冬季节是高发季节,罹患人群多为老弱儿童,儿童在罹患人群中占相当大的比例。儿童 MPP 的临床表现不明显,致使该病误诊率及漏诊率均较高,严重影响患儿康复进程,正确诊治儿童 MPP 具有重要的临床意义。

一、流行病学

MPP 占肺部感染的比例逐年升高,一般每 4~7 年流行 1 次。肺炎支原体的感染率和人群密集程度呈正相关。有学者对亚洲 12 个社区 MPP 患者的研究表明,肺炎支原体在亚洲社区获得性肺炎的病原中占重要地位。研究表明,MPP 占儿童社区获得性肺炎的 10%~30%。学前教育地等儿童集中场合是 MPP 流行高发区域。在发病季节方面,我国秋冬季儿童 MPP

的发病率明显升高。对于 168 例 MPP 患儿的研究表明,该病秋季发病率约为 38.69%,冬季发病率约为 29.17%,显著高于春、夏季。此外,MPP 的暴发还与地区的发达程度密切相关,发达地区患病率高于贫困地区。

二、发病机制

(一)对宿主细胞的直接接触损害

成功黏附到呼吸道上皮细胞是肺炎支原体定植和引起感染的前提条件,肺炎支原体黏附在呼吸道上皮细胞上可以有效躲避纤毛系统对其清除。有学者认为,在肺炎支原体的黏附过程中,P1 和 P30 辅助蛋白起到重要作用,同时还有其他辅助蛋白和黏附蛋白共同参与完成黏附过程。还有学者认为,肺炎支原体基因组较小,缺乏分解过氧化氢和超氧化物基团相关的酶,过度的氧化物堆积可使上皮细胞线粒体肿胀变性,宿主细胞能量代谢紊乱,纤溶系统失去生理功能,最终导致宿主细胞溶解死亡。国外研究表明,与肺炎支原体致病直接相关的毒力因子——社区获得性呼吸窘迫综合征毒素黏附于宿主细胞表面,通过网格蛋白介导的内吞作用迅速内在化,且具有时间和剂量依赖性。

(二)免疫反应

免疫反应在儿童 MPP 的发病中扮演着重要角色,儿童 MPP 呼吸道临床症状和其他系统的临床表现,很多与机体产生的免疫反应有关。研究证明:MPP 患儿的体液免疫及细胞免疫存在功能紊乱,且其紊乱程度与 MPP 患儿疾病严重程度有关;通过血清超敏 C-反应蛋白水平可间接了解 MPP 患儿的免疫功能与病情严重程度。相关的试验证实肺炎支原体感染和患者 Th2/Th1 免疫失衡可能存在一定关系,即肺炎支原体感染可能会诱导 Th2 免疫炎症反应,导致一系列临床症状;也可能机体在过敏状态下 Th2/Th1 免疫失衡,Th1 免疫反应低下,易出现肺炎支原体感染。

三、临床表现

(一)呼吸系统症状

各年龄段 MPP 患儿临床表现略有差异,较小患儿以肺毛细支气管炎为主要临床表现,而年长儿多以顽固性咳嗽为主。MPP 一般病程为 14～20 d,影像学改变多需要 1～2 个月甚至更长。国内的一项研究将 102 个 MPP 患儿按年龄分成婴幼儿组(0～3 岁)和年长儿组(3～14 岁),显示婴幼儿组患儿低热多见,多伴有喘息,呼吸道症状明显,湿啰音、喘鸣等肺部体征较多。年长儿组患儿以高热多见,多不伴有明显肺部体征。影像学上婴幼儿组以小叶实质浸润为主,年长儿组则多以肺段实质浸润为主。

(二)肺外并发症

研究显示,MPP 肺外并发症的发生率为 26.6%,常累及消化系统、血液系统、心血管系统、神经系统、泌尿系统、皮肤黏膜及肌肉骨骼等,其中累及消化系统和血液系统的患儿分别占 39.8% 和 26.5%,这两个系统是主要的受累系统。MPP 患儿血液系统损害主要表现为溶血性贫血,试验研究证明超过一半的患儿血中冷凝素水平升高,冷凝素有细胞毒作用,与溶血性贫血相关。对 41 个 MPP 并发消化系统损害的患儿研究证实,MPP 消化系统损伤主要表现为食欲缺乏、呕吐、腹泻、转氨酶水平增高等,消化道症状多在起病后 1~2 周出现。研究证实,MPP 患儿心脏损伤程度和心肌酶学呈正相关;3 岁以下患儿心血管系统损害发生的风险是 3 岁及 3 岁以上患儿的 2.449 倍。另有研究证实,发热持续时间也是心血管系统损害的重要因素,热程越长心血管损伤发生率越高。对影响患儿心血管系统损害的相关危险因素进行分析,指出年龄、热程、发热程度、抗生素应用起始时间、糖皮质激素应用起始时间等都是心血管系统损害的危险因素。有学者研究认为,导致 MPP 患儿神经系统受损的主要原因大致有以下 3 点:①肺炎支原体直接侵袭脑细胞导致中枢神经受损;②免疫介导的神经系统受损;③神经毒素诱发。在泌尿生殖系统,儿童 MPP 相关急性肾小球肾炎、肾病综合征等是 MPP 患儿常见的并发症,最初的临床表现可以是肉眼血尿、蛋白尿、水肿、少尿、高血压等。

四、诊断

对于儿童 MPP 的诊断主要通过临床症状、疾病史和实验室检查等。儿童 MPP 诊断要点:①持续剧烈咳嗽,胸部 X 线片有明显变化,短时期出现多个类似患者可诊断为暴发,可上报相关部门监控;②血常规,白细胞计数升高,红细胞沉降率增高;③应用影响细胞壁合成的抗生素治疗无效;④血清凝集素试验(+);⑤血清分离出相应特异性抗体。确诊的标准为培养出肺炎衣原体。肺炎衣原体一般培养成功率低,阴性率高,培养周期长,受一些条件限制,因此不能普及;现今多采用血清特异性抗体检测和聚合酶链式反应技术诊断肺炎衣原体感染。

五、治疗

(一)抗菌药物治疗

受支原体特性限制,治疗肺炎支原体感染在选择抗菌药物时应选择能干扰和抑制微生物蛋白合成的药物,如靶点在核糖体 50S 亚基的大环内酯类药物,作用部位在核糖体 30S 亚基的四环素类药物,阻断遗传物质复制的氟喹诺酮类抗菌药物等。上述 3 种抗菌药物:四环素类药物易导致牙齿黄染,影响牙齿发育,影响骨骼生长,故一般不用于儿童;氟喹诺酮类药物因其氟离子可导致儿童软骨发育受损,已经明确规定不能用于 18 岁以下儿童;大环内酯类药物因其抗菌谱覆盖肺炎支原体,且药物生物利用度高、不良反应相对较少,成为目前治疗儿童 MPP 的首选抗菌药物。

(二)免疫治疗

免疫治疗目前主要有特异性免疫治疗和非特异性免疫治疗。特异性免疫治疗目前尚未完全在临床上推广,主要原因是特异性肺炎支原体的疫苗、病原体成分等的相关研究多数处于试验阶段;非特异性免疫治疗主要是应用各类免疫抑制剂和免疫调节剂,尽可能恢复由肺炎支原体感染引起的机体免疫功能紊乱状态。研究发现,应用糖皮质激素治疗难治性 MPP,抗生素联合激素组在热程、住院日数、临床症状改善率、肺外并发症、影像学改善及治疗前后患儿血清 IgG、IgM 水平等方面均优于单纯抗生素组。

(三)儿童重症 MPP 及难治性 MPP 的治疗

见本章第五节。

总之,儿童 MPP 临床症状变化迅速,各种发病机制可同时发挥作用,可有多个系统同时受累,加之儿童各脏器十分娇嫩,免疫系统尚不完善,如不及时治疗可危及生命。目前应用抗菌药物治疗 MPP 已经十分成熟,但耐药支原体株的检出率逐年升高,新型抗菌药物尚处于临床试验或临床应用初期阶段,新药物如何尽快有效地应用于临床还是一个难题。对于儿童重症及难治性 MPP 的治疗目前尚无统一标准,对儿童 MPP 发病机制的深入研究应是未来诊治 MPP 的主要突破方向,短期内合理化的治疗和经验性用药在儿童 MPP 的治疗过程中依然同等重要。

（高　萍）

第五节　难治性肺炎支原体肺炎

肺炎支原体(my coplasma pneumoniae,MP)是儿童呼吸道感染常见的病原,经飞沫和直接接触传播,在全球广泛流行。MP 肺炎(MPP)占儿童社区获得性肺炎的 $10\% \sim 40\%$,大多数患儿症状轻微,通常被认为是一种自限性疾病。但近年来,难治性 MPP(RMPP)比例逐渐增加,尤其是在以中国、日本和韩国为代表的东亚国家和地区。目前临床上认为,MPP 经过大环内酯类抗生素正规治疗 7 日及以上仍有持续发热、肺部体征及影像学表现进行性加重者,考虑为 RMPP。RMPP 患儿病情重、进展快、早期不易识别,部分患儿治疗效果不佳。

一、RMPP 可能的发病机制

(一)MP 耐药

在中国,MP 对大环内酯类抗生素耐药率高达 90% 以上,这与大环内酯类抗生素的广泛应用及不当使用有关。MP 的抗生素核糖体靶点(即 23S rRNA 和核糖体蛋白 L4 及 L22)突变,使抗生素对核糖体的亲和力降低,进而导致耐药现象。核糖体 50S 亚基的 23S rRNA 结构域 V 肽基转移酶环中的 A2063G 突变是与大环内酯类抗生素耐药相关的最常见突变,其次为 A2064G 突变,还有 A2063T、A2063C、A1290G、C2617A 和 A2067G 在内的其他罕见突变。核糖体蛋白 L4 和 L22 在体内突变的报道较少见,其与大环内酯类抗生素最低抑菌浓度的显著增加无关。

(二)免疫机制

(1)细胞免疫紊乱:正常情况下机体 Th1 和 Th2 细胞处于动态平衡状态,但 MP 感染后以 Th1 细胞为优势的 Th1/Th2 细胞比例平衡被打破,转变为以 Th2 型为主的细胞免疫应答。目前,临床上常将 γ-干扰素(INF-γ)、白介素(IL)-4 水平分别作为 Th1、Th2 功能指标。研究表明,RMPP 患儿呼吸道分泌物中的 IL-4 水平及 IL-4/IFN-γ 比值高于健康儿童,且与病情严重程度呈正相关。此外,MP 感染后的机体 T 细胞亚群功能紊乱。T 细胞及其亚群是机体识别抗原并介导细胞免疫应答的主要细胞,正常情况下 $CD4^+/CD8^+$ T 细胞处于动态平衡,维持机体的正常免疫应答。RMPP 患儿外周血中 $CD4^+$ 水平及 $CD4^+/CD8^+$ 比值下降。

(2)体液免疫紊乱:MP 感染后体内 B 淋巴细胞过度激活、增生、功能亢进,其介导的过度的体液免疫应答可引起严重的临床表现及病理损伤。RMPP 患儿体内抗 MP 抗原的特异性抗体[免疫球蛋白(Ig)G、IgM、IgE]水平升高,补体系统被激活,多种细胞因子失衡,导致气道炎症及气道高反应性。MP 感染后 IgE 水平升高是诱发哮喘的重要原因。研究发现,支气管肺泡灌洗液(BALF)肿瘤坏死因子 α(TNF-α)、IL-6、IL-1β、单核细胞趋化蛋白-1、IL-4、IFN-γ 和 IL-10 等细胞因子水平升高,且其与 MPP 患儿病情严重程度相关。RMPP 患儿常合并肺外并发症,除了 MP 在肺外组织器官的直接损伤外,MP 也可诱导机体产生多种自身抗体,通过抗原-抗体反应而导致肺、肝、肾、脑、平滑肌等多种组织器官损伤。

(3)免疫逃逸:MP 感染时,部分病原体可直接侵入机体细胞及组织内,使其逃避宿主免疫细胞的吞噬和抗生素的杀伤作用。P1 蛋白是 MP 黏附于呼吸道上皮细胞的主要黏附蛋白,为一种重要的免疫原,其能刺激机体产生强烈的免疫应答而产生病理损伤;MP 的 P1 基因发生重组使其表达的 P1 蛋白具有不同的结构和功能,从而无法被宿主有效识别并吞噬。MP 细胞膜的甘油磷脂成分与宿主细胞之间存在共同抗原成分,不能被机体免疫系统识别而产生免疫逃逸。此外,免疫应答紊乱可抑制巨噬细胞的吞噬功能,导致迁延不愈。

(三)混合感染

MP 侵入呼吸道后主要通过膜黏附蛋白(包括 P1、P30、P116 和 HMW1.3 等)黏附于呼吸道黏膜上皮细胞上,并使上皮细胞产生氧化应激反应;上皮细胞损伤,纤毛清除功能降低,且气道分泌物增多,易合并细菌、病毒及其他非典型病原体感染。RMPP 混合其他病原感染的发生率可达 30%～60%。

(四)气道黏液栓及血液高凝状态

MP 感染后,花生四烯酸代谢产物增加,淋巴细胞活化,炎症细胞大量释放,而黏液腺活化后产生大量分泌物,堵塞管腔,易导致肺不张、支气管闭塞等并发症,MP 感染后产生的抗磷脂抗体可导致短暂的高凝状态。此外,MP 感染后,炎症因子活化、释放,毛细血管内皮受损,体内凝血和纤溶系统功能失调,可导致肺血管、心脑血管、外周动静脉等血栓形成。

(五)社区获得性呼吸窘迫综合征毒素(CARDS TX)

MP 能分泌一种细胞毒素,即 CARDS TX,其蛋白 N 端含有与百日咳毒素 S1 亚单位相似的结构(ADP-核糖基化氨基酸序列),可使气道上皮细胞广泛的空泡变性直至死亡。因此,MP 患者可出现与百日咳类似的临床表现。此外,MP 还可通过 CARDS TX 与肺表面活性物质相关蛋白结合,定植在肺泡巨噬细胞、肺泡 II 型上皮细胞及其他肺内外组织细胞,导致进一步的病理损伤。

二、RMPP 临床特点

(一)临床表现

RMPP 年长患儿较多见,以持续高热、剧烈咳嗽为主要表现,可伴有胸闷、胸痛、呼吸困难等表现。RMPP 可合并胸腔积液、肺不张、气胸及纵隔气肿、坏死性肺炎、肺栓塞等肺内并发症,少数患儿可发生呼吸衰竭甚至死亡。部分 RMPP 患儿合并其他系统并发症,如心血管系统(血栓形成、血管炎、心肌损害等)、皮肤黏膜系统(荨麻疹、结节性红斑、多形性红斑、Stevens-Johnson 综合征等)、消化系统(肝功能损害、胰腺炎等)、血液系统(自身免疫性溶血性贫血、血小板减少性紫癜等)、骨骼肌肉系统(横纹肌溶解等)、神经系统(吉兰-巴雷综合征、脑炎、脑脊髓炎等)及泌尿系统(肾小球肾炎等)等并发症,危重症患儿可能出现多脏器功能损害,甚至死亡。

(二)影像学表现

RMPP影像学多表现为肺实质大片或斑片状浸润影,可伴有胸腔积液、肺不张等,病变可累及单侧或双侧肺部。CT可见气道管壁增厚、管腔内分泌物或坏死物填充甚至堵塞。

(三)实验室诊断

(1)血清特异性抗体及核酸检测:MP的分离培养需要10~14 d,甚至更长时间,不利于早期诊断。目前,临床上主要采用血清学(血清特异性MP-IgM抗体)及核酸检测(呼吸道分泌物MP-DNA聚合酶链反应)2种诊断方法,二者联合检测可提高检出率。MP-IgM抗体一般于感染后4~5 d出现,持续1~3个月,甚至更长时间,可出现假阴性或低滴度抗体,结果与机体免疫状态密切相关。MP-DNA在感染早期检出率高,但不能区分感染者及携带者,MP感染后在体内持续携带的中位数时间为7周,甚至可长达7个月之久。

(2)MP-IgM抗体分泌细胞酶联免疫斑点法:测定外周血MP-IgM抗体分泌细胞(MPIgM-ASCs)可以区分感染者和携带者,且MP-IgM-ASCs在MP感染后出现早、持续时间较MP-IgM抗体及MP-DNA核酸短,是一种有助于早期诊断的新方法。

(四)危险因素

RMPP患儿病情重、进展快,早期识别困难。研究显示,合并肺外并发症、肺部浸润影≥2/3肺、乳酸脱氢酶≥417 U/L、C-反应蛋白≥40 mg/L、BALF中MP-DNA高载量、BALF中TNF-α和CARDS TX高水平、BALF中IL-17A水平降低、BALF中IL-6≥14.75 pg/mL、BALF中IL-10≥3.65 pg/mL、BALF中IFN-γ≥29.05 pg/mL、气道黏液栓、管腔肉芽组织增生等为RMPP的危险因素。

三、RMPP治疗

(一)抗生素治疗

(1)大环内酯类抗生素:MP是一种缺乏细胞壁的原核微生物,对β-酰胺类药物和针对细胞壁的所有抗菌药物(如糖肽和磷霉素)具有耐药性。大环内酯类抗生素通过与MP的特异性核糖体靶点结合,阻断转肽酶作用,干扰mRNA位移,从而选择性抑制MP蛋白质的合成,是治疗MPP的首选抗菌药物。常用的大环内酯类抗生素有红霉素(第1代)、克拉霉素和阿奇霉素(第2代),而酮内酯类如泰利霉素、赛红霉素等第3代大环内酯类抗生素尚未应用于儿童。阿奇霉素具有生物利用度高、细胞内浓度高及半衰期长等特点,已成为治疗MP的首选药物。阿奇霉素用法:10 mg/(kg·d),重症患儿第1个疗程常连用5~7 d,4 d后可重复第2个疗程,用药期间需监测药物不良反应(如胃肠道不良反应、皮肤损害、心律失常等)。RMPP单一采用阿奇霉素治疗,周期长且疗效可能不佳,需要考虑其他更有效的方案。

(2)其他抗生素:四环素类药物(如二甲氨基四环素和多西环素)及氟喹诺酮类(如左氧氟沙星、环丙沙星及莫西沙星等)对大环内酯类抗生素耐药的MP有效,可作为治疗MPP的二线抗生素。四环素类抗生素通过作用于MP核糖体30S亚基,抑制蛋白质合成的肽链延长。但是,四环素类药物可能造成牙齿黄染、牙釉质发育不良及龋齿,影响骨骼发育等,仅用于8岁以上儿童。喹诺酮类抗生素与MP-DNA解旋酶和拓扑异构酶Ⅳ发生交替作用,从而干扰和抑制蛋白质合成,但氟喹诺酮类药物可能影响软骨发育,在 18 岁以下儿童中使用受到限制。对于部分耐药的 RMPP 重症患儿,如采用阿奇霉素治疗 48~72 h 后不能改善临床症状,可权衡利弊改用喹诺酮类及四环素类二线抗生素。若存在混合感染,应联合相应的药物治疗。

(二)糖皮质激素

RMPP 的发生发展可能与机体过度的免疫反应有关。糖皮质激素可以减少炎症介质及细胞因子的释放,降低毛细血管通透性和减少渗出,以及减少炎症细胞的聚集,从而减轻或缓解免疫损伤。目前,较多临床研究报道了糖皮质激素在 RMPP 治疗中的有效性。许多研究采用常规剂量及短疗程疗法,常用的糖皮质激素有甲泼尼龙[1~2 mg/(kg·d),3~5 d]、氢化可的松[5~10 mg/(kg·d),3~5 d]。也有研究显示,大剂量甲泼尼龙[10 mg/(kg·d),5~7 d]治疗 RMPP 较常规小剂量效果更显著。对于常规剂量糖皮质激素治疗无效的 RMPP 患儿给予大剂量冲击疗法[甲泼尼龙 20~30 mg/(kg·d),最大不超过 1 g/(kg·d),连用 3 d,而后序贯口服糖皮质激素,逐渐减停]也取得了较好的疗效,但用药期间需密切监测大剂量糖皮质激素的不良反应。常规剂量甲泼尼龙以基因调控途径对相关基因的转录、蛋白表达进行调节,作用缓慢,且呈剂量依赖性,而冲击剂量甲泼尼龙主要作用机制为非基因调控途径,激素与胞膜受体结合后起效快,短时间内发挥抑制过度免疫反应的作用,因此临床疗效较好,目前仍缺乏关于糖皮质激素使用的最佳时机、剂量及疗程的多中心临床大数据研究。

(三)丙种球蛋白

丙种球蛋白具有免疫调节及免疫替代的双重作用,目前已广泛应用于临床。研究表明,常规治疗 RMPP 基础上联合丙种球蛋白可改善临床症状、缩短病程。但丙种球蛋白为血液制品,价格昂贵,常应用于重症及合并自身免疫性疾病等患者中。临床上多采用静脉输注丙种球蛋白 400 mg/(kg·d),连用 3 d,或 1 g/(kg·d),连用 1~2 d。

(四)利妥昔单抗及其他免疫调节治疗

利妥昔单抗是一种特异性抗 CD20 的分子靶向药物,其与 B 细胞 CD20 抗原结合使 B 细胞溶解及抑制其增生。一项前瞻性随机对照研究显示,利妥昔单抗治疗 RMPP 患儿的临床疗效确切,可显著降低患儿血清 IL-8、IL-6、TNF-α 及转化生长因子-1β 水平,且安全性较好。但此研究为单中心研究,样本量较少,仍需更多临床研究进一步探讨。近年来,匹多莫德、胸腺喷定、脾氨肽等免疫调节制剂广泛应用于临床,其可增强机体免疫功能,作为 RMPP 感染的辅助疗法。

(五)支气管镜

支气管肺泡灌洗术(BAL)是一项相对安全、有效的治疗方法,已广泛应用于儿童呼吸系统疾病。RMPP 患儿支气管镜下可见肉芽组织增生、管腔狭窄,甚至闭塞、痰栓、支气管分泌物栓塞等。BAL 通过可弯曲支气管镜对支气管及肺泡进行无菌生理盐水灌洗,结合异物钳、活检刷等可清除气道中的黏液、炎症介质、痰栓等物质,从而减轻炎症反应,改善肺功能,促进肺复张。对于 MPP 伴肺不张患儿,在常规内科治疗基础上早期行 BAL 治疗可缩短病程、改善预后,如部分单次 BAL 效果不佳的患儿可进行多次 BAL。同时,还可以对 BALF 成分进行分析,为肺部疾病的病因及诊治等研究提供依据。此外,可通过支气管镜下球囊扩张、冷冻介入等治疗气道狭窄、清除肉芽组织等。

四、预后

RMPP 患儿可能发生 MP 感染相关闭塞性细支气管炎、单侧透明肺、肺纤维化等，遗留肺结构和（或）功能损害，需进行长期随访。

儿童 RMPP 病情重、进展快、病程长，常合并肺内外并发症，其发生发展可能与 MP 耐药、免疫功能紊乱、混合感染及血液高凝状态等有关。在有效抗感染的基础上联合糖皮质激素治疗 RMPP 疗效确切，必要时可加用丙种球蛋白。对于气道分泌物多且黏稠甚至肺不张患儿早期行 BAL，可缩短病程，减少并发症。MPP 发病率和 MP 耐药率在全世界都呈增加趋势，尤以亚洲的耐药率最高。因此，应加强对大环内酯类药物使用的管理，同时还需寻找疫苗和药物治疗靶点，促进疫苗及新药开发研究。

（高　萍）

第六节　支气管哮喘

支气管哮喘（bronchial asthma）是儿童时期最常见的慢性呼吸道疾病之一，严重影响了儿童的健康和生长发育。它是一种以慢性气道炎症和气道高反应性为特征的异质性疾病，以反复发作的喘息、咳嗽、胸闷、气促为主要临床表现，常在夜间和（或）凌晨发作或加剧。呼吸道症状的具体表现形式和严重程度具有随时间变化的特点，并常伴有可变的呼气气流受限。

一、病因与发病机制

（一）病因

1.气道炎症

由炎症细胞（如嗜酸性粒细胞、肥大细胞、T 淋巴细胞、中性粒细胞等）、结构细胞（如气道平滑肌细胞、上皮细胞等）、炎症介质和细胞因子（如 IL-4、IL-5、IL-10、IL-13 等）共同参与并相互作用的结果。

2.免疫机制

体液免疫和细胞免疫均参与哮喘的发病，其中 1 型辅助性 T 细胞/2 型辅助性 T 细胞（Th1/Th2）失衡，Th2 细胞过度活化是哮喘发病及炎症持续存在的主要免疫学基础。

3.其他

过敏体质、气道神经受体功能失调、气道高反应性、多基因遗传、神经信号转导等也成为哮喘发病的诱因。

（二）发病机制

哮喘的本质是以 T 淋巴细胞（TLC）、嗜酸性粒细胞（EOS）、中性粒细胞和肥大细胞等多种炎症细胞浸润和气道高反应性（AHR）为特征的慢性、非特异性炎症性疾病。

1.Th1 与 Th2 细胞因子平衡与哮喘病的关系

依据表面标志的不同可将成熟的 T 细胞分为 CD4[+] 和 CD8[+] 细胞，根据 CD4[+] 细胞分泌因子的不同可将其分为 Th0 和 Th3 细胞，而 Th0 细胞可以分化成 Th1 和 Th2 细胞。Th1 细胞主要分泌 IFN-γ、IL-12 和 IL-2 等因子，能够活化巨噬细胞，诱导机体的细胞免疫，在Ⅳ型变态反应中发挥重要作用;Th2 细胞主要分泌 GMCSF、IL-13、IL-10、IL-9、IL-5 和 IL-4 等因子。正常状态下 Th0 细胞按照一定比例分化为 Th1 和 Th2 细胞,两种细胞水平处于平衡状态,机体保证正常的体液免疫和细胞免疫功能。机体遭受异常抗原的刺激时,这种平衡状态将被打破,免疫应答随之出现异常。研究显示,哮喘病患者血清学特点为总 IgE 和特异性 IgE 水平均显著升高,而 B 细胞产生的 IgE 主要受到 Th2 细胞合成的 IL-13、IL-5、IL-4 因子的调节,且 IL-4 作为 B 细胞激活 IgE 必要介导因子,对调节 IgE 水平具有关键作用,因此 IL-4 水平在哮喘病发病中具有重要作用。同时也有多项研究显示哮喘患者血清 IL-4 水平显著升高,分析 IL-4 参与哮喘患者免疫调节过程的机制主要包括:①IL-4 通过调节 B 细胞合成 IgE 而诱导哮喘的发生;②IL-4 直接刺激肥大细胞;③IL-4 诱导 CD23 mRNA 转录水平提高,调节 CD23 分子表达而参与哮喘的发生;④IL-4 促进细胞间黏附分子、血管细胞黏附分子等分子表达,促进炎症细胞的趋化和聚集,诱导哮喘的发生。此外,IL-5 水平在哮喘发病中的作用也受到学界关注,该分子生物学特征相对局限,仅作用于成熟的 EOS,在 EOS 调节过程中发挥了重要作用。ELISA 实验研究发现,哮喘患者血清 IL-5 水平显著高于正常人群,且急性发作期患者较缓解期患者 IL-5 水平更高。IL-5 通过激活 EOS 诱导哮喘的急性发作,并与呼吸道持续的慢性炎症反应有一定关系。激活的 EOS 同时释放出白三烯等脂类介质,导致呼吸道平滑肌的异常收缩和呼吸道反应性的异常升高。

2.EOS 与哮喘病的关系

研究表明,哮喘患者痰液和支气管肺泡灌洗液中 EOS 均明显升高,双相哮喘反应患者同时存在血 EOS 水平的升高,故学者认为 EOS 的激活和聚集在哮喘患者呼吸道炎症反应中发挥重要作用。同时 EOS 浸润也是哮喘患者呼吸道炎症与其他炎症性疾病区别的重要特征,是哮喘炎症的"标志"。目前观点认为,哮喘患者 EOS 水平的升高与 EOS 凋亡基因受抑制密切相关。有学者通过活化嗜酸性粒细胞单抗标记机体活化的 EOS 以观察细胞的凋亡情况,发现哮喘患者气道内存在明显的 EOS 凋亡障碍,且急性发作期患者凋亡的 EOS 数目明显低于缓解期患者,证实了 EOS 凋亡失衡导致哮喘发病的观点,也表明促进 EOS 凋亡对缓解气道炎症反应、减轻哮喘患者症状具有重要作用。

3.黏附分子与哮喘病的关系

目前学界对气道慢性炎症引起哮喘的观点形成共识,但关于气道慢性炎症的形成机制尚未明确。在炎症细胞从血液向气道浸润的过程中,不仅需要血管内皮细胞黏附和横跨内皮的迁移,同时也需要与气道上皮细胞黏附,并穿过气道上皮层到达气道腔内。此外,EOS 等释放介质,因子导致上皮细胞损伤时也需要黏附分子的介导。有研究发现,细胞间黏附分子等黏附分子在哮喘患者的气道上皮细胞中呈现高表达,学者指出黏附分子的表达增强与相关基因的转录水平提高有关。

4.白三烯与哮喘病的关系

白三烯是呼吸道慢性炎症中极其重要的炎症介质,研究发现,哮喘患者血清中白三烯除源于激活的 EOS、中性粒细胞、淋巴细胞、单核细胞外,也源于内皮细胞、上皮细胞和成纤维细胞等支气管黏膜和黏膜下的结构性细胞。白三烯导致哮喘发病机制:①直接刺激支气管平滑肌,导致其强烈收缩;②引发呼吸道炎症,增加呼吸道对醋甲胆碱和组胺等的反应性;③导致气道高反应性,气道高反应性的基础是机体存在呼吸道炎症,过多炎症细胞和炎症介质的释放导致哮喘患者对白三烯等的敏感性升高。

5.气道重塑与哮喘的关系

近年来,国内外学者对哮喘患者气道黏膜研究发现,多数哮喘患者气管中除了存在明显的炎症细胞浸润外,其气管壁结构也存在不同程度的变化,包括基底膜增厚、平滑肌细胞肥大或增生、胶原纤维增生、弹性组织破坏、黏膜化生和血管生成等,即出现气道重塑。学者指出,气道重塑是发生气道梗阻的重要病理基础之一,且哮喘患者也易因为气道重塑导致气道高反应性的持续存在。气道重塑发生的基础是机体炎症反应对气管的持续性损伤作用和机体对损伤的修复导致气管组织的异常形成。气道重塑的过程中,细胞因子发挥了重要作用,目前最受重视的是转化生长因子(TGF)-β,Th2 细胞产生的 IL-4、IL-13 等细胞因子能够调节 TGF-β 的生成,而 Th1 细胞生成的 IFN-α 可以对 IL-4、IL-13 等细胞因子产生抵抗作用,从而影响 TGF-β 的生成。

二、临床表现

反复发作的喘息、咳嗽、胸闷、气促是典型支气管哮喘的主要临床表现,发作可呈隐匿性或急性,常有诱因,症状在夜间和(或)清晨发作或加剧,可以自行缓解,同时患儿可伴鼻痒、流涕、喷嚏、流泪、眼痒等黏膜过敏症状,或有哮喘等过敏性疾病家族史。

典型哮喘的呼吸道症状具有以下特征。

(1)诱因多样性:常有上呼吸道感染、变应原暴露、剧烈运动、大笑、哭闹、气候变化、接触物理或化学刺激等诱因。

(2)反复发作性:当遇到诱因时突然发作或呈发作性加重。

(3)时间节律性:常在夜间及凌晨发作或加重。

(4)季节性:常在秋冬季节或换季时发作或加重。

(5)可逆性:支气管舒张药物通常能够缓解症状,可有明显的缓解期。

典型哮喘发作时,患儿烦躁不安、呼吸增快、呼吸困难、鼻翼扇动、发绀、呼气相延长,双肺可闻及弥漫或散在的以呼气相为主的哮鸣音,病情严重时,患儿可出现心率增快、奇脉、胸腹部矛盾运动。当气道广泛阻塞,哮鸣音反而可能消失,称为"沉默肺",是哮喘最危险的体征。

部分患儿仅表现为长期慢性或反复咳嗽而无喘息,无呼吸道感染征象,经较长时间抗生素治疗无效而抗哮喘药物诊断性治疗有效,支气管激发试验阳性称为咳嗽变异性哮喘(CVA)。

哮喘发作时经常规药物治疗后仍有严重或进行性呼吸困难者,称为哮喘持续状态,除哮喘常见症状外还有大汗淋漓、意识障碍、端坐呼吸、严重发绀、心肺功能不全等表现,如支气管阻塞未及时缓解可迅速发展为呼吸衰竭,甚至威胁生命,应立即处理。

三、辅助检查

(一)肺通气功能检测

是儿童支气管哮喘诊断、疗效判断的客观指标。哮喘患儿表现为阻塞性通气功能异常,即第 1 秒用力呼气容积(FEV$_1$ 正常≥80%预计值)降低。对疑诊哮喘儿童,如出现肺通气功能降低,可进行支气管舒张试验,评估气流受限是否可逆;如果肺通气功能未见异常,则可考虑进行支气管激发试验,评估其气道反应性。

(二)过敏原检测

可了解患儿的过敏状态,协助哮喘诊断;帮助发现导致哮喘发生及加重的个体危险因素,制订环境干预措施和确定变应原特异性免疫治疗方案,可采用变应原皮肤点刺试验(SPT)或血清变应原特异性 IgE 测定等方法进行检测。需注意,过敏状态检测阴性不能排除哮喘的诊断。

(三)胸部影像学检查

主要用于鉴别诊断,对反复喘息、咳嗽的儿童怀疑哮喘以外的其他疾病,如呼吸道慢性感染(如肺结核)、气道异物及其他有影像学检查指征的疾病时,根据临床线索选择进行胸部 X 线片或 CT 检查。

(四)其他

气道炎症指标检测(如呼出气一氧化氮、诱导痰检测等)、支气管镜检查等对哮喘的鉴别诊断、治疗反应评估等有临床价值,可根据情况选择。

四、诊断标准与鉴别诊断

(一)典型哮喘的诊断标准

2016 年,中华医学会儿科学分会呼吸学组发表的我国儿童支气管哮喘诊断标准如下。

(1)反复喘息、咳嗽、气促、胸闷,多与接触变应原、冷空气、物理或化学性刺激、呼吸道感染、运动及过度通气(如大笑和哭闹)等有关,常在夜间和(或)凌晨发作或加剧。

(2)发作时双肺可闻及散在或弥漫性、以呼气相为主的哮鸣音,呼气相延长。

(3)上述症状和体征经抗哮喘治疗有效,或自行缓解。

(4)除其他疾病引起的喘息、咳嗽、气促和胸闷。

(5)临床表现不典型者(如无明显喘息或哮鸣音),应至少具备以下 1 项。①证实存在可逆性气流受限。支气管舒张试验阳性,指吸入速效 β_2 受体激动剂(如沙丁胺醇压力定量气雾剂 $200 \sim 400 \ \mu g$)后 15 min,FEV_1 增加≥12%。抗感染治疗后肺通气功能改善,指给予吸入糖皮质激素和(或)抗白三烯药物治疗 4～8 周,FEV_1 增加≥12%。②支气管激发试验阳性。③最大呼气峰流量(PEF)日间变异率(连续监测 2 周)≥13%。

符合第 1～4 条或第 4、第 5 条者,可诊断为哮喘。

(二)咳嗽变异性哮喘的诊断标准

(1)咳嗽持续>4 周,常在运动、夜间和(或)凌晨发作或加重,以干咳为主,不伴有喘息。

(2)临床上无感染征象,或经较长时间抗生素治疗无效。

(3)抗哮喘药物诊断性治疗有效。

(4)排除其他原因引起的慢性咳嗽。

(5)支气管激发试验阳性和(或)PEF 日间变异率(连续监测 2 周)≥13%。

(6)个人或一级、二级亲属过敏性疾病史,或变应原检测阳性。

以上第 1～4 项为诊断基本条件。

(三)鉴别诊断

本病需与喘息为主要症状的疾病相鉴别,常需鉴别的疾病如下。

1. 毛细支气管炎

即急性感染性细支气管炎,是主要发生于 2 岁以下,尤其是 2～6 月龄的婴幼儿的一种疾病,最常见的病因为呼吸道合胞病毒感染,以流涕、咳嗽、阵发性喘息、气促、三凹征、双肺可闻及哮鸣音及细湿啰音为主要临床表现。哮喘患儿咳嗽、喘息症状反复发作,常有过敏性疾病家族史及临床表现,对支气管舒张剂反应较好,可与之鉴别。

2. 气道异物

大多数患儿有异物吸入病史,其后出现不同程度喘息、咳嗽、呼吸困难甚至窒息缺氧等表现,查体可闻及喘息,呼吸音降低,继发感染可有湿啰音,胸部影像学主要表现为肺气肿或肺不张,可与支气管哮喘鉴别。

3. 气管支气管软化

多见于 1 岁及以下婴儿,临床表现为反复出现喘息,对吸入糖皮质激素和支气管舒张剂治疗效果欠佳,支气管镜下可见呼气时气管或支气管直径缩窄超过 1/2 即可诊断。没有特殊治疗,年龄增长症状自行缓解。

五、哮喘分期及分级

(一)哮喘分期

根据哮喘临床表现可分为三期。

(1)急性发作期:突然发生喘息、咳嗽、气促、胸闷等症状,或原有症状急剧加重。

(2)慢性持续期:近 3 个月内不同频度和(或)不同程度地出现过哮喘症状。

(3)临床缓解期:经过治疗或未经治疗,症状、体征消失,肺功能恢复到急性发作前水平,持续 3 个月以上。

(二)哮喘分级

哮喘的分级包括哮喘控制水平分级、病情严重程度分级和急性发作严重程度分级。

1. 哮喘控制水平分级

哮喘控制水平的评估,包括对目前哮喘症状控制水平的评估和未来危险因素评估。通过评估近 4 周的哮喘症状,将控制水平分为良好控制、部分控制和未控制 3 个水平。未来危险因素的评估包括未来出现急性发作、不可逆肺功能损害和药物相关不良反应风险的评估(表 5-1、表 5-2)。

表 5-1　≥6 岁儿童哮喘症状控制水平分级

评估项目[a]	良好控制	部分控制	未控制
日间症状＞2 次/周 夜间因哮喘憋醒 应急缓解药物使用＞2 次/周 因哮喘出现活动受限	无	1～2 项	3～4 项

注:a.评估近 4 周的哮喘症状。

表 5-2　＜6 岁儿童哮喘症状控制水平分级

评估项目[a]	良好控制	部分控制	未控制
持续至少数分钟的日间症状＞1 次/周 夜间因哮喘憋醒或咳嗽 应急缓解药物使用＞1 次/周 因哮喘出现活动受限（较其他儿童跑步、玩耍减少，步行/玩耍时容易疲劳）	无	1～2 项	3～4 项

注：a. 评估近 4 周的哮喘症状。

2. 哮喘病情严重程度分级

哮喘病情严重程度应依据达到哮喘控制所需的治疗级别进行回顾性评估分级，因此通常在控制药物规范治疗数月后进行评估，其可分为间歇性哮喘、轻度持续性哮喘、中度持续性哮喘、重度持续性哮喘。哮喘严重度并非固定不变，随着治疗时间长短可能出现变化。

3. 哮喘急性发作严重度分级

接触变应原、刺激物或呼吸道感染可诱发哮喘急性发作，常表现为哮喘症状进行性加重，呼气流量降低，其起病缓急和病情轻重不一，可在数小时或数日内出现，偶尔可在数分钟内危及生命，因此应及时正确地评估病情，并立即给予有效的处理和治疗。根据哮喘急性发作时的症状、体征、肺功能及血氧饱和度等情况进行严重度分型，≥6 岁及＜6 岁儿童急性发作严重度指标略有不同（表 5-3、表 5-4）。

表 5-3　≥6 岁儿童哮喘急性发作严重度分级[a]

临床特点	轻度	中度	重度	危重度
气短	走路时	说话时	休息时	呼吸不整
体位	可平卧	喜座位	前弓位	不定
讲话方式	能成句	成短句	说单字	难以说话
精神意识	可有焦虑、烦躁	常焦虑、烦躁	常焦虑、烦躁	嗜睡、意识模糊
辅助呼吸肌活动及三凹征	常无	可有	通常有	胸腹反常运动
哮鸣音	散在，呼气末期	响亮、弥散	响亮、弥散、双相	减弱乃至消失
脉率	略增加	增加	明显增加	明显增加
PEF 占正常预计值或本人最佳值的百分数（%）[b]	SABA 治疗后：＞80	SABA 治疗前：50～80 SABA 治疗后：60～80	SABA 治疗前：≤50 SABA 治疗后：≤60	无法完成检查
血氧饱和度（吸空气）	0.90～0.94	0.90～0.94	0.90	＜0.90

注：a. 判断急性发作严重度时，只要存在某项严重程度的指标，即可归入该严重度等级；b. 幼龄儿童较年长儿和成人更易发生高碳酸血症（低通气）。PEF，最大呼气峰流量；SABA，短效 β_2 受体激动剂。

表 5-4 ＜6 岁儿童哮喘急性发作严重度分级[a]

症状	轻度	重度[c]
精神意识改变	无	焦虑、烦躁、嗜睡或意识不清
血氧饱和度(治疗前)[a]	≥0.92	<0.92
讲话方式[b]	能成句	说单字
脉率(次/min)	<100	>200(0～3 岁) >180(4～5 岁)
发绀	无	可能存在
哮鸣音	存在	减弱,甚至消失

注:a.血氧饱和度是指在吸氧和支气管舒张剂治疗前的测得值。b.需要考虑儿童的正常语言发育过程。c.判断重度发作时,只要存在一项就可归入该等级。

六、治疗

(一)治疗原则

(1)支气管哮喘的治疗要坚持长期、持续、规范、个体化的治疗原则。

(2)分期治疗。①急性发作期:必须快速缓解症状,如平喘、抗感染治疗。②慢性持续期和临床缓解期:防止症状加重和预防复发,如避免触发因素、抗炎、降低气道高反应性,并做好自我管理。③积极处理哮喘危重状态。

(3)药物治疗和非药物治疗两者相结合。

(4)重视哮喘防治教育和管理。强调基于症状控制的哮喘管理模式,避免治疗不足和治疗过度,治疗过程中遵循"评估—调整治疗—监测"的管理循环,直至停药观察。

(5)儿童哮喘的长期治疗方案。根据年龄分为≥6 岁和<6 岁儿的治疗方案,对未经正规治疗的初诊哮喘患儿根据病情严重程度选择第 2 级、第 3 级或更高级别治疗方案,每 1～3 个月审核 1 次治疗方案,根据病情控制情况适当调整治疗方案;如哮喘控制并已维持治疗 3 个月,可考虑降级治疗,直到可维持哮喘控制的最小剂量;如部分控制,可考虑升级治疗以达到控制;如未控制,可考虑升级或越级治疗直到达到控制(图 5-1、图 5-2)。

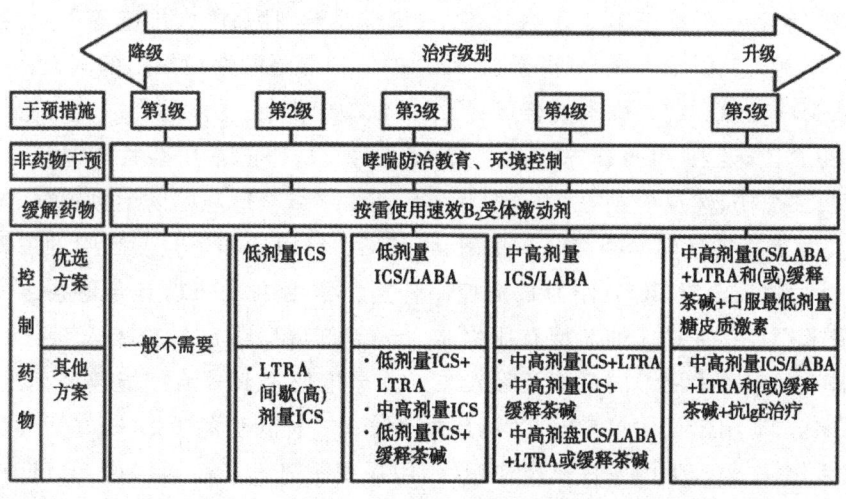

注:a.抗 IgE 治疗适用于 2 岁及以上儿童。

图 5-1 ≥6 岁儿童哮喘的长期治疗方案

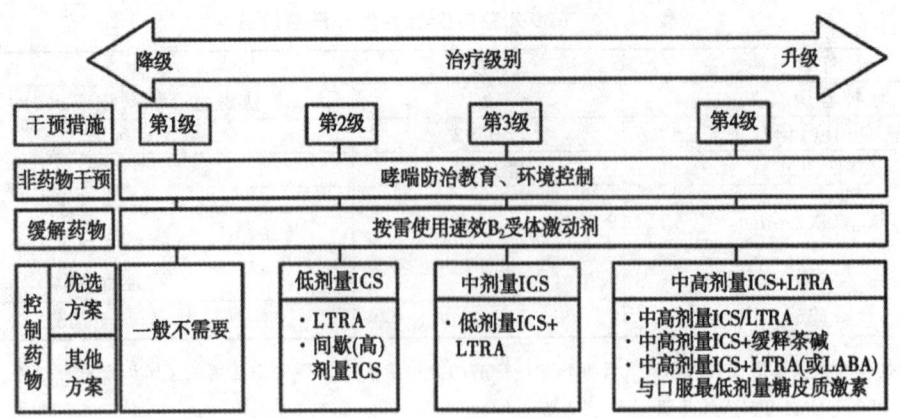

注:ICS,吸入性糖皮质激素;LTRA,白三烯受体阻滞剂;LABA,长效 β_2 受体激动剂。

图 5-2 <6 岁儿童哮喘的长期治疗方案

(6)临床缓解期的处理。通过加强哮喘患儿管理,监测病情变化,坚持规范治疗,避免诱发因素,治疗变应性鼻炎、鼻窦炎等并存疾病,以维持患儿病情长期稳定,提高其生命质量。

(二)治疗方法

目前治疗哮喘最好的方法是吸入治疗。吸入方法及吸入装置因年龄而异,压力定量气雾剂(pMDI)适用于 7 岁以上儿童,干粉吸入剂(DPI)适用于 5 岁以上儿童,pMDI 加储物罐及雾化器各年龄儿童均可使用。同时,不同装置的选择还与病情有关,哮喘严重发作时应借助储物罐吸入 pMDI 或用雾化器吸入溶液。此外,还可以通过口服、静脉、经皮等途径给予相应药物治疗哮喘。

(三)常用治疗药物

哮喘的药物分为控制药物和缓解药物。

1. 常用的控制药物

(1)糖皮质激素(GC)。GC 是目前控制气道慢性炎症最基本、最有效的药物,其主要作用机制:①直接抑制各种炎症细胞如 T 淋巴细胞、嗜酸性粒细胞、肥大细胞等的激活及其趋化和浸润的过程,抑制炎症因子生成,减少微血管渗漏;②诱导嗜酸性粒细胞的凋亡;③干扰花生四烯酸代谢,减少白三烯和前列腺素的合成;④增加细胞膜上 β_2 受体的合成;⑤降低气道高反应性。主要用药途径:吸入、口服、静脉注射。静脉注射及口服的常用药物有氢化可的松琥珀酸钠、甲泼尼龙、泼尼松、泼尼松龙等,为全身用 GC,2014 年《全球哮喘防治创议(GINA)》和我国 2008 年版《儿童支气管哮喘诊断与防治指南》强调 GC 仅用于儿童重度哮喘的发作,症状缓解后首选吸入性糖皮质激素(ICS)作为长期控制药物。常用 ICS 药物有布地奈德、丙酸氟替卡松、丙酸倍氯米松等。常见 3 种剂型有压力定量气雾剂(pMDI)、干粉吸入剂(DPI)和雾化混悬液,应根据不同年龄采用不同剂型及吸入装置。雾化吸入 ICS 治疗指数高、安全性好,不需要患儿刻意配合,适用于任何年龄的儿童;环索奈德是一种新型的 ICS,以非活性形式给药,到达肺部后被活化,在小气道内发挥抗炎作用,作用强度明显大于布地奈德,但目前尚未进入中国市场;ICS 治疗儿童哮喘具有良好的疗效,能有效减少 GC 用量、减少住院率、减少患儿缺课时间。ICS 大部分进入胃肠道,但 99% 在肝脏首关效应中被迅速灭活,全身不良反应极低。研究表明,长期吸入中小剂量 ICS 不影响患儿的下丘脑-垂体-肾上腺轴(HPAA)、身高、骨骼,也不影响患儿的体重增长速率。常用药物剂量见表 5-5。

表 5-5　儿童常用吸入性糖皮质激素的每日剂量

单位:μg

药物	低剂量		中剂量		大剂量	
	≤5 岁	>5 岁	≤5 岁	>5 岁	≤5 岁	>5 岁
丙酸倍氯米松	100~200	200~500	200~400	500~1 000	>400	>1 000
布地奈德	100~200	200~600	200~400	600~1 000	>400	>1 000
布地奈德混悬液	250~500		500~1 000		>1 000	
氟替卡松	100~200	100~250	200~500		>50	

(2)长效 β_2 受体激动剂(LABA)。β_2 受体激动剂是支气管舒张剂,其主要作用机制为通过呼吸道的 β_2 受体,激活腺苷酸环化酶,使细胞内的环磷腺苷含量增加,游离 Ca^{2+} 减少,从而迅速松弛支气管平滑肌;抑制肥大细胞释放多种炎症介质;抑制中性粒细胞浸润、降低血管通透性。长效 β_2 受体激动剂(LABA)常用的药物有沙美特罗、福莫特罗等,主要用药途径是吸入、口服。近年来透皮吸收剂型妥洛特罗贴剂也较广泛应用,日本儿童哮喘指南将其作为一线支气管舒张剂使用。2014 年 GINA 仍强调吸入短效 β_2 受体激动剂(SABA)为儿童哮喘急性发作的第 1 级治疗。经中等剂量 ICS 控制不佳的儿童哮喘首选 ICS 联合 LABA 治疗。需注意的是,2010 年美国食品药物管理局申明 LABA 不应当单独用于儿童或成人哮喘的治疗。国外的一项双盲随机对照研究提示,4 岁及以上儿童使用沙美特罗/氟替卡松治疗哮喘效果显著优于中剂量丙酸氟替卡松,且两者在安全性方面无明显差异。

(3)白三烯受体阻滞剂(LTRA)。白三烯受体激动剂是非激素类抗炎药,其主要作用机制:①抑制变态反应性炎症;②抑制气道炎症并伴随多种细胞因子和血管细胞黏附分子的下调;③降低呼出气中一氧化氮释放;④抑制气道白三烯的释放;⑤改善肺功能,降低气道高反应性;⑥抑制气道重塑及抗纤维化。最常用药物为孟鲁司特钠(商品名:顺尔宁),用药途径为口服。白三烯受体激动剂可单独作为儿童轻度持续哮喘长期控制治疗的药物,尤其适用于无法应用或不愿使用 ICS 或伴变应性鼻炎的患儿。有研究发现,对轻度持续哮喘患儿在社区实际生活条件下,单用孟鲁司特钠可有效控制哮喘症状发作。研究表明,对于 ICS 联合 β_2 受体激动剂控制不佳的哮喘患者,加用白三烯受体激动剂后,症状及肺功能显著改善。据报道,2~5 岁儿童每日服用孟鲁司特钠 1 次治疗,连续治疗 1 年可降低哮喘恶化率 30%,降低激素的使用量。

(4)缓释茶碱。茶碱类药物主要作用机制:①茶碱浓度为 10~20 mg/L,可抑制磷酸二酯酶活性,提高细胞内环磷酸腺苷的水平,抑制细胞内钙离子内流,促进钙离子外流,从而舒张支气管平滑肌;②低浓度茶碱(5~10 mg/L)具有抗炎及免疫调节作用。常用药物有氨茶碱、多索茶碱、缓释茶碱等,主要用药途径是口服。静脉注射茶碱类药物不良反应较大,治疗量与中毒量相近,2014 年 GINA 指南指出,静脉注射茶碱类药物不应该用于哮喘急性发作的治疗。

口服缓释茶碱可维持昼夜稳定的血药浓度,增强了安全性。对贫困地区或低经济收入中度持续性哮喘患者,当单纯 ICS 不能控制时,可加用小剂量缓释茶碱口服治疗。ICS 联合茶碱在抗炎方面可能存在某种协同作用。研究报道,使用 ICS 联合口服小剂量缓释茶碱片治疗<5 岁儿童中度持续性哮喘,与 ICS 联合孟鲁司特钠比较,疗效相当,不良反应发生率近似,费用明显减少。

(5)肥大细胞膜稳定剂,如色甘酸钠。

(6)全身性糖皮质激素,常用泼尼松 $1\sim2$ mg/(kg·d)、氢化可的松 $5\sim10$ mg/kg、甲泼尼龙 $1\sim2$ mg/kg 等。

2.常用的缓解药物

(1)吸入型速效 β_2 受体激动剂:如沙丁胺醇、特布他林,是临床应用最广泛的支气管扩张剂。

(2)口服短效 β_2 受体激动剂:如丙卡特罗 1.25 μg/kg,每日 2 次。

(3)抗胆碱能药物。抗胆碱能药为胆碱受体阻滞剂,有较强的支气管舒张作用。其舒张支气管的主要机制:①通过阻断气道平滑肌上的 M 胆碱受体,抑制细胞内环鸟苷酸的合成;②阻断神经节后迷走神经传出支,降低迷走神经的张力;③阻断气道内由胆碱神经释放的乙酰胆碱作用,降低内源性迷走神经的胆碱能对气道起收缩作用。最常用药物为异丙托溴铵,用药途径为雾化吸入。目前不推荐单一使用抗胆碱能药治疗儿童哮喘,常与 SABA 联合应用治疗哮喘急性发作。SABA 主要作用于中小气道,起效快,持续时间短,异丙托溴铵主要作用于大、中气道,起效较慢,持续时间较长,两者联合治疗可相互弥补,使支气管舒张作用增强并持久。

(4)短效茶碱。

(四)特异性免疫治疗

特异性免疫治疗(SIT)是目前唯一的对因治疗,对有花粉、尘螨等过敏的患儿可在哮喘控制良好的基础上进行,改变哮喘病程。治疗途径包括皮下注射和舌下含服两种方案。

1.作用机制

(1)诱导产生 IgG 抗体:经过敏原长期重复刺激机体能产生不同类型的免疫球蛋白 IgG,高亲合力 IgG 可与特异性 IgE 竞争过敏原,而减少过敏原被特异性 IgE 捕获,从而降低机体对过敏原的易感性。低亲合力 IgG 以特异性的 IgG 作为桥梁和其抑制性受体 FcγRⅡB(免疫球蛋白 IgG 受体ⅡB)结合,FcεRⅠ可以和抑制性的 FcγRⅡB 交联,进而减弱肥大细胞的活化,降低机体的过敏反应。

(2)调节 Th1/Th2 平衡:CD4 辅助性 T 细胞按其功能分为两群,即 Th1 和 Th2。在正常情况下,Th1 和 Th2 型细胞因子相互抑制彼此表型的分化和功能,当二者相对平衡时,可维持机体细胞和体液免疫功能正常。哮喘是以 Th2 细胞占优势的变态反应性疾病,SIT 可促使 Th2 向 Th1 转化,减少 IL-4、IL-5 等细胞因子的分泌,促进 Th1 产生 IL-2、IFN-γ,发挥抗过敏及抑制 Th2 型细胞活性作用。

(3)增强调节性 T 细胞(Treg)及调节性 B 细胞(Breg)介导的免疫耐受和免疫调节:Treg 在调节免疫应答中发挥着重要作用。SIT 治疗可减少过敏部位的肥大细胞及嗜酸性粒细胞和嗜碱性粒细胞的数量,同时能增多 Treg 及 Breg 的数量,增加 IL-10 的分泌,抑制炎性树突细胞中细胞因子的分泌,减少炎性效应细胞如 Th1、Th2 及 Th17 细胞,还可能通过抑制 CCL20 及肺组织 IL-33、CCL17、eotaxin 水平等,拮抗过敏反应。SIT 治疗 1.5～2 年的屋尘螨过敏哮喘患儿,外周血中 CD4、CD25、Foxp3T 细胞较治疗前明显增加。

(4)降低变应原特异性 IgE:SIT 可抑制变应原特异性 IgE 的生成。SIT 可增加 IL-10 的分泌,血清中总 IgE 和变应原特异性 IgE 合成受 IL-10 的抑制,并可增加 IgG4 生成。同时 SIT 可调节特异性 IgE 向 IgG 转化,进而阻断抗原特异性 IgE 介导的免疫反应。

2. SIT 分类及给药途径

目前临床应用的 SIT 主要有两种形式,即皮下(SCIT)和舌下(SLIT)。

SCIT 可以改善哮喘症状,降低急诊就诊率,减少常规用药。虽然 SCIT 在呼吸道过敏性疾病临床应用中的有效性已得到认可,但长期皮下注射也给患者带来不便及不必要的不良反应(主要指局部反应、诱发哮喘急性发作等),甚至发生致命性的系统性反应(如过敏性休克)。

为了弥补其安全性不足的问题,20 世纪 90 年代 SLIT 开始研发出来。到 2010 年,草花粉药片在欧洲首次实现商品化,舌下含服或舌下滴定的用药方式开始替代 SCIT。因 SLIT 安全性更高及更好临床依从性,目前已成为 SIT 首选的给药方法。

3. SIT 安全性

有学者观察了 673 例支气管哮喘患者,总计行 21 860 次皮下注射脱敏治疗,仅出现 776 例次(3.5%)不良反应,表现为局部皮肤红肿、咳嗽、喘息、胸闷、眼鼻症状、皮疹发生、瘙痒、咽喉瘙痒、发热等;以局部反应为主,全身反应极少发生,无一例哮喘急性发作和过敏性休克发生。各种不良反应的发生率均低于 3%,说明 SIT 是比较安全的。

SCIT 难以精确控制每次皮下注射抗原剂量,如果注射剂量过大,较大可能激发哮喘,或引起皮疹等不良反应,如果每次注射剂量过小则可能延长疗程,且 SCIT 有可能诱发过敏性休克。

SLIT 经舌下给药,给药方式温和,用药方便,剂量更易于控制,无须皮下注射,不良反应较少。无论是局部不良反应还是全身不良反应,SLIT 不良反应发生率较 SCIT 均低,相比较 SLIT,更适用于进行长期脱敏治疗的患者,尤其适合儿童患者。总之,SLIT 较 SCIT 更具有安全性优势。

4. SIT 依从性

SCIT 长期皮下注射,不良反应相对较多,而 SLIT 仅需舌下含服,使用方便,且临床实践中不良反应少,且无严重不良反应表现。研究显示,SLIT 有更高的依从性,而影响 SIT 依从性的主要原因依次为临床效果、治疗花费及不良反应。在临床治疗中,因缺乏医护人员持续监督和提醒而遗忘是最常见原因,常有家属在显效初期即自行停药,或短期治疗未见效果后放弃治疗,患者或其家属对治疗的理解及治疗效果对长期治疗的依从性影响较大,因此,对接受 SIT 治疗的患者或家属进行教育和管理至关重要。近年来,互联网技术的快速发展,部分医疗机构开始使用微信等社交软件建立随访群组进行规范管理,以加强医患沟通,提高患者及家属对疾病的认识。研究证实此方法很大程度地提高患者的治疗依从性,进而提高临床疗效。有国外研究指出,每日给药 1 次的治疗方法最易被患者接受。

5.特异性免疫治疗的适用条件

(1)适应证。参考中国特异性免疫治疗的临床实践专家共识,SIT 的适应证可归纳为:①患者的临床症状与某些日常接触的变应原密切相关,且无法完全避免;②长期使用药物控制症状和(或)进行严格环境控制避免接触变应原,给患者带来沉重的经济负担,想要获得根本性的治疗;③长期使用抗组胺药物或中等量以上的吸入性糖皮质激素后,患者症状仍未获得良好控制;④经过敏原检测已明确患者存在单一尘螨过敏和(或)少数其他致敏原,有研究对尘螨脱敏儿童进行随访观察近 2 年,发现多重过敏患者与单一尘螨过敏患者相比较疗效无显著差异;⑤患者的临床症状与某一致敏原分布的季节明确相关,该致敏原流行期间,常诱发剧烈的临床症状;⑥使用常规药物治疗哮喘会诱发严重的不良反应。

(2)禁忌证。SIT 不存在绝对的禁忌证,相对禁忌证:①严重免疫缺陷病;②存在恶性肿瘤;③有严重的精神症状,不能配合治疗;④正在使用 M 胆碱受体阻滞剂;⑤患者的依从性差;⑥未得到控制的严重哮喘和(或)不可逆的气道阻塞(合适的药物治疗后,一秒钟用力呼气容积仍持续低于 70% 预计值);⑦患有严重的心血管疾病(使用肾上腺素时,发生不良反应的概率大大增加,当免疫治疗出现过敏性休克急救时,降低抢救成功的概率);⑧皮下注射脱敏一般限制年龄为 ≥5 岁的儿童,舌下脱敏治疗年龄可扩大至 ≥3 岁的患儿。尽管特异性免疫治疗用于治疗哮喘患儿已超过 10 年,但至今仍极少有研究评估不同年龄阶段过敏性哮喘患儿使用 SIT 的安全性,虽然很多方面原因尚不清楚,但为保证治疗的安全性,所以 3 岁以下的年龄仍被默认为是一类禁忌。

6.疗效

(1)预防哮喘:SIT 可以降低某些有较高哮喘易感性的过敏体质儿童未来哮喘的发生率。有研究证实,过敏性鼻炎患儿及仅有一定敏感性的儿童,得到屋尘螨 SIT 治疗后不仅能缓解过敏症状,同时能降低其他过敏性疾病(过敏性鼻炎或哮喘)的发生率。一项多中心研究探索了 SIT 是否能够减少 7~13 岁过敏体质儿童的哮喘发生率。在治疗 3 年之后,有哮喘症状的患儿比对照组明显减少,存在统计学意义,在之后 5 年间该差异仍持续存在,证实 SIT 治疗确实可影响变态反应性致敏的临床转归。

(2)控制已发生的哮喘:一项关于屋尘螨哮喘患者 SIT 的多中心研究,将 129 位患者随机分为两组,均使用常规 ICS 药物,实验组分别接受为期 52 周的屋尘螨提取物的治疗,对照组接受安慰剂治疗。统计显示 SIT 确实能显著减轻患者症状,降低药物分数,并改善自我评分分数。另外,有一项研究显示,经过屋尘螨 SIT 治疗后的 65 名哮喘患儿对吸入性糖皮质激素的需求确实大大降低。经过 2 年的治疗,接受 SIT 治疗的受试者吸入氟替卡松的剂量从 330.3 $\mu g/d$ 降至 151.5 $\mu g/d$,而对照组剂量从 290.6 $\mu g/d$ 降到 206.3 $\mu g/d$。

(3)其他:SIT 能够显著改善患者的过敏性鼻炎和过敏性皮炎相关症状,降低变态反应的强度,对提高患者生活质量与个人健康有着十分重要的作用。同时,对伴随出现哮喘相关症状也具有良好的治疗效果,并能有效降低此类患儿未来哮喘的发生率。目前,SIT 已普遍用于过敏性鼻炎、过敏性皮炎等过敏体质患儿的治疗。

(五)哮喘急性发作期的治疗

1.一般治疗

(1)氧疗:哮喘急性发作时,如果患儿经皮血氧饱和度低于 92%,需给予氧疗,可通过鼻导管、面罩或头罩给氧,使患儿氧饱和度达到 94% 以上。

(2)液体疗法:液体摄入不足、不显性失水增加、呕吐等可导致患儿脱水,可选用生理盐水或者乳酸 Ringer 液治疗,此外还应注意纠正电解质紊乱,如低钾血症等。

2.药物治疗

(1)吸入型速效 β_2 受体激动剂:是治疗儿童哮喘急性发作的首选药物。常用雾化吸入沙丁胺醇或特布他林,体重≤20 kg,每次 2.5 mg;体重>20 kg,每次 5 mg;第 1 小时可每 20 min 1 次,以后根据治疗反应逐渐延长给药间隔,根据病情每 1~4 h 重复吸入治疗。

(2)糖皮质激素:全身应用糖皮质激素是治疗儿童哮喘重度发作的一线药物,可予静脉滴注氢化可的松琥珀酸钠 5~10 mg/kg,每 6~8 h 1 次,或甲泼尼龙 1~2 mg/kg,每 6~8 h 1次。此外,可选用雾化吸入布地奈德混悬液 1 mg,可每 20 min 吸入 1 次,连续 3 次,待病情缓解后每 6~8 小时雾化 1 次。

(3)抗胆碱能药物:短效抗胆碱能药物(SAMA)是儿童哮喘急性发作联合治疗的组成部分,可选用异丙托溴铵治疗,体质量≤20 kg,每次 250 μg;体质量>20 kg,每次 500 μg,加入 β_2受体激动剂溶液作雾化吸入。

(4)硫酸镁:25~40 mg/(kg·d)(≤2 g/d),分 1~2 次,加入 10% 葡萄糖注射溶液 20 mL缓慢静脉滴注(20 min 以上),酌情使用 1~3 d。

(5)茶碱:在哮喘急性发作的治疗中,一般不推荐静脉使用茶碱;如经上述药物治疗后仍不能有效控制时,可酌情考虑使用,但治疗时需密切观察,并监测心电图、血药浓度,警惕药物不良反应。常用氨茶碱首剂 5 mg/kg,20~30 min 静脉滴入,其后给予 0.7~1 mg/(kg·h)维持。

(6)抗菌药物:哮喘急性发作期若有细菌感染的征象如发热、脓痰、胸部 X 线片有阴影或实变等改变时,可根据需要应用抗菌药物,并根据痰培养及药敏试验结果合理选用。

(7)其他:如无条件使用吸入型速效 β_2 受体激动剂,可使用 1∶1 000 肾上腺素 0.01 mL/kg皮下注射(≤0.3 mL),必要时可每 20 min 1 次,不超过 3 次。

3.机械通气辅助治疗

1)无创通气

适用于有严重呼吸困难又无紧急气管插管指征的患儿,有利于减少呼吸功,减轻呼吸肌疲劳,为药物治疗发挥作用争取时间。可采用面罩行持续气道正压通气(CPAP),如果应用无创通气后患儿病情无改善甚至恶化,应尽早改为气管插管通气,以免贻误治疗时机。

2)有创通气

(1)适应证:①绝对适应证包括心搏呼吸骤停、严重缺氧、意识状态急剧恶化等;②相对适应证,积极治疗后,$PaCO_2$ 仍持续增高(>40 mmHg)伴进行性呼吸性酸中毒,伴发严重代谢性酸中毒,持续低氧血症,烦躁不安或反应迟钝、呼吸窘迫、大汗淋漓,提示严重呼吸肌疲劳或衰竭,既往曾因哮喘危重状态行气管插管机械通气。

(2)气管插管:①推荐经口气管插管,优点在于操作相对简单、快速;导管口径相对较大,便于吸痰和降低气道阻力;哮喘患儿常伴有鼻部疾病如鼻窦炎等,经鼻插管可能增加鼻窦炎、中耳炎的发生率;哮喘患者上机时间一般较短,无须长期进行口腔护理。②插管前先给100%氧气吸入,吸痰清理呼吸道,对烦躁不安的患儿可先应用镇静剂如地西泮对症治疗,由操作熟练的医师完成插管。

(3)呼吸机参数的设定:设置呼吸机参数需结合重症哮喘的病理生理学特点进行考虑,患者因存在气道阻力增高、呼吸功和静态肺容量增加,而伴有气体陷闭和增加的内源性呼气末正压(auto-PEEP)。气体陷闭是由于支气管痉挛、炎症、分泌物等形成的活瓣阻塞气道,静态肺容量增加可导致 auto-PEEP 增高。所以,应采用小潮气量、高吸气流速、低呼吸频率以避免气压伤和过高的 auto-PEEP。同时采用"允许性高碳酸血症"策略,即在进行低通气纠正低氧血症的同时,允许 $PaCO_2$ 有一定程度的升高,血液 pH 在允许的范围内(一般为 pH>7.2),而不强调使 $PaCO_2$ 迅速降至正常。采用"允许性高碳酸血症"是为了避免并发症的过渡方式,只在常规通气方式和相应措施无效时才考虑使用。

(4)机械通气模式:可选择压力控制或者容量控制。压力控制模式采用递减气流,有利于达到吸气峰压(PIP),但是随着气道阻力的变化,潮气量也随之变化,可能导致通气不足、二氧化碳潴留。容量控制模式在没有明显漏气的情况下可输送恒定潮气量,通过测量 PIP 和平台压可动态观察气道阻力的变化,避免气压伤产生,但是不足之处是由于潮气量恒定,如果呼气不完全则可造成肺过度膨胀,严重时导致气胸等并发症的发生。PEEP 的应用目前存在争议,但是对于有自主呼吸的患儿,若 PEEP 小于 auto-PEEP 则有利于萎陷的肺泡复张,改善通气/血流比值,增加肺的顺应性,减少呼吸功,缓解呼吸困难。呼吸机参数的初始设置见表5-6。

表 5-6　危重哮喘患者呼吸机参数的初始设置

参数	推荐
通气模式	A/C
容量/压力控制	容量控制或者压力控制
呼吸频率	低频率,各年龄段正常呼吸频率的 1/2
潮气量	6 mL/kg
平台压	<30 cmH_2O
吸呼比	1:3,吸气时间 0.75~1.5 s
PEEP	0~3 cm H_2O
FiO_2	开始 100%,此后选择维持 PO_2>60 mmHg 的最低浓度

(5)镇静剂、麻醉剂和肌松剂的应用:①镇静剂,过度焦虑、需要插管的患儿可应用,使用时需严密观察病情,常用地西泮 0.3~0.5 mg/kg、咪达唑仑等;②麻醉剂,与镇静剂联用可给予患儿舒适感,防止人机对抗,降低氧耗和二氧化碳产生,首选氯胺酮,其具有镇静、镇痛和舒张支气管的作用,首剂 2 mg/kg,之后 0.5~2 mg/(kg·h)维持,但氯胺酮有扩张脑血管作用,高颅压患儿慎用;③肌松剂,如果已用镇静、麻醉药物后仍然存在人机对抗,气道压力高,可考虑使用肌松剂抑制患儿自主呼吸,常用维库溴铵,参考用量为 4 个月内小儿(包括新生儿)首剂 0.01~0.02 mg/kg,5 个月以上小儿 0.08~0.1 mg/kg,静脉注射,速度为 0.8~1.4 μg/(kg·h),使用时间不宜过长,尤其是与糖皮质激

素合用时容易发生急性肌病综合征。

（6）撤机：气道阻力下降，PaO_2 正常，镇静药、麻醉药和肌松剂已撤除，症状体征明显好转后考虑撤机。

（7）常见并发症：低血压、气压伤、低氧、气胸、皮下气肿、心搏骤停等。

（高　萍）

第七节　急性上呼吸道感染

急性上呼吸道感染（acute upper respiratory tract infection，AURI）简称上感，俗称"感冒"，是小儿最常见的疾病。系由各种病原体引起的上呼吸道炎症，主要侵犯鼻、咽、扁桃体及喉部。一年四季均可发病。若炎症局限在某一组织，即按该部炎症命名，如急性鼻炎、急性咽炎、急性扁桃体炎、急性喉炎等。急性上呼吸道感染主要用于上呼吸道局部感染定位不确切者。

一、病因

各种病毒和细菌均可引起，以病毒感染为主，可占原发性上呼吸道感染的 90% 以上，主要有鼻病毒、呼吸道合胞病毒、流感病毒、副流感病毒、腺病毒、单纯疱疹病毒、柯萨奇病毒、埃可病毒、冠状病毒、EB 病毒等。少数可由细菌引起。由于病毒感染，上呼吸道黏膜失去抵抗力而继发细菌感染，最常见致病菌为 A 组溶血性链球菌、肺炎链球菌、流感嗜血杆菌、葡萄球菌等。近年来肺炎支原体亦不少见。

婴幼儿时期由于上呼吸道的解剖生理特点及免疫特点易患本病。营养障碍性疾病，如维生素 D 缺乏性佝偻病、锌或铁缺乏症，以及护理不当、过度疲劳、气候改变和不良环境因素等，给病毒、细菌的入侵造成了有利条件，则易致反复上呼吸道感染或使病程迁延。

二、临床表现

本病多发于冬春季节，潜伏期 1～3 d，起病多较急。由于年龄大小、体质强弱及病变部位的不同，病情的缓急、轻重程度也不同。年长儿症状较轻，而婴幼儿症状较重。

（一）一般类型上感

1. 症状

（1）局部症状：流清鼻涕、鼻塞、打喷嚏，也可有流泪、微咳或咽部不适。患儿多于 3～4 d 不治自愈。

（2）全身症状：发热、烦躁不安、头痛、全身不适、乏力等。部分患儿有食欲缺乏、呕吐、腹泻、腹痛等消化系统的症状。有些患儿病初可出现脐部附近阵发性疼痛，多为暂时性，无压痛。可能是发热引起反射性肠痉挛或蛔虫骚动所致。如腹痛持续存在，多为并发急性肠系膜淋巴结炎应注意与急腹症鉴别。

婴幼儿起病急，全身症状为主，局部症状较轻。多有发热，有时体温可达 39～40 ℃，热程 2～3 d 至 1 周左右不等，起病 1～2 d 由于突发高热可引起惊厥，但很少连续多次，退热后，惊厥及其他神经症状消失，一般情况良好。

年长儿以局部症状为主,全身症状较轻,无热或轻度发热,自诉头痛、全身不适、乏力。极轻者仅鼻塞、流稀涕、喷嚏、微咳、咽部不适等,多于3～4 d自愈。

2.体征

检查可见咽部充血,咽后壁滤泡肿大,如感染蔓延至鼻咽部邻近器官,可见相应的体征,如扁桃体充血肿大,可有脓性分泌物,颌下淋巴结肿大,压痛。肺部听诊多数正常,少数呼吸音粗糙或闻及痰鸣音。肠病毒感染者可见不同形态的皮疹。

(二)两种特殊类型上感

1.疱疹性咽峡炎

由柯萨奇A组病毒引起,多发于夏秋季节,可散发或流行。临床表现为骤起高热,咽痛,流涎,有时呕吐、腹痛等。查体可见咽部充血,在咽腭弓、腭垂、软腭或扁桃体上可见数个至十数个2～4 mm大小灰白色的疱疹,周围有红晕,1 d后疱疹破溃形成小溃疡。病程1周左右。

2.咽-结合膜热

由腺病毒3、7型引起,多发生于春夏季,可在集体儿童机构中流行。以发热、咽炎和结膜炎为特征。临床表现为多呈高热、咽痛、眼部刺痛、结膜炎,有时伴有消化系统的症状。查体可见咽部充血、有白色点块状分泌物,周边无红晕,易于剥离,一侧或两侧滤泡性眼结膜炎,颈部、耳后淋巴结肿大。病程1～2周。

三、并发症

婴幼儿上呼吸道感染波及邻近器官,引起中耳炎、鼻窦炎、咽后壁脓肿、颈部淋巴结炎,或炎症向下蔓延,引起气管炎、支气管炎、肺炎等。年长儿若患A组溶血性链球菌性咽峡炎可引起急性肾小球肾炎、风湿热等。

四、辅助检查

病毒感染者血白细胞计数在正常范围内或偏低,中性粒细胞减少,淋巴细胞计数相对增高。病毒分离、血清反应、免疫荧光、酶联免疫等方法,有利于病毒病原体的早期诊断。细菌感染者血白细胞计数可增高,中性粒细胞数增高,在使用抗菌药物前进行咽拭子培养可发现致病菌。链球菌引起者可于感染2～3周血中ASO滴度增高。

五、诊断和鉴别诊断

根据临床表现不难诊断,但应与以下疾病相鉴别。

(一)流行性感冒

流行性感冒由流感病毒、副流感病毒所致,有明显的流行病史。局部症状轻,全身症状重,常有发热、头痛、咽痛、四肢肌肉酸痛等,病程较长。

(二)急性传染病早期

上呼吸道感染常为急性传染病的前驱症状,如麻疹、流行性脑脊髓膜炎、脊髓灰质炎、猩红热、百日咳、伤寒等,应结合流行病史、临床表现及实验室资料等综合分析,并观察病情演变加以鉴别。

(三)急性阑尾炎

上呼吸道感染同时伴有腹痛应与急性阑尾炎鉴别,本病腹痛常先于发热,腹痛部位以右下腹为主,呈持续性,有肌紧张和固定压痛点,白细胞及中性粒细胞计数增高。

六、治疗

(一)一般治疗

(1)注意适当休息,多饮水,发热期间宜给流质或易消化食物。

(2)保持室内空气新鲜及适当的温度、湿度。

(3)加强护理,注意呼吸道隔离,预防并发症。

(二)抗感染治疗

1.抗病毒药物应用

病毒感染时不宜滥用抗生素。常用抗病毒药物有以下几种。

(1)利巴韦林(病毒唑):具有广谱抗病毒作用,10～15 mg/(kg·d),口服或静脉滴注,或2 mg含服,1次/2 h,6次/d,疗程为3～5 d。

(2)双嘧达莫(潘生丁):有抑制 RNA 病毒及某些 DNA 病毒的作用,3～5 mg/(kg·d),疗程为3 d。

(3)双黄连针剂:60 mg/(kg·d),加入5%或10%的葡萄糖注射液中静脉滴注,采用其口服液治疗也可取得良好的效果。

局部可用1%的利巴韦林滴鼻液,4次/d;病毒性结膜炎可用0.1%的阿昔洛韦滴眼,1～2 h 1次。

2.抗生素类药物

如果细菌性上呼吸道感染、病情较重、有继发细菌感染,或有并发症者可选用抗生素治疗,常用者有青霉素、复方新诺明和大环内酯类抗生素,疗程3～5 d。如证实为溶血性链球菌感染或既往有风湿热、肾炎病史者,青霉素疗程应为10～14 d。

(三)对症治疗

(1)退热:高热应积极采取降温措施,通常可用物理降温如冷敷、冷生理盐水灌肠、温湿敷或35%～50%的酒精(乙醇)溶液擦浴等方法,或给予阿司匹林、对乙酰氨基酚、布洛芬制剂口服、小儿退热栓(吲哚美辛栓)肛门塞入,均可取得较好的降温效果。非超高热最好不用糖皮质激素类药物治疗。

(2)高热惊厥者可给予镇静、止惊等处理。

(3)咽痛者可含服咽喉片。

(4)鼻塞者可在进食前或睡前用0.5%的麻黄素液滴鼻。用药前应先清除鼻腔分泌物,每次每鼻孔滴入1～2滴,可减轻鼻黏膜充血肿胀,使呼吸道通畅,便于呼吸和吮乳。

七、预防

(1)加强锻炼,以增强机体抵抗力和防止病原体入侵。

(2)提倡母乳喂养,经常到户外活动,多晒阳光,防治营养不良及佝偻病。

(3)患者应尽量不与健康小儿接触,在呼吸道发病率高的季节,避免去人多拥挤的公共场所。

(4)避免发病诱因,注意卫生,保持居室空气新鲜,在气候变化时注意增减衣服,避免交叉感染。

(5)对反复呼吸道感染的小儿可用左旋咪唑每日 2.5 mg/kg,每周服 2 d,3 个月 1 个疗程。或用转移因子,每周注射 1 次,每次 4 U,连用 3～4 月。中药黄芪每日 6～9 g,连服 2～3 个月,对减少复发次数也有一定效果。

(高　萍)

第八节　急性支气管炎

急性支气管炎(acute bronchitis,AB)为儿科常见病,常继发于上呼吸道感染之后,也为肺炎的早期表现。气管常同时受累,故诊断应为急性气管、支气管炎。是某些急性传染病如麻疹、百日咳、白喉等的常见并发症。

一、病因

病原体多为病毒、细菌,临床多见为细菌和病毒混合感染。凡能引起上呼吸道感染的病原体均可引起支气管炎。

二、临床表现

起病可急可缓。发病早期常有上呼吸道症状,最常见的症状是发热、咳嗽。体温多波动在 38.5 ℃左右,可持续 3～5 d。咳嗽初为干咳,以后随分泌物增多而出现咳痰,初期为白色黏痰,随着病情进展渐转成脓痰。婴幼儿晨起时或兴奋时咳嗽加剧,偶有百日咳样阵咳。全身症状表现为精神不振、食欲低下、呼吸急促、呕吐、腹泻等,年长儿全身症状较轻,但可有头痛、乏力、咽部不适、胸痛等。体征可有咽部充血。肺部听诊早期为呼吸音粗糙,随病情进展可闻及散在干啰音及粗湿啰音,但啰音的部位多不固定,随着咳嗽及体位改变啰音可减少或消失。

婴幼儿时期有一种特殊类型的支气管炎,称为哮喘性支气管炎,是指婴幼儿时期有哮喘表现的支气管炎。多发生在 2 岁以下,体质虚胖及有湿疹或过敏史的小儿。患儿除有急性支气管炎临床表现外,往往伴有哮喘症状及体征,如呼气性呼吸困难,三凹征阳性,口唇发绀,双肺可闻哮鸣音及少量湿啰音,以哮鸣音为主,肺部叩诊呈鼓音。本病有反复发作倾向,每次发作症状、体征类同,但一般随年龄增长而发作减少,仅有少数至年长后发展为支气管哮喘。

三、辅助检查

胸片显示正常,或者肺纹理增粗,肺门阴影增深。病毒感染者周围血白细胞总数正常或偏低,细菌感染或混合感染者周围血白细胞总数及中性粒细胞均可增高。

四、诊断与鉴别诊断

根据临床症状与体征主要为发热、咳嗽及肺部不固定粗的干、湿啰音,诊断不难。婴幼儿急性支气管炎病情较重时与肺炎早期不易鉴别,应按肺炎处理。哮喘性支气管炎应与支气管哮喘鉴别,后者多见于年长儿,起病急骤,反复发作,用皮质类固醇等气雾剂可迅速缓解或用肾上腺素皮下注射有效。

五、治疗

(一)一般治疗

治疗方法同上呼吸道感染,需经常改变体位,使呼吸道分泌物易于排出。

(二)控制感染

对考虑为细菌感染或混合感染者可使用抗生素,首选青霉素类抗生素,如青霉素、氨苄西林、阿莫西林,病原菌明确为百日咳杆菌或肺炎支原体、衣原体者选用大环内酯类,如红霉素、罗红霉素、阿奇霉素等。

(三)对症治疗

对频繁干咳者可给镇咳药,而呼吸道分泌物多者一般尽量不用镇咳剂或镇静剂,以免抑制咳嗽反射,影响黏痰咳出。常用止咳祛痰药有复方甘草合剂、急支糖浆,川贝枇杷露。对痰液黏稠者可行超声雾化吸入(含糜蛋白酶、庆大霉素、利巴韦林、肾上腺素等),亦可用10%氯化铵,每次 $0.1\sim0.2$ mL/kg 口服。对哮喘性支气管炎,可口服氨茶碱,每次 $2\sim4$ mg/kg,每6 h一次。伴有烦躁不安者可与异丙嗪合用,每次1 mg/kg,每6 h一次。哮喘严重者可口服泼尼松或将氢化可的松(或地塞米松)加入10%葡萄糖注射溶液中静脉滴注,疗程 $1\sim3$ d。

六、预防

与上呼吸道感染的预防相同。对反复发作者可用气管炎疫苗,在发作间歇期开始注射,每周1次,每次0.1 mL,若无不良反应,以后每次递增0.1 mL,至每次0.5 mL 为最大量,10次为1个疗程。效果显著者可再用几个疗程。

(王风伟)

第九节　脓胸和脓气胸

脓胸(empyema)指胸膜急性感染并胸膜腔内有脓液积聚。若同时有气体进入脓腔则形成脓气胸(pyopneumothorax)。脓胸多继发于肺部感染、邻近器官感染和败血症,少数为原发性。多见于2岁以下的小儿,年长儿也较常见。最常见的病原菌是葡萄球菌和大肠杆菌,其他如肺炎球菌、链球菌也可引起,厌氧菌也为重要致病菌,偶可见结核菌、阿米巴及真菌感染。

一、临床表现

(一)病史采集要点

1.起病情况

多数病人急性起病,持续高热不退。年长儿常诉胸痛。慢性脓胸者起病可较缓。

2.主要临床表现

除发热及胸痛表现外,大部分患儿呈轻度呼吸困难,少数患儿呼吸困难明显,可有发绀、鼻扇甚至端坐呼吸。晚期则见苍白、出汗、消瘦、无力等慢性消耗病容。发生张力性气胸时,可突然出现呼吸急促、鼻翼翕动、发绀、烦躁、持续性咳嗽,甚至休克。

3.既往病史

引起脓胸或脓气胸的疾病大致可分为两类:一类为胸膜腔周围的组织和器官炎症蔓延引起;另一类为血源性感染引起。因此要仔细询问患者有无这方面的病史。

(1)肺部感染:如细菌性肺炎、肺脓肿、支气管扩张继发感染等。

(2)纵隔感染:如纵隔炎、食管炎、淋巴结破溃。

(3)膈下感染:如膈下脓肿、肝脓肿、腹膜炎等。

(4)胸壁的感染及创伤。

(二)体格检查要点

1.一般情况

急性起病者呈急性病容,面色灰白、精神萎靡,可见呼吸困难、发绀。晚期多见贫血、消瘦。病程长者可有营养不良及生长发育迟缓。

2.肺部体征

与积液多少有关。大量胸腔积液时患侧胸廓饱满,肋间隙增宽,呼吸运动减弱,气管和心脏向健侧移位,纵隔向健侧和心尖冲动移位。叩诊浊音或实音,语颤减低,呼吸音减低或完全消失。少量胸腔积液时仅叩诊浊音、呼吸音减低或无明显体征。继发于肺炎者可闻干湿啰音。伴脓气胸时,胸上部叩诊为鼓音。脓胸病程超过 2 周可出现胸廓塌陷、肋间隙变窄、胸段脊柱凸向对侧或侧弯,这些畸形在感染完全控制后可逐渐恢复。

3.其他

可见杵状指(趾)。

(三)门诊资料分析

1.血常规

白细胞总数及中性粒细胞增多,可有核左移,严重者可见中毒颗粒。

2.血白细胞碱性磷酸酶和血清 C-反应蛋白

可升高。

3.X 线检查

积液少者肋膈角消失或膈肌运动受限。有时胸腔下部积液处可见弧形阴影;积液较多则患侧呈一片致密阴影,肋间隙增宽,严重者可见纵隔和心脏移位。有脓气胸时可见液平面。包裹性脓胸可见较固定的圆形或卵圆形密度均匀阴影,不随体位移动。不同体位摄片或透视有助于判断胸膜积液量的多少、积液位置、有无包裹等。

(四)进一步检查项目

1.胸腔穿刺

抽出脓液为诊断重要依据。脓液性状与病原菌有关。金黄色葡萄球菌引起者,常为黄绿色或黄褐色黏稠脓液;肺炎双球菌、链球菌引起者,脓液稀薄呈淡黄色;大肠杆菌引起者,脓液为黄绿色,有腐败臭味;厌氧菌引起者,脓液有恶臭。胸腔积液比重常高于 1.018,蛋白质高于 3.0 g,Rivalta 试验阳性。

2.脓液培养和直接涂片

有助于病原学诊断。

3.超声检查

可确定胸腔积液的有无、部位及多少、胸膜的厚度及有无气体存在。在超声引导下进行诊断性和治疗性穿刺可提高准确性。

4.必要时也可做 CT,协助诊断

二、诊断与鉴别诊断

(一)诊断要点

临床上出现高热、胸痛、咳嗽、呼吸困难表现,体检胸廓饱满、肋间隙增宽,叩诊浊音或实音,X 线、B 超有胸腔积液等表现,结合诊断性穿刺结果可确诊。

(二)鉴别诊断要点

常需与以下疾病鉴别。

1.大范围肺萎缩

脓胸者肋间隙扩张,气管向对侧偏移;而肺萎缩者肋间隙缩窄,气管向患侧偏,穿刺无脓液。

2.巨大肺大泡及肺脓肿

较难与本病鉴别。可根据穿刺减压后,肺组织复张分布情况进行鉴别。脓胸者肺组织集中压缩在肺门,而肺大泡者则外围有肺组织张开,并出现呼吸音。

3.膈疝

小肠疝入胸腔时胸片见多发气液影,胃疝入胸腔时见大液面易误为脓气胸,胸腔穿刺若为混浊或黏液、粪汁可相鉴别。

4.巨大膈下脓肿

胸腔可产生反应性积液,但肺组织无病变。穿刺放脓后无负压,或负压进气后 X 线摄片示脓肿在膈下,B 超检查可进一步鉴别。

5.结缔组织病并发胸膜炎

胸腔积液外观似渗出液或稀薄脓液,白细胞主要为多形核中性粒细胞。肾上腺素治疗后很快吸收有助于鉴别。

(三)临床类型

(1)根据起病急缓可分为急性脓胸、慢性脓胸。急性脓胸一般起病急骤,病程不超过 6 周～3 个月。急性脓胸经过 4～6 周治疗后脓腔未见消失,脓液稠厚并有大量沉积物,提示脓胸已进入慢性期。

(2)按病变累积的范围可分为全脓胸或局限性脓胸。全脓胸是指脓液占据整个胸膜腔,局限性脓胸是指脓液积存于肺与胸壁或横膈或纵隔之间,或肺叶与肺叶之间,也称包裹性脓胸。

(3)根据感染的病原体分为化脓菌性脓胸、结核菌性脓胸、真菌性脓胸及阿米巴脓胸。化脓菌引起的脓胸一般起病急,中毒症状明显,脓液培养可明确致病菌,一般以葡萄球菌多见。结核性脓胸:由结核菌从原发综合征的淋巴结经淋巴管到达胸膜,或胸膜下的结核病灶蔓延至胸膜所致,常有胸痛、气急及结核中毒症状。真菌性脓胸:多由放线菌、白念珠菌累及胸膜所致。阿米巴脓胸:多由阿米巴肝脓肿破入胸腔所致。脓肿破入胸腔时可发生剧烈胸痛和呼吸困难,甚至发生胸膜休克。

三、治疗

(一)治疗原则

①尽可能在短时间内有效控制原发感染,迅速排出胸腔积脓、消除脓腔,促使肺复张,以减少并发症和后遗症;②应加强支持疗法,改善全身状况。

(二)治疗计划

1.一般治疗

脓胸时蛋白渗出量大,且感染本身对机体损害较大,患儿可很快出现营养不良,抵抗力低下及贫血,故应注意休息,加强营养,如给高蛋白高热量饮食,补充多种维生素,必要时配合静脉高营养及肠道营养,需要时可输血、血浆、多种氨基酸或静脉用丙种球蛋白等。咳嗽剧烈者给予镇咳剂。呼吸困难者氧气吸入。

2.抗感染治疗

根据脓液细菌培养及药物敏感试验,适当选用两种有效的抗生素联合应用。细菌培养结果未知之前,可选用广谱抗生素。一般抗生素治疗应持续 3~4 周,体温正常后应再给药 2~3 周。疑有厌氧菌感染者可用甲硝唑治疗,疗程 4~6 周。待体温、白细胞正常,脓液吸收后再渐停药。结核分枝杆菌感染者应抗结核治疗,真菌感染者抗真菌治疗。

3.胸腔抽液

应及早反复进行,可每日或隔日一次。每次尽量将脓液抽尽,穿刺排脓后的次日,应行胸部透视,脓液增长较快的应每日一次将脓液抽尽,视情况可隔日一次,直到脓液消失为止。脓液黏稠时可注入生理盐水冲洗,每次穿刺冲洗后可适当注入少量抗生素,一般常用青霉素 20 万 U 或庆大霉素 1 万~2 万 U,加生理盐水 10~20 mL 稀释后注入。

4.胸膜腔闭式引流

(1)适应证:①患儿年龄小,中毒症状重;②脓液黏稠,反复穿刺排脓不畅或包裹性不易穿刺引流;③张力性脓气胸;④有支气管胸膜瘘或内科治疗 1 个月,临床症状未见好转或胸壁已并发较严重感染者。

(2)方法:①发生张力性气胸时,引流部位一般在锁骨中线外第 2~3 肋间。在局麻下切开皮肤 1 cm,用套管针将引流管送入胸腔内 2~3 cm,套管针或导管外端连接水封瓶,导管在水中深度 2 cm,使胸内气体只能单方向引流出体外。直至引流管不再排气,胸腔内积液很少,肺大部分复张膨起时可将引流管夹住,再观察 1~2 d 无其他变化时即可拔管。②引流是为了排脓,引流部位应选择胸腔的偏下后方。患儿半仰卧位,患儿手术一侧的手臂上举,取腋中线右侧第 6 肋间、左侧第 7~8 肋间作引流,在局麻下切开皮质 1~2 cm,用止血钳穿通肌层放引流管入胸腔,引流管远端接水封瓶。直到脓液残留很少量或无时可于引流后 3~7 d 拔管,拔管前可试夹管观察一日,若体温正常,症状无加重即可拔管。拔管后应立即封闭切口,以免气体进入胸腔,引流期宜每日或隔日用生理盐水冲洗脓腔并注入适当抗生素。

5.电视辅助胸腔镜

可分离包裹性脓胸使脓胸引流完全;也可清除肺表面的纤维素,直视下准确地放置引流管,达到促使肺复张和消灭脓腔的目的。

(三)治疗方案的选择

(1)急性脓胸应尽早选择敏感抗生素,积极排除脓液,渗出期内用大号针头胸穿抽脓或胸腔闭式引流治疗,脓胸进入到纤维脓性期,适用于胸腔镜处理。同时应加强支持疗法。

(2)慢性脓胸应改进原有脓腔的引流,根据情况选择开胸纤维板剥脱术、胸膜肺切除或胸廓成形术等。

(王凤伟)

第十节　急性呼吸衰竭

由于直接或间接原因导致的呼吸功能异常,使肺脏不能满足机体代谢的气体交换需要,造成动脉血氧分压下降和(或)二氧化碳潴留称为呼吸衰竭(respiratory failure)。呼吸衰竭有着明确的病理生理含义,单靠临床难以确诊,要根据血气分析做诊断。正常人动脉氧分压(PaO_2)为 $11.3 \sim 14.0$ kPa($85 \sim 105$ mmHg),二氧化碳分压($PaCO_2$)为 $4.7 \sim 6.0$ kPa($35 \sim 45$ mmHg),pH $7.35 \sim 7.45$。若 PaO_2 低于 10.6 kPa(80 mmHg);$PaCO_2$ 高于 6.0 kPa(45 mmHg),可认为呼吸功能不全。如 PaO_2 低于 8.0 kPa(60 mmHg),$PaCO_2$ 高于 6.7 kPa(50 mmHg),即可诊断呼吸衰竭。应指出这是成人和儿童的标准,婴幼儿 PaO_2 及 $PaCO_2$ 均较年长儿低,诊断标准也应有所不同。在婴幼儿大致可以 PaO_2 小于 6.7 kPa(50 mmHg),$PaCO_2$ 大于 6.0 kPa(45 mmHg)作为诊断呼吸衰竭的标准。在不同类型呼吸衰竭和不同具体情况也不能一概套用上述标准。如低氧血症型呼吸衰竭 $PaCO_2$ 可不增高,呼吸衰竭患儿吸氧后 PaO_2 可不减低。

小儿呼吸衰竭主要发生在婴幼儿,尤其是新生儿时期。它是新生儿和婴幼儿第一位死亡原因。由于对小儿呼吸生理的深入了解和医疗技术的进步,小儿呼吸衰竭的治疗效果已较过去明显提高,本节重点介绍新生儿和婴幼儿呼吸衰竭有关问题。

一、病因

呼吸衰竭的病因可分三大类,即呼吸道梗阻、肺实质性病变和呼吸泵异常。

(一)呼吸道梗阻

上呼吸道梗阻在婴幼儿多见。喉是上呼吸道的狭部,是发生梗阻的主要部位,可因感染、神经体液因素(喉痉挛)、异物、先天因素(喉软骨软化)引起。下呼吸道梗阻包括哮喘、毛细支气管炎等引起的梗阻。重症肺部感染时的分泌物、病毒性肺炎的坏死物,均可阻塞细支气管,造成下呼吸道梗阻。

(二)肺实质疾病

1.一般肺实质疾病

一般肺实质疾病包括各种肺部感染,如肺炎、毛细支气管炎、间质性肺疾病、肺水肿等。

2.新生儿呼吸窘迫综合征(RDS)

新生儿呼吸窘迫综合征(RDS)主要由于早产儿肺发育不成熟,肺表面活性物质缺乏引起

· 111 ·

广泛肺不张所致。

3. 急性呼吸窘迫综合征(ARDS)

急性呼吸窘迫综合征(ARDS)常在严重感染、外伤、大手术或其他严重疾病时出现,以严重肺损伤为特征。两肺间质和肺泡弥散的浸润和水肿为其病理特点。

(三)呼吸泵异常

呼吸泵异常包括从呼吸中枢、脊髓到呼吸肌和胸廓各部位的病变。共同特点是引起通气不足。各种原因引起的脑水肿和颅内高压均可影响呼吸中枢。神经系统的病变可以是软性麻痹,如急性感染性多发性神经根炎,也可以是强直性痉挛,如破伤风。呼吸泵异常还可导致排痰无力,造成呼吸道梗阻、肺不张和感染,使原有的呼吸衰竭加重。胸部手术后引起的呼吸衰竭也常属此类。

二、类型

(一)低氧血症型呼吸衰竭

低氧血症型呼吸衰竭又称Ⅰ型呼吸衰竭或换气障碍型呼吸衰竭。主要因肺实质病变引起。血气主要改变是动脉氧分压下降,这类患儿在疾病早期常伴有过度通气,故动脉 $PaCO_2$ 常降低或正常。若合并呼吸道梗阻因素,或疾病后期,$PaCO_2$ 也可增高。由于肺部病变,肺顺应性下降,换气功能障碍是主要的病理生理改变,通气/血流比例失调是引起血氧下降的主要原因,也大多有不同程度的肺内分流增加。

(二)通气功能衰竭

通气功能衰竭又称Ⅱ型呼吸衰竭。动脉血气改变特点是 $PaCO_2$ 增高,同时 PaO_2 下降,可由肺内原因(呼吸道梗阻,生理无效腔增大)或肺外原因(呼吸中枢、呼吸肌或胸廓异常)引起。基本病理生理改变是肺泡通气量不足。这类患儿若无肺内病变,则主要问题是二氧化碳潴留及呼吸性酸中毒。单纯通气不足所致的低氧血症不会很重,而且治疗较易。因通气不足致动脉氧分压低到危险程度以前,$PaCO_2$ 的增高已足以致命。

三、临床表现

(一)呼吸的表现

因肺部疾病所致呼吸衰竭,常有不同程度呼吸困难、"三凹"征、鼻煽等。呼吸次数多增快,到晚期可减慢。中枢性呼吸衰竭主要为呼吸节律的改变,严重者可有呼吸暂停。应特别指出,呼吸衰竭患儿呼吸方面表现可不明显,而类似呼吸困难的表现也可由非呼吸方面的原因引起,如严重代谢性酸中毒。单从临床表现难以对呼吸衰竭做出准确诊断。

(二)缺氧与二氧化碳潴留的影响

早期缺氧的重要表现是心率增快,缺氧开始时血压可升高,继则下降。此外,尚可有面色发青或苍白。急性严重缺氧开始时烦躁不安,进一步发展可出现神志不清、惊厥。当 $PaCO_2$ 在 5.3 kPa(40 mmHg)以下时,脑、心、肾等重要器官供氧不足,严重威胁生命。

二氧化碳潴留的常见症状有出汗、烦躁不安、意识障碍等。由于体表毛细血管扩张,可有皮肤潮红、嘴唇暗红、眼结膜充血。早期或轻症心率快,血压升高,严重时血压下降,年长儿可伴有肌肉震颤等,但小婴儿并不多见。二氧化碳潴留的确切诊断要靠血液气体检查。以上临床表现仅供参考,并不经常可见。一般认为 $PaCO_2$ 升高到 10.6 kPa(80 mmHg)左右,临床可有嗜睡或谵妄,重者出现昏迷,其影响意识的程度与 $PaCO_2$ 升高的速度有关。若 $PaCO_2$ 在数天内逐渐增加,则机体有一定的代偿和适应,血 pH 可只稍低或在正常范围,对患儿影响较小。若通气量锐减,$PaCO_2$ 突然增高,则血 pH 可明显下降,当降至 7.20 以下时,严重影响循环功能及细胞代谢,危险性极大。二氧化碳潴留的严重后果与动脉 pH 的下降有重要关系。缺氧和二氧化碳潴留往往同时存在,临床所见常是二者综合的影响。

(三)呼吸衰竭时其他系统的变化

1. 神经系统

烦躁不安是缺氧的早期表现,年长儿可有头痛。动脉 pH 下降,二氧化碳潴留和低氧血症严重者均可影响意识,甚至昏迷、抽搐,症状轻重与呼吸衰竭发生速度有关。因肺部疾病引起的呼吸衰竭可导致脑水肿,发生中枢性呼吸衰竭。

2. 循环系统

早期缺氧心率加快,血压也可升高,严重者血压下降,也可有心律不齐。北医大报告婴幼儿肺炎极期肺动脉压增高,可能与缺氧所致血浆内皮素增加有关。唇和甲床明显发绀是低氧血症的体征,但贫血时可不明显。

3. 消化系统

严重呼吸衰竭可出现肠麻痹,个别病例可有消化道溃疡、出血,甚至因肝功能受损,谷丙转氨酶增高。

4. 水和电解质平衡

呼吸衰竭时血钾多偏高,血钠改变不大,部分病例可有低钠血症。呼吸衰竭时有些病例有水潴留倾向,有时发生水肿,呼吸衰竭持续数日者,为代偿呼吸性酸中毒,血浆氯多降低。长时间重度缺氧可影响肾功能,严重者少尿或无尿,甚至造成急性肾衰竭。

四、并发症

呼吸衰竭的并发症包括呼吸衰竭时对机体各系统正常功能的影响及各种治疗措施(主要是呼吸机治疗)带来的危害,以下列举常见并发症:①呼吸道感染。②肺不张。③呼吸肌与肺损伤。④气管插管及气管切开的并发症。⑤肺水肿与水潴留。⑥循环系统并发症。⑦肾脏和酸碱平衡。

五、诊断

虽然血气分析是诊断呼吸衰竭的主要手段,但对患儿病情的全面诊断和评价,不能只靠血气,还要根据病史、临床表现和其他检查手段做出全面的诊断分析。

(一)病史

在有众多仪器检查手段的当前,仍应详细了解病史,对呼吸衰竭诊断的重要性在于它仍是其他诊断手段所不能代替的,不但有助于我们了解病情发生的基础,还便于有针对性地治疗。以下是需要注意询问了解的内容。

(1)目前患何种疾病,有无感染或大手术,这都是容易发生 ARDS 的高危因素;有无肺、心、神经系统疾病,这些疾病有可能导致呼吸衰竭;有无代谢疾病,尿毒症或糖尿病酸中毒的呼吸表现可酷似呼吸衰竭,要注意鉴别。

(2)有无突然导致呼吸困难的意外情况,如呕吐误吸或异物吸入,这在婴幼儿尤易发生,或是否误服了可抑制呼吸的药物。

(3)有无外伤史,颅脑外伤、胸部外伤均可影响呼吸,有无溺水或呼吸道烧伤。

(4)患儿曾接受何种治疗处理,是否用过抑制呼吸的药物,是否进行了气管插管或气管切开,有无因此导致气胸。

(5)有无发生呼吸困难的既往史,有无哮喘或呼吸道过敏史。

(6)新生儿要注意围生期病史,如母亲用药情况,分娩是否顺利,有无早产,是否有宫内窒息,有无引起呼吸窘迫的先天畸形(如横膈疝、食管闭锁)。

(二)可疑呼吸衰竭的临床表现

呼吸困难和气短的感觉、鼻煽,呼吸费力和吸气时胸骨上、下与肋间凹陷都反映呼吸阻力增大,患儿在竭力维持通气量,但并不都表明已发生呼吸衰竭,而呼吸衰竭患儿也不一定都有上述表现。呼吸衰竭时呼吸频率改变不一,严重者减慢,但在肺炎和 ARDS 早期,可以呼吸增快。胸部起伏情况对判断通气量有参考价值,呼吸衰竭时呼吸多较浅,呼吸音减弱,有经验者从呼吸音大致能粗略估计进气量的多少。

(三)血气分析

婴幼儿时期 PaO_2、$PaCO_2$ 和剩余碱(BE)的数值均较儿童低,不同年龄患儿呼吸衰竭的诊断应根据该年龄组血气正常值判断;忽略婴幼儿与儿童的不同,应用同一标准诊断呼吸衰竭是不妥当的。

通常 $PaCO_2$ 反映通气功能,PaO_2 反映换气功能,若 PaO_2 下降而 $PaCO_2$ 不增高表示为单纯换气障碍;$PaCO_2$ 增高表示通气不足,同时可伴有一定程度 PaO_2 下降,但是否合并有换气障碍,应计算肺泡动脉氧分压差。比较简便的方法是计算 PaO_2 与 $PaCO_2$ 之和,此值小于 14.6 kPa(110 mmHg)(包括吸氧患儿),提示换气功能障碍。

对于通气不足引起的呼吸衰竭,要根据病史和临床区别为中枢性还是外周性。中枢性通气不足常表现呼吸节律改变,或呼吸减弱;外周通气不足,常有呼吸道阻塞,气体分布不均匀或呼吸幅度受限制等因素,大多有呼吸困难。对于换气障碍引起的呼吸衰竭,可根据吸入不同浓度氧后血氧分压的改变,判断换气障碍的性质和程度。吸入低浓度(30%)氧时,因弥散功能障碍引起的 PaO_2 下降可明显改善;因通气/血流比例失调引起者可有一定程度改善;因病理的肺内分流增加引起者,吸氧后 PaO_2 升高不明显。根据吸入高浓度(60%以上)氧后动脉 PaO_2 的改变,可从有关的图中查知肺内分流量的大小。

(四)对呼吸衰竭患儿病情的全面评价

除肺功能外,要结合循环情况和血红蛋白数值对氧运输做出评价。患儿是否缺氧,不能只看 PaO_2,而要看组织氧供应能否满足代谢需要。组织缺氧时乳酸堆积。根据北京儿童医院对肺炎患儿乳酸测定结果,Ⅱ型呼吸衰竭乳酸增高者在婴幼儿占 54.2%,新生儿占 64.2%。临床诊断可参考剩余碱(BE)的改变判断有无组织缺氧。

要在病情演变过程中根据动态观察做出诊断。对呼吸性酸中毒患儿要注意代偿情况,未代偿者血液 pH 下降,对患儿影响大。代偿能力受肾功能、循环情况和体液平衡各方面影响。

急性呼吸衰竭的代偿需 5～7 d。因此，若患儿发病已数日，要注意患儿既往呼吸和血气改变，才能对目前病情做出准确判断。如发病 2 d 未代偿的急性呼吸衰竭与发病 8 d 已代偿的呼吸衰竭合并代谢性酸中毒可有同样的血气改变（$PaCO_2$ 增高，BE 正常）。

六、病程及预后

急性呼吸衰竭的病程视原发病而定，严重者可于数小时内导致死亡，亦可持续数日到数周，演变成慢性呼吸衰竭。原发病能治愈或自行恢复，现代呼吸衰竭抢救技术能使大多数患儿获救，关键在于防止抢救过程中的一系列并发症和医源性损伤，尤其是呼吸道感染。患儿年龄可影响病程，婴儿呼吸衰竭常在短时间内即可恢复或导致死亡，年长儿通常不致发展到呼吸衰竭地步，一旦发生，则治疗较难，且所需时间常比婴儿长。开始抢救的时间对病程长短也有重要影响，并直接影响预后。错过时机地过晚抢救，会造成被动局面，大大延长治疗时间，甚至造成脑、肾、心等重要生命器官的不可逆损害。

呼吸衰竭的预后与血气和酸碱平衡的改变有密切关系。有研究者曾对 28 例血氧分压＜4.7 kPa（36 mmHg）和 202 例 pH＜7.2 的危重患儿进行分析。结果表明：危重低氧血症多见于新生儿（52.6%）和婴儿（44.9%），1 岁以上小儿仅占 2.5%。危重低氧血症的病死率高达 41%，危重低氧血症发生后 24 h 内死亡的病例占死亡总人数的 53%，可见其严重威胁患儿生命。

危重酸中毒的总病死率为 51%，其中单纯呼吸性酸中毒为 32%，危重呼吸衰竭患儿常有混合性酸中毒，其病死率高达 84%，危重酸中毒的严重性还表现在从发病到死亡的时间上，血液 pH 越低，病死率越高，存活时间也越短。如以死亡患儿测定 pH 后平均存活时间计，pH 7.100～7.199 患儿平均为 31.7 h，pH 7.0～7.099 者 21.4 h，pH 6.90～6.999 者 18.5 h，pH 在 6.900 以下仅 11.2 h。虽然危重酸中毒有很高的病死率，但 pH 在 7.1 以下的 71 例患儿中仍有 21 例存活，其关键在于能否得到及时合理治疗。

七、治疗

呼吸衰竭治疗的目的在于改善呼吸功能，维持血液气体正常或近于正常，争取时间度过危机，更好地对原发病进行治疗。近代呼吸衰竭的治疗是建立在对病理生理规律深刻了解的基础上，并利用一系列精密的监测和治疗器械，需要的专业知识涉及呼吸生理、麻醉科、耳鼻喉科、胸内科各方面，其发展日趋专业化，治疗效果也较过去有明显提高。处理急性呼吸衰竭，首先要对病情做出准确判断，根据原发病的病史及体检分析引起呼吸衰竭的原因及程度，对病情做出初步估计，看其主要是通气还是换气障碍（二者处理原则不同），然后决定治疗步骤和方法。要对早期呼吸衰竭进行积极处理，这样常可预防发生严重呼衰，减少并发症。严重病危者则需进行紧急抢救，不要因等待检查结果而耽误时间。呼吸衰竭的治疗只是原发病综合治疗中的一部分，因此要强调同时进行针对原发病的治疗，有时原发病虽无特效疗法，但可自行恢复，则呼吸衰竭的治疗对患儿预后起决定性作用。

改善血气的对症治疗有重要作用，呼吸功能障碍不同，侧重点亦异。呼吸道梗阻者重点在改善通气，帮助二氧化碳排出；ARDS 患者重点在换气功能，须提高血氧水平；而对肺炎患儿则要兼顾两方面，根据不同病例特点区别对待。本节重点讨论呼吸衰竭的一般内科治疗，呼吸急救技术和呼吸衰竭治疗的新方法。

要重视一般内科治疗，包括呼吸管理，应用得当，可使多数早期呼吸功能不全患儿，不致发展到呼吸衰竭。一旦发生呼吸衰竭,须应用呼吸急救技术时,要尽量从各方面减少对患儿的损伤,尽可能选用无创方法,充分发挥患儿自身恢复的能力。通过气管插管应用呼吸机是现代呼吸急救的重要手段,但可带来一系列不良影响。应用呼吸机时为减少肺损伤,近年特别强调"肺保护通气",值得重视。不同病情患儿,选用不同治疗呼吸衰竭的新方法,可解决一些过去不能解决的问题,减少或避免对患儿应用损伤更大的治疗,但临床上多数严重呼吸衰竭患儿,还是主要靠常规呼吸机治疗。

(一)一般内科治疗

1.呼吸管理

1)保持呼吸道通畅

呼吸道通畅对改善通气功能有重要作用。由积痰引起的呼吸道梗阻常是造成或加重呼吸衰竭的重要原因,因此在采用其他治疗方法前首先要清除呼吸道分泌物及其他可能引起呼吸道梗阻的因素,以保持呼吸道通畅。口、鼻、咽部的黏痰可用吸痰管吸出,气管深部黏痰常需配合湿化吸入,翻身拍背,甚至气管插管吸痰。昏迷患儿头部应尽量后仰,以免舌根后倒,阻碍呼吸。容易呕吐的患儿应侧卧,以免发生误吸和窒息。昏迷患儿为使舌根向前,唇齿张开,可用口咽通气道保持呼吸道通畅。要选择合适大小的通气道,以防管道太长堵塞会厌部,还要防止因管道刺激引起呕吐误吸。

2)给氧

(1)给氧对新生儿的作用:给氧可提高动脉氧分压,减少缺氧对机体的不良影响。

此外,给氧对新生儿尚有下列作用:①吸入高浓度氧可使动脉导管关闭;②低氧血症时肺血管收缩导致肺动脉高压,给氧后肺动脉压下降,可减轻右心负担;③早产儿周期性呼吸和呼吸暂停可因给氧而减少或消失;④有利于肺表面活性物质的合成;⑤防止核黄疸;⑥防止体温不升。新生儿在 32～34 ℃环境下氧消耗量最小,低于此温度,为了维持体温,氧消耗量增加,若同时氧供应不足,则氧消耗量难以增加,不能产生足够热量维持体温,因而体温下降,给氧后可避免发生此种改变。

(2)给氧的指征与方法:严重呼吸窘迫患儿决定给氧多无困难,中等严重程度患儿是否需要给氧最好进行血氧分压测定。发绀和呼吸困难都是给氧的临床指征。心率快和烦躁不安是早期缺氧的重要表现,在排除缺氧以外的其他原因后,可作为给氧的指征。由于医用氧含水分很少,不论任何方法给氧,都需对吸入氧进行充分湿化。

常用给氧方法如下:①鼻导管给氧,氧流量儿童 1～2 L/min,婴幼儿 0.5～1 L/min,新生儿 0.3～0.5 L/min,吸入氧浓度 30%～40%;②开式口罩给氧。氧流量在儿童 3.5 L/min,婴幼儿 2～4 L/min,新生儿 1～2 L/min,氧浓度 45%～60%左右;③氧气头罩,氧浓度可根据需要调节,通常 3～6 L/min,氧浓度 40%～50%。

(3)持续气道正压给氧:经鼻持续气道正压(CPAP)是 20 世纪 70 年代初开始用于新生儿的一种给氧方法,其特点是设备简单,操作容易,通常对患儿无损伤,效果明显优于普通给氧方法。最初 CPAP 通过气管插管进行,由于新生儿安静时用鼻呼吸,这是在新生儿可用经鼻CPAP 的基础。经验表明,婴幼儿用经鼻 CPAP 也可取得良好效果。近十年来国外在 CPAP 仪器的改进和临床应用方面都有不少新进展。国内许多单位正规应用 CPAP 都取得满意效果,但还不够普遍,远未发挥 CPAP 应有的作用。

CAPA 的基本原理和作用。当肺实变、肺不张、肺泡内液体聚集时,肺泡不能进行气体交换,形成肺内分流。进行 CPAP 时,由于持续气流产生的气道正压,可使病变肺泡保持开放,使减少的功能残气增加,其增加量可达正常值的 $1/3\sim2/3$,并减少肺泡内液体渗出,从而使肺内分流得到改善,血氧上升。CPAP 对血气的影响。CPAP 的作用与单纯提高吸入氧浓度的普通给氧方法有本质的不同,它是通过改善换气功能而提高血氧的,而不必使用过高的吸入氧浓度。CPAP 时 PaO_2 的增高与 CPAP 的压力值并非直线关系,而是与肺泡开放压有关,当 CPAP 压力增加到一定程度,大量肺泡开放时,PaO_2 可有明显升高。应用 CPAP 对 $PaCO_2$ 影响与肺部病变性质和压力大小有关,有些气道梗阻患儿由于应用 CPAP 后气道扩张,$PaCO_2$ 可下降;若气道梗阻严重或 CPAP 压力过高,可影响呼气,使 $PaCO_2$ 增高。CPAP 对肺功能影响。应用 CPAP 时由于肺泡扩张,可使肺顺应性增加,呼吸省力,减少呼吸功,由于鼻塞增加气道阻力,也可使呼吸功增加。在正常新生儿 $0.1\sim0.5$ kPa($1\sim5cmH_2O$)的 CPAP 可使声门上吸气和呼气阻力均减低,这是 CPAP 用于治疗上呼吸道梗阻所致呼吸暂停的基础。近年研究还表明,CPAP 有稳定胸壁活动、减少早产儿常见的胸腹呼吸活动不协调的作用,这有利于小婴儿呼吸衰竭的恢复。早期应用 CPAP 的作用。CPAP 早期应用,可及时稳定病情,避免气管插管带来不良影响,还可减少高浓度氧吸入的肺损伤,并减少呼吸机的应用,使感染、气胸等并发症减少。CPAP 还可作为撤离呼吸机时向自主呼吸过度的手段,使患儿较早脱离呼吸机。

应用 CPAP 的适应证。新生儿及婴幼儿肺部疾病、肺炎、肺不张、胎粪吸入综合征、肺水肿等所致低氧血症用普通给氧效果不好者,是应用 CPAP 最主要的适应证。新生儿呼吸窘迫综合征(RDS)是应用 CPAP 最合适的适应证。在 20 世纪 70 年代,由于 CPAP 的应用,使 RDS 病死率有较明显下降,但在危重 RDS 患儿,效果仍不理想,而需应用呼吸机。20 世纪 80 年代后期以来肺表面活性物质气管内滴入是治疗 RDS 的一大进步,肺表面活性物质与经鼻 CPAP 联合早期应用,为在基层医院治疗中等病情的 RDS 提供了有效的新疗法。

CPAP 仪器装置和用法。①装置:用简单的自制装置进行 CPAP 氧疗,虽然也可起一定作用,但效果较差。为取得良好效果,要应用专业的 CPAP 装置。CPAP 氧疗器包括适用于新生儿到儿童的不同型号鼻塞、呼气阀、连接管道、水柱压差计、加温湿化器和支架等部分,应用时需要电源和瓶装氧气,该装置的主要不足是目前缺乏氧浓度控制。鼻塞由硅胶制成,外形乳头样,应用时选择适合鼻孔大小鼻塞,保证鼻孔密封不漏气。加温湿化器可向患儿提供温暖潮湿的吸入气,水柱压差计有利于监测气道压力,同时在压力过高时使气体逸出,起到安全阀作用。②应用方法:CPAP 的应用方法简易,但要在理解基本原理和仪器性能基础上再应用,以免发生误差。应用前将管道连接妥当,清除患儿鼻孔分泌物,开启氧气 $3\sim4L/min$,将鼻塞置于鼻孔内。开始时压力可保持在 $0.3\sim0.4$ kPa($3\sim4cmH_2O$),最大可达 0.8 kPa($8cmH_2O$)。原则上用能保持血氧分压至 8.0 kPa($60mmHg$)以上的最低压力。压力大小由氧流量(最大可达 $8\sim10L/min$)和呼气阀开口控制,也与患儿口腔和鼻塞密闭程度有关。

不良影响与并发症。正确应用 CPAP 对患儿大都没有不良影响,发生不良影响主要与持续气道正压有关,压力过大可导致气压伤、气胸,但在经鼻 CPAP 时,由于口腔经常开放,压力不至过高,故很少造成气压伤。由于大量气体进入胃内,在胃肠动力功能不良的小婴儿,易有腹胀(可通过胃管排气),在先天性胃壁肌层不全患儿,曾有胃穿孔的个例报告。由于长期应用鼻塞,可造成鼻前庭溃疡。国外报告在病情危重的早产儿可损伤鼻翼和鼻小柱,严重者坏死,形成狭窄,日后需整形手术。鼻损伤发生率不高,其发生与鼻塞应用时间长短和护理有密切关系。CPAP可增加气道阻力,从而增加呼吸功,使患儿呼吸费力,可成为导致治疗失败的原因。

(4)氧中毒:长期应用氧气治疗,要注意氧中毒。新生儿尤其是早产儿对高浓度氧特别敏感,吸入氧浓度大于60%,超过24 h肺内即有渗出、充血、水肿等改变,更长时间吸入高浓度氧,用呼吸机进行正压呼吸的患儿,肺部含气量逐渐减少,可出现增生性改变,严重者表现为广泛的间质性纤维化和肺组织破坏,即所谓"支气管肺结构不良",肺氧中毒直接受吸入氧浓度影响,而与动脉氧分压无直接关系。新生儿,特别是早产儿长时间吸入高浓度氧,导致高于正常的动脉氧分压,主要影响视网膜血管,开始为血管收缩,继则血管内皮损害,引起堵塞,日后发生增生性变化,血管进入玻璃体,引起出血、纤维化,即晶体后纤维增生症,约30%可致盲。早产儿视网膜病与用氧时间长短和出生体重密切相关,吸入氧浓度也是一个重要因素。在小婴儿应用CPAP时氧浓度不应超过60%,过高的吸入氧浓度不宜超过24 h。

3)雾化与湿化吸入

呼吸道干燥时,气管黏膜纤毛清除功能减弱。通过向呼吸道输送适当水分,保持呼吸道正常生理功能,已成为呼吸衰竭综合治疗中必不可少的内容。湿化的方式有加温和雾化两种。加温湿化是利用电热棒将水加热到60 ℃左右,使吸入气接近体温并含有将近饱和水蒸气的温热、潮湿气体。此法比较适合于生理要求,对患儿不良反应少。应用时要注意水温不可过高,以防呼吸道烧伤。雾化的方法是将水变为直径1～10 μm大小的雾粒,以利进入呼吸道深部。通常应用的是以高压气体为动力的喷射式雾化器,可在给氧同时应用。雾化器内还可加入药物,最常用的是支气管扩张剂,进行呼吸道局部治疗。但同时可能增加将感染带入呼吸道深部的机会,故必须注意雾化液的无菌和雾化器的消毒。以对呼吸道局部进行药物治疗为目的之雾化吸入只需短时间间断应用,以湿化呼吸道为目的时持续应用加湿器较好。超声波雾化器雾量大,有较好的促进排痰作用,由于治疗时水雾的刺激,发生咳喘机会较多,不宜长时间应用,每次应用0.5 h,每日数次即可。为了有效地引流黏痰,湿化吸入必须与翻身、拍背、鼓励咳嗽或吸痰密切配合,才能充分发挥作用。

胸部物理治疗包括体位引流,勤翻身,拍击胸背,吸痰等内容。翻身、拍背对防止肺不张,促进肺循环,改善肺功能有重要作用,方法简单而有效,但常被忽视。重症患儿活动少,尤应注意进行,通常3～4 h即应进行一次。湿化呼吸道只有与胸部物理治疗密切配合,才能切实起到保证呼吸道通畅的作用。

2.控制感染

呼吸道感染常是引起呼吸衰竭的原发病或诱因,也是呼吸衰竭治疗过程中的重要并发症,其治疗成败是决定患儿预后的重要因素。应用呼吸机的患儿,呼吸道感染的病原以革兰氏阴性杆菌多见。抗生素治疗目前仍是控制呼吸道感染的主要手段。除抗生素治疗外,要采用各种方法增加机体免疫力。近年静脉输注丙种球蛋白取得较好效果。营养支持对机体战胜感染和组织修复都有极重要的作用。此外,还要尽量减少患儿重复受感染的机会,吸痰时工作人员的无菌操作和呼吸机管道的消毒(最好每日进行)必须认真做好,并在条件许可时尽早拔除气管插管。

3. 营养支持

营养支持对呼吸衰竭患儿的预后起重要作用。合理的营养支持有利于肺组织的修复,可增强机体免疫能力,减少呼吸肌疲劳。合理的营养成分还可减少排出二氧化碳的呼吸负担。首先要争取经口进食保证充足的营养,这对保持消化道正常功能有重要作用。呼吸衰竭患儿可因呼吸困难、腹胀、呕吐、消化功能减弱等原因,减少或不能经口进食,对此需通过静脉补充部分或全部营养。可通过外周静脉输入,必要时可经锁骨下静脉向中央静脉输入。

4. 药物治疗

1)呼吸兴奋剂

呼吸兴奋剂的主要作用是兴奋呼吸中枢,增加通气量,对呼吸中枢抑制引起的呼吸衰竭有一定效果,对呼吸道阻塞,肺实质病变或神经、肌肉病变引起的呼吸衰竭效果不大。在重症或晚期呼吸衰竭,呼吸兴奋剂是在没有进行机械呼吸条件时起辅助作用,因其疗效不确实,在急性呼吸衰竭的现代治疗中已不占重要地位。常用的呼吸兴奋剂有尼可刹米(可拉明)和山梗菜碱(洛贝林),二甲弗林也有较好兴奋呼吸中枢的效果,可以皮下、肌肉或静脉注射,应用时若无效则应停止,不可无限制地加大剂量。多沙普仑为较新的呼吸兴奋剂,大剂量时直接兴奋延髓呼吸中枢与血管运动中枢,安全范围宽,不良反应少,可取代尼可刹米。用于镇静、催眠药中毒,0.5~1.5 mg/kg,静脉滴注,不宜用于新生儿。

2)纠正酸中毒药物的应用

呼吸性酸中毒的纠正,主要应从改善通气功能入手,但当合并代谢性酸中毒,血液 pH 低于 7.20 时,应适当应用碱性液纠正酸中毒,常用 5% 碳酸氢钠溶液,用量为每次 2~5 mL/kg,必要时可重复 1 次,通常稀释为 1.4% 等渗溶液静脉滴注,只在少数情况下才直接应用。需注意碳酸氢钠只在有相当的通气功能时才能发挥其纠正酸中毒的作用,否则输入碳酸氢钠将使 $PaCO_2$ 更高。使用碱性液纠正代谢性酸中毒时计算药物剂量的公式如下。

$$所需碱性液(mmol)=0.3×BE(mmol)×体重(kg)$$

5% 碳酸氢钠溶液 1.68 mL=1 mmol,要密切结合临床病情掌握用量,而不能完全照公式计算。最好在开始只用计划总量的 1/2 左右,在治疗过程中再根据血液酸碱平衡检查结果随时调整,以免治疗过度。

5. 呼吸肌疲劳的防治

目前儿科临床确诊呼吸肌疲劳还不易做到,难以进行针对性的特异治疗,但要在呼吸衰竭治疗的全程中把减少呼吸肌疲劳的发生和增强呼吸肌的能力作为一项重要工作,为此需注意以下几点。

(1)补充足够营养,以利呼吸肌组织的恢复和能源供应。

(2)注意呼吸肌的休息,也要适当锻炼。应用呼吸机也要尽可能发挥自主呼吸的作用。

(3)改善肺的力学特性(减少气道阻力,增加肺顺应性),减少呼吸功,减轻呼吸肌的负担。

(4)改善循环,让呼吸肌能有充足血液供应能源和养料。

(5)增加呼吸肌收缩能力,目前尚无理想药物能有效治疗呼吸肌疲劳,现有药物效果都不确切。氨茶碱和咖啡因类药物作用于骨骼肌细胞,抑制磷酸二酯酶,从而改变 cAMP 代谢,可使膈肌收缩力加强,预防和治疗膈肌疲劳。

(二)建立人工呼吸道

当呼吸衰竭时,若一般内科处理难以维持呼吸道通畅时,就要建立人工呼吸道,这是保证正常气体交换的基本措施。根据病情和需要时间的长短,可有不同选择。共同的适应证如下:①解除上呼吸道梗阻;②引流下呼吸道分泌物;③咽麻痹或深昏迷时防止误吸;④应用呼吸机。常用的人工呼吸道是气管插管或气管切开;应用人工呼吸道时气管直接与外界交通,对患儿不良影响包括吸入气失去上呼吸道的生理保护作用,易于造成下呼吸道感染,不能有效咳嗽,不能讲话。

1. 气管插管

气管插管操作简单,便于急救时应用,对患儿创伤较气管切开小。但因对咽喉刺激强,清醒患儿不易接受,且吸痰和管理不如气管切开方便。插管后要尽量避免碰导管,减少对咽喉的刺激。导管管腔易被分泌物堵塞,须注意定时吸痰,保护管腔和呼吸道的通畅。要将气管插管和牙垫固定好,保持插管的正确位置,防止其滑入一侧总支气管(插管常滑入右侧总支气管,使左侧呼吸音减弱或消失)或自气管脱出。气管插管可经口或经鼻进行。经口插管操作较简单,但插管较易活动,进食不便。经鼻插管容易固定,脱管机会少,便于口腔护理,但是插管操作和吸痰不如经口插管方便,插管可压迫鼻腔造成损伤,并将鼻部感染带入下呼吸道。决定插管留置时间主要应考虑的是喉损伤,影响因素包括患者一般状况,插管操作是否轻柔,插管的活动以及插管质量。应用刺激性小的聚氯乙烯插管可留置1周左右或更长时间。婴儿喉部软骨细胞成分多而间质少,较柔软,而年长儿则纤维性间质多,喉软骨较硬,故婴儿耐受气管插管时间较长。近年我们对新生儿和婴幼儿呼吸衰竭抢救都是进行气管插管,不做气管切开。年长儿呼吸衰竭的抢救,也可用气管插管代替气管切开,但长时间插管发生永久性喉损伤的严重性不容忽视。对于插管时间,由于病情不同,以及呼吸管理技术水平的差异,很难做出统一的、可允许的插管时限,在年长儿以不超过2周为宜。

凡呼吸衰竭病情危重、内科保守治疗无效需进行呼吸机治疗者,气管插管是建立人工呼吸道的首选方法。气管插管材料常用聚氯乙烯(一次性制品),硅橡胶管则可重复应用,过去的橡胶制品因刺激性大已不再用。各年龄选用气管插管大小见表5-9。实际上每个患儿用的号码可略有差别,总的原则是不要管径过大,以免压迫声门,但又不要太细,以防漏气太多。带气囊的气管插管多用于成人,小儿很少应用。经鼻气管插管比经口者略长,其长度大致可按耳屏到鼻孔的2倍计算。为保证气管插管发挥作用和治疗成功,根据多年经验,必须认真、细致地做好日常护理工作,包括呼吸道湿化,吸痰操作轻柔,注意无菌,防止脱管、堵管、插管滑入右侧和喉损伤。

表 5-9 不同年龄患儿气管插管的内径及长度

年龄	气管插管内径/mm	最短长度/mm
新生儿	3.0	110
6 月	3.5	120
1 岁半	4.0	130
3 岁	4.5	140
5 岁	5.0	150
6 岁	5.5	160
8 岁	6.0	180
12 岁	6.5	200
16 岁	7.0	210

注:法制号＝3.14(Ⅱ)×气管内径。

2.气管切开

由于成功应用气管插管,气管切开在呼吸急救中的应用较过去减少。与气管插管比较,切开可减少呼吸道解剖无效腔,便于吸痰,可长时间应用,不妨碍经口进食,但是手术创伤较大,肺部感染和气管损伤等并发症机会增多,更不能多次使用。气管切开适应证随年龄和病种不同而异。小婴儿气管切开并发症较多,且易使病程拖延,目前已很少应用。在儿童可望2周内病情有明显好转者,也大多用气管插管。若病情虽有好转,仍需继续用呼吸机治疗时,则应考虑气管切开。病情难以在短时间恢复的神经肌肉系统疾病患儿由于气管切开对保持呼吸道通畅和患儿安全有重要作用,切开不宜过迟,以免贻误治疗时机。严重呼吸衰竭患儿最好在气管插管和加压给氧下进行手术,气管切开后即应用呼吸机辅助呼吸,以确保安全。

目前国内大医院较多应用塑料气管切开套管,进口的塑料套管与套囊合而为一,没有内管,质地较柔软,对患儿较舒适,但要防止痰痂堵管。婴儿应用也有不带套囊的塑料套管。包括内、外管的银制套管已很少用。在年长儿机械通气应用时要外加套囊充气,以防漏气。气管切开的并发症较气管插管明显为多,包括感染、出血、气胸等,气管黏膜可因套管长期压迫而水肿、缺血、坏死。

(三)呼吸衰竭治疗新进展

1.肺表面活性物质(PS)治疗

1)成分、作用、制剂

PS是一个极为复杂的系统,它是肺脏本身维持其正常功能而产生的代谢产物,主要成分是饱和卵磷脂,还有少量蛋白,其主要作用是降低肺泡气液界面表面张力,但其作用远不止于此,其他方面的作用还包括防止肺水肿、保持气道通畅和防御感染等。

PS的应用可以从力学结构改善肺功能,使因PS缺乏而萎陷的肺容易扩张,这比现有的方法用呼吸机使肺在正压下吹张,更接近生理要求,从而减少或缩短呼吸机应用时间及并发症。肺表面活性物质治疗还可阻断因其缺乏引起的恶性循环,提供体内合成的原料,为PS缺乏引起的呼吸衰竭提供了全新的治疗途径。

2)临床应用

RDS早期气管内滴入已成为西方先进国家治疗常规,它能改善氧合,缩短应用呼吸机时间,减少并发症,降低病死率。注入的PS能被肺组织吸收再利用,通常只需给药1~2次,最多3次。给药后由于肺泡扩张,换气功能改善,血氧分压迅速升高,肺的静态顺应性也有所改善,$PaCO_2$下降,胸片肺充气改善是普遍现象;应用呼吸机所需通气压力和吸入氧浓度也因肺部情况好转而下降,使肺损伤机会减少。

由于气道持续正压(CPAP)对RDS肯定的治疗作用,且所需设备简单,已有多篇报告肯定了PS和CPAP联合应用的治疗效果,它可成为减少或不用呼吸机治疗RDS的新方法,这对体重较大,中等病情早期患儿更适用。有对照的研究表明,PS+CPAP与PS+IMV的治疗方法比较,气胸和颅内出血在前者均较少,需治疗时间也较短。

PS在其他疾病所致呼吸衰竭患儿的应用效果不如RDS。肺表面活性物质减少在ARDS或其他肺损伤时的改变是继发的,肺Ⅱ型细胞受损害影响PS的合成与分泌,肺内渗出成分(血浆蛋白、纤维蛋白原等)和炎性产物对PS的抑制也是一个重要原因。

2.吸入一氧化氮

1)临床应用

通常与呼吸机联合应用,目前的趋势是应用偏低的浓度,为10～20 mg/L。甚至1～5 mg/L也有效果;治疗反应与吸入浓度是否平行,文献报告结果不一,重要的是根据具体患者的反应调整浓度。

在呼吸衰竭患儿吸入一氧化氮改善氧合的效果与患儿肺部情况和呼吸机的应用方法有关。通常在早期应用或致病因素较单一者,效果较好。ARDS致病因素复杂,低氧血症不是影响预后的唯一因素,其应用效果较差。但吸入一氧化氮是否有良好反应可作为判断患儿预后的参考指标。肺的通气情况影响治疗效果。在有病变的肺,用高频通气或肺表面活性剂使肺泡扩张,有利于一氧化氮的进入,能达到较好治疗效果。在有肺病变时,吸入一氧化氮可有改善通气作用。因一氧化氮使肺血管扩张,可改善有通气、无血流肺泡的呼吸功能,使无效腔减少。

2)吸入一氧化氮的不良影响

吸入一氧化氮的浓度必须严格控制,因为浓度过高会对患儿造成危害。

(1)高铁血红蛋白增加。一氧化氮吸入后,进入体循环与血红蛋白结合而失活,不再有扩张血管作用,同时形成没有携氧能力的高铁血红蛋白。因此,在一氧化氮吸入时要注意监测高铁血红蛋白的变化。临床应用的一氧化氮浓度20～40 mg/L或更低,高铁血红蛋白的生成通常不会超过1%～2%。

(2)对肺的毒性。一氧化氮与O_2结合生成二氧化氮红色气体,对肺有明显刺激,可产生肺水肿。二氧化氮生成速度与吸入一氧化氮浓度、氧浓度及氧与NO接触时间有关,也受呼吸机类型的影响。根据美国职业安全和卫生管理局规定,工作环境中一氧化氮的安全浓度应小于6 mg/L。

(3)其他毒副作用。进入体循环的一氧化氮与血红蛋白结合产生高铁血红蛋白,或一氧化氮与氧结合产生二氧化氮,对肺有损伤作用,由于应用技术的改进,目前已大都不成问题,但吸入一氧化氮可延长出血时间。新生儿肺动脉高压(PPHN)吸入40 mg/L,一氧化氮15 min,出血时间延长1倍(血小板计数与血小板聚集正常),停用一氧化氮后可于短时间内恢复。长时间吸入一氧化氮产生脂类过氧化反应及一氧化氮浓度过高对肺表面活性物质失活的影响值得重视。

八、婴幼儿呼吸衰竭

本部分介绍发病最多具有代表性的重症婴幼儿肺炎呼吸衰竭。肺炎是婴幼儿时期重要的常见病,也是住院患儿最重要的死因;主要死于感染不能控制而导致的呼吸衰竭及其并发症。对婴幼儿肺炎呼吸衰竭病理生理的深入认识和以此为基础的合理治疗,是儿科日常急救中的一项重要工作。

(一)通气功能障碍

肺炎患儿呼吸改变的特点首先是潮气量小,呼吸增快、表浅(与肺顺应性下降有关)。病情发展较重时,潮气量进一步减小。因用力加快呼吸,每分通气量虽高于正常,由于生理无效腔增大,实际肺泡通气量却无增加,仅保持在正常水平或略低;动脉血氧饱和度下降,二氧化碳分压稍有增高。病情危重时,患儿极度衰竭,无力呼吸,呼吸次数反减少,潮气量尚不及正常的1/2,生理无效腔更加增大,通气效果更加低下,结果肺泡通气量大幅度下降(仅为正常的1/4),以致严重缺氧,二氧化碳的排出也严重受阻,动脉血二氧化碳分压明显增高,呈非代偿性呼吸性酸中毒,pH 降到危及生命的水平,平均在 7.20 以下。缺氧与呼吸性酸中毒是重症肺炎的主要死因。在危重肺炎的抢救中,关键是改善通气功能,纠正缺氧和呼吸性酸中毒。

(二)动脉血气检查

婴幼儿肺炎急性期动脉血气下降程度依肺炎种类而不同,以毛细支气管炎最轻,有广泛实变的肺炎最重,4 个月以下小婴儿肺炎由于代偿能力弱、气道狭窄等因素,PaO_2 下降较明显。换气功能障碍是引起 PaO_2 下降最重要的原因,肺内分流引起的缺氧最严重,合并先天性心脏病则 PaO_2 下降更低。肺炎患儿动脉 $PaCO_2$ 改变与 PaO_2 并不都一致,$PaCO_2$ 增加可有肺和中枢两方面原因。

(三)顺应性与肺表面活性物质

肺炎时肺顺应性大多有不同程度下降,病情越重,下降越明显,其原因是多方面的,炎症渗出、水肿、组织破坏均可使弹性阻力增加。另外,炎症破坏肺 Ⅱ 型细胞,使肺表面活性物质减少和其功能在炎性渗出物中的失活,均可使肺泡气液界面的表面张力增加,降低肺顺应性。我们观察到肺病变的轻重与顺应性及气管吸出物磷脂的改变是一致的,肺病变越重,饱和卵磷脂(肺表面活性物质主要成分)越低,顺应性也越差。顺应性下降是产生肺不张,引起换气障碍和血氧下降,以及肺扩张困难,通气量不足的一个基本原因。肺顺应性明显下降的肺炎患儿提示肺病变严重预后不良。上述改变为这类患儿用肺表面活性物质治疗提供了依据。

(四)两种不同类型的呼吸衰竭

1.呼吸道梗阻为主

这类患儿肺部病变并不一定严重,由于分泌物堵塞和炎症水肿造成细支气管广泛阻塞,呼吸费力导致呼吸肌疲劳,通气量不能满足机体需要。缺氧的同时都合并有较重的呼吸性酸中毒,引起脑水肿,较早就出现中枢性呼吸衰竭,主要表现为呼吸节律的改变或暂停,这种类型多见于小婴儿。

2.肺部广泛病变为主

此类患儿虽然也可能合并严重的呼吸道梗阻,但缺氧比二氧化碳潴留更为突出。因这类患儿肺内病变广泛、严重,一旦应用呼吸机,常需要较长时间维持。

以上是较典型的情况,临床常见的是混合型,难以确切区分,但不论何种类型,若得不到及时治疗,不能维持足够通气量将是最终导致死亡的共同原因。

(五)几个有关治疗的问题

1.针对病情特点的治疗原则

近年来重症肺炎患儿的呼吸衰竭,因广泛严重病变引起者已较少见,而主要是呼吸道梗阻、呼吸肌疲劳引起的通气功能障碍,如果及时恰当处理,大多能经一般内科保守治疗解决,少数需做气管插管进行机械呼吸。对后者应掌握"早插快拔"的原则,即气管插管时机的选择不要过于保守(要根据临床全面情况综合判断,而不能只靠血气分析),这样可及时纠正呼吸功能障碍,保存患儿体力,避免严重病情对患儿的进一步危害。由于通气和氧合有了保证,病情会很快好转,而病情改善后又要尽早拔管,这样可最大限度地减少并发症。

2. 应用呼吸机特点

由于重症肺炎患儿肺顺应性差,气道阻力大,应用呼吸机的通气压力偏高,通常在 2.0～2.5 kPa(20～25 cmH$_2$O),不宜超过 3.0 kPa(30 cmH$_2$O)。为避免肺损伤,潮气量不应过大,为避免气体分布不均匀,机械呼吸频率不宜太快,一般在 25～30 次/min。为发挥自主呼吸能力,开始即可应用间歇强制通气(IMV 或 SIMV),并加用适当的 PEEP,吸入氧的浓度要根据血氧分压调节,以在 30%～60% 为好。由于呼吸机的应用保证了必要的通气量,不需再用呼吸兴奋剂,如患儿烦躁,自主呼吸与机械呼吸不协调,可适当应用镇静剂(地西泮、水合氯醛),很少需用肌肉松弛剂。

3. 肺水肿

肺炎患儿多数有肺水肿,轻者仅见于间质,难以临床诊断,重者液体渗出至肺泡。肺水肿与炎症和缺氧引起的肺毛细血管渗透性改变有关。肺水肿还可发生于输液过多、气胸复张后或支气管梗阻解除后;胸腔积液短时间大量引流也可发生严重肺水肿。应用快速利尿剂(呋塞米 1 mg/kg,肌内注射或静脉注射),可明显减轻症状。严重肺水肿应及时应用呼吸机进行间歇正压呼吸,并加用 PEEP,以利肺泡内水分回吸收。为防止肺水肿,液体摄入量应偏少,尤其静脉入量不宜多,婴幼儿通常以每日总入量在 60～80 mL/kg 为好。

4. 难治的肺炎

目前难治的肺炎主要是那些有严重并发症的肺炎,其治疗重点应针对病情有所不同。合并先天性心脏病的患儿由于肺血多,伴肺动脉高压,心功能差,感染反复不愈,应积极改善心功能,对肺动脉高压可应用酚妥拉明,必要时试用吸入一氧化氮,其根本问题的解决在于手术矫正畸形。合并营养不良的患儿,由于呼吸肌力弱,呼吸肌疲劳更易发生,同时免疫能力低下,影响机体战胜感染,应特别注意营养支持和增强免疫力。严重感染合并脓气胸者在成功的胸腔引流情况下,必要时仍可应用呼吸机,但压力宜偏低或应用高频通气,以利气胸愈合。强有力的抗生素和一般支持疗法必不可少。病变广泛严重,低氧血症难以纠正的可试用肺表面活性物质,也可试用吸入一氧化氮,但这方面尚缺乏足够经验。

(王凤伟)

第六章 小儿循环系统疾病

第一节 先天性心脏病

一、概述

先天性心脏病(congenital heart disease,CHD)是由于胎儿时期心脏血管发育异常,或者胎儿时期血液循环特有的通道在生后未关闭而形成的先天性畸形,是小儿最常见的心脏病。据估计本病在生后第 1 年的发病率为 0.7%~0.8%,由于严重和复杂畸形,患儿多于生后数周或数月死亡,因而,在婴儿期先天性心脏病就诊率及死亡率均高于年长儿,同时严重和复杂的心血管畸形也较年长儿多见。据统计各类常见的先天性心脏病中以室间隔缺损最多,其次是房间隔缺损、动脉导管未闭和法洛四联症,以上占小儿先天性心脏病总数的 2/3 以上。而在成人组则普遍以房间隔缺损占第一位。近年来由于心血管检查、心血管造影术和超声心动图等检测手段的广泛应用,以及心外科技术的飞速发展,临床上对复杂先天性心脏病的诊断和治疗状况发生了很大的变化,许多常见的先天性心脏病能得到正确的诊断,并且大多数可能得到根治。因此,先天性心脏病的预后已大为改观。

(一)病因与预防

先天性心脏病的病因迄今还不十分清楚。一般认为在胚胎发育第 3 至第 8 周的过程中,某些因素影响了心脏胚胎发育,使心脏某一部分发育停顿或异常即可造成各种先天性心血管畸形,与发病有关的因素有以下几个方面。

1.内在因素

主要与遗传,特别是染色体的易位与畸变(如染色体 21-三体综合征、13-三体综合征和 18-三体综合征等)有关。

2.外来因素

重要的是宫内感染,特别是孕早期 3 个月内病毒感染(如风疹、腮腺炎、流行性感冒等)容易导致先天性心血管畸形。有人报告在先天性心脏病中,由病毒引起者大约占 10%。

3.其他因素

孕妇与大剂量的放射线接触,营养中缺乏某些物质(如叶酸等),药物影响(抗癌药等),代谢性疾病(糖尿病、高钙血症、苯丙酮尿症等),以及引起子宫内缺氧的慢性疾病等均可能与发病有关。

总之,先天性心血管畸形可能是胎儿周围环境因素与遗传因素相互作用所致。虽然引起先天性心脏病的原因还不十分清楚,但加强孕妇的保健,特别是在妊娠早期积极预防风疹、流感等病毒性疾病和避免上述一切不利因素,对预防先天性心脏病具有积极意义。

(二)分类

先天性心脏病的种类有很多,临床上常根据心脏左、右两侧及大血管之间有无分流分为三大类。

1.无分流型(无青紫型)

即心脏左、右两侧或动、静脉之间无异常通道和分流,故临床上无青紫表现(静脉血流入体循环所致的青紫),如肺动脉狭窄、主动脉狭窄和右位心等。

2.左向右分流型(潜伏青紫型)

左、右心或动、静脉大血管间有异常通道和分流,在正常情况下左心和主动脉压力高于右心和肺动脉,动脉血流入肺循环(出现左向右分流),临床上不出现青紫;若右心与肺动脉压力一时性(如剧哭、屏气、肺炎、心力衰竭)或持续性增高(晚期肺动脉高压)并大于左心及主动脉时,静脉血流入体循环(出现右向左分流),血中还原血红蛋白超过 50 g/L 时,则可发生青紫,故又称潜伏青紫型。常见的有室间隔缺损、房间隔缺损和动脉导管未闭。

3.右向左分流(青紫型)

为先天性心脏病中最严重的一组。左、右心或大血管间有异常通道和分流,由于某些因素(如右心流出道狭窄),使右心压力大于左心,致静脉血流入体循环(右向左分流),而出现持续青紫,故称为青紫型。常见的有法洛四联症、完全性大血管错位等。

(三)诊断方法

先天性心脏病的诊断,在基层主要靠详细询问病史,在仔细体格检查的基础上配合 X 线、心电图及超声心动图检查,通过综合分析,做出初步诊断。根据条件转上级医院行心导管术和心血管造影检查,不仅可明确先天性心脏病的类型,而且可进一步了解心血管畸形的部位及严重程度,有利于手术矫治。

1.病史

(1)询问患儿母亲妊娠 3 个月内有无病毒感染、接受放射线(特别是腹腔与盆腔),以及服用影响胎儿畸形的药物史。询问家族中有无遗传性疾病及同一家族中先天性心脏病的发病情况。

(2)生长发育史及常见症状:轻型先天性心脏病患儿,临床上可无特殊症状,仅在体检听诊时才被发现。重型患儿,常影响生长发育并出现一系列症状。①喂养困难,吸吮数口就停歇,呼吸急促,易呕吐和大量出汗;②扩大性左心房或肺动脉压迫喉返神经,自幼哭声嘶哑、易气促、咳嗽;③不爱活动、喜抱、活动后气促、心悸、咳嗽;④左向右分流(潜伏青紫型)先天性心脏病,因肺血流量增多、充血,易反复发生肺炎及心力衰竭。有青紫者应详细了解其出现的时间、程度、部位及其与运动的关系,有无蹲踞、晕厥和缺氧发作等。

(3)发病年龄:一般 3 岁以前发现的心脏病以先天性心脏病的可能性较大。婴幼儿时期反复出现心力衰竭,常提示先天性心脏病的存在。青紫是先天性心脏病的重要症状,右向左分流者在生后或婴儿期临床上均有不同程度的青紫出现。平时无青紫,而在活动或哭吵后出现短暂青紫者为左向右分流型,此型在晚期可因长期肺小动脉受分流血液冲击,使内膜增生,引起肺动脉高压,致分流逆向,呈现持续青紫。

2.体格检查

应尽可能在患儿安静时进行。

(1)一般表现:注意生长发育及一般情况,轻型先天性心脏病患儿大多正常,重者生长发育较同年龄小儿差,青紫型患者不仅体格发育落后,严重时智力发育也受到一定影响。患儿呼吸多急促,青紫属中央性,青紫在鼻尖、口唇、指(趾)甲床最明显,可有杵状指(趾),一般于青紫出现后1~2年逐渐形成。心力衰竭者肝增大,肝颈静脉回流阳性。同时还应注意身体其他部位有无先天性畸形存在(如角膜浑浊、白内障、唇裂、腭裂、蜘蛛状指趾等)。

(2)心脏检查。①视诊:心前区隆起者多示右心室增大,日久可致胸廓畸形。若右心室扩大,则心尖冲动弥散,有时扩散到剑突下;左心室扩大时心尖冲动位置较正常低1~2肋间,且偏向左侧。②触诊:心前区有抬举性冲动感,多示右心室肥厚。有震颤(猫喘)者应注意其位置及发生的时间(收缩期或舒张期),它对杂音的来源定位很有帮助,先天性心脏病的震颤一般位于胸骨左缘第2、第3、第4肋间,婴儿有时在心尖和胸骨柄上方亦可触及。③叩诊:可粗略估计心脏大小及位置有无改变。④听诊:需注意第一、第二心音的强弱,是亢进、减弱还是消失,特别是肺动脉瓣区第二心音有无分裂、分裂的程度及是否固定。左向右分流型,因右心血量增多及充血,肺动脉压力增高致肺动脉瓣关闭延迟,故肺动脉瓣第二心音亢进并明显分裂(称固定性分裂即呼气时亦明显分裂);相反肺血流量减少如法洛四联症及肺动脉狭窄时肺动脉瓣第二心音减弱。杂音的性质、时期、响度、位置及传导方向,对鉴别杂音是功能性还是器质性,是先天性还是后天性以及先天性心脏病的类型有重要意义。

杂音的响度与病变的严重程度和缺损大小并无肯定关系,有部分先天性心脏病可听不到杂音,如大动脉错位及完全性肺静脉异位引流等。

(3)周围血管征:比较上、下肢动脉搏动及血压,如股动脉搏动减弱、消失或下肢血压低于上肢提示主动脉狭窄;脉压增宽,伴有毛细血管搏动征及股动脉枪击音,提示动脉导管未闭及主动脉瓣关闭不全。

3.特殊检查

(1)血象:青紫型先天性心脏病红细胞数、血红蛋白及血细胞容积均增高。

(2)X线检查:应熟悉正常婴儿胸部X线的特点,如胸腺较大,心胸比例可达55%,新生儿心脏呈球形等。X线透视可了解心房、心室和大血管的位置、形态、轮廓、搏动、有无肺门"舞蹈"及肺血管影(充血性或缺血性)等情况。肺野充血者示左向右分流,肺野缺血多示肺动脉或右心室流出道狭窄。必要时可做食管吞钡检查,观察食管有无压迹或移位及食管与大血管的关系等。摄片检查通常采取心脏三位摄片(后前、侧位、左前斜或右前斜位)。此外,可根据需要选择断层摄片或心血管造影。轻症患儿X线检查可正常。

(3)心电图检查:心电图能反映心脏位置,心房、心室有无肥厚及心脏传导系统的情况。

(4)超声心动图检查:超声心动图是一项无痛苦、非侵入性检查方法,可重复检查对比,动态观察、录像、重放及彩色摄片能显示心脏内部结构的精确图像。

常用的有以下几种：①M型超声心动图可测量心血管的径线、瓣膜活动、心室壁搏动及厚度等；②B型(二维、扇形)超声心动图能显示心脏内很大面积的实时活动图像，可观察到各种切面的声像图、心室壁搏动幅度及厚度等；③多普勒彩色超声心动图更具有直观感，可以测定心腔和大血管内血流方向及速度，对心血管结构常可显示分流、反流或狭窄部位，可迅速准确进行定位、定性诊断，因而被称为无创伤性心血管造影术。

(5)心导管检查：是进一步明确诊断和手术前的重要检查办法。有右心、左心导管检查两种，临床多采用右心导管检查。检查方法是在X线透视下用不透放射线的塑料心导管，插入贵要静脉或大隐静脉，经上腔或下腔静脉依次入右心房、右心室和肺动脉，导管经心腔及大血管不同部位可测定压力和血氧含量，明确有无分流及分流部位。导管若进异常通道更可提供重要的诊断依据。

(6)心血管造影：通过心导管检查仍不能明确诊断而又需考虑手术治疗的患儿，可做心血管造影，分静脉造影、选择性造影和逆行造影三种方法。临床多选用选择性造影，即将心导管端插到需要显影了解的部位近端，然后通过心导管将含碘造影剂(如76％泛影葡胺)在机械的高压下，极迅速地(1～2 s内)注入心脏或大血管，同时进行连续快速摄片，以观察造影剂所示心房、心室及大血管的形态、大小、位置和有无异常通路。

二、临床常见的几种先天性心脏病

下面介绍几种临床常见的先天性心脏病。

(一)室间隔缺损

室间隔缺损(VSD)是最常见的先天性心脏病，为左向右分流型，约占儿童期先天性心脏病发病总数的50％。室间隔缺损根据缺损部位不同，可分为高位和低位缺损。高位室缺又称室间隔膜部缺损(位于室上嵴下方及三尖瓣的后方)，此型多见，缺损多较大(直径为0.5～3 cm)，可发展成为肺动脉高压。低位室缺(位于室上嵴上方及室间隔肌部)，缺损较小(直径为0.5 cm以内)，有可能自发闭合。室间隔缺损可单独存在，亦可与肺动脉瓣狭窄、房间隔缺损或动脉导管未闭等并存。

1.病理

由于通常左心室压力高于右心室，血液自左向右分流，一般无青紫。但分流增加了右心室、肺循环、左心房和左心室的负荷，使左、右心肥大。分流量的大小取决于两心室压力差和缺损的大小。缺损小于0.5 cm的轻型病例分流量较小，可无症状。大型室缺者，其肺循环的血流量可为体循环的3～5倍，这样右心室除了接受正常从右心房流入的血液外还接受了大量从左心室分流来的血液，肺循环血量增加，并以相当高的压力冲向肺循环，致肺小动脉痉挛，产生动力型肺动脉高压。日久后使肺小动脉中层和内膜层增厚，更使肺循环阻力增高，晚期则形成梗阻型肺动脉高压。此时，左向右分流量显著减少，最后可出现双向或反向分流，出现持续青紫，称为艾森曼格综合征(图6-1)。

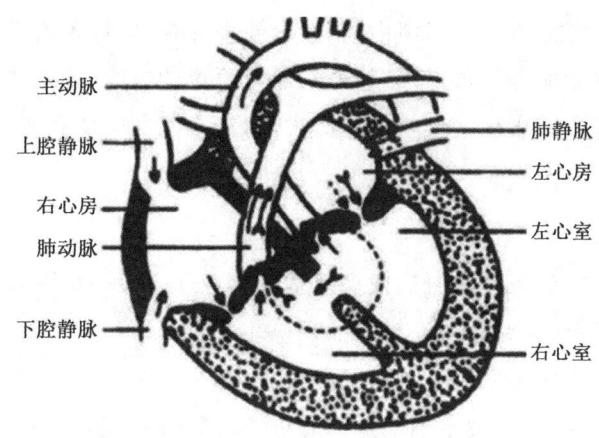

主动脉

上腔静脉

右心房

肺动脉

下腔静脉

肺静脉

左心房

左心室

右心室

图 6-1　室间隔缺损血流循环示意图

2.临床表现

临床表现取决于缺损的大小和肺血管的阻力。

(1)症状:小型室间隔缺损,即所谓罗杰(Roger)病,多发生于室间隔肌部,可无明显临床症状,生长发育一般不受影响,仅在体检或因其他病就诊时在胸骨左缘第3、第4肋间听到响亮粗糙全收缩期杂音才被发现。大型缺损症状发生较早,并随年龄增长而明显,因分流大使体循环血流量减少,使生长发育障碍。临床表现为消瘦、面色苍白、多汗、乏力,体力活动后心悸和气促。由于肺部充血,常反复发生肺部感染,易导致心力衰竭。有时可因扩张的肺动脉压迫喉返神经,引起声音嘶哑。当剧烈咳嗽、哭闹或肺炎时可出现暂时性的右向左分流而呈现青紫。晚期产生动脉高压转为持续性右向左分流,则出现持续性青紫。

(2)体征:小型室缺时,只在胸骨左缘第3、第4肋间闻及响亮粗糙的全收缩期杂音,肺动脉瓣第二心音稍增强。大型室缺时除在胸骨左缘第3、第4肋间可闻及Ⅲ~Ⅳ级粗糙的全收缩期杂音外,且杂音传导范围广,并可于杂音最响部位触及收缩期震颤,还可见心前区隆起,心界扩大,心尖及剑突下心脏搏动强烈。当缺损极大时,杂音反较轻,震颤也可不明显。晚期肺动脉高压致右向左分流过程中,其杂音可减弱变短,而肺动脉瓣第二心音显著亢进,并有分裂。杂音的响度与缺损大小不成正比,故临床上不能以杂音的响度来判断缺损的大小与疾病的严重程度。肺血流量大于体循环1倍以上时,可引起相对二尖瓣狭窄而于心尖区听到舒张中期低调短促的隆隆样杂音。

室间隔缺损常见的并发症为支气管肺炎、充血性心力衰竭、肺水肿及亚急性细菌性心内膜炎等。

3.辅助检查

(1)X线检查:小型室缺心肺X线检查无明显改变;大型可见左心室、右心室增大,左心房往往也增大,肺充血,肺动脉段凸出,肺血管影增粗,搏动强烈,可见肺门"舞蹈",主动脉弓影较小。

(2)心电图:小型缺损心电图可正常或轻度左心室肥大;大型缺损可有左心室或左、右心室肥大。有时呈右束支传导阻滞。心力衰竭时可伴有心肌劳损。

(3)超声心动图:M型超声可见左心房、左心室、右心室内径增宽,室间隔活动正常,主动脉内径缩小。扇形超声可见室间隔回声中断,显示缺损存在,阴性不能否定缺损的存在。多普勒彩超可直接见到血液分流部位及方向,且能估测分流量的大小,能更明确诊断。

(4)心导管检查:右心室血氧含量较右心房为高,右心室及肺动脉压力升高,偶尔心导管可自右心室经缺损部位进入左心室。

(二)房间隔缺损

房间隔缺损(ASD)占先天性心脏病发病总数的20%~30%,女性较多见。由于小儿时期症状多较轻,不少患者到成人时才被发现。

临床上根据解剖病变的不同而分为卵圆孔未闭、第一孔未闭(原发孔)和第二孔未闭(继发孔)等不同类型。卵圆孔未闭一般不引起左向右分流(因卵圆孔的左侧有一帘膜覆盖着卵圆孔起瓣膜作用,使血液不能从左心房流入右心房),因此临床上意义不大。而只有在胚胎发育过程中第一孔或第二孔未闭才称为房间隔缺损。第一孔未闭型缺损位于心房间隔的下部,呈半月形,缺损往往较大;第二孔未闭型缺损位于心房间隔中部卵圆窝处,或靠近上、下腔静脉,直径1~3 cm,此型为临床上最常见的类型。

1.病理

由于左心房压力高于右心房,血液自左心房通过缺损分流到右心房,此时右心房不但接受正常由上、下腔静脉回流的血液,而且还接受了从左心房分流的血液。其分流的多少主要取决于缺损的大小和左右心房之间的压力差。分流量小时影响不大,分流量大时导致右心舒张期负荷过重,致右心房右心室增大,肺循环血流量增多,而左心室、主动脉及整个体循环的血流量减少,影响生长发育。当剧烈咳嗽、哭闹或患肺炎时,肺动脉压增高,右心房压力亦高,当右心房压力高于左心房,即产生梗阻型肺动脉高压,当右心房压力高于左心房时,则产生右向左分流,出现持续青紫(图6-2)。

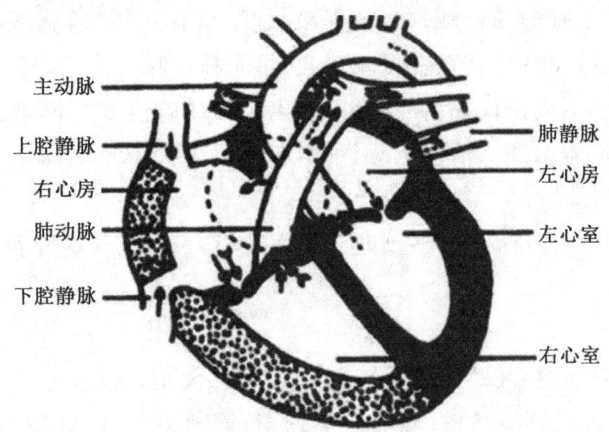

主动脉
上腔静脉
右心房
肺动脉
下腔静脉
肺静脉
左心房
左心室
右心室

图 6-2　房间隔缺损血流循环示意图

2.临床表现

(1)症状:房间隔缺损的症状根据缺损大小而不同,缺损小者可无任何症状,仅在体检时发现胸骨左缘第2、第3肋间有收缩期杂音。大型缺损,由于分流量大,使体循环供血不足。临床表现发育迟缓、消瘦、面色苍白、多汗、活动后心慌、气急等。由于肺循环充血,易患呼吸道感染,当哭闹、肺炎和心力衰竭时,右心房压力高于左心房,则出现右向左分流而呈现暂时性青紫。

(2)体征:分流量大者可见心前区隆起,心尖冲动弥散,心浊音界扩大,触诊有抬举感。在胸骨左缘第2、第3肋间可听到Ⅱ～Ⅲ级收缩期喷射性杂音(因右心室排血量增多,引起右心室流出道相对性狭窄所致),肺动脉瓣区第二心音亢进并有固定分裂(分裂不受呼吸影响)。三尖瓣区有时可听到舒张中期杂音,为舒张期大量血液从右心房进入右心室,三尖瓣相对狭窄所致。

房间隔大型缺损常见并发症为支气管肺炎、充血性心力衰竭,亚急性心内膜炎者极少。

3.辅助检查

(1)X线检查:缺损小者可无明显改变。缺损大者有右心房、右心室扩大,肺动脉段凸出,肺门血管影增粗,搏动强烈,可有肺门"舞蹈",肺野充血,主动脉弓影较小。

(2)心电图检查:心电图显示电轴右偏,可有不完全性右束支传导阻滞,右心房和右心室肥大。

(3)超声心动图:M型超声可见右心房、右心室增大,主动脉内径小。扇形超声可见房间隔回声中断显示房间隔缺损的位置和大小。多普勒彩色血流显像可观察到分流的位置、方向,且能估测分流的大小。

(4)心导管检查:可发现右心房血氧含量高于上、下腔静脉平均血氧含量。心导管可通过缺损的房间隔到达左心房。晚期肺动脉、右心房、右心室压力增高。

(三)动脉导管未闭

动脉导管未闭(PDA)为小儿先天性心脏病常见的类型之一,占先天性心脏病总数的15％～20％,女性较多见。

小儿出生后动脉导管于10～15 h内在功能上关闭,多数婴儿于出生后3～6个月在解剖上也完全关闭。如未关闭,出现左向右分流即称动脉导管未闭。其位置一端在肺总动脉分叉或左肺动脉处,另一端在左锁骨下动脉外侧的主动脉处。一般分为3型。①管型:导管长1 cm左右,直径粗细不等,此型最多见。②漏斗型:长度与管型相似,但其主动脉端粗大,向肺动脉端逐渐变窄。③窗型:肺动脉与主动脉紧贴,两者之间为一孔道,直径往往较大。

1.病理

由于动脉导管的存在,一般情况下主动脉压力高于肺动脉,故不论在收缩期或舒张期,血液均自主动脉向肺动脉分流。分流量大小与动脉导管粗细及主、肺动脉之间的压力差有关。肺动脉接受来自右心室及主动脉两处的血液,故肺循环血量增多,回流到左心房、左心室的血流量也增多,使左心室舒张期负荷过重,则产生左心房、左心室扩大,室壁肥厚。

由于主动脉血液不断流入肺动脉,故周围动脉舒张压下降而致脉压增宽。肺小动脉因长期接受大量主动脉血液的分流造成管壁增厚,肺动脉压力增高,晚期产生梗阻型肺动脉高压,可导致右心室肥大和衰竭,当肺动脉压力大于主动脉压力时,即产生右向左分流,可造成下半身青紫,称为差异性发绀(图 6-3)。

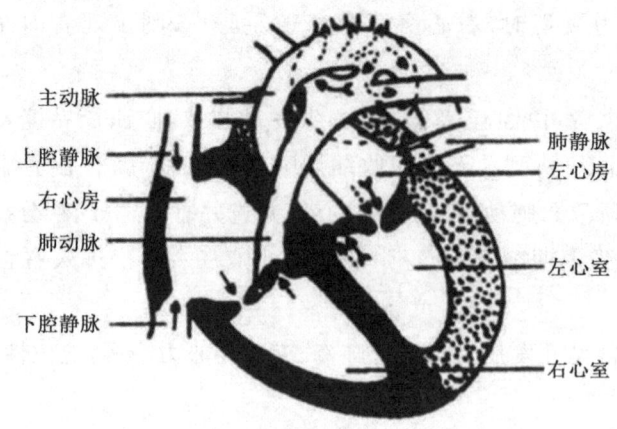

左侧标注(从上到下):主动脉、上腔静脉、右心房、肺动脉、下腔静脉

右侧标注(从上到下):肺静脉、左心房、左心室、右心室

图 6-3　动脉导管未闭的血流循环示意图

2.临床表现

(1)症状:取决于动脉导管的粗细、分流量的多少。导管细、分流量小者多无症状,仅在体检时偶然发现心脏杂音。导管粗、分流量大者,体循环供血不足,肺循环血量增加,出现气急、咳嗽、乏力、多汗、苍白、生长发育落后,易患呼吸道感染等。偶因扩大的肺动脉压迫喉返神经而引起声音嘶哑。

(2)体征:可有轻度胸廓畸形,心前区隆起,心尖冲动增强。在胸骨左缘第 2 肋间可闻及粗糙响亮的连续性机器样杂音,占据整个收缩期与舒张期,于收缩期最响,可向颈、背部和锁骨下传导,是血流通过导管而产生的。最响处可扪及震颤,以收缩期明显。肺动脉瓣第二心音亢进,可有分裂,但多被粗糙响亮的杂音淹没而不易识别。在心动周期中主动脉与肺动脉压力差有变化,其杂音也有强弱的改变,以接近第二心音时最响。婴儿期主动脉与肺动脉收缩期压力差大而舒张期压力差小,故仅听到收缩期杂音。随着年龄的增长,收缩期与舒张期压力差均较大,此时出现典型的连续性机器样杂音,晚期合并肺动脉高压或心力衰竭时,主、肺动脉压力差又小,则仅有一收缩期杂音。故本病出现典型杂音时易诊断,早期、晚期不典型则易误诊。分流量大的患者,因相对性二尖瓣狭窄可在二尖瓣区有时听到舒张中期轻度隆隆样杂音。由于动脉舒张压降低,可出现类似主动脉瓣关闭不全的周围血管征,当脉压大于 5.3 kPa(40 mmHg)时有水冲脉、毛细血管搏动征和股动脉枪击音等。有显著肺动脉高压者,可出现下半身青紫和杵状趾。

动脉导管未闭常见的并发症为支气管肺炎、亚急性细菌性心内膜炎,分流量大者早期并发充血性心力衰竭。

3.辅助检查

(1)X 线检查:心影可正常或左心室、左心房增大,肺动脉段凸出;肺门血管影增粗,搏动增强,透视下可见搏动,肺野充血。有肺动脉高压时,右心室亦增大。主动脉弓往往有所增大,这一特征与室间隔缺损及房间隔缺损不同,有一定的鉴别意义。

(2)心电图检查:可正常或有不同程度的左心室肥大或左、右心室合并肥大,部分合并左心房肥大。

（3）超声心动图：M型超声可见左心房、左心室和主动脉内径增宽。二维超声可显示肺动脉与降主动脉之间导管的粗细、长短和位置。多普勒彩超可直接见到导管的形态及血液分流的方向及大小。

（4）心导管检查：右心导管检查可发现肺动脉血氧含量较右心室为高，说明肺动脉部位由左向右的分流。肺动脉和右心室压力可正常、轻度升高或显著升高。部分患儿右心导管可通过未闭的动脉导管，由肺动脉进入降主动脉。

（四）法洛四联症

法洛四联症（TOF）为右向左分流型，是存活婴儿最常见的青紫型先天性心脏病，其发病率占全部先天性心脏病的10%～15%，占1岁以后存活的青紫型先天性心脏病的70%左右。如同时还伴有房间隔缺损，则称为法洛五联症。

法洛四联症由以下4种畸形组成。①肺动脉狭窄：以漏斗部狭窄最多见，其次为漏斗部和瓣膜合并狭窄，为此组畸形的最基本病变，对患儿的病理生理及临床表现有着重要的影响，而且可随年龄增加而加重。②室间隔缺损：多属高位膜部缺损。③主动脉骑跨：因有高位膜部室间隔缺损，故主动脉骑跨于左、心室之上，随着主动脉的发育，右跨现象可逐渐加重，约25%的患者有右位主动脉弓。④右心室肥大：为肺动脉狭窄后右心负荷增加的结果。

1. 病理

法洛四联症血流动力学改变的关键在于肺动脉狭窄。此时，血液进入肺循环受阻，引起右心室肥厚，压力增高，当右心室压力超过左心室时，血液则通过缺损分流到左心室进入体循环，出现青紫。加上骑跨于左、右心室之上的主动脉还直接接受了一部分来自右心室的静脉血输送至全身，成为临床表现严重青紫的又一个原因。同时，因肺动脉狭窄使进入肺循环进行气体交换的血流量明显减少，这不仅更加加重了青紫的程度，而且使支气管动脉与肺血管之间形成了侧支循环。如果肺动脉狭窄很轻，右心室压力低于左心室，安静时血液为左向右分流，则无持续性青紫出现，称为无青紫四联症。在婴儿期动脉导管关闭前，主动脉部分血液可通过来关闭的动脉导管进入肺动脉到肺进行氧气交换，此时青紫可不明显。以后随着动脉导管的逐渐关闭和肺动脉漏斗部狭窄逐渐加重，则青紫亦随之加重，并出现杵状指（趾）及红细胞代偿性增多（图6-4）。

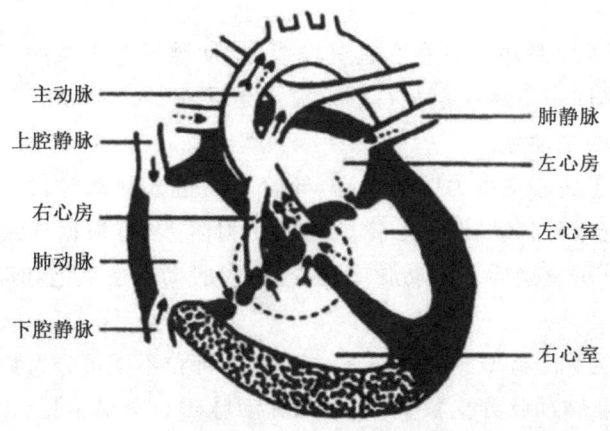

图6-4　法洛四联症的血液循环示意图

2.临床表现

(1)症状。①青紫:此为主要表现,其程度和出现的早晚取决于肺动脉狭窄的程度,多数患儿在生后2～3个月后皮肤黏膜逐渐出现青紫,多见于毛细血管丰富的浅表部位,如唇、球结合膜、耳垂、鼻尖、指(趾)甲床等处。②呼吸困难:因缺氧,活动耐力差,稍有体力活动或吃奶、哭闹、情绪激动等时即有气急、呼吸困难及青紫加重。③蹲踞现象:多数患儿每于行走或游戏时常自行作蹲下休息片刻保护性体位,使缺氧症状暂时得以缓解(由于蹲踞时下肢屈曲,使下肢动脉受压,体循环阻力增加,左心室压力升高。同时下肢静脉亦受压,使静脉回心血量减少,减轻了右心负荷,右心室压力降低,使右向左分流量减少,从而使缺氧症状暂时得以缓解)。④脑缺氧及缺氧发作:年长儿常诉头昏、头痛或胸闷不适,与脑缺氧有关;婴儿常在吃奶或哭闹后突然出现阵发性呼吸困难,青紫加重,严重者可引起突然意识障碍、昏厥、抽搐,甚至死亡。这是由于在肺动脉漏斗部狭窄的基础上,突然发生该处肌部痉挛,引起一时性的肺动脉梗阻,使脑缺氧加重,酸中毒或情绪激动常为诱因。此外,因红细胞增加,血黏稠度高,血流速度变慢,易引起脑血栓。

(2)体征。①全身青紫,眼结合膜充血,体格发育落后,重者智力亦落后;②心前区隆起,心尖冲动在剑突处可很清楚;③胸骨左缘第2～3肋间可听到Ⅱ～Ⅲ级粗糙的喷射性收缩期杂音(主要为肺动脉狭窄所致),一般以第3肋间最响,常伴有震颤,其响度主要取决于肺动脉狭窄程度,漏斗部痉挛狭窄严重时,杂音可暂时消失;④肺动脉第二心音减弱,有时在肺动脉瓣区可听到来自右跨之主动脉的响亮而单一的第二心音;⑤杵状指(趾):为长期缺氧、毛细血管扩张、结缔组织增生所致。

法洛四联症常见的并发症为脑血栓、脑脓肿及亚急性细菌性心内膜炎。

3.辅助检查

(1)实验室检查:红细胞高达5×10^{12}/L以上,血红蛋白150 g/L以上,血细胞比容60%～80%。

(2)X线检查:心脏大小正常或轻度增大,典型者心脏呈"靴状",即心尖上翘,肺动脉段凹陷,肺门影缩小,肺野清晰。若有侧支循环形成,在两肺野可呈现网状肺纹理。

(3)心电图检查:电轴右偏,右心室肥大,狭窄严重时往往出现心肌劳损,亦可有右心房肥大。

(4)超声心动图:M型超声可见右心室壁增厚,主动脉根部内径增宽。二维超声可见主动脉右跨的程度,室间隔回声中断现象及右心室流出道狭窄。多普勒彩色血流显像可见右心室直接将血液注入骑跨的主动脉。

(5)心导管检查:①右心室压力明显增高,导管不易进入肺动脉,提示肺动脉狭窄较重,若能进入肺动脉,则可记录到肺动脉、右心室之间的压力阶差,可根据连续压力曲线的形态来判断狭窄的类型;②导管可直接插入主动脉或左心室;③股动脉血氧饱和度降低。

(五)肺动脉狭窄

肺动脉狭窄(PS)为无分流型先天性心脏病,按狭窄部位不同可分为肺动脉瓣狭窄、漏斗部狭窄(肺动脉瓣下狭窄)及肺动脉分支狭窄,其中以肺动脉瓣狭窄最常见(占本病的85%～90%)。肺动脉瓣狭窄大多数单独存在,少数合并房间隔缺损等其他心血管畸形。

1.病理

由于肺动脉狭窄,右心排血受阻,右心室收缩期负荷过重,导致右心室压力增高和肥厚,右心室代偿失调,右心房压力及周围静脉压均增高,最后导致右心衰竭。若同时合并房间隔缺损或卵圆孔未闭,可产生右向左分流,则出现青紫,称为法洛三联症。

肺动脉主干往往有瓣膜狭窄后扩张,呈瘤形,这是由于血流经狭窄的瓣孔流出时,形成漩涡并撞击肺动脉壁。

2.临床表现

(1)症状:出现的早晚及轻重与肺动脉狭窄的程度有密切关系,轻者早期可无症状,生长发育正常,仅于体格检查时发现心脏杂音。有些患儿到青壮年期才出现疲劳、气短、心悸等症状。重者婴儿期即可出现右心功能不全及发绀,发绀的原因乃右心室、右心房压力增高,使卵圆孔开放,存在一定程度的右向左分流。

(2)体征:轻者发育正常。重者可有圆形脸,面颊红色,心前区隆起,搏动较强,可有抬举感。肺动脉瓣区可扪及收缩期震颤,亦可听到响亮的喷射性全收缩期杂音,可向颈部传导。杂音响度与狭窄程度有关,轻中度狭窄Ⅱ～Ⅳ级,重度狭窄可达Ⅴ级,但极重度杂音反而减弱。杂音的部位与狭窄类型有关,瓣膜型以第2肋间最响,漏斗型第3、第4肋间最响。肺动脉瓣第二心音减低,常伴有分裂。轻、中度瓣膜型狭窄尚可听到收缩早期喷射音("喀喇"音)。因右心室肥大可致三尖瓣相对关闭不全而听到收缩期吹风样杂音。同时可有颈静脉怒张、肝大、下肢浮肿等右心衰竭表现。

肺动脉狭窄的常见并发症为心力衰竭。

3.辅助检查

(1)X线检查:表现为肺纹理减少,肺野清晰。瓣膜型肺动脉段可有狭窄后扩张。根据狭窄的轻重,右心室有不同程度的增大,甚至右心房增大。

(2)心电图检查:有电轴右偏、右心室肥厚劳损、右束支不完全性传导阻滞,部分患儿有右心房肥大图形。

(3)超声心动图:右心室和右心房内径增宽,右心室前壁及室间隔增厚,中度以上狭窄可见肺动脉瓣于收缩期提前开放。扇形切面显像可见肺动脉瓣增厚,活动受限。漏斗部狭窄可见右心室流出道狭小。

(4)心导管检查:右心导管检查见右心室压力比肺动脉压力高1.33～2.0 kPa(10～15 mmHg),根据从肺动脉到右心室连续压力曲线变化,可判断狭窄类型。当肺动脉瓣孔较小时,导管难以通过狭窄之瓣孔,也较危险,需依靠心血管造影明确诊断类型。

三、先天性心脏病的诊断步骤

先天性心脏病的诊断首先应确定有无先天性心脏病,其次应区分其类型。一般大部分常见的先天性心脏病在详细询问病史、仔细的体格检查的基础上配合X线、心电图及超声心动图检查,通过综合分析,即可做出初步诊断。

(一)确定有无先天性心脏病

小儿若出现下列情况,应想到先天性心脏病的可能性:①婴儿期喂养困难,吸吮数日即停歇、气促、体重不增及瘦小、多汗等;②自幼有潜伏青紫或持续青紫,常患肺炎或心功能不全等;③声音嘶哑、蹲踞和晕厥发作等;④年长儿不爱活动,活动后心悸、气促、咳嗽等;⑤小儿有其他部位畸形。若同时发现心脏有典型的器质性杂音或有心脏扩大,即可初步诊断有先天性心血管畸形。其中杂音极为重要,一般 3 岁以前发现的器质性杂音多为先天性心脏病,三四岁以后才出现的心脏杂音,则有可能是功能性的或获得性的,需注意加以鉴别(见表 6-1)。

表 6-1 心脏杂音鉴别表

功能性杂音		器质性杂音	
		先天性	后天性
部位	胸骨左缘或心尖部	胸骨左缘第 2~4 肋间	心尖部
时期性质响度传导变化	收缩期,较短柔和、拨弦样Ⅱ级以下较局限易受体位、呼吸及运动影响而变化	收缩期为主,较长粗糙、响亮Ⅱ级以上传向项、心尖或背部持续存在,变化少	收缩期及(或)舒张期吹风样或隆隆样Ⅱ级以上传向腋下或背部持续存在,变化少

个别新生儿可听到心脏杂音,但不一定是先天性心脏病,需要定期随诊,若在 6 个月以后逐渐消失,则可能为低位室间隔缺损自然闭合。有少数婴儿虽听不到心脏杂音,但若经常出现青紫或心脏扩大,易患肺炎及反复心功能不全,仍应考虑先天性心血管畸形的可能性。

(二)常见先天性心脏病的鉴别

如患儿从小就有持续青紫,很有可能为右向左分流型;如无青紫则考虑为左向右分流型或无分流型。然后再根据症状、体征,配合 X 线、心电图及超声心动图检查等资料,结合各类畸形血流动力学改变的共性及各自特点,通过综合分析、鉴别,即可得出比较明确的诊断。例如左向右分流型的共同特点是:①一般情况下无青紫,当哭闹、患肺炎或心功能不全时,右心压力高于左心时,即可出现青紫;②胸骨左缘第 2~4 肋间有粗糙的收缩期杂音,肺动脉瓣第二心音亢进;③X 线检查示肺血流增多,可有肺门血管影增粗;④体循环血流量减少,影响生长发育。然而它们又有各自的特点。至于无分流的肺动脉狭窄,表现虽然与上述一类心脏病有些相似,如同样无青紫及位于胸骨左缘的响亮杂音,但肺动脉瓣第二心音减弱和肺野清晰可相鉴别。

四、先天性心脏病的治疗

(一)内科治疗

1. 一般治疗

其目的是维持患儿一般健康状态,给予保健指导,适当安排能胜任的活动,以增强体质并按时进行预防注射。定期复查,防治并发症,维持到适宜年龄进行手术。

2. 防治心力衰竭

平时限制活动,一旦出现心力衰竭则应用洋地黄制剂,如果心力衰竭不能控制应及时进行手术治疗。

3. 控制感染

合并感染是先天性心脏病患儿死亡的主要原因,应积极防治呼吸道感染。其他慢性感染病灶也应及时防治，以免发生亚急性细菌性心内膜炎。

4.右向左分流型（青紫型）

先天性心脏病患儿因血液黏稠，要预防脱水（尤其是在夏季或腹泻时），以防脑血栓、脑脓肿的发生。法洛四联症因脑缺氧而致昏厥、抽搐时可用普萘洛尔每次 0.1 mg/kg 加于 5%～10% 葡萄糖注射液 10～20 mL，5～10 min 静脉注射。

5.新生儿早期或早产儿动脉导管未闭

可试用吲哚美辛，有可能促使动脉导管关闭。

（二）外科治疗

分流量小、无症状的先天性心脏病，不一定需要手术治疗。常见的左向右分流型和无分流型先天性心脏病大部分已能施行根治手术，效果较好，但发展至梗阻型肺动脉高压伴右向左分流者不宜手术。随着外科手术的进展，过去比较难治的先天性心脏病的手术成功率也正在不断提高。常见的先天性心脏病适宜手术治疗的年龄如下。

1.房、室间隔缺损

缺损较大将影响生长发育，要及时行缺损修补手术，手术适宜年龄为 4～5 岁。

2.动脉导管未闭

手术简单安全，可行手术结扎或切除导管即可根治，过去认为学龄前手术较合适，现主张早期手术。如症状严重，出现心功能不全，可提前于任何年龄进行手术。

3.法洛四联症

可做姑息手术或根治术，手术年龄以 5～6 岁为宜，随外科手术的进展，成功率也正在不断提高。

4.肺动脉狭窄

中度、重度的肺动脉狭窄首先应用经皮球囊导管扩张术使狭窄的瓣膜扩张开，多数可获得满意疗效，即使在婴儿期亦可采用，但远期疗效尚待进一步观察。漏斗部有狭窄者，则宜在直视下手术解除狭窄。

（张　冰）

第二节　病毒性心肌炎

病毒性心肌炎（viral myocarditis）是病毒侵犯心脏所致的以心肌炎性病变为主要表现的疾病，可伴有心包或心内膜炎症改变。近年来国内发病有增多趋势，是小儿常见的心脏疾患。本病临床表现轻重不一，预后大多良好，少数可发生心力衰竭、心源性休克，甚至猝死。

一、病因与发病机制

（一）病因

近年来动物实验及临床观察表明，可引起心肌炎的病毒有 20 余种，其中以柯萨奇 B 组病毒（1～6 型）最常见。另外，柯萨奇 A 组病毒、埃可病毒、脊髓灰质炎病毒、腺病毒、传染性肝炎病毒、流感病毒和副流感病毒、麻疹病毒、单纯疱疹病毒及流行性腮腺炎病毒等也可引起本病。

(二)发病机制

本病的发病机制尚不完全清楚。一般认为与病毒直接侵犯心脏和免疫反应有关。①疾病早期,病毒及其毒素可经血液循环直接侵犯心肌细胞,产生变性、坏死。临床上可从心肌炎患者的鼻咽分泌物或粪便中分离出病毒,并在恢复期血清中检出相应的病毒中和抗体有 4 倍以上升高;从心肌炎死亡病例的心肌组织中可直接分离出病毒,用荧光抗体染色技术可在心肌组织中找到特异性病毒抗原,电镜检查可发现心肌细胞有病毒颗粒。这些均强有力的支持病毒直接侵犯心脏的学说。②病毒感染后可通过免疫反应造成心肌损伤。临床观察,往往在病毒感染后经过一定潜伏期才出现心脏受累征象,符合变态反应规律。患者血清中可测到抗心肌抗体增加。部分患者表现为慢性心肌炎,部分可转成扩张性心肌病,符合自身免疫反应。尸体解剖病例免疫荧光检查在心肌组织中有免疫球蛋白(IgG)及补体沉积。以上现象说明本病的发病机制中还有变态反应或自身免疫参与。

二、临床表现

发病前 1~3 周常有呼吸道或消化道病毒感染史,患者多有轻重不等的前驱症状,如发热、咽痛、肌痛等。

临床表现轻重不一,轻型患儿一般无明显自觉症状,仅表现心电图异常,可见期前收缩或 ST-T 改变。心肌受累明显时,可有心前区不适、胸闷、气短、心悸、头晕及乏力等症状,心脏有轻度扩大,伴心动过速、心音低钝或奔马律,心电图可出现频发期前收缩、阵发性心动过速或 Ⅱ 度以上房室传导阻滞,可导致心力衰竭及昏厥等。反复心衰者,心脏明显扩大,可并发严重心律失常。重症患儿可突然发生心源性休克,表现为烦躁不安、面色苍白、皮肤发花,四肢湿冷、末梢发绀、脉搏细弱、血压下降、闻及奔马律等,可在数小时或数日内死亡。

体征主要为心尖区第一心音低钝,心动过速,部分有奔马律,一般无明显器质性杂音,伴心包炎者可听到心包摩擦音,心界扩大。危重病例可有脉搏微弱、血压下降、两肺出现啰音及肝脏肿大,提示循环衰竭。

三、辅助检查

(一)心电图检查

常有以下几种改变:①ST 段偏移,T 波低平、双向或倒置;②QRS 低电压;③房室传导阻滞或窦房传导阻滞、束支传导阻滞;④各种期前收缩,以室性期前收缩最常见,也可见阵发性心动过速、房性扑动等。

(二)X 线检查

轻者心脏大小正常,重者心脏向两侧扩大,以左侧为主,搏动减弱,可有肺淤血或肺水肿。

(三)心肌酶测定

血清肌酸磷酸激酶(CK)早期多有增高,其中以来自心肌的同工酶(CK-MB)特异性强,且较敏感。血清天冬氨酸氨基转移酶(AST)、β-羟丁酸脱氢酶(β-HBDH)、乳酸脱氢酶(LDH)在急性期也可升高,但恢复较快,其中乳酸脱氢酶特异性较差。

(四)病原学诊断

疾病早期可从咽拭子、咽冲洗液、粪便、血液、心包液中分离出病毒,但需结合血清抗体测定才有意义。恢复期血清抗体滴度比急性期增高 4 倍以上或病程早期血中特异性 IgM 抗体滴度在 1∶128 以上均有诊断意义。应用聚合酶链反应(PCR)或病毒核酸探针原位杂交法自血液中查到病毒核酸可作为某一型病毒存在的依据。

四、诊断

(一)临床诊断依据

(1)心功能不全、心源性休克或心脑综合征。

(2)心脏扩大(X 线、超声心动图检查具有表现之一)。

(3)心电图改变:以 R 波为主的 2 个或 2 个以上主要导联(Ⅰ、Ⅱ、aVF、V5)ST-T 改变持续 4 周以上伴动态变化,出现窦房、房室传导阻滞,完全性右束支或左束支传导阻滞,成联律、多形、多源、成对或并行期前收缩,非房室结及房室折返引起的异位心动过速,低电压(新生儿除外)及异常 Q 波。

(4)血清 CK-MB 升高或心肌肌钙蛋白(cTnl 或 cTnT)阳性。

(二)病原学诊断依据

1. 确诊指标

自患儿心内膜、心肌、心包(活检、病理)或心包穿刺液中发现以下之一者可确诊为病毒性心肌炎:①分离到病毒;②用病毒核酸探针查到病毒核酸;③特异性病毒抗体阳性。

2. 参考指标

有以下之一者结合临床可考虑心肌炎系病毒引起。①自患儿粪便、咽拭子或血液中分离到病毒,且恢复期血清同型抗体滴度较第 1 份血清升高 4 倍以上或者降低至四分之一及以下;②病程早期患儿血清型特异性 IgM 抗体阳性;③用病毒核酸探针自患儿血中查到病毒核酸。

如具备临床诊断依据 2 项,可临床诊断。发病同时或发病前 2～3 周有病毒感染的证据支持诊断。①同时具备病原学确诊依据之一者,可确诊为病毒性心肌炎;②具备病原学参考依据之一者,可临床诊断为病毒性心肌炎;③凡不具备确诊依据,应给予必要的治疗或随诊,根据病情变化,确诊或排除心肌炎;④应排除风湿性心肌炎、中毒性心肌炎、先天性心脏病、结缔组织病,以及代谢性疾病的心肌损害、甲状腺功能亢进症、原发性心肌病、原发性心内膜弹力纤维增生症、先天性房室传导阻滞、心脏自主神经功能异常、β 受体功能亢进及药物引起的心电图改变。

五、治疗

本病目前尚无特效疗法,可结合病情选择下列处理措施。

(一)休息

急性期至少应休息到热退后 3～4 周,有心功能不全及心脏扩大者应绝对卧床休息,以减轻心脏负担。

(二)营养心肌及改善心肌代谢药物

1. 大剂量维生素 C 和能量合剂

维生素 C 能清除氧自由基,增加冠状动脉血流量,增加心肌对葡萄糖的利用及糖原合成,改善心肌代谢,有利于心肌炎恢复,一般每次将 $100\sim150$ mg/kg 加入 10% 葡萄糖注射液静脉滴注,1 次/d,连用 15 d。能量合剂有加强心肌营养、改善心肌功能的作用,常将三磷酸腺苷(ATP)、辅酶 A、维生素 B_6 与维生素 C 加入 10% 葡萄糖注射液中一同静脉滴注。因 ATP 能抑制窦房结的自律性,抑制房室传导,故心动过缓、房室传导阻滞时禁用。

2. 辅酶 Q10

辅酶 Q10 有保护心肌作用,每次 10 mg,3 岁以下 1 次/d,3 岁以上 2 次/d,肥胖年长儿 3 次/d,疗程 3 个月。部分患者长期服用可致皮疹,停药后可消失。

3. 1,6-二磷酸果糖(FDP)

FDP 是一种有效的心肌代谢酶活性剂,有明显保护心肌代谢作用。$150\sim250$ mg/(kg·d)静脉滴注,1 次/d,$10\sim15$ d 为 1 个疗程。

(三)维生素 E

维生素 E 为抗氧化剂,小剂量短疗程应用,每次 5 mg,3 岁以下 1 次/d,3 岁以上 2 次/d,疗程 1 个月。

(四)抗生素

急性期应用青霉素清除体内潜在细菌感染病灶,20 万 U/(kg·d)静脉滴注,疗程 $7\sim10$ d。

(五)肾上腺皮质激素

在病程早期(2 周内),一般病例及轻型病例不主张应用,因其可抑制体内干扰素的合成,促进病毒增殖及病变加剧。对合并心源性休克、心功能不全、心脏明显扩大、严重心律失常(高度房室传导阻滞、室性心动过速)等重症病例仍需应用,有抗感染、抗休克作用,可用地塞米松 $0.2\sim1$ mg/kg 或氢化可的松 $15\sim20$ mg/kg 静脉滴注,症状减轻后改用泼尼松口服,$1\sim1.5$ mg/(kg·d),逐渐减量停药,疗程 $3\sim4$ 周。对常规治疗后心肌酶持续不降的病例可试用小剂量泼尼松治疗,$0.5\sim1$ mg/(kg·d),每 2 周减量 1 次,共 6 周。

(六)积极控制心力衰竭

由于心肌炎患者对洋地黄制剂极为敏感,易出现中毒现象,故多选用快速或中速制剂,如去乙酰毛花苷或地高辛等,剂量应偏小,饱和量一般用常规量的 $1/2\sim2/3$,洋地黄化量时间不能短于 24 h,并需注意补充氯化钾,因低钾时易发生洋地黄中毒和心律失常。

(七)抢救心源性休克

静脉推注大剂量地塞米松 $0.5\sim1$ mg/kg 或大剂量维生素 C $200\sim300$ mg/kg 常可获得较好的效果。及时应用血管活性药物,如多巴胺[(1 mg/kg 加入葡萄糖液中用微泵 $3\sim4$ h 内输完,相当于 $5\sim8$ mg/(kg·min)]、间羟胺等可加强心肌收缩力、维持血压及改善微循环。持续氧气吸入,烦躁者给予苯巴比妥、地西泮或水合氯醛等镇静剂。适当输液,维持血液循环。

(八)纠正心律失常

对严重心律失常除上述治疗外,应针对不同情况及时处理。①房性或室性期前收缩:可口服普罗帕酮每次 $5\sim7$ mg/kg,每隔 $6\sim8$ h 服用 1 次,足量用 $2\sim4$ 周。无效者可选用胺碘酮,$5\sim10$ mg/(kg·d),分 3 次口服。②室上性心动过速:普罗帕酮每次 $1\sim1.5$ mg/kg 加入葡萄糖注射液中缓慢静脉推注,无效者 $10\sim15$ min 后可重复应用,总量不超过 5 mg/kg。③室性心动过速:多采用利多卡因静脉滴注或推注,每次 $0.5\sim1.0$ mg/kg,$10\sim30$ min 后可重复使用,总量不超过 5 mg/kg。对病情危重,药物治疗无效者,可采用同步直流电击复律。④房室传导阻滞:可应用肾上腺素消除局部水肿,改善传导功能,地塞米松 0.2~0.5 mg/kg,静注或静滴。心率慢者口服山莨菪碱(654-2)、阿托品或静脉注射异丙肾上腺素。

（张　冰）

第三节　感染性心内膜炎

感染性心内膜炎是指心脏及大动脉内膜由于细菌等病原体(除细菌外,还可有病毒、立克次体及真菌等)的侵入而引起的炎症改变,过去也称细菌性心内膜炎。分为急性和亚急性:急性型多发生于原来正常的心脏,遇到毒力较强的细菌如金黄色葡萄球菌,发生败血症而导致心内膜炎,通常病程急而短,病情较重,如不及时治疗,通常在 6 周内死亡;亚急性型多发生在原有心脏病的基础上感染了毒力较弱的病原体,起病缓慢,病程多在 6 周以上。近年来,随着抗生素的广泛应用及病原微生物的改变,临床区分急性与亚急性较困难,而且病原体除细菌外,还有其他病原体,因此称为感染性心内膜炎。总的来说,感染性心内膜炎在儿科不是很常见,特别是在近年来抗生素的广泛应用下。

一、病因与发病机制

(一)病因

1.心脏的原发病变

感染性心内膜炎患儿中绝大多数均有原发性心脏病,其中以先天性心脏病最为多见。室间隔缺损最易罹患心内膜炎,其他依次为法洛四联症、主动脉瓣狭窄、主动脉瓣二叶畸形、动脉导管未闭、肺动脉瓣狭窄等。后天性心脏病中,风湿性瓣膜病占 14%,通常为主动脉瓣及二尖瓣关闭不全。二尖瓣脱垂综合征也可并发感染性心内膜炎。发生心内膜炎的心脏病变常因心室或血管内有较大的压力阶差,产生高速的血液激流,而经常冲击心膜面使之遭受损伤。心内膜下胶原组织暴露,血小板及纤维蛋白在此凝聚、沉积,形成无菌性赘生物。当菌血症时,细菌在上述部位黏附、定居并繁殖,形成有菌赘生物,受累部位多在压力低的一例,如室间隔缺损感染性赘生物在缺损的右缘,三尖瓣的隔叶与肺动脉瓣、动脉导管未闭在肺动脉侧,主动脉关闭不全在左心室等。约 8%患儿无原发性心脏病变,通常由毒力较强的细菌或真菌感染引起,如金黄色葡萄球菌、念珠菌等,见于 2 岁以下婴儿及长期应用免疫抑制剂者。

2.病原体

过去以溶血性链球菌最多见,约占半数以上。近年来,葡萄球菌有增多趋势;其次为肠球菌、肺炎双球菌、β溶血性链球菌,还有大肠杆菌、铜绿假单胞菌及嗜血杆菌。真菌性心内膜炎的病原体以念珠菌属、曲霉菌属及组织胞浆菌属较多见。人工瓣膜及静脉注射麻醉剂的药瘾者,以金黄色葡萄球菌、铜绿假单胞菌及念珠菌感染多见。

3.致病因素

在约 1/3 患儿的病史中可追查到致病因素,主要为纠治牙病及扁桃体摘除术。口腔及上呼吸道手术后发生的心内膜炎多为溶血性链球菌感染;脓皮病、甲沟炎、导管检查及心脏手术之后的心内膜炎,常为金黄色葡萄球菌或白色葡萄球菌感染;而肠道手术后的心内膜炎,则多为肠球菌或大肠杆菌感染。

(二)发病机制

1.喷射和文丘里效应

机械和流体力学原理在发病机制中似乎很重要。实验证明,将细菌气溶胶通过文丘里管喷至气流中,可见高压源将感染性液体推向低压槽中,形成具有特征性的菌落分布。在喷出高压源小孔后的低压槽中总是出现最大的沉淀环。这一模型有助于解释发生在不同心瓣膜和室间隔的病损分布,亦可解释二尖瓣关闭不全发生感染性心内膜炎时瓣膜心房面邻近部位的特征性改变。当血流从左心室通过关闭不全的二尖瓣膜时,可发生文丘里效应,即血流通过狭窄的瓣膜孔后,压强降低,射流两侧产生涡流,悬浮物沉积两侧,使心房壁受到损害。主动脉瓣关闭不全时赘生物易发生在主动脉小叶心室面或腱索处。小型室内隔缺损,损害常发生右心室面缺损处周围或与缺损相对的心室壁,后者为高速血流喷射冲击引起的损伤。其他如三尖瓣关闭不全、动静脉瘘、动脉导管未闭亦可根据文丘里效应预测其心内膜受损的部位。心脏先天性缺损血液分流量小或充血性心衰时,因缺损两侧压力阶差不大,故不易发生心内膜炎,这可能就是为什么单纯性房间隔缺损罕见心内膜炎,而小型室间隔缺损较易发生。

2.血小板-纤维素栓

喷射文丘里效应损伤心脏心内膜面。在此基础上发生血小板-纤维素栓,而形成无菌性赘生物。

3.菌血症和凝集抗体

正常人可发生一过性菌血症,多无临床意义。但当侵入细菌的侵袭力强,如有循环抗体凝集素,则可有大量细菌黏附于已有的血小板-纤维素血栓上定居、繁殖,即可发病。

4.免疫学因素

感染性心内膜炎的发病与免疫学因素有关。许多感染性心内膜患者血液中 IgG、IgM、巨球蛋白、冷球蛋白升高,类风湿因子阳性。肾脏损害、动脉内膜炎均支持免疫发病机制。有人对该症的淤血、条纹状出血、皮下小结做镜检,发现血管周围有细胞浸润及其他血管炎的表现。认为可能为过敏性血管炎。

二、临床表现

(一)病史

大多数患者有器质性心脏病,部分患者发病前有龋齿、扁桃体炎、静脉插管或心内手术史。

(二)临床症状

可归纳为三方面:①全身感染症状;②心脏症状;③栓塞及血管症状。

(1)一般起病缓慢,开始时仅有不规则发热,患者逐渐感觉疲乏、食欲减退,体重减轻,关节痛及肤色苍白。病情进展较慢,数日或数周后出现栓塞征象,淤点见于皮肤与黏膜,指甲下偶尔见线状出血,或偶尔在指(趾)的腹面皮下组织发生小动脉血栓,可摸到隆起的紫红色小结节,略有触痛,称欧氏小结。病程较长者则见杆状指(趾),故非青紫型先天性心脏病患儿出现杵状指（趾）时,应考虑本病。

(2)心脏方面若原有杂音的,其性质可因心瓣膜的赘生物而有所改变,变为较响较粗;原无杂音者此时可出现杂音,杂音特征为乐音性且易多变。约一半患儿由于心瓣膜病变、中毒性心肌炎、心肌脓肿等而发生充血性心力衰竭。

(3)其他症状:视栓塞累及的器官而异,一般为脾脏增大、腹痛、便血、血尿等,脾增大有时很显著,但肝的增大则不明显。并发先天性心脏病时,容易发生肺栓塞,则有胸部剧痛、频咳与咯血,叩诊有实音或浊音,听诊时呼吸音减弱,需与肺炎鉴别。往往出现胸腔积液,可呈血色,并在短期内屡次发作上述肺部症状,约30%患者发生脑动脉栓塞,出现头痛、呕吐,甚至偏瘫、失语、抽搐及昏迷等。由脑栓塞引起的脑膜炎,脑脊液细菌培养往往阴性,糖及氯化物也可正常,与结核性或病毒性脑膜炎要仔细鉴别。神经症状的出现一般表示患者垂危。

(4)毒力较强的病原菌如金黄色葡萄球菌,起病多急骤,有寒战、高热、盗汗及虚弱等全身症状,以脓毒败血症为主;肝、肾、脾、脑及深部组织可发生脓疡,或并发肺炎、心包炎、脑膜炎、腹膜炎及骨髓炎等,累及心瓣膜时可出现新杂音、心脏扩大及充血性心力衰竭,栓塞现象较多见。病情进展急剧时,可在数日或数周危及生命。如早期抢救,可在数周内恢复健康。心脏瓣膜损伤严重者,恢复后可遗留慢性心脏瓣膜病。

三、辅助检查

(一)一般血液检查

常见的血象为进行性贫血与白细胞增多,中性粒细胞升高。血沉增快,C-反应蛋白升高。血清球蛋白常常增多,甚至清蛋白、球蛋白比例倒置,免疫球蛋白升高,循环免疫复合物及类风湿因子阳性。

(二)血培养

血培养是确诊的关键,对疑诊者不应急于用药,宜于早期重复地做血培养,并保留标本至2周之久,从而提高培养的阳性率,并做药敏试验。有人认为,在体温上升前1~2 h,10~15 min 采血1次,连续6次,1~2 d内多次血培养的阳性率较分散于数日做血培养高。血培养阳性率可达90%,如已用抗生素治疗,宜停用抗生素3 d后采取血标本做培养。

(三)超声心动图

能检出赘生物的额外回波,大于2 mm的赘生物可被检出。应用M型超声心动图仪或心脏超声切面实时显像可探查赘生物的大小及有关瓣膜的功能状态,后者显示更佳。超声检查为无害性方法,可重复检查,观察赘生物大小及瓣膜功能的动态变化,了解瓣膜损害程度,对决定是否做换瓣手术有参考价值。依据以上临床表现,实验室检查栓塞现象和血培养阳性者即可确诊。

四、治疗

(一)抗生素

应争取及早应用大剂量抗生素治疗,不可因等待血培养结果而延期治疗,但在治疗之前必须先做几次血培养,因培养出的病原菌及其药物敏感试验的结果,对选用抗生素及剂量有指导意义。抗生素选用杀菌力强的,应两种抗生素联合使用,一般疗程为4~6周。对不同的病原菌感染应选用不同的抗生素,参考如下。

1.溶血性链球菌

首选青霉素 G 20 万~30 万 U/(kg·d),最大量 2 000 万 U/d,分 4 次静脉滴注,1 次/6 h,疗程 4~6 周。并加用庆大霉素 4~6 mg/(kg·d),静脉滴注,1 次/8 h,疗程 2 周。疗效不佳,可于 5~7 d 后加大青霉素用量。对青霉素过敏者,可换用头孢菌素类或万古霉素。

2.金黄色葡萄球菌

对青霉素敏感者选用青霉素 2 000 万 U/d,加庆大霉素,用法同溶血性链球菌治疗,青霉素疗程 6~8 周。耐药者用新青霉素 B 或新青霉素Ⅲ200~300 mg/(kg·d),分 4 次静脉滴注,1 次/ 6 h,疗程 6~8 周,加用庆大霉素静脉滴注 2 周。或再加利福平口服 15~30 mg/(kg·d),分 2 次,疗程 6 周。治疗不满意或对青霉素过敏者可用头孢菌素类,选用头孢菌素Ⅰ(头孢噻吩)、头孢菌素Ⅴ(头孢唑啉)或头孢菌素Ⅳ(头孢拉定)200 mg/(kg·d),分 4 次,每 6 h 静脉滴注,疗程 6~9 周,或用万古霉素 40~60 mg/(kg·d),每日总量不超过 2 g,1 次/(8~12)h,分 2~3 次静脉滴注,疗程 6~8 周。表皮葡萄球菌感染治疗同金黄色葡萄球菌。

3.革兰氏阴性杆菌或大肠杆菌

用氨苄西林 300 mg/(kg·d)。分 4 次静脉滴注,1 次/6 h,疗程 4~6 周;或用第 2 代头孢菌素类,选用头孢哌酮或头孢噻肟二嗪 200 mg/(kg·d),分 4 次静脉滴注,1 次/6 h;可分 2 次注射,疗程 4~6 周。并加用庆大霉素 2 周,铜绿假单胞菌感染也可加用羟苄西林 200~400 mg/(kg·d),分 4 次静脉滴注。

4.肠球菌

用青霉素 2 000 万 U/d,或氨苄西林 300 mg/(kg·d),分 4 次,1 次/6 h 静脉滴注,疗程 6~8 周,并加用庆大霉素。对青霉素过敏者,可换用万古霉素或头孢菌素类。

5.真菌

用两性霉素 B,开始用量 0.1~0.25 mg/(kg·d),以后每日逐渐增加 1 mg/(kg·d),静脉滴注 1 次。可合用 5-氟胞嘧啶 50~150 mg/(kg·d),分 3~4 次服用。

6.病菌不明或术后者

用新青霉素Ⅲ加氨苄西林及庆大霉素,或头孢菌素类,或用万古霉素。

(二)其他治疗

其他治疗包括休息、营养丰富的饮食、铁剂等,必要时可输血。并发心力衰竭时,应用洋地黄等。并发动脉导管未闭的感染性动脉内膜炎病例,经抗生素治疗仍难以控制者,手术矫正畸形后,继续抗生素治疗常可迅速控制并发动脉内膜炎。

在治疗过程中,发热先退,自觉症状好转,瘀斑消退,尿中红细胞消失较慢,约需 1 个月或更久。白细胞恢复也较慢,血沉恢复需 1.5 个月左右。终止治疗的依据为:体温、脉搏正常,自觉情况良好,体重增加,栓塞现象消失,血象及血沉恢复正常等,如血培养屡得阴性,则更可靠。停止治疗后,应随访 2 年。以便对复发者及时治疗。

(张　冰)

第四节 心律失常

正常情况下,心脏的搏动起源于窦房结,经结间束传至房室结,再经希氏束传至左、右束支,并通过普肯耶纤维网与心肌纤维相连。心脏搏动的频率、起源及传导的异常均可形成心律失常。小儿心律失常的病因及各种心律失常的发生率与成人不尽相同。在小儿,窦性心律不齐最常见,其次为各种期前收缩,阵发性室上性心动过速亦不少见;心房颤动、心房扑动及完全性束支传导阻滞较少见。先天性完全性房室传导阻滞及先天性心脏病术后心律失常较成人多见。

一、窦性心动过速

(一)临床特点

窦性心动过速指窦房结发出激动的频率超过正常心率范围。其原因有生理性,如哭闹、运动、情绪紧张等;病理性主要有发热、贫血、甲状腺功能亢进、心肌炎、风湿热、心力衰竭等。一般无临床症状,年长儿有时可诉心悸。

(二)心电图特征

窦性心律,心率超过该年龄正常心率范围。婴儿心率每分钟超过 140 次,1～6 岁心率每分钟超过 120 次,6 岁以上心率每分钟超过 100 次。

(三)治疗

心律失常主要针对病因。有症状者可用 β 受体阻滞剂或镇静剂,如美托洛尔剂量每次 1.5 mg/(kg·d),增至 3 mg/(kg·d)。

二、窦性心动过缓

(一)临床特点

窦性心动过缓指窦房结发出激动的频率低于正常心率。多由迷走神经张力过高、颅内压增高、甲状腺功能减退、β 受体阻滞剂作用所致,少数为窦房结本身的病变。一般无症状,心率显著缓慢时可有头晕、胸闷,甚至晕厥。

(二)心电图特征

窦性心律,心率低于该年龄正常心率范围。1 岁以内(婴儿)心率每分钟少于 100 次,1～3 岁每分钟少于 80 次,3～8 岁每分钟少于 70 次,8 岁以上每分钟少于 60 次。

(三)治疗

主要针对病因。心率明显缓慢或有症状者,可口服阿托品,剂量每次 0.01～0.02 mg/kg,每日 3～4 次。

三、期前收缩

按起源部位的不同分为房性、房室交界区性及室性期前收缩。期前收缩既可见于明确病因,如各种感染、器质性心脏病、缺氧、药物作用及自主神经功能不稳定等,也可见于健康小儿。

(一)临床特点

多数小儿无症状,少数有心悸、胸闷、心前区不适。心脏听诊可听到心脏提早搏动之后有较长的间歇。脉搏短绌。期前收缩于运动后增多,提示同时有器质性心脏病。

(二)心电图特征

1.房性期前收缩

房性期前收缩的心电图特征如图 6-5 所示。①提前出现的房性 P 波(P'波),P'波形态与窦性 P 波略有不同。P'-R>0.10 s;②P'波后有 QRS 波,一般形态正常,P'引起 QRS 波有时增宽变形,似右束支传导阻滞图形,称房性期前收缩伴室内差异性传导;③P'波后无 QRS 波时称房性期前收缩未下传,P'波可出现在前一个窦性 T 波中,T 波形态轻度异常;④期前收缩后代偿间歇多为不完全性。

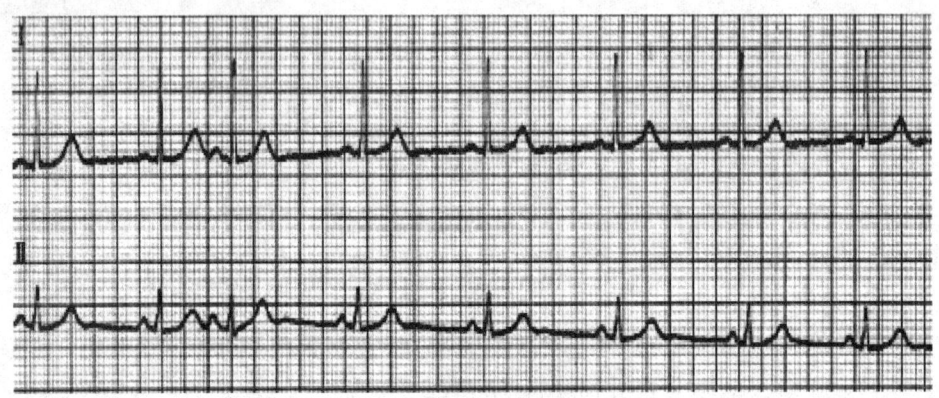

图 6-5 房性期前收缩

2.房室交界区性期前收缩

①提前出现的 QRS 波,形态正常;②在 QRS 波之前、中或后有逆行 P'波,但 P'-R<0.10s,QRS 波之后则 RP'<0.20 s;③代偿间期往往为不完全性。

3.室性期前收缩

室性期前收缩的心电图特征如图 6-6 所示。①提前出现的宽大畸形 QRS-T 波群,期前收缩前无 P 波,T 波与 QRS 主波方向相反;②代偿间歇常为完全性;③同一导联出现两种或两种以上形态的期前收缩,而配对间期固定者称多形性期前收缩;④若同一导联出现两种或两种以上形态的期前收缩,且配对间期也不相等者称多源性期前收缩。

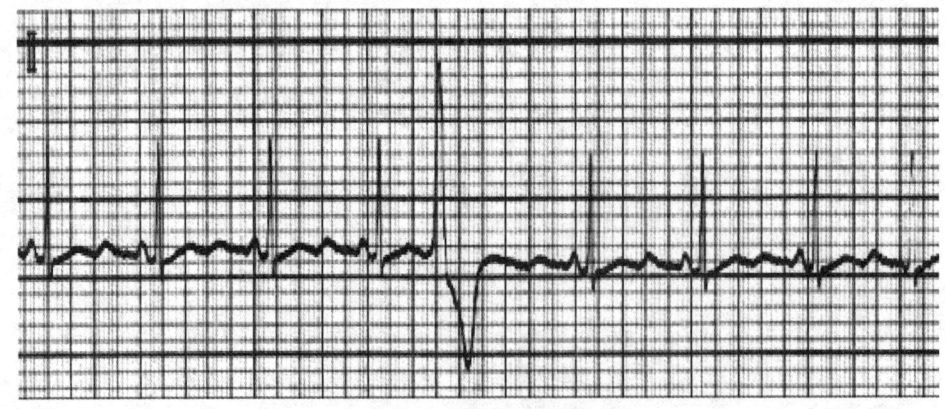

图 6-6 室性期前收缩

室性期前收缩有以下情况应视为器质性期前收缩:①先天性或后天性心脏病基础上出现

期前收缩或心功能不全基础上出现期前收缩;②室性期前收缩、房性期前收缩或房室交界性期前收缩同时存在;③心电图同时有 Q-T 间期延长或 R-on-T 现象(提前的 QRS 波落在 T 波上);④有症状的多源、频发期前收缩,特别是心肌炎、心肌病等患者。对判断器质性室性期前收缩有困难时,应进行 24 h 动态心电图检测。

(三)治疗

包括病因治疗和应用抗心律失常药。

1. 房性期前收缩

大多数偶发、无症状者属良性,不需药物治疗。如频发者可给予普罗帕酮或 β 受体阻滞剂。1 岁以内的婴儿频发房性期前收缩,易发生心房扑动和室上性心动过速,可用地高辛,无效时可加用普萘洛尔。

2. 房室交界区性期前收缩

不需特殊治疗。

3. 室性期前收缩

未发现器质性心脏病又无症状者不需用抗心律失常药。有器质性期前收缩应予治疗。可选用美西律口服,每日 2~5 mg/kg,每 8 h 一次。普罗帕酮每次 5~7 mg/kg,每 6~8 h 一次口服。胺碘酮每日 5~10 mg/kg,分 3 次,口服 1~2 周后逐渐减量至原来的 1/3,每日 1 次,服 5 d,停 2 d。普萘洛尔每日 1~3 mg/kg,分 3 次。洋地黄中毒和心脏手术后发生的室性期前收缩,选用苯妥英钠,每次 2~4 mg/kg,缓慢静脉注射,可于 15~20 min 后重复一次,总量为 15 mg/kg。肥厚型心肌病的室性期前收缩,用钙通道阻滞剂维拉帕米,每日 1~3 mg/kg,分 3 次口服。

四、阵发性室上性心动过速

阵发性室上性心动过速,其发生机制多数为折返激动,其次为心房或房室结自律性增高。室上性心动过速多见于无器质性心脏病者,可因呼吸道感染、疲劳、情绪激动等诱发。室上性心动过速也可发生于某些器质性心脏病、心肌炎、洋地黄中毒、电解质紊乱、心导管检查及心脏手术后。预激综合征(Wolff-Parkinson-White syndrome,W-P-W)的患儿 50%~90% 可发生阵发性室上性心动过速。

(一)临床特点

阵发性室上性心动过速突然发生、突然停止,婴儿常烦躁不安、拒食、呕吐、面色灰白、呼吸急速,肺部有啰音,心率每分钟 200~300 次,一次发作数秒钟或数小时,如发作时间长达 24 h 以上可导致心力衰竭或休克,易误诊为重症肺炎。儿童常诉心悸、头晕、疲乏、烦躁,伴有恶心、呕吐、腹痛,少数可有短暂昏厥,但较少发生心力衰竭和休克。

(二)心电图特征

阵发性室上性心动过速的心电图特征如图 6-7 所示。①心室率快而匀齐,婴儿常为每分钟 230~300 次,儿童常为每分钟 160~200 次,R-R 间期绝对匀齐;②P 波可与 QRS 波重叠,若见到 P 波形态异常,为逆行 P 波;③QRS 波群绝大多数形态正常,少数合并室内差异传导或逆向型房室折返心动过速时 QRS 波增宽;④可有继发 ST-T 改变。

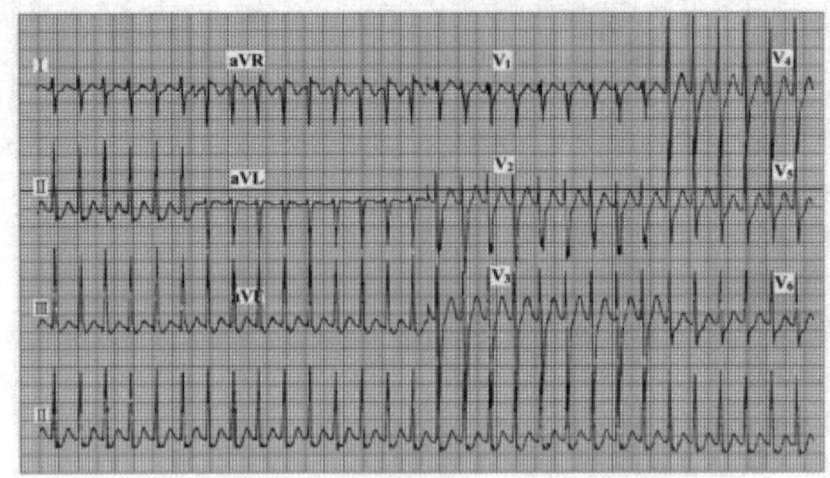

图 6-7　阵发性室上性心动过速

（三）治疗

包括终止发作和预防复发。

1.终止发作

（1）用兴奋迷走神经的方法：用冰水毛巾敷小婴儿面部，每次 10～15 s；儿童可深吸气屏住呼吸；刺激咽后壁，使作呕；或压迫一侧颈动脉窦。

（2）抗心律失常药。①普罗帕酮：对折返性心动过速和自律性增高均有效，剂量为 1～2 mg/kg，加入 10% 葡萄糖溶液 10 mL 中缓慢静脉注射。首剂未转复者，隔 10 min 可重复，不可超过 3 次。有心力衰竭或传导阻滞者忌用。②维拉帕米：为钙通道阻滞剂，通过延长房室结不应期而阻断折返。若年龄大于 1 岁，未并发心力衰竭者可选用。剂量为 0.1～0.2 mg/kg，一次量不超过 5 mg，加入葡萄糖溶液中缓慢静脉注射。未转复者隔 15～20 min 可重复一次，有心力衰竭、低血压、房室传导阻滞者忌用。③三磷酸腺苷（ATP）：婴儿每次 3～5 mg，儿童每次 7～15 mg，加入 10% 葡萄糖注射液 1～5 mL 中于 2 s 内快速静脉推注。有时此药伴严重不良反应，如心脏停搏。④地高辛：有心力衰竭者宜选用，用量与治疗急性心力衰竭相同。⑤普萘洛尔：剂量为 0.1 mg/kg，加 10% 葡萄糖注射液稀释，缓慢静脉注射。

（3）同步直流电击复律。

（4）射频消融术：上述药物治疗难奏效或频繁复发者可用射频消融术治疗。

2.预防复发

在终止发作后继续口服药物，常用药物有地高辛、普萘洛尔、普罗帕酮、胺碘酮等，口服维持量 6～12 个月。

五、阵发性室性心动过速

阵发性室性心动过速（paroxusmal ventricular tachycardia，PVT）是一种严重的快速心律失常，可导致血流动力学障碍。根据波形特征，分单形性和多形性室性心动过速。每次发作时间 30 s 内自行终止为非持续性室性心动过速；超过 30 s 或患者发生晕厥者为持续性室性心动过速。

(一)临床意义

室性心动过速急性多见于缺氧、酸中毒、感染、药物、高(低)血钾;慢性多见于有器质性心脏病者,如心肌炎、心肌病、二尖瓣脱垂、原发心脏肿瘤、Q-T 间期延长、心导管检查及心脏手术后、冠状动脉起源异常、右心室发育不全。少数小儿原因不明。特发性室性心动过速无器质性心脏病的临床证据,用射频消融治疗有效。

(二)诊断

1.临床要点

临床表现有突发、突止的特点,症状常有发作性头晕、心悸、疲乏、心前区疼痛,严重者可晕厥、抽搐或猝死。婴儿易出现心力衰竭或休克。

2.心电图特征

①连续 3 次或 3 次以上的期前 QRS 波群,时限增宽,形态畸形,心室率每分钟 150～250次,R-R 间期可略有不齐;②房室分离,可见窦性 P 波与 QRS 波各自独立,无固定时间关系,呈干扰性房室脱节,心室率快于心房率;③常出现心室夺获及室性融合波。

(三)治疗

包括终止室性心动过速发作,预防室性心动过速复发。

1.消除病因

如药物不良反应、电解质紊乱等。

2.电复律

危重患儿首选同步直流电复律,用量为 2～5 J/kg,婴儿每次小于 50 J,儿童每次小于 100 J,无效者隔 20～30 min 重复 1 次。洋地黄中毒者忌电击治疗。

3.抗心律失常药物

(1)利多卡因:首选,剂量 1 mg/kg,稀释后缓慢静脉注射。无效者隔 5～10 min 可重复 1次,总量 3～5 mg/kg。室性心动过速纠正后每分钟 20～30 mg/kg 静脉滴注维持。

(2)普罗帕酮:1～2 mg/kg,稀释后缓慢静脉注射。无效可重复 1～3 次。

(3)苯妥英钠:2～4 mg/kg,加生理盐水稀释后缓慢静脉注射,无效可重复 1～3 次,总量为 15 mg/kg。其对洋地黄中毒及心脏手术者效果较好。

(4)胺碘酮:对上述药物无效的顽固性室性心动过速可采用胺碘酮,每次 1 mg/kg,静脉注射 10 min,无效隔 5～10 min 重复同样剂量,总量 24 h<10 mg/kg。或用负荷量 2.5～5 mg/kg,静脉注射 30～60 min,可重复 1 次,总量 24 h<10 mg/kg。

4.射频消融术

对顽固病例并被证实为折返激动所致,尤其是特发性室性心动过速可用射频消融治疗。

5.预防复发

对有复发倾向者可口服普罗帕酮、普萘洛尔、胺碘酮等有效药物。

六、房室传导阻滞

房室传导阻滞(atrioventricular block,AVB)是小儿较常见的缓慢性心律失常,按房室传导阻滞的程度可分为Ⅰ度、Ⅱ度、Ⅲ度房室传导阻滞。病因有急性感染、心肌炎、心肌病、电解质紊乱、洋地黄或其他药物中毒及心脏手术等。少数为先天性房室结发育畸形或胎儿期房室结病变所致,称先天性完全性房室传导阻滞。Ⅰ度和Ⅱ度1型可为迷走神经张力增高所致。

(一)Ⅰ度房室传导阻滞

1.临床特点

Ⅰ度房室传导阻滞临床一般无症状,听诊第一心音低钝。有时健康小儿亦可出现Ⅰ度房室传导阻滞。

2.心电图特征

Ⅰ度房室传导阻滞的心电图特征如图6-8所示。PR间期超过正常最高值,即1岁内PR>0.14 s,学龄前PR>0.16 s,学龄期PR>0.18 s,青春期PR>0.20 s。其正常值与心率有关。

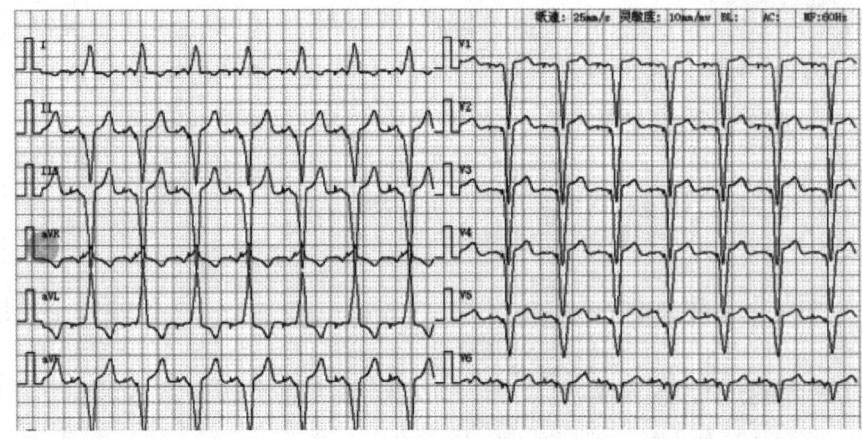

图6-8 Ⅰ度房室传导阻滞

3.治疗

针对病因治疗,不需用抗心律失常药。随着病因的消除,Ⅰ度房室传导阻滞可消失。

(二)Ⅱ度房室传导阻滞

1.临床特点

Ⅱ度房室传导阻滞的临床症状视传导阻滞的严重程度及心室率的快慢而定,可无症状或有心悸、头晕等。

2.心电图特征

Ⅱ度房室传导阻滞分为1型(莫氏Ⅰ型)和2型(莫氏Ⅱ型)。

(1)Ⅱ度1型(图6-9):①PR间期随每次心搏逐次延长,直至P波后脱落一个QRS波群(心室漏搏)。周而复始,呈规律性改变。②P'R间期逐次延长的同时,R-R间期逐次缩短。③伴有心室漏搏的长R-R间期小于任何2个R-R间期之和。

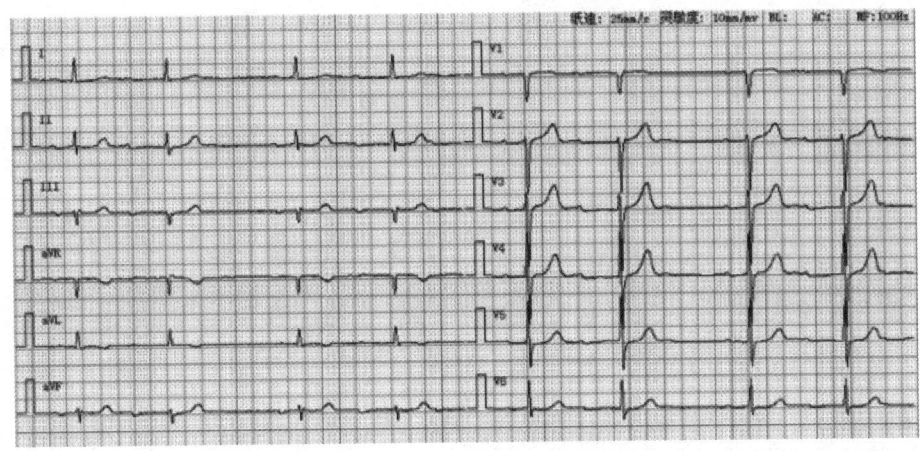

图 6-9 Ⅱ度 1 型房室传导阻滞

（2）Ⅱ度 2 型（图 6-10）：①P′R 间期正常或稍延长，但固定不变；②P 波按规律出现，QRS 波呈周期性脱落，伴有心室漏搏的长 R-R 为短 R-R 间隔的倍数；③房室间传导比例多为 2：1 或 3：1 下传。

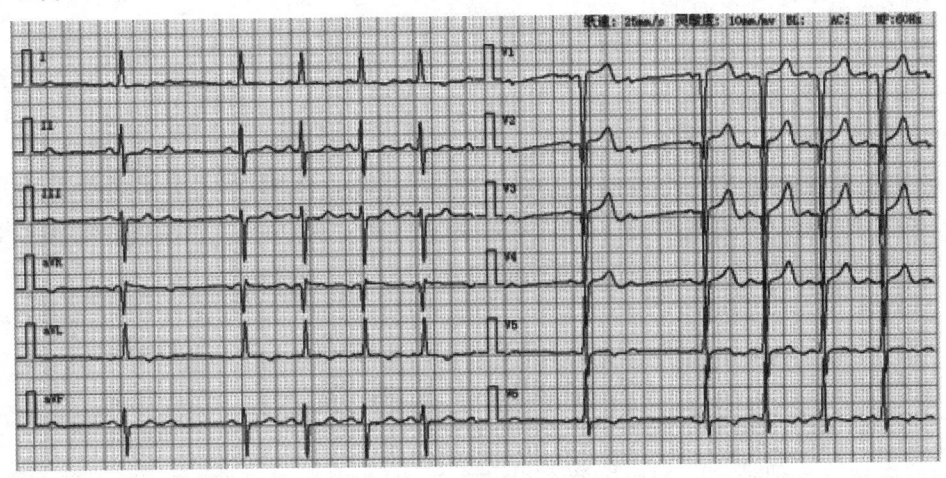

图 6-10 Ⅱ度 2 型房室传导阻滞

3. 治疗

主要针对病因治疗，Ⅱ度 1 型是暂时的，多可恢复，而Ⅱ度 2 型可逐渐演变为Ⅲ度房室传导阻滞。

（三）Ⅲ度（完全性）房室传导阻滞

1. 临床特点

Ⅲ度（完全性）房室传导阻滞除有原发病、病毒性心肌炎、先天性心脏病等的表现外，婴儿心率每分钟少于 80 次，儿童每分钟少于 60 次。当心室率每分钟少于 40 次时有疲乏、无力、眩晕，严重者可发生阿-斯综合征或心力衰竭。

2. 心电图特征

Ⅲ度（完全性）房室传导阻滞的心电图特征如图 6-11 所示。①P 波与 QRS 波无固定关系，心室率慢于心房率；②QRS 波群形态与阻滞部位有关。若起搏点在房室束分支以上，QRS 波群不宽。若起搏点在房室束分支以下,QRS波群增宽。

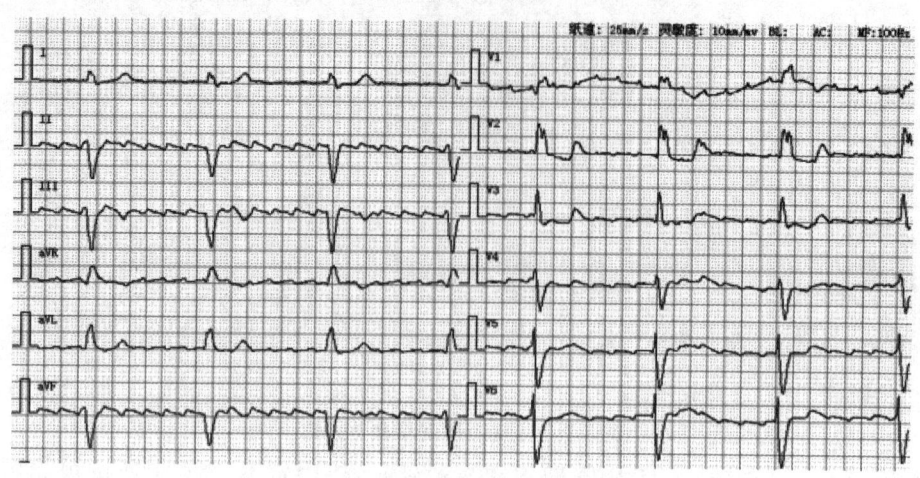

图 6-11　Ⅲ度(完全性)房室传导阻滞

3.治疗

(1)无症状先天性者不需治疗。

(2)病因治疗:如心肌炎或手术暂时损伤者,用肾上腺皮质激素治疗。

(3)提高心率:阿托品每次 0.01～0.03 mg/kg,每日 3～4 次,口服或皮下注射。异丙肾上腺素加入 5%葡萄糖注射液按每分钟 0.1～0.25 mg/kg,静脉滴注,或用 5～10 mg 舌下含服。

(4)放置人工起搏器的适应证:①阿-斯综合征或伴心力衰竭;②心室率持续显著缓慢,新生儿每分钟少于 55 次,婴儿每分钟 50 次,儿童每分钟低于 45 次;③室性心动过速心率失常,阻滞部位在房室束以下;④对运动耐受量低的患儿。

(张　冰)

第五节　高血压

小儿血压超过该年龄组平均血压的 2 个标准差,即在安静情况下,若动脉血压高于以下限值并确定无人为因素所致,应视为高血压(表 6-2)。

表 6-2　各年龄组血压正常值

单位:mmHg

年龄组	正常值	限值
新生儿	80/50	100/60
婴儿	90/60	110/70
<8 岁	(90～100)/(60～70)	120/70
>8 岁	(100～110)/(70～80)	130/90

小儿高血压主要为继发性,肾脏实质病变最常见。其中尤以各种类型的急慢性肾小球肾炎多见,其次为慢性肾盂肾炎、肾脏血管疾病。此外,皮质醇增多症、嗜铬细胞瘤、神经母细胞瘤及肾动脉狭窄等亦是小儿高血压常见的病因。高血压急症系指血压(特别是舒张压)急速升

高引起的心、脑、肾等器官严重功能障碍甚至衰竭,又称高血压危象。高血压危象发生的决定因素与血压增高的程度、血压上升的速度以及是否存在并发症有关,而与高血压的病因无关。危象多发生于急进性高血压和血压控制不好的高血压患儿。如既往血压正常者出现高血压危象往往提示有急性肾小球肾炎,而且血压无需上升太高水平即可发生。如高血压合并急性左心衰、颅内出血时即使血压只有中度升高,也会严重威胁患儿生命。

一、病因

根据高血压的病因,分为原发性高血压和继发性高血压。小儿高血压 80% 以上为继发性高血压。

(一)继发性高血压

小儿高血压继发于其他病因者为继发性高血压。继发性高血压中 80% 可能与肾脏疾病有关,如急性和慢性肾功能不全、肾小球肾炎、肾病综合征、肾盂肾炎。其他涉及心血管疾病,如主动脉缩窄、大动脉炎;内分泌疾病,如原发性醛固酮增多症、库欣综合征、嗜铬细胞瘤、神经母细胞瘤等;中枢神经系统疾病及铅、汞中毒等。

(二)原发性高血压

病因不明者为原发性高血压,与下列因素有关。

1. 遗传

根据国内外有关资料统计,高血压的遗传度在 60%～80%,随着年龄增长,遗传效果更明显。检测双亲均患原发性高血压的正常血压子女的去甲肾上腺素、多巴胺浓度明显高于无高血压家族史的相应对照组,表明原发性高血压可能存在遗传性交感功能亢进。

2. 性格

具有 A 型性格行为(A 型性格行为的主要表现是具有极端竞争性、时间紧迫性、易被激怒或易对他人怀有进攻倾向)类型的青少年心血管系统疾病的发生率高于其他类型者。

3. 饮食

钠离子具有一定的升压作用,而食鱼多者较少患高血压病。因此,对高危人群应限制高钠盐饮食,鼓励多食鱼。

4. 肥胖

肥胖者由于脂肪组织的堆积,毛细血管床增加,引起循环血量和心排血量增加,心脏负担加重,日久易引起高血压和心脏肥大。另外高血压的肥胖儿童,通过减少体重可使血压下降,亦证明肥胖对血压升高有明显影响。

5. 运动

对少儿运动员的研究表明,体育锻炼使心排血量增加、心率减慢、消耗多余的热量,从而有效地控制肥胖、高血脂、心血管适应能力低下等与心脑血管疾病有关的危险因素的形成与发展,为成人期心脑血管疾病的早期预防提供良好的基础。

二、临床表现

轻度高血压患儿常无明显症状,仅于体格检查时发现。血压明显增高时可有头晕、头痛、恶心、呕吐等，随着病情发展可出现脑、心脏、肾脏、眼底血管改变的症状。脑部表现以头痛、头晕常见，血压急剧升高常发生脑血管痉挛而导致脑缺血，出现头痛、失语、肢体瘫痪。严重时引起脑水肿、颅内压增高，此时头痛剧烈，并有呕吐、抽搐或昏迷，这种情况称为高血压脑病。心脏表现有左心室增大，心尖部可闻及收缩期杂音，出现心力衰竭时可听到舒张期奔马律。肾脏表现有夜尿增多、蛋白尿、管型尿，晚期可出现氮质血症及尿毒症。眼底变化，早期见视网膜动脉痉挛、变细，以后发展为狭窄，甚至眼底出血和视盘水肿。某些疾患有特殊症状：主动脉缩窄，发病较早，婴儿期即可出现充血性心力衰竭，股动脉搏动明显减弱或消失，下肢血压低于上肢血压；大动脉炎，多见于年长儿，有发热、乏力、消瘦等全身表现，体检时腹部可闻及血管性杂音；嗜铬细胞瘤，有多汗、心悸、血糖升高、体重减轻、发作性严重高血压等症状。

三、辅助检查

①尿常规、尿培养、尿儿茶酚胺定性。②血常规和心电图、胸部正侧位 X 线摄片。③血清电解质测定，特别是钾、钠、钙、磷。④血脂测定：总胆固醇、三酰甘油、高密度脂蛋白胆固醇、低密度脂蛋白胆固醇、载脂蛋白 A、载脂蛋白 B。⑤血浆肌酐、尿素氮、尿酸、空腹血糖测定。⑥肾脏超声检查。如血压治疗未能控制，或有继发性高血压的相应特殊症状、体征，经综合分析，可选择性进行下列特殊检查。

(一)静脉肾盂造影

快速序列法，可见一侧肾排泄造影剂迟于对侧，肾轮廓不规则或显著小于对侧(直径相差 1.5 cm 以上)，造影剂密度大于对侧，或输尿管上段和肾盂有压迹(扩张的输尿管动脉压迫所致)。由于仅能半定量估测肾脏大小和位置，且有假阳性和假阴性，目前已多不用。

(二)放射性核素肾图

^{131}I-Hippuran(^{131}I-马尿酸钠)肾图，测^{131}I-Hippuran 从尿中排泄率，反映有效肾血流量。^{99m}Tc-DTPA(^{99m}锝-二乙烯三胺五乙酸)肾扫描，反映肾小球滤过率。肾动脉狭窄时双肾血流量不对称，一侧大于对侧 40%～60%；一侧同位素延迟出现；双肾同位素浓度一致，排泄一致。

(三)卡托普利-放射性核素肾图

卡托普利为血管紧张素转换酶(ACEI)抑制剂，由于阻止血管紧张素 Ⅱ 介导的肾小球出球小动脉的收缩，因此服用卡托普利后行放射性核素肾图检查，可发现患侧肾小球滤过率急剧降低，而血浆流量无明显改变。

(四)肾动脉造影

可明确狭窄是双侧或单侧，狭窄部位在肾动脉或分支，并可同时行球囊扩张肾动脉成形术。如患儿肌酐超过 119 mmol/L，则造影剂总量应限制，并予适当水化和扩充容量。

(五)肾静脉血浆肾素活性比测定

手术前准备：口服呋塞米，成人每次 40 mg，1 次/d，小儿每次 1 mg/kg，1 次/d，共 1～2 d，并给予低钠饮食，停用 β 受体阻滞剂，30 min 前给予单剂卡托普利，口服。结果患侧肾静脉肾素活性大于对侧 1.5 倍以上。

(六)血浆肾素活性测定

口服单剂卡托普利 60 min 后测定血浆肾素活性，如大于 12 mg/(mL·h)，可诊断肾血管性高血压,注意不能服用利尿剂等降压药物。

(七)内分泌检查

血浆去甲肾上腺素、肾上腺素和甲状腺功能测定。

四、诊断

目前我国小儿血压尚缺乏统一的标准,判断儿童高血压的标准常有三种。

(1)国内沿用的标准:学龄前期高于 110/70 mmHg,学龄期高于 120/80 mmHg,13 岁及以上则高于 140/90 mmHg。

(2)WHO 标准:高于 140/90 mmHg。

(3)按 Londe 建议,收缩压和舒张压超过各年龄性别组的第 95 百分位数。目前倾向于应用百分位数。这是 1996 年美国小儿血压监控工作组推荐的,根据平均身高、年龄、性别组的标准,凡超过第 95 百分位数为高血压。具体标准见表 6-3。

表 6-3 小儿高血压的诊断标准

单位:mmHg

年龄(岁)	男	女
3	109/65	107/68
5	112/71	110/71
7	115/76	113/74
9	115/79	117/77
11	121/80	121/79
15	131/83	128/83
17	136/87	129/84

诊断高血压后进一步寻找病因,小儿高血压多数为继发性。通过详细询问病史,仔细体格检查,结合常规检查和特殊检查,常能做出明确诊断。经过各种检查均正常,找不出原因者可诊断为原发性高血压。

五、高血压急症处理原则

(1)处理高血压急症时,治疗措施应该先于复杂的诊断检查。

(2)对高血压脑病、高血压合并急性左心衰等高血压危象应快速降压,旨在立即解除过高血压对靶器官的进行性损害。恶性高血压等长期严重高血压者需比正常的血压略高,方可保证靶器官最低限度的血流灌注,过快过度地降低血压可导致心、脑、肾及视网膜的血流急剧减少而发生失明、昏迷、抽搐、心绞痛或肾小管坏死等严重持久的并发症。故对这类疾病患儿降压幅度及速度均应适度。

(3)高血压危象系全身细小动脉发生暂时性强烈痉挛引起的血压急骤升高所致。因此,血管扩张剂如钙通道阻滞剂、血管紧张素转换酶抑制剂及 α 受体阻滞剂、β 受体阻滞剂的临床应用,是治疗的重点。这些药物不仅给药方便(含化或口服),起效迅速,而且在降压同时,还可改善心、肾的血流灌注。尤其是降压作用的强度随血压下降而减弱,无过度降低血压之虑。

(4)高血压危象常用药物及高血压危象药物的选择参考见表6-4和表6-5。

表6-4　高血压危象常用药物

药物	剂量及用法	起效时间	持续时间	不良反应	相对禁忌
硝苯地平(NF)	0.3~0.5 mg/kg	含化5 min;口服30 min	4~6 h	心动过速、颜面潮红	
卡普托利(CP)	1~2 mg/(kg·d)	口服30 min	4~6 h	皮疹、高钾血症、发热	肾动脉狭窄
柳胺苄心定(LB)	20~80 mg加入糖水中,2 mg/min静滴(成人剂量)	5~10 min		充血性心衰、哮喘、心动过速、AVB二度以上	
硝普钠(NP)	1 μg/(kg·min)开始静滴,无效可渐增至8 μg/(kg·min)	即时	停后2 min	恶心、精神症状、肌肉痉挛	高血压,脑病
二氯(diazoxide)	每次5 mg/kg静注,无效30 min可重复	1~2 min	4~24 h	高血糖	呕吐
肼屈嗪(HD)	每次0.1~0.2 mg/kg静注或肌注	10 min	2~6 h	心动过速、恶心呕吐	充血性心衰,夹层主动脉瘤

表6-5　高血压急症药物选择

高血压危象	药物选择	高血压危象	药物选择
高血压脑病	NF、CP、LB、diazoxide、NP	急性左心衰	NP、XP、NF
脑出血	LB、CP、NF	急进性高血压	CP、NF、HD
蛛网膜下隙出血	NF、LB、CP、diazoxide	嗜铬细胞瘤	PM(酚妥拉明)、LB

六、高血压急症的表现

在儿童期高血压急症的主要表现为:①高血压脑病;②急性左心衰;③颅内出血;④嗜铬细胞瘤危象等。

(一)高血压脑病

高血压脑病为一种综合征,其特征为血压突然升高伴有急性神经系统症状。虽任何原因引起的高血压均可能发生本病,但最常见为急性肾炎。

1.临床表现

头痛并伴有恶心、呕吐,出现精神错乱、定向障碍、谵妄、痴呆,亦可出现烦躁不安、肌肉阵挛性颤动、反复惊厥甚而呈癫痫持续状态。也可发生一过性偏瘫、意识障碍如嗜睡、昏迷。严重者可因颅内压明显增高发生脑疝。眼底检查可见视网膜动脉痉挛或视网膜出血。脑脊液压力可正常亦可增高,蛋白含量增加。

本病应与蛛网膜下隙出血、脑肿瘤、癫痫大发作等疾病鉴别。蛛网膜下隙出血常有脑膜刺激症状,脑脊液为血性而无严重高血压。脑肿瘤、癫痫大发作亦无显著的血压升高及眼底出血。临床确诊高血压脑病最简捷的办法是给予降压药治疗后病情迅速好转。

2.急症处理

一旦确诊高血压脑病,应迅速将血压降至安全范围之内为宜,降压治疗应在严密的观察下进行。

1)降压治疗

(1)常用的静脉注射药物有柳胺苄心定、二氯嗪和硝普钠等。①柳胺苄心定:是目前唯一能同时阻滞 α、β 肾上腺素受体的药物,不影响心排血量和脑血流量。因此,即使合并心脑肾严重病变亦可取得满意疗效。本品因独具 α、β 受体阻滞作用,故可有效地治疗中毒性甲亢和嗜铬细胞瘤所致的高血压危象。②二氯嗪:因该药物可引起水钠潴留,可与呋塞米并用增强降压作用。又因本品溶液呈碱性,注射时勿溢到血管外。③硝普钠:也颇为有效,但对高血压脑病不做首选。该药降压作用迅速,维持时间短,应根据血压水平调节滴注速度。使用时应避光并新鲜配制,溶解后使用时间不宜超过 6 h,连续使用不要超过 3 d,当心硫氰酸盐中毒。

(2)常用口服或含化药物有硝苯地平和卡托普利。①硝苯地平:通过阻塞细胞膜钙离子通道,减少钙内流,从而松弛血管平滑肌使血压下降。神志清醒,合作患儿可舌下含服,意识障碍或不合作者可将药片碾碎加水 0.5～1 mL 制成混悬剂,抽入注射器中缓慢注入舌下。②卡托普利:为血管紧张素转换酶抑制剂,对于高肾素恶性高血压和肾血管性高血压降压作用特别明显,对非高肾素型高血压亦有降压作用。

2)保持呼吸道通畅,镇静,制止抽搐

可用苯巴比妥钠(8～10 mg/kg,肌内注射,必要时 6 h 后可重复)、地西泮(0.3～0.5 mg/kg 肌内或静脉缓注,注射速度在 3 mg/min 以下,必要时 30 min 后可重复)等止惊药物,但需注意呼吸。

3)降低颅内压

可选用 20%甘露醇(每次 1 g/kg,每 4 h 或 6 h 一次)、呋塞米(每次 1 mg/kg)以及 25%血清蛋白(20 mL,每日 1～2 次)等,减轻脑水肿。

(二)颅内出血(蛛网膜下隙出血或脑实质出血)

1.临床表现及诊断

蛛网膜下隙出血起病突然,伴有严重头疼、恶心呕吐及不同程度意识障碍。若出血量不大,意识可在几分钟到几小时内恢复,但最后仍可逐渐昏睡或谵妄。若出血严重,可以很快出现颅内压增高的表现,有时可出现全身抽搐。颈项强直是很常见的体征,甚至是唯一的体征,伴有脑膜刺激征。眼底检查可发现新鲜出血灶。腰椎穿刺脑脊液呈均匀的血性,但发病后立即腰穿不会发现红细胞,要等数小时以后红细胞才到达腰部。1～3 d 后可由于无菌性脑膜炎而发热,白细胞增高似与出血的严重程度呈平行关系,因此,不要将诊断引向感染性疾病。CT

脑扫描检查无改变。

脑实质出血起病时常伴头痛呕吐,昏迷较为常见,腰椎穿刺脑脊液压力增高,血性者占80%以上。除此之外,可因出血部位不同伴有如下不同的神经系统症状。

(1)壳核-内囊出血:典型者出现"三偏症"(出血对侧肢体瘫痪和中枢性面瘫;出血对侧偏身感觉障碍;出血对侧的偏盲)。

(2)脑桥出血:初期表现为交叉性瘫痪,即出血侧面瘫和对侧上、下肢瘫痪,头眼转向出血侧。后迅速波及两侧,出现双侧面瘫痪和四肢瘫痪,头眼位置恢复正中,双侧瞳孔呈针尖大小,双侧锥体束征。早期出现呼吸困难且不规则,常迅速进入深昏迷,多于24~48 h死亡。

(3)脑室出血:表现为剧烈头痛呕吐,迅速进入深昏迷,瞳孔缩小,体温升高,可呈去大脑强直,双侧锥体束征,四肢软瘫,腱反射常引不出。

(4)小脑出血:临床变化多样,但是走路不稳是常见的症状。常出现眼震颤和肢体共济失调症状。

(5)颅内出血:可因颅内压增高发生心动过缓,呼吸不规则,严重者可发生脑疝。多数颅内出血的患儿心电图可出现巨大倒置T波、QT期间延长。血常规可见白细胞升高,尿常规可见蛋白、红细胞和管型,血中尿素氮亦可见升高。在诊断中尚需注意,颅内出血本身可引起急性高血压,即使患儿以前并无高血压病史。此外,尚需与癫痫发作、高血压脑病及代谢障碍所致昏迷相区别。

2.急症处理

(1)一般治疗:绝对卧床,头部降温,保持气道通畅,必要时做气管内插管。

(2)控制高血压:对于高血压性颅内出血的患儿,应及时控制高血压。但由于颅内出血常伴颅内压增高,因此,给予降压药物时应避免短时间内血压下降速度过快和幅度过大,否则脑灌注压将受到明显影响。一般低压不宜低于出血前水平。舒张压较低,脉压过大者不宜用降压药物。降压药物的选择以硝苯地平、卡普托利和柳胺苄心定较为合适。

(3)减轻脑水肿:脑出血后多伴脑水肿并逐渐加重,严重者可引起脑疝。故降低颅内压、控制脑水肿是颅内出血急性期处理的重要环节。如疑有继续出血者可先采用人工控制性过度通气、静脉注射呋塞米等措施降低颅内压,也可给予渗透性脱水剂如20%甘露醇(1 g/kg,每4~6 h一次)及25%的血清蛋白(20 mL,每日1~2次)。短程大剂量激素有助于减轻脑水肿,但对高血压不利,故必须要慎用,更不宜长期使用。治疗中注意水电解质平衡。

(4)止血药和凝血药:止血药对脑出血治疗尚有争议,对羧基苄胺及6-氨基己酸能控制纤维蛋白原的形成,有一定疗效,在急性期可短时间使用。

(5)其他:经检查颅内有占位性病灶者,条件允许时可手术清除血肿,尤其对小脑出血、大脑半球出血疗效较好。

(三)高血压合并急性左心衰竭

1.临床表现

儿童期血压急剧升高时,造成心脏后负荷急剧升高。当血压升高到超过左心房所能代偿的限度时就出现左心衰竭及急性肺水肿。急性左心衰竭时,动脉血压,尤其是舒张压显著升高,左心室舒张末期压力、肺静脉压力、肺毛细血管压和肺小动脉楔压均升高,并与肺淤血的严重程度呈正相关。当肺小动脉楔压超过 30 mmHg 时,血浆自肺毛细血管大量渗入肺泡,引起急性肺水肿。急性肺水肿是左心衰竭最重要的表现形式。患儿往往面色苍白、口唇青紫、皮肤湿冷、多汗、烦躁、极度呼吸困难、咯大量白色或粉红色泡沫痰,大多被迫采取前倾坐位,双肺听诊可闻大量水泡音或哮鸣音,心尖区特别在左侧卧位和心率较快时常可闻及心室舒张期奔马律等。在诊断中应注意的是,即使无高血压危象的患儿,急性肺水肿本身可伴有收缩压及舒张压升高,但升高幅度不会太大,且肺水肿一旦控制,血压则自行下降。而急性左心衰竭肺水肿患儿眼底检查如有出血或渗出时,考虑合并高血压危象。

2.急症处理

(1)体位:患儿取前倾坐位,双腿下垂(休克时除外),四肢结扎止血带。止血带压力以低于动脉压又能阻碍静脉回流为度,相当于收缩压及舒张压之间,每 15 min 轮流将一肢体的止血带放松。该体位亦可使痰较易咳出。

(2)吗啡:吗啡可减轻左心衰竭时交感系统兴奋引起的小静脉和小动脉收缩,降低前、后负荷。对烦躁不安、高度气急的急性肺水肿患儿,吗啡是首选药物,可皮下注射盐酸吗啡 0.1～0.2 mg/kg,但休克、昏迷及呼吸衰竭者忌用。

(3)给氧:单纯缺氧而无二氧化碳潴留时,应给予较高浓度氧气吸入,活瓣型面罩的供氧效果比鼻导管法好,提供的 FiO_2 可达 0.3～0.6。肺水肿时肺部空气与水分混合,形成泡沫,妨碍换气。可使氧通过含有乙醇的雾化器,口罩给氧者乙醇浓度为 30%～40%,鼻导管给氧者乙醇浓度为 70%,1 次不宜超过 20 min。但乙醇的去泡沫作用较弱且有刺激性。近年有报道用二甲硅油消泡气雾剂治疗,效果良好。应用时将瓶倒转,在距离患儿口腔 8～10 cm 处,于吸气时对准咽喉或鼻孔喷雾。一般 5 min 内生效,最大作用在 15～30 min。必要时可重复使用。如低氧血症明显,又伴有二氧化碳潴留,应使用间歇正压呼吸配合氧疗。间歇正压呼吸改善急性肺水肿的原理可能是它增加肺泡压与肺组织间隙压,降低右心房充盈压与胸腔内血容量;增加肺泡通气量,有利于清除支气管分泌物,减轻呼吸肌工作,减少组织氧耗量。

(4)利尿剂:宜选用速效强效利尿剂,可静注呋塞米(每次 1～2 mg/kg),必要时 2 h 后重复。对肺水肿的治疗首先由于呋塞米等药物有直接扩张静脉作用,增加静脉容量,使静脉血自肺部向周围分布,从而降低肺静脉压力,这一重要特点在给药 5 min 内即出现,其后才发挥利尿作用,减少静脉容量,缓解肺淤血。

(5)洋地黄及其他正性肌力药物:对急性左心衰竭患儿几乎都有指征应用洋地黄。应采用作用迅速的强心剂如毛花苷 C 静脉注射,1 次注入洋地黄化量的 1/2,余 1/2 分为 2 次,每隔 4～6 h,1 次。如需维持疗效,可于 24 h 后口服地高辛维持量。如仍需继续静脉给药,每 6 h 注射 1 次 1/4 洋地黄化量。毒毛旋花子苷 K,1 次静脉注射 0.007～0.01 mg/kg,如需静脉维持给药,可 8～12 h 重复 1 次。使用中注意监护,以防洋地黄中毒。

多巴酚丁胺为较新、作用较强、不良反应较小的正性肌力药物。静脉滴注 5～10 mg/(kg·min)。

(6)降压治疗:应采用快速降压药物使血压快速降至正常水平以减轻左心室负荷。硝普钠为一种强力短效血管扩张剂,直接使动脉和静脉平滑肌松弛,降低周围血管阻力和静脉贮血。因此,硝普钠不仅降压迅速,还能降低左心室前、后负荷,改善心脏功能,为高血压危象并急性左心衰竭较理想的首选药物。一般从 $1\ \mu g/(kg \cdot min)$ 开始静滴,在监测血压的条件下,无效时每 $3\sim5\ min$ 调整速度渐增至 $8\ \mu g/(kg \cdot min)$。此外,也可选用硝苯地平或卡普托利,但忌用柳胺苄心定和肼屈嗪,因柳胺苄心定对心肌有负性肌力作用,而后者可反射性增快心率和心排血量,加重心肌损害。

(张　冰)

第七章 小儿消化系统疾病

第一节 先天性消化道畸形

消化系统畸形是小儿外科最常见的先天性畸形,该病在医学专业领域中通常被称为先天性消化道畸形,其范围涉及食管至肛门的各个部位,与胚胎期器官、组织、神经发育异常停顿、终止有关,常见症状有呕吐、腹胀、排便异常。

消化系统畸形的范围涉及食管至肛门的各个部位,主要包括先天性膈疝、肛门闭锁、食管闭锁并支气管瘘、肥厚性幽门狭窄、肠道狭窄或闭锁等。发生于不同部位的畸形,发病率有所不同。先天性直肠。肛管畸形占消化系统畸形的首位,发病率在1:(1 500~5 000)。男女发病率无明显差异。发生于消化道不同部位的消化系统畸形,其病因也有所不同。总体来说,主要由胚胎期某种原因导致的消化道、消化管发育障碍造成。主要特征为反复性持续性呕吐、腹部膨胀、排便异常等消化道常见症状。部分消化系统畸形可见明显体征,如先天性直肠。肛管畸形常在正常位置没有肛门。

目前,绝大部分消化系统畸形均能通过外科手术得以很好救治,预后良好。早期诊断、早期治疗是改善预后、降低死亡率、减少并发症的关键。消化系统畸形严重威胁着幼儿的身体健康和生存质量。少部分表现呈危、急、重症,若未及时治疗,可能出现严重并发症而危及生命。

随着产前诊断技术水平的提高,越来越多的消化道畸形在产前就得以诊断。所以孕期一定要重视产前诊断和 B 超检查。手术治疗效果及预后大多良好。

一、先天性肥厚性幽门狭窄

先天性肥厚性幽门狭窄(congenital hypertrophic pyloric stenosis,CHPS)是幽门的环形肌肥厚,使幽门管腔狭窄,发生上消化道不全梗阻症状。为新生儿期常见的腹部外科疾病,占消化道畸形的第 3 位,仅次于肛门直肠畸形和先天性巨结肠。

(一)流行病学

先天性肥厚性幽门狭窄是新生儿常见的消化道疾病,具有明显的地区和种族发病差异。男性较多,国内外统计男女之比为 4:1 到 5:1。

(二)病因

有关 CHPS 的病因,人们曾做过广泛的研究,虽然众多研究提示其发病与幽门肌松弛障碍有关,但其确切的病因至今仍不清楚,归纳起来大致有以下几个观点。

(1)遗传因素:本病系多基因性遗传,有家族性发病倾向,已证实与 X-连锁及一些不确定的环境因素有关,单卵双胎比双卵双胎多见。父患此病,其子的发病率可高达5%,其女为2.5%;母患此病,则子和女的发病率分别为20%和7%。

(2)原发性幽门肌肥厚:在胚胎第4～5周,由于幽门部发育过程中幽门肌过度增生,尤其以环肌明显,使幽门肥厚、幽门管狭窄和延长,故这种情况在出生时已经存在,但出生后并不立即出现症状。而且,在未成熟儿或出生后不久即死亡的婴儿尸检中亦可发现少数受检对象有橄榄状的幽门肥厚。患儿在出生后早期因进食奶量少,乳汁尚能通过。但是,随着进食奶量增加、胃蠕动加强,一方面,刺激幽门部黏膜发生水肿,使幽门管更加细小;另一方面,导致神经中枢对内脏的调节功能失调,使幽门发生痉挛,故逐渐出现了幽门梗阻症状。

(3)神经发育异常:幽门肌间神经丛在胚胎第12～14周开始出现,第24～26周发育成熟。许多研究者对内在神经和神经节细胞的形态改变进行了研究,其中包括成熟度,分布以及这些细胞的变性、退化等,但目前尚未形成统一意见。Herbest首次观察到CHPS患儿幽门肌间神经丛内神经节细胞及轴突呈退行性改变。1956年Friesen等观察到,虽然单位面积内神经节细胞数目减少不明显,但成熟的神经节细胞明显减少,认为神经节细胞未成熟是CHPS的原发病。Kobayashi等应用激光共聚焦显微镜结合免疫组织化学双标技术研究幽门组织神经分布时发现,幽门肌层神经纤维异常增粗和扭曲。

起源于神经嵴细胞的肠神经系统受神经营养因子(neurotrophin,NT)调控,NT促进中央和外周神经系统神经元的分化、生长和发育,神经生长因子(nervegrowth factor,NGF)、脑源性神经营养因子(brain-derived neurotrophic factor,BDNF)、神经营养素-3(neurotrophin-3,NT-3)和神经营养素-4/5(neurotrophin-4/5,NT-4/5)都是NT家族中的成员。这些神经营养因子需与其相应的酪氨酸激酶受体(tyrosine kinase receptors,Trk)结合才能发挥生物学效应,原癌基因 *Trk* 家族编码的蛋白有TrkA、TrkB和TrkC。2001年Guarino等研究发现,CHPS患儿和正常儿幽门肌间神经丛中TrkA、TrkB和TrkC的染色强度无明显差异;但是,前者的幽门组织中缺乏TrkA染色阳性神经纤维;而且,幽门组织中GF、NT-3和BDNF含量明显低于正常对照组。因此,有学者认为,CHPS患儿幽门神经组织病理改变主要是神经发育不成熟或停滞,各种影响幽门神经组织发育成熟的因素可能是构成幽门狭窄的病因之一。

有学者研究发现,CHPS患儿幽门环肌中缺乏一氧化氮合酶(nitric oxide synthase,NOS)染色阳性的神经纤维,纵肌层内也较正常为少。由于一氧化氮(nitric oxide,NO)是胃肠道主要的抑制性神经递质,在维持肠道平滑肌松弛及幽门的正常生理功能中起着重要作用,缺乏NOS阳性神经纤维可导致幽门肌松弛功能障碍,认为CHPS患儿幽门组织中NOS阳性神经纤维缺乏是幽门痉挛的原因,幽门肥厚、狭窄是幽门痉挛的结果。此外,又有学者发现环肌层内及肌间神经节周围缺乏肠间质细胞(interstitial cell of Cajal,ICCs)或ICCs发育不成熟,而ICCs是正常胃肠道蠕动的起搏细胞,提示肥厚性幽门狭窄可能是平滑肌细胞起搏、去极化障碍所致的先天性异常。

(4)胃肠激素紊乱:有学者在研究人类正常胃肠道平滑肌中肽类神经递质的分布中发现,呈神经肽Y或血管活性肠肽(vasoactive intestinal peptide,VIP)染色阳性的神经纤维见于整个胃肠道平滑肌中,而脑啡肽和(或)P物质染色阳性的神经纤维在幽门管壁中最多。但是,这些肽能神经纤维在CHPS患儿的幽门环肌中,或缺如或少于正常对照组的5%。有学者研究发现,VIP 以剂量依赖方式降低幽门收缩的强度和时间,故这种缺陷可能是造成幽门肌层肥厚的一种原因。Dodge 于 1976 年用 5 肽促胃液素成功建立 CHPS 动物模型,CHPS 患儿血清促胃液素较正常儿明显增高,故认为 5 肽促胃液素对本病的形成有一定作用。但是,有学者认为,CHPS 患儿血清促胃液素增高是胃窦部扩张、胃内呈高压状态的结果,而不是病因。有关 CHPS 与胃肠道激素的关系,仍有待于进一步研究。

(三)临床表现

(1)消化道高位梗阻症状:如呕吐、上腹部可见胃蠕动波,并可触及肥大的幽门肿块。

(2)脱水和营养不良:由于呕吐进行性加重,入量不足,常有脱水,初期体重不增,后迅速下降,日渐消瘦,以致小于出生体重,呈营养不良貌。皮下脂肪减少、皮肤松弛、干燥、有皱纹、弹性消失,前囟及眼窝凹陷,颊部脂肪消失,呈老年人面容。

(3)碱中毒:由于长期呕吐,丢失大量胃酸和钾离子,可导致低氯、低钾性碱中毒,临床表现为呼吸浅慢。因血中游离钙离子降低,可引起低钙痉挛,表现为手足搐搦、喉痉挛、强直性抽搐等。血浆二氧化碳结合力增高,常在 31 mmol/L(70%容积)以上。但如患儿脱水严重,肾功能低下,酸性代谢产物潴留体内,部分碱性物质被中和,故有明显碱中毒者并不多见。少数晚期患者甚至以代谢性酸中毒为主,表现为精神萎靡、拒食、面色灰白。

(4)黄疸:主要为非结合胆红素增高,手术后黄疸逐渐消失。黄疸原因与入量不足、脱水、酸中毒影响肝细胞的葡萄糖醛酸酰转移酶活性,以及大便排出延迟增加肠肝循环有关。有时出现结合胆红素增高,与肥厚的幽门压迫胆总管产生机械性梗阻、自主神经平衡失调引起胆总管的痉挛、脱水导致胆汁浓缩及淤积等有关。

(四)辅助检查

腹部 X 线片立位时可见胃扩张,胃下界达第 2 腰椎水平以下,肠道内气体减少。卧位时可在充气的胃壁上见到胃蠕动波的凹痕,再用稀薄钡剂或泛影葡胺进行 X 线检查即可确诊,主要表现为胃扩张,钡剂至幽门部停止前进,仅有少量进入十二指肠。幽门管细长狭窄,呈线状,固定不变,可长达 1.5～3.0 cm,直径仅 1～3 mm。幽门环形肌肥厚对胃窦侧产生压迫,称为肩征;对十二指肠球底部产生的压迫使十二指肠球部形似蕈状,称蕈征。严重者幽门管不充钡,仅幽门入口充钡,似鸟嘴状,称鸟嘴征。钡剂经胃排空时间明显延长,4～6 h 后尚有 95% 的钡剂留在胃内,只少量进入肠腔,诊断后应及时吸出钡剂,以防呕吐时误吸入肺内。

腹部 B 超可见幽门管延长(超过 16 mm),幽门壁增厚(超过 4 mm),幽门肌显示低密度回声,相应黏膜层显示高密度回声,超声的灵敏度接近 90%,可替代钡餐检查。

(五)治疗

(1)内科疗法:针对诊断未能确定、症状轻微或发病较晚的患者;无外科手术条件或因并发其他疾病暂不能手术以及家长拒行手术治疗时,可采用内科治疗。

(2)外科疗法:确定诊断者应手术治疗。

二、肛门直肠畸形

肛门直肠畸形是小儿外科常见的先天性畸形之一,其发病率居先天性消化道畸形首位,为 1/5 000～1/1 500,男性发病率稍高。其畸形涉及的范围较大,可包括远端肛门直肠畸形及泌尿生殖道畸形。不同类型的肛门直肠畸形治疗及预后大不相同。

(一)临床表现

因类型较多,临床表现不一,出现症状的时间也不同,大多数患儿无肛门。主要表现为低位肠梗阻的症状。肛门直肠闭锁者,出生后无胎粪排出,腹部逐渐膨胀,进食后呕吐,吐出物为奶,含胆汁和粪样物,症状进行性加重,并出现脱水、电解质紊乱,可引起肠穿孔等合并疾病,1周内可死亡。肛门直肠狭窄和合并瘘管者可因瘘管的粗细及位置不同,临床表现有很大差异。男孩无肛合并直肠后尿道瘘者,瘘管多较细,肠梗阻症状多较明显,并可出现尿中带胎粪或气体等症状,在尿道口、尿布上沾染极少量胎粪。肛门处无孔道多能早期被发现而就诊,如未得到及时诊治,可反复发生尿道炎。肛门直肠狭窄和女孩合并低位直肠-阴道瘘者,瘘管多较粗大,可通过瘘管排便,肠梗阻症状多不明显,常在数月后因添加辅食,大便变稠厚,才出现肠梗阻症状。由于经常排便不畅,粪便积聚在结肠内可形成坚硬的粪石,或继发巨结肠,多数影响生长发育,也可引起阴道炎或上行感染。检查肛门,常见臀部平圆,臀沟变浅,肛门处无孔或仅有一痕迹。低位畸形者,指诊可触及直肠盲端的膨胀感。

(二)辅助检查

(1)超声检查:可准确测出直肠盲端与肛门皮肤的距离,为无损伤性检查。

(2)X线检查:常用的方法为将患儿倒置 $1\sim2$ min,于肛门凹陷处皮肤上贴一金属标记,摄侧位片,测金属标记与充气直肠的距离,以判断直肠盲端的位置。须于生后 24 h 检查,因吞咽的空气约 20 h 才能达到直肠盲端,否则易将盲端估计过高。直肠盲端位于 PC 线上方者为高位型,下方者为低位型,在 PC 线下,但仍在 M 线(通过坐骨结节上 2/3 和下 1/3 交接点的与PC 线平行的线)上方者为中间位型。

(3)瘘管造影:合并瘘管但诊断困难者可采用瘘管造影,侧卧位摄片。

(4)尿道膀胱造影:可见造影剂充满瘘管或进入直肠,可确定诊断。对新生儿此法不易成功,阳性可肯定诊断,阴性不能除外。

(三)治疗

生后一般情况良好,就诊时间多在出生后 5 d 之内。高位肛门直肠闭锁,合并有瘘管(多较细小),不能维持通畅排便者,应在新生儿期尽早行根治手术。低位或中间位闭锁、合并瘘管(常较粗大)、出生后可通畅排便者,可延迟至婴儿期手术。先天性狭窄可用探子扩张,须持续1 年。如为膜状闭锁,切开隔膜再扩张。肛门部皮肤与直肠盲端距离 2 cm 以内者,经会阴行肛门成形术,术后继续扩肛。肛门皮肤与直肠盲端距离 2 cm 以上,以及合并膀胱或尿道-直肠瘘者,可先暂时行结肠造口或一期会阴肛门成形术,术后也须扩肛,防止瘢痕狭窄。肛门正常、直肠闭锁者需开腹手术。

(张 冰)

第二节　消化道出血

新生儿消化道出血(gastrointestinal hemorrhage)按部位分为上消化道出血和下消化道出血两种。前者指 Treitz 韧带以上的消化道出血(食管、胃、十二指肠、胰腺、胆道),多表现为咯血或排柏油样便;后者指 Treitz 韧带远端的消化道出血,多表现为鲜红、暗红或果酱样便,出血量多时可反流到胃,引起咯血。

一、病因

(一)假性咯血和(或)便血

常见于插管或外伤所致的鼻咽部或气管出血被吞咽至消化道;新生儿咽下综合征;生后1～2 d 的胎便、移行便,久置后可呈黑色;口服铁剂、铋剂、炭末、酚酞等引起者极少见;阴道出血污染粪便。

(二)全身性出、凝血性疾病

某些重症疾病,如感染、硬化病、新生儿肺透明膜病等所致弥散性血管内凝血(DIC)引起者多见,常见的还有新生儿自然出血症、迟发性维生素 K 缺乏症、血小板减少性紫癜或各种先天性凝血因子缺乏症引起者较少见。

(三)消化道疾病

(1)反流性食管炎:胃食管反流致食管炎伴发溃疡时可出现咯血、黑便,并有顽固性呕吐、营养不良和生长发育迟缓。

(2)急性胃黏膜病变:指各种应激因素,如颅内出血、颅压增高、缺氧、败血症、低血糖、剧烈呕吐、使用非甾体抗炎药或皮质类固醇等引起的胃黏膜急性糜烂、溃疡和出血。多于出生后1～2 d 内起病。

(3)急性胃肠炎:可见发热、呕吐、腹泻,严重者有便血和(或)咯血。

(4)肠梗阻:可有呕吐、腹胀、咯血和便血,可因肠旋转不良、肠重复畸形引起。

(5)食物蛋白介导的小肠结肠炎:也可有咯血和便血。

(6)先天性巨结肠:可引起便血。

(7)坏死性小肠结肠炎:可引起咯血或便血。

(8)乙状结肠、直肠及肛门疾病:多表现为便血,可因息肉、肛门-直肠裂等引起。

(9)血管畸形(血管瘤、动静脉瘘):根据其不同部位可引起便血或咯血。

二、诊断

(一)详细询问病史

要排除假性咯血和便血,排除全身性出、凝血障碍性疾病,然后根据便血的颜色及咯血是否含胆汁等对出血初步定位。咯血与黑便同时存在者可能是上消化道出血;咯血带胆汁时可能是下消化道上段出血;洗胃后胃抽取液带有鲜血时为幽门以上出血,应排除操作损伤;黑便、果酱样便、咖啡色便不伴咯血提示小肠或右半结肠出血;鲜红色便或暗红色便提示左半结肠或直肠出血;血与成形便不相混或便后滴血提示病变在直肠或肛门;大便混有黏液和脓血多为肠道炎症。失血量的多少(<20 mL 为小量,>200 mL 为大量)和速度、失血的原因及其基础疾病常对咯血和便血的轻重有所提示。出血量的多少应根据以下来判断:①咯血、便血情况,呕出咖啡样物,一般出血量不大;咯红色或暗红色血,出血量较大;咯血同时有暗红色血便,出血量大。②生命体征,心率增快,血压下降,出现休克表现,说明出血量大。③实验室检查,血红蛋白水平于出血后 1 h 开始下降,血液充分稀释需要 24～36 h,故要连续观测血红蛋白水平以估计出血量。另外,除外肾衰竭后,血尿素氮(BUN)升高也提示出血量较大。此外应注意询问有无其他伴随症状,如反应差、吃奶差、发热、体温不升、排便不畅等。

(二)体格检查

除全身各系统检查外,特别要注意腹部、皮肤黏膜检查及生命体征的稳定情况,如腹部是否膨隆,有无胃肠型,腹肌是否紧张,肝脾是否肿大、有无包块,腹部叩诊是否呈鼓音,移动性浊音是否阳性,肠鸣音是否正常,皮肤是否有出血点,是否有瘀斑,是否有黄染、苍白等,口腔黏膜及巩膜是否苍白、四肢末梢情况、毛细血管充盈时间等,并进行呼吸、心率、血压、氧饱和度的监测。

(三)辅助检查

(1)实验室检查:血常规、大便常规+潜血试验、呕吐物潜血试验、凝血三项、肝功三项、血型、BUN 等。

(2)内镜检查:电子胃镜及结肠镜检查能确定出血部位及情况,能在直视下活检和止血并发现浅表及微小病变。

(3)X 线检查:腹部立位平片可排除肠梗阻和肠穿孔,对小肠扭转、坏死性肠炎及胎粪性腹膜炎尤为重要。钡剂造影宜在非出血期进行,钡灌肠对下消化道疾病及肠套叠有诊断价值。

(4)放射性核素扫描及血管造影术:可用^{99m}锝-硫胶或其他锝酸盐标记的红细胞扫描,对亚急性或间歇性出血最有价值。血管造影术为损伤性检查,新生儿很少用。

(四)外科手术探查

出血经内镜保守治疗效果不佳,经内科输血、扩容治疗循环不能改善或好转后又恶化,在补液或排尿量足够的情况下,血尿素氮仍持续上升,提示出血可能持续,需要外科手术探查。

三、治疗

(1)禁食并保持安静及呼吸道通畅,监测生命体征,潜血试验阴性后可恢复饮食。

(2)自然出血可给予维生素 K_1 治疗。纠正休克(扩容、输血)、抗感染,并给予注射用巴曲酶、酚磺乙胺等。可输新鲜同型血 $10\sim20$ mL/kg,必要时可增加,输血前应迅速正确地判断出血量。

(3)保证静脉通畅,保证能量和入量,纠正酸碱失衡。

(4)置胃管局部止血。①充分减压:有效的胃减压可减少胃的含血量,有利于血凝集,防止溃疡加重,有利于损害的修复。②冰盐水洗胃:尚有争议。持续冲洗对创面的刺激和对纤维块的破坏本身可使出血时间延长。③去甲肾上腺素灌注:止血率达 85%,100 mL 冷盐水+8 mg去甲肾上腺素,每次 $10\sim20$ mL,保留 30 min,再吸出。可重复。④通过胃管注入药物止血,保护黏膜:凝血酶(1/3 支)稀释 1 倍、云南白药(1/3 支)等注入止血,蒙脱石散(1/3 支)、磷酸铝凝胶(1/3 支)等注入保护黏膜。⑤西咪替丁 $15\sim20$ mg/(kg·d)每日 1 次或每日 2 次,用生理盐水 20 mL,$15\sim30$ min 滴注;奥美拉唑 $0.7\sim1$ mg/(kg·d),每日 1 次或每日 2 次,用生理盐水 20 mL,$15\sim30$ min 滴注。酚磺乙胺每次 $10\sim15$ mg/kg,每日 $2\sim3$ 次,口服、肌内注射或静脉注射;卡巴克洛每次 $1.25\sim2.5$ mg,肌内注射。氨甲苯酸每次 100 mg,静脉注射;注射用巴曲酶,每次 0.33 U,静脉滴注或肌内注射。

(6)内镜下止血治疗。

(7)保守治疗无效且需每日大量输血,疑有胃肠道坏死或穿孔时,进行手术治疗。

(张 冰)

第三节 消化道穿孔

新生儿消化道穿孔(gastrointestinal perforation)是新生儿期较常见的严重急腹症,多伴有中毒性休克,病死率很高,早期诊断、早期治疗、积极处理腹膜炎和中毒性休克、预防多器官功能衰竭等是提高治愈率的关键。

一、病因

新生儿消化道穿孔可因炎症(坏死性小肠结肠炎、败血症)、先天性消化道畸形(新生儿胃穿孔、胎粪性腹膜炎、肠狭窄、肠闭锁、肛门闭锁、肠旋转不良等)以及医源性损伤(灌肠、洗肠、置胃管或肛管等)而发病,还有一部分为特发性消化道穿孔,病因不清。

穿孔可发生于胃至直肠。胃、空回肠、结肠多见,十二指肠、回盲部、阑尾及直肠少见。单发多见,也可多发。穿孔部位可发生在一处,也可发生在不同的部位,如坏死性小肠结肠炎可出现多个穿孔,多者可达10余个或20个左右,可同时发生在回肠、空肠或结肠。

二、诊断

(一)发病时间

60%~80%的患者发生在出生后第1周,因原发病的不同而不同。如新生儿胃穿孔发病多在出生后1周左右,且起病急,恶化迅速,多伴中毒性休克,病死率高达50%左右;胎粪性腹膜炎出生后很快出现症状;各种先天性消化道畸形多发生在出生后1周左右。

(二)临床表现

以腹胀、呕吐、呼吸困难及腹壁水肿为主。腹胀多伴有腹壁水肿、发红、腹壁静脉曲张,重者出现会阴及阴囊红肿,肺肝界消失,移动性浊音阳性,肠鸣音减弱或消失,偶见皮下气肿,可伴有休克表现。消化道穿孔可合并多种并发症,如硬化病、肺炎、休克等,严重者出现多器官功能衰竭。

(三)辅助检查

一旦怀疑消化道穿孔,应立即行腹部立位X线片,可见3种主要改变:①气腹或液气腹;②胃泡影消失,多见于胃穿孔;③腹部钙化斑,见于胎粪性腹膜炎。气腹是最有意义的征象,是诊断的有力依据,但并非所有的消化道穿孔均可出现气腹征,未出现者可能与穿孔较小、腹腔内渗出较少、穿孔部位被周围肠管粘连包裹等有关。穿孔的部位不同,气腹出现率亦不同。胃穿孔时,气腹出现率最高,几乎达100%,胎粪性腹膜炎时可达50%以上。如无气腹,又不能除外消化道穿孔,且腹膜炎体征明显者亦应手术探查。消化道穿孔引起的液气腹,B超可显示膈下、肝脾前方及两侧气体强反射,肝脾显示不清,并伴有腹腔积液液性暗区。在胎粪性腹膜炎患者中,B超可清晰地显示点状强回声,称之为"暴风雪"征。

三、鉴别诊断

需与其他系统具有相似临床表现的各种疾病相区分。例如,新生儿呼吸系统感染性疾病、肺炎等,可有呼吸困难、呕吐及腹胀,但往往腹胀不伴有典型的新生儿腹膜炎体征,如腹壁水肿、发红、发亮等。除了详细的病史及查体外,腹部及肺部的 X 线片有助于鉴别。例如,胃穿孔,由于游离气体较多,往往可见一个贯穿整个腹腔的巨大液气平面,胃内气体少,胃泡消失,液气平面个数也少,肠内充气也少。而肠穿孔则胃内气体不减少,胃泡存在,小肠明显扩张,可见多个小肠液气平面,尤其是远端梗阻所致的肠穿孔。急性坏死性小肠结肠炎合并穿孔时,除气腹征外,胃泡影不但不消失还可能变大。病因的区分有利于治疗,如手术切口的选择、药物的选用及术式的设计等。

四、治疗

本病一旦诊断,应及时处置及手术,处理原发病灶、抗休克、有效抗感染及支持疗法,并应加强术前、术后管理,预防多器官功能衰竭。

(一)内科治疗

禁食、胃肠减压,吸氧、保温及进行相应的各种检查,补液、纠正酸中毒。若患儿腹胀严重或呈进行性腹胀、呼吸困难,应立即行腹部穿刺,抽出气体或液体,以减轻腹胀及呼吸困难,防止发生呼吸衰竭。除穿刺外,也可置管持续吸引,同时还应做好术前各项准备,注意预防多器官衰竭。

(二)手术治疗

手术是治疗消化道穿孔的关键,通过手术还可解决大部分原发病。

(张　冰)

第四节　肠梗阻

小儿肠梗阻是指小儿肠管内或肠管外的病变引起肠内容物通过障碍的病症。肠梗阻分两大类,一类叫机械性肠梗阻,另一类叫功能性肠梗阻。临床表现有腹痛、腹胀、呕吐、无大便、肛门无排气等症状。随着病情的进展,上述症状逐渐加重,腹部调线拍片及透视可以看到肠管胀气和气液面等异常体征。同时因肠管内大量渗液,呕吐大量胃肠液以及毒素吸收等原因,病儿发生脱水,酸中毒,精神萎靡,烦躁或嗜睡,发热等一系列全身性改变。若并发肠管缺血和坏死、肠穿孔,则可危及生命。一旦发生肠梗阻要及时上医院,查清肠梗阻的原因,及时处理。慢性肠梗阻尽管病情较缓,但常逐渐加重,也需及早治疗。

一、新生儿肠梗阻

新生儿肠梗阻是新生儿重症监护病房(neonatal intensive care unit,NICU),比较常见的一种疾病,发病率没有确切统计,但有大样本统计其在新生儿中大约占 1/2 000。根据发生梗阻的部位不同,可分为高位梗阻和低位梗阻。

(一)病因

(1)消化道畸形:先天性消化道闭锁、狭窄、隔膜(可发生在胃、幽门、十二指肠、空肠、回肠、结肠、肛门和直肠等部位)、环状胰腺、肠旋转不良、消化道重复畸形等。

(2)其他疾病:腹股沟疝嵌顿、胎粪性腹膜炎等。

(二)诊断

(1)病史:孕妇病史中有羊水增多。

(2)症状:呕吐是最早出现的症状,因呕吐物含有胆汁而呈黄色或草绿色,并发肠坏死者呕吐物含有血液而呈咖啡色。除新生儿肠梗阻外,食管闭锁、膈疝、食管裂孔疝和贲门失弛缓症等也有呕吐。腹胀继呕吐之后发生,肠穿孔后,肠内容物和吞咽的气体溢入腹腔及肠坏死后,腹腔内积聚大量渗出液或血性液体。排便异常也是常见症状,可见血便,也可出现不排便。

(3)辅助检查:腹部立位平片是常用诊断方法。X线征象有肠管扩张、肠胀气和气液面。读片时还应注意:①腹腔内有无游离气体,如有游离气体,则提示消化道穿孔;②腹腔内有无液腹症征象,如有液腹症征象,则提示肠坏死、肠穿孔;③有无钙化斑,如有钙化斑,则可诊断胎粪性腹膜炎;④有无肠囊样积气和(或)门静脉积气,如有则可诊断新生儿坏死性小肠结肠炎。钡灌肠造影对鉴别肠闭锁、肠旋转不良和先天性巨结肠有帮助。肠闭锁者可显示胎儿型结肠;肠旋转不良者可显示盲肠不在右下腹,而位于左下腹、左上腹或右上腹;先天性巨结肠可显示狭窄段、移行段和扩张段,但移行段不明显。

(三)治疗

一旦肠梗阻诊断成立,只有手术才能解除梗阻,早期手术可免除肠坏死。术前纠正体液、电解质失衡和贫血,禁食和胃肠减压。

二、Hirschsprung 症

又称先天性巨结肠或无神经节细胞症。

(一)临床表现

出生后胎粪排出延迟,90%以上的患儿出生后 24 h 内无胎粪,继而出现急性低位肠梗阻症状,呕吐和高度腹胀,肛诊感到直肠痉挛,至壶腹部仍不能触及大便,灌肠后有大量胎粪及气体呈爆炸式排出,症状即可缓解,后又反复出现,应考虑本病,常伴营养不良及食欲减退。

(二)辅助检查

(1)立位腹部 X 线片:肠腔普遍扩张胀气,有多数液平面及呈弧形扩张的肠袢,可看到扩张的降结肠,直肠不充气,表现为盆腔空白。泛影葡胺灌肠为主要的诊断方法,可见直肠、乙状结肠远端细窄,结肠壁的结肠袋形消失,变平直,无蠕动,有时呈不规则锯齿状。乙状结肠近端及降结肠明显扩张,肠腔扩大,袋形消失,蠕动减弱。移行段多呈猪尾状,蠕动到此消失。24 h后再观察,结肠内仍有较多的造影剂存留。但有时扩张尚未形成,确诊率为 80%~87%。

(2)直肠活体检查:在距肛门 4 cm 处,用吸引切割法,取出小米粒大,包括黏膜下层的直肠黏膜。用乙酰胆碱酯酶染色,进行直肠黏膜组织化学检查,可见到大量增粗的乙酰胆碱酯酶神经纤维(正常情况下几乎见不到)。用此法诊断准确性高,又安全,确诊率达 94.6%。另一种需在全身麻醉下取直肠壁全层活检,观察肌神经丛节细胞是否缺如,诊断虽然可靠,但不适用于新生儿,因新生儿肛门小,节细胞有时为未成熟型,不易辨别,手术易发生穿孔、感染等并发症。

（3）直肠内测压检查：采用双腔管，顶端为直肠气球，间隔 2 cm 处为内括约肌气球，连接测压装置。先清洁灌肠，使直肠空虚，将双腔管放入肛门，充气入气囊。正常小儿可看到肛门管的收缩波，2～3 s 后内括约肌压力下降，患儿不出现此现象，反而升高。出生后 12 d 内，直肠内括约肌尚未完全建立，故 12 d 以后的新生儿才能做此项检查。这项检查尤其适用于短段型患者，确诊率超过 90％。

（4）肌电图检查：将电极放入肛门直肠腔内测肠肌波形，正常为慢波和快速的小棘状波，患儿波形低矮、光滑、缺少峰形电位。

（三）治疗

（1）内科疗法：适用于轻症、诊断未完全肯定、并发感染或全身情况较差者，主要是维持营养及水和电解质平衡，使患儿能正常发育。每日或隔日用温生理盐水反复洗肠，每次 50～100 mL，同时按摩腹部，使粪便、气体不断排出，或用开塞露，避免粪便淤积，解除便秘。忌用清水或肥皂水灌肠，防止发生水中毒，给予抗生素预防感染。采用特别的扩张器，每日扩张痉挛狭窄肠段一次，待小儿 3 个月至 1 岁再行根治手术。

（2）结肠造口术：如发生急性肠梗阻而不能缓解，或并发急性肠炎或肠穿孔，应先施行肠造口术。

（3）根治手术：将有病变的结肠连同乙状结肠和直肠一段缺少神经节细胞的肠段切除，然后行结肠-直肠吻合术，术后应训练患儿排便习惯。每周扩肛 1～2 次，共 3 个月，以提高远期疗效，治愈率达 85％～90％。

三、胎粪性便秘

新生儿因胎粪稠厚，积聚在乙状结肠及直肠内，出生 48 h 后尚未开始排便，出现一过性低位肠梗阻症状，称为胎粪性便秘。

（一）临床表现

胎粪排出时间延迟，表现为不安、腹胀、拒奶，继之呕吐，吐出物带有胆汁。腹部 X 线片可见小肠及结肠充气，或有胎粪颗粒阴影。肛门指诊可触到秘结的胎粪，并可能随指诊带出粪塞而使症状缓解。

（二）治疗

如胎粪不能顺利排出，可灌肠促其排便，一般用等渗温盐水，每次 15～30 mL 灌肠，也可用开塞露每次 5 mL 轻轻注入肛门，保留数分钟，多即奏效。一旦大量胎粪排出，症状即刻缓解，不再复发。

四、胎粪性肠梗阻

本病是肠内聚集稠厚胎粪，肠蠕动不能将其排出，导致胎粪性肠梗阻，又称黏稠病，为一种常染色体隐性遗传病。

（一）临床表现

出生即有肠梗阻症状，表现为呕吐及顽固便秘，腹部膨隆，腹壁可见肠型，指诊或一般灌肠法不能引出多量胎粪。X 线片见小肠充气而结肠细小（幼稚型结肠），右下腹可见到胎粪结块的阴影，间以不规则气泡影，状如海绵或肥皂泡样，并可有钙化斑点。此外，本病可伴有呼吸道及消化道囊性纤维变,患儿可表现为肺不张、反复呼吸道感染、消化吸收功能不良、维生素 K 缺乏,以及易出汗,汗液中钠及氯含量高,导致电解质及水分丢失症状等。除 X 线外,腹部 B 超、盆腔 MRI、肛门直肠测压及直肠活检均有助于诊断。

(二)治疗

经胃管注入胰酶,以促使胎粪软化;或可慎用 1% 过氧化氢液灌肠,在 X 线透视下经肛门灌注泛影葡胺每次 15~20 mL,使胎粪易于排出。此外,也可用胰酶、乙酰半胱氨酸加水灌肠,以利于胎粪脱离肠壁而排出。本病保守治疗无效,必须外科手术,行回肠末端造口,注入胰腺素以溶解胎粪。手术患儿注意能量的供给。本病无囊性纤维变者远期预后良好,而伴有肺部病变者预后不佳。

(张　冰)

第五节　胃食管反流

胃食管反流(gastroesophageal reflux,GER)是指胃内容物,包括从十二指肠流入胃的胆盐和胰酶等反流入食管,分为生理性和病理性两种。生理性胃食管反流是健康小儿偶然发生的生理现象,哭闹、咽下、吸吮、胃胀气等引起食管下括约肌(LES)反射性松弛,而使食物进入食管内或胃内过多气体通过食管排出体外,往往发生在餐时或餐后。病理性胃食管反流是 LES 的功能障碍和(或)与其功能有关的组织结构异常,以致 LES 压力低下而出现的反流,可引起一系列临床症状,长期反流导致反流性食管炎、支气管炎、肺部并发症、营养不良等,称为胃食管反流病(GERD)。根据胃镜下食管黏膜表现分为 3 类:非糜烂性胃食管反流病(NERD)、反流性食管炎(RE)和 Barrett 食管(BE)。

一、病因与发病机制

(一)食管下括约肌(LES)

(1)LES 压力降低是引起 GER 的主要原因。LES 是食管下端平滑肌形成的功能高压区,是最主要的抗反流屏障。正常吞咽时 LES 反射性松弛,静息状态保持一定的压力使食管下端关闭,如因某种因素使上述正常功能发生紊乱时,LES 短暂性松弛即可导致胃内容物反流入食管。

(2)LES 周围组织作用减弱。例如,缺少腹腔段食管,致使腹内压增高时不能将其传导至 LES 使之收缩达到抗反流的作用;小婴儿食管角(由食管和胃贲门形成的夹角,即 His 角)较大(正常为 30°~50°);膈肌食管裂孔钳夹作用减弱;膈食管韧带和食管下端黏膜瓣解剖结构存在器质性或功能性病变时以及胃内压、腹内压增高等,均可破坏正常的抗反流功能。

(二)食管与胃的夹角(His 角)

由胃肌层悬带形成,正常是锐角,胃底扩张时悬带紧张使角度变锐起瓣膜作用,可防止反流。新生儿 His 角较钝,易反流。

(三)食管廓清能力降低

正常情况下,食管廓清能力是依靠食管的推动性蠕动、唾液的冲洗、对酸的中和作用、食丸的重力和食管黏膜细胞分泌的碳酸氢盐等多种因素发挥作用。当食管蠕动减弱、消失或出现病理性蠕动时,食管清除反流物的能力下降,这样就延长了有害的反流物质在食管内停留时间,增加了对黏膜的损伤。

(四)食管黏膜的屏障功能破坏

屏障作用是由黏液层、细胞内的缓冲液、细胞代谢及血液供应共同构成的。反流物中的某些物质,如胃酸、胃蛋白酶以及十二指肠反流入胃的胆盐和胰酶使食管黏膜的屏障功能受损,引起食管黏膜炎症。

(五)胃、十二指肠功能失常

胃排空能力低下,使胃内容物及其压力增加,当胃内压增高超过 LES 压力时可使 LES 开放。胃容量增加又导致胃扩张,致使贲门食管段缩短,使其抗反流屏障功能降低。十二指肠病变时,幽门括约肌关闭不全则导致十二指肠胃反流。

二、诊断

(一)病史

凡临床发现不明原因反复呕吐、咽下困难、反复发作的慢性呼吸道感染、生长发育迟缓、营养不良、贫血,反复出现窒息、呼吸暂停等症状时,应考虑到 GER 存在的可能性,必须针对不同情况,选择必要的辅助检查,以明确诊断。

(二)临床表现

呕吐是新生儿期最常见的症状,可见于 90% 以上的患儿。生后第 1 周即可出现,表现为溢乳、轻度呕吐或喷射性呕吐,呕吐较顽固。患儿出现体重不增,以致营养不良,体重常在第 10 百分位以下。频繁的胃酸反流可致食管炎,患儿表现为不安、易激惹或拒食,如发生糜烂或溃疡,可出现咯血及便血,导致缺铁性贫血。呕吐物被吸入可致肺部合并疾病,表现为窒息、呼吸暂停、发绀,可突然死亡;或引起呛咳、夜间痉咳,导致反复发作性气管炎、吸入性肺炎、肺不张等。反流可造成支气管反射性痉挛,反复发作哮喘。有的患儿呕吐并不严重,夜咳等肺部症状为仅有表现。有一些早产儿不表现为呕吐,而仅表现为发绀或呼吸暂停。GER 治愈后,这些症状也随之消失。本病常伴发精神运动发育迟缓、食管-气管瘘、唇腭裂、心脏畸形等。

(三)辅助检查

GER 临床表现复杂且缺乏特异性,仅凭临床症状难以区分生理性或病理性 GER。目前,依靠任何一项辅助检查均很难确诊,必须采用综合诊断技术。

(1)食管造影:是检查食管功能最有用的诊断方法,简便易行。可观察造影剂从胃反流到食管是否存在,同时可观察食管有无缩窄,是否并发食管炎。造影剂与平时进食量相等。检查时头低位,腹部加压可提高阳性检出率。钡餐造影分级里,Ⅰ级,反流至食管下端;Ⅱ级,反流至气管隆嵴平面以上;Ⅲ级,反流至颈部食管;Ⅳ级,由完全松弛的贲门反流至颈部食管;Ⅴ级,反流合并吸入气管或肺。钡剂每次 15~30 mL,立位摄入,仰卧观察。可疑者多轴位、多切面观察,立卧交替。新生儿可用泛影葡胺,防止误吸后形成钡肺。5 min 内 3 次反流可确诊。

(2)食管 24 h pH 监测:24 h 连续监测食管下端 pH,可反映 GER 的发生频率、时间、反流物在食管内停留的状况和反流与临床症状之间的关系,有助于区分生理性和病理性反流。正常情况下,胃 pH 为 1.5～2.0,食管腔内为 6.0～7.0。发生 GER 时,下端食管内 pH 明显下降,其灵敏度 88%,特异度 95%,为金标准。Boix-Ochoa 记分法通过计算机软件分析以下指标,①酸反流指数(RI),pH<4 的时间百分比(时间/总监测时间);②24 h 内反流超过 5 min 的次数及总次数;③最长反流时间;④反流与进食、体位、睡眠、活动及症状的关系;⑤症状指数,pH<4 的症状次数/总症状次数,并给予 Boix-Ochoa 综合评分。我国新生儿 GER 的诊断标准是 Boix-Ochoa 评分>11.99 和反流指数(RI)≥4%。

(3)食管胆汁反流 24 h 监测:食管胆红素值>0.14 提示有胆汁反流,是诊断胃食管反流病的客观证据。

(4)食管阻抗测定:根据物质传导性不同,阻抗也不同的原理,多通道腔内阻抗(MII)技术得以发展,其可测定反流物中气体、液体的组成。食管腔内阻抗与 pH 同步监测能区分反流成分及酸或非酸反流,也可用于监测食管的蠕动情况。特别对抑酸治疗后仍有症状的患儿,可评价是否仍存在反流,为进一步确诊或调整治疗方案提供依据。

(5)B 型超声:可检测食管腹腔段的长度、黏膜纹理状况、食管黏膜的抗反流作用,同时可探查有无食管裂孔疝。观察指标有下括约肌的开放、胃内容物向食管远端移动、消除反流物情况、下括约肌的关闭、腹腔食管段的长度、反流持续时间、胃食管夹角。20 min 内未见发作或 1 次<2 min 为阴性。

(6)胃-食管核素显像:口服或胃管内注入含有 ^{99m}Tc 标记的液体后连续摄像,计算机协助采集图像和数据。1 次或 1 次以上食管下端有异常放射物浓聚,即为 GER 显像阳性。可了解食管运动功能,明确呼吸道症状与胃食管反流的关系。

(7)内镜检查:对于了解新生儿食管黏膜损伤情况有帮助。

三、治疗

(一)体位治疗

前倾俯卧 30°或左侧卧位,以促进胃排空,减少反流物吸入及反流频率。

(二)饮食疗法

宜少量多餐,人工喂养者可在配方乳中加入米汤,使之增稠。

(三)药物疗法

疗程为 4～8 周。

1.促胃动力药

(1)多潘立酮:常用剂量为每次 0.2～0.3 mg/kg,每日 3～4 次,喂奶前半小时口服。

(2)莫沙必利:剂量为每次 0.1～0.2 mg/kg,每日 3～4 次,饭前半小时及睡前口服。

(3)红霉素及其衍生物:是胃动素受体激动剂,能增加 LES 压力,引起胃底、胃窦、小肠强烈收缩,促进胃肠排空,5～15 mg/(kg·d),口服或静脉滴注。

2.抗酸和抑酸药

抑酸药:①H$_2$ 受体阻滞剂,西咪替丁,常用剂量为 10～20 mg/(kg·d),每日 4 次,饭前半小时及睡前口服,或 5%～10%葡萄糖溶液稀释后静脉滴注;②质子泵抑制剂(PPI),奥美拉唑 0.8～1 mg/(kg·d),每日 2 次,口服或生理盐水 20 mL 稀释后静脉滴注。

抗酸药物:磷酸铝凝胶,每次 1/3 袋,每日 2 次。

3.黏膜保护剂

(1)硫糖铝:常用剂量为 10～25 mg/(kg·d),每日分 4 次,口服。

(2)蒙脱石散,每次 1/3 袋,每日 3 次。

(四)外科手术治疗

新生儿一般不做。如有严重并发症(消化道出血、营养不良、生长发育迟缓),严重食管炎伴溃疡、狭窄或有食管裂孔疝、呼吸道梗阻、反复发作吸入性肺炎或窒息伴支气管肺发育不良,合并严重神经系统疾病,可行手术治疗,目的是加强 LES 功能,目前多采用 Nissen 胃底折叠术。

(张　冰)

第六节　坏死性小肠结肠炎

新生儿坏死性小肠结肠炎(necrotizing enterocolitis,NEC)的典型临床特点为腹胀、呕吐、腹泻、黏液血便。早产儿和低出生体重儿尤为多见,男性多于女性。病变好发于末段回肠、盲肠和升结肠,出现肠壁缺血、坏死,严重者发生肠壁全层坏死,并发肠穿孔。因患儿往往基础情况差、病情危重,病死率居高不下。发病初期以内科保守治疗为主,病程发展到一定阶段,需要不失时机地进行包括手术在内的外科干预,尤其在进展期 NEC 的治疗期间,经常需要新生儿内、外科医师密切合作与配合。

一、病因

1.早产

胎龄越小,发病率越高。

2.胃肠道缺血

常与围生期及新生儿期缺氧、窒息有关。

3.人工喂养

渗透压增高、食物中缺乏必要的生长因子和抗体所致。

4.感染

发生肠道或全身感染,使细菌易于侵入缺乏分泌型 IgA 或已经受损的肠黏膜,可导致NEC 的发生。

二、病理

病变以末段回肠、盲肠、升结肠最为多见,也可病变广泛。大体解剖常表现为肠壁肥厚、水肿、充血、出血及肠壁积气,严重者肠壁全层坏死,并发肠穿孔。镜下可见肠黏膜坏死、剥脱,形成溃疡。黏膜下水肿及炎症细胞浸润,有时可见肠壁小血管中血栓。偶见肠壁内有气泡,有时气体可沿血管到达门静脉。

病情进一步发展恶化后,如腹胀明显加重,腹壁发红、发亮、静脉怒张,腹部出现压痛与肌紧张,肠鸣音减弱或消失,伴全身感染中毒症状,应警惕肠坏死、穿孔的发生。

· 174 ·

三、诊断

(一)病史

早产儿多见,有围生期缺氧、肺动脉高压、先天性心脏病、换血、败血症、红细胞增多症、肠道感染、应用高渗奶喂养、加奶速度过快等病史,多于生后 10 d 内发病。

(二)临床诊断及分期标准

早期症状为反应差、拒奶、进行性腹胀,半数患儿有呕吐,呕吐物含胆汁或咖啡样物。继而腹泻,大便每日 5～6 次至 10 余次,先为水样便,大便潜血试验阳性,至血便(带鲜血或呈果酱样)。出现感染性休克的表现:体温不升、血压降低、四肢冰凉、嗜睡、苍白、呼吸暂停、心率减慢、酸中毒等,还可并发弥散性血管内凝血(DIC)、肠穿孔、败血症、腹膜炎等,重者死亡。改良的 Bell 分期标准是目前国际上公认的 NEC 临床分期标准(表 7-1)。

表 7-1　改良的 Bell 分期标准

分期	分度	全身表现	胃肠道表现	X 线特点
ⅠA	早期 NEC	体温不升,呼吸暂停,心动过缓,嗜睡	胃潴留,轻度呕吐,腹胀,大便潜血阳性	正常或肠管轻度扩张,肠梗阻征象
ⅠB	早期 NEC	同ⅠA	鲜血便	同ⅠA
ⅡA	典型 NEC 轻度	同ⅠA	同ⅠA+肠鸣音消失,伴或不伴腹部压痛	肠管扩张,肠梗阻征象,腹壁积气
ⅡB	典型 NEC 中度	同ⅠA+轻度代谢性酸中毒和轻度血小板减少	同ⅠA+肠鸣音消失,明确压痛,伴或不伴腹壁蜂窝织炎或右下腹包块	同ⅡA+门静脉积气,伴或不伴腹腔积液
ⅢA	进展 NEC 重度(肠损伤)	同ⅠA+低血压+严重呼吸性酸中毒、代谢性酸中毒,DIC,血小板减少	同ⅠA+弥漫性腹膜炎征象,明显压痛和腹胀	同ⅡB+明确腹腔积液
ⅢB	进展 NEC 重度(肠损伤)	同ⅢA	同ⅢA	同ⅡB+气腹

(三)辅助检查

(1)X 线检查:腹部 X 线片是确诊 NEC 的重要依据,怀疑本病时立即摄片,肠穿孔常发生在诊断后的 2 d 内,所以每隔 6～12 h 复查一次,动态观察其变化。摄片的体位主要是仰卧、立侧、水平侧位。禁做钡餐或钡灌肠,因有肠穿孔的危险。腹部 X 线片早期可见小肠轻至中度积气,结肠少气或无气,部分肠管外形僵硬,肠黏膜及肠间隙增厚模糊,胃泡胀气,有潴留液,肠管内浅小气液面,如果有少量或局限性肠壁积气,则可确诊。病变进展期典型改变为肠管弥漫性扩张,肠管形态不规则,僵直,固定,肠腔内有阶梯状细小液平面,肠壁囊样积气,腹腔出现渗液并逐渐增多,腹部密度增高,两侧腹部向外膨出,肠曲向腹腔中央聚集。门静脉积气。如果出现结肠少气或无气,肠腔内较多液平,提示肠梗阻。如果出现肠祥固定扩张,提示肠道全层坏死,动力消失。如出现膈下游离气体,提示有肠穿孔或气腹。

（2）腹部超声：可见肠壁增厚、肠壁积气、门静脉积气、腹腔积液和胆囊周围积气。其中门静脉积气和腹腔积液的诊断灵敏度优于腹部 X 线片。彩色多普勒超声可检测和定量肠壁血流，评价肠道蠕动力。正常新生儿肠壁的厚度为 $1.1\sim2.6$ mm，并且都可以检测到肠壁血流灌注，而在可疑或已确诊 NEC 的患儿中，肠壁局部或多处血流灌注不良。虽然彩色多普勒超声不能替代腹部 X 线片，但可作为评价肠道血循环状况的手段。

（3）MRI：MRI 显示泡沫样肠壁（肠坏死）、肠腔中异常液平等表现，对选择 NEC 手术时机有帮助。

（4）实验室检查：大便镜检有红、白细胞，潜血试验阳性。大便培养可发现致病菌。血象可见白细胞增多，有核左移现象，血小板减少至 $<60\times10^9/L$。C-反应蛋白和降钙素原（PCT）明显增高。血气分析 PaO_2 下降，有代谢性酸中毒。血培养结果与大便培养一致。疑有穿孔时可做腹腔穿刺涂片与培养，找病原菌。

临床上须与中毒性肠麻痹、机械性小肠梗阻、先天性巨结肠、胎粪性腹膜炎、肠扭转、胃穿孔、新生儿出血病、食物蛋白介导的小肠结肠炎综合征、食物蛋白介导的直肠结肠炎等疾病鉴别。

四、治疗

（一）内科治疗

（1）饮食：绝对禁食 $5\sim10$ d，同时进行胃肠减压。无穿孔表现，腹胀消失，出现觅食表现和大便潜血转阴时试行经口喂养。开始时用胃管饲养，先喂水或 5% 葡萄糖液 $3\sim5$ mL，$2\sim3$ 次后，若无呕吐、腹胀再喂奶，逐渐加量，每次加 $1\sim2$ mL。每次喂奶前应抽吸胃内容物，若残余奶量大于 2 mL，说明有胃潴留，应停喂奶一次。进食后又出现腹胀和呕吐或胃内经常潴留超过 2 mL，应再禁食至症状消失，重新开始试喂。

（2）注意营养，保证液量，及时纠正脱水和酸中毒。每日液量 $100\sim150$ mL/kg，钠 $2\sim5$ mmol/kg，钾 $1.5\sim2.5$ mmol/kg。能量至少要求 $209\sim250.8$ kJ/kg（$50\sim60$ kcal/kg），逐渐增至 $418\sim501.6$ kJ/kg（$100\sim120$ kcal/kg）。可用肠外营养维持，必要时给予输新鲜血、血浆、丙种球蛋白支持疗法，而血小板输注对减轻症状和降低死亡率没有太大帮助。

（3）伴有休克、DIC 者对症处理。

（4）抗感染：结合大便培养选用氨苄西林加舒巴坦、三代头孢、甲硝唑、美罗培南治疗。

（5）加强护理：保持口腔皮肤清洁，做好消毒隔离，记出入量，保证氧气供给。

（二）外科治疗

（1）手术指征：①气腹；②腹腔积液增多，腹腔穿刺为血性或浑浊液体；③腹胀明显，腹壁水肿、发红，静脉怒张，伴腹部压痛与肌紧张等腹膜炎体征；④触及固定的肠袢、腹部肿块，以及超声检查提示腹腔脓肿或粘连成团的炎性包块；⑤经积极的保守治疗，病情继续恶化，休克、酸中毒不能纠正或出现 DIC 征象。

理论上讲，最佳手术治疗时机是肠壁发生全层坏死、尚未穿孔之际，但因缺乏客观评价标准，临床判断很难做到准确无误。不同医院和医师对病情评估和手术时机的把握仍存在一定差异。国外学者回顾了 147 例 NEC 病例资料，筛选出提示肠穿孔的 12 条标准：①临床上病情恶化;②持续腹部压痛;③腹壁出现红斑;④腹部肿块;⑤大量消化道出血;⑥气腹;⑦X 线片显示持续的扩张肠袢;⑧X 线片提示腹腔积液;⑨血小板计数明显下降;⑩腹腔穿刺阳性;⑪严重肠壁积气;⑫门静脉积气。其中最佳指征是气腹、门静脉积气和腹腔穿刺阳性。但肠壁积气不能作为手术指征,因 50%的病例经保守治疗后积气消失。上述总结资料样本量较大、指标较为全面,可作为临床医师参考资料。

(2)手术治疗原则:①对于大多数发生肠坏死、肠穿孔的患儿,应首选坏死肠管切除、双孔造口术;②患儿病情危重或病变弥散、肠管活性判断不清时,应考虑先行操作简单的肠外置术,术后继续抗休克、抗感染治疗,24～48 h 后再次手术处理病变;③一期肠切除吻合术应慎用,仅限于肠管病变局限、腹腔污染轻、全身情况尚好的个别患儿;④有人认为,对于大段肠坏死、肠切除患儿,实施倒"丁"字吻合、肠造口术(Bishop-Koep 术)可减少术后电解质流失,有利于维持营养,并在一定程度上降低发生吻合口瘘的风险;⑤有因病情垂危不能耐受手术,行单纯腹腔引流的存活者的个例报道;⑥肠造口患儿,根据造口部位、病情和患儿全身状态,常在术后1～3 个月关闭造口。

(3)术后处置:NEC 手术患儿病情危重,术后均应送 NICU 加强监护,进行生命支持治疗。常规治疗参照非手术治疗的相关内容;术后胃肠减压、腹腔引流、对肠造口的管理等,同一般腹部手术,后常规处置。

五、预后

尽管 NEC 患儿的预后近年有所改善,病死率仍高达 25%～40%,体重<1 000 g 的患儿病死率高达 50%。国外学者对 50 例低出生体重患儿的资料进行分析发现,死亡病例全部为进展期 NEC,无论有无肠穿孔发生。病死率还与器官衰竭个数相关,所有死亡病例的衰竭器官数除肠道外均≥4 个,如心脏、肺、肝、肾、微血管或凝血系统等。度过急性期的患儿,20%～25%在日后发生肠狭窄,其中大部分需要通过手术解除消化道不全梗阻。短肠综合征为另外一个较为常见的情况,其严重程度和治疗难度与保留肠管的范围和部位直接相关。新生儿代偿能力强,即使切除 50%的小肠,甚至切除回盲部的患儿,经规范的营养支持治疗,仍可望获得正常生长发育。

近来研究发现,对极低出生体重儿首选母乳喂养,进行早期微量喂养,增奶速度合理,不超过 20 mL/(kg·d),应用益生菌和表皮生长因子、谷氨酰胺,母亲产前应用糖皮质激素可预防NEC 的发生。

(张　冰)

第八章 小儿内分泌系统疾病

第一节 生长激素缺乏症

生长激素缺乏症（growth hormone deficiency，GHD）是由于垂体前叶合成和分泌生长激素（GH）部分或完全缺乏，或由于结构异常、受体缺陷等所致的生长发育障碍性疾病。其身高处在同年龄、同性别正常健康儿童生长曲线第3百分位数以下或低于两个标准差，符合矮身材标准。发生率为 20/10 万～25/10 万。

一、病因

生长激素缺乏症是由于生长激素（growth hormone，GH）分泌不足，其原因如下。

（1）原发性：①下丘脑-垂体功能障碍，下丘脑功能缺陷所造成的生长激素缺乏症远较垂体功能不足导致者为多；②遗传性生长激素缺乏。

（2）继发性：多为器质性，常继发于下丘脑、垂体或其他颅内肿瘤、感染、细胞浸润、产伤、放射性损伤及头颅创伤。

（3）暂时性：体质性青春期生长延迟、社会-心理性生长抑制、原发性甲状腺功能减退等，在外界不良因素消除或原发疾病治疗后即可恢复正常。

二、临床表现

特发性生长激素缺乏症患儿多见于男孩，男：女约为 3：1。患儿出生时身高和体重均正常，而有 GH 不敏感或 GH 受体缺陷的患儿出生长度可低于正常。严重 GH 缺乏者（如 GHI 基因缺失）1 岁时身长即可明显低于正常平均值，GH 缺乏较轻者 1 岁以后出现生长速度减慢。身长落后比体重低明显，身高低于同年龄、同性别正常健康儿童生长曲线第3百分位数以下（或低于两个标准差），身高年增长速率小于 4 cm。

GHD 患儿体型为头颅呈圆形，面容幼稚，脸圆胖，皮肤细腻，头发纤细，下颌和颏部发育不良，鼻梁较矮，牙齿萌出较迟，排列不整齐。患儿虽生长落后，但四肢与身体比例匀称，与其实际年龄相符。躯体稍胖，智力多正常，骨骼发育落后，骨龄落后于实际年龄 2 岁以上，但与其身高年龄相仿。骨骺融合较晚。多数青春期发育延迟。

部分生长激素缺乏患儿通常伴有多发性垂体促激素不足，如伴有促肾上腺皮质激素（ACTH）缺乏者容易发生低血糖；伴促甲状腺激素（TSH）缺乏者可有食欲减退、不爱活动等轻度甲状腺功能减退的症状；伴有促性腺激素缺乏者性器官发育障碍，出现小阴茎（即拉直的阴茎长度小于 2.5 cm），到青春期仍无性器官和第二性征发育等。

三、辅助检查

(1)生长激素测定及生长激素刺激试验:GH 分泌呈脉冲式,正常人血清 GH 值极低,因此,怀疑 GHD 儿童必须做 GH 刺激试验,以判断垂体分泌 GH 的功能。试验方法很多,但必须做两种刺激试验,当两种刺激试验均不正常,生长激素激发峰值<5 μg/L(5 ng/mL)为完全性生长激素缺乏,峰值在 5~10 μg/L(5~10 ng/mL)为部分性生长激素缺乏;若任意血 GH 水平明显高于正常(>10 μg/L),可排除 GHD。

(2)血 GH 的 24 h 分泌谱测定:对生长激素神经分泌功能障碍(GHND)患儿,在 GH 刺激试验时 GH 分泌功能可正常,但其 24 h 分泌量则不足,夜眠时的 GH 峰值低。但该方法烦琐,多次抽血,患儿难以接受。

(3)胰岛素样生长因子(IGF-1)和 IGF-BP3 的测定:目前一般作为 5 岁到青春发育期前儿童 GHD 筛查检测。该指标有一定的局限性,还受营养状态、性发育程度和甲状腺功能状况等因素的影响,判断结果时应注意。

(4)其他内分泌检查:根据临床表现可选择测定血清 T_3、T_4、TSH 或促甲状腺素释放激素(TRH)刺激试验和促黄体素释放激素(LHRH)刺激试验,以判断下丘脑-垂体-甲状腺轴和性腺轴的功能。

(5)染色体检查:对矮身材具有体态发育异常的患儿,尤其是女性矮小伴青春期发育延迟者,应常规行染色体检查,排除 Turner 综合征等染色体疾病。

(6)骨龄测定:常用左手腕掌指骨片评定骨龄。GHD 患儿骨龄落后于实际年龄 2 岁或 2 岁以上。

(7)头颅 CT 或 MRI 检查:了解下丘脑-垂体有无器质性病变,排除颅内肿瘤。

四、诊断

诊断要点:①身材矮小,身高减退同年龄同性别正常儿童身高第 3 百分位以下;②生长缓慢,生长速率<4cm/年;③骨龄落后实际年龄 2 岁以上;④体形匀称、面容幼稚(呈娃娃脸);⑤智力正常;⑥男孩阴茎较小,多数有青春发育期延迟;⑦两种药物激发生长激素分泌试验均不正常,生长激素激发峰值<5 μg/L(5 ng/mL)为完全性生长激素缺乏,峰值在 5~10 μg/L(5~10 ng/mL)为部分性生长激素缺乏;⑧血清胰岛素样生长因子-1(IGF-1)<0.5 U/mL;⑨已排除其他原因所致矮身材。

五、防治

(一)治疗

(1)重组人生长激素(rhGH)替代治疗:采用 rhGH 替代治疗已被广泛应用,剂量 0.1 U/(kg·d),每晚睡前 30 min 皮下注射,每周 6~7 次。开始治疗年龄宜早,疗程宜长,应持续到骨骺融合时。初用时,身高增长速度可达每年 10 cm,以后疗效渐减。以 3 个月为 1 个疗程,根据疗效反应及家庭经济状况再决定是否继续应用。

治疗初数月内部分患儿可出现亚临床甲状腺激素(T_4)水平降低,应定期(1~3 个月)检测。必要时可补充左甲状腺素片 20~50 μg/d,根据血清 TSH、T_3、T_4 水平加以调节。治疗过程中每 3 个月复查身高、体重 1 次,每半年测 1 次 IGF-1,1 年复查 1 次骨龄。

GH治疗前已伴有继发性甲状腺功能减退者应先给予甲状腺制剂治疗3个月,以后与GH合并治疗。

(2)生长激素释放素治疗:仅用于GH分泌障碍较轻的下丘脑性GHD患儿,24 $\mu g/(kg \cdot d)$,每晚睡前皮下注射,连续6个月。疗效与rhGH相似。口服或鼻内吸入GHRH制剂的效果有待进一步观察。

(3)胰岛素样生长因子-1(IGF-1)治疗:用于GH不敏感综合征和严重矮小症。每日皮下注射2次,每次40~80 μg。生长速度可达每年4 cm以上。

(4)性激素治疗:同时伴有性腺轴功能障碍的GHD患儿骨龄达12岁时可开始用性激素治疗,男性可注射长效庚酸睾酮25 mg,每月1次,每3个月增加25 mg,直至每月100 mg;女性可用炔雌醇1~2 $\mu g/d$,或妊马雌酮,剂量自0.3 mg/d起酌情逐渐增加,同时需监测骨龄。

(二)预防

GH缺乏症有明显的家族遗传特点,可以做染色体检查。定期做好围生期保健,避免围生期病变,如难产、宫内窒息等,以免造成脑部受损。体育锻炼可加强机体新陈代谢过程,加速血液循环,促进生长激素分泌,加快骨组织生长,从而有益于人体长高。鼓励孩子蹦蹦跳跳是促进长身体的积极因素,能使身高的生理效应得到最大限度发挥。

(王风伟)

第二节 尿崩症

尿崩症(diabetes insipidus,DI)是由于患儿尿浓缩功能完全或部分丧失,而以多饮、多尿、烦渴、排低比重尿为主要表现的疾病。由于下丘脑的视上核及室旁核的神经内分泌细胞病变或者垂体后叶病变使血管升压素(ADH)分泌不足称为中枢性尿崩症。由于遗传性或获得性的病因使远端肾小管对ADH不敏感称为肾性尿崩症。

一、病因

中枢性尿崩症的病因包括遗传性因素、先天性畸形(透明隔-视神经发育不良、垂体发育不全或异位等)、获得性(肿瘤、感染、浸润性、外伤)因素和特发性因素。

二、诊断

(一)临床表现

(1)起病可急可缓或呈渐进性。

(2)烦渴、多饮、多尿,每日饮水量或尿量>3 000 mL/m^2。

(3)夜尿增多,出现遗尿,影响睡眠。

(4)因饮水过多影响食欲、体重不增、病程长者可出现生长障碍。

(5)年幼儿可出现烦躁、怕热喜凉、发热、便秘甚至抽搐等症状。

(6)除多饮、多尿以外可伴有原发病症状,如皮疹、头痛、呕吐、视物模糊或视野缺损等。

(7)体格检查:体重下降或明显消瘦,皮下脂肪薄;程度不等的脱水貌,严重者出现皮肤干燥、弹性差、口唇干和精神不振等。

注意原发病症状,特别是有无中枢神经系统症状和体征,以提示疾病的可能原因。

(二)实验室检查

(1)尿常规:尿色清淡,尿比重低,一般 1.000～1.005。尿渗透压低。

(2)生化检查:血钠、血渗透压正常或升高,血气分析正常,如无严重脱水情况时,肾功能正常。

(三)辅助检查

(1)限水试验:用于鉴别精神性多饮和尿崩症。前者经禁水后尿渗透压明显上升,对禁水耐受良好。禁水后尿比重仍<1.010,需进一步做垂体加压素试验。如果患儿没有进行限水试验前,出现高钠血症或者血渗透压升高,同期仍然是低比重和低渗透压尿,除外精神性多饮,可直接行垂体加压素试验。

(2)垂体加压素试验:用于鉴别中枢性尿崩症与肾性尿崩症,可与限水试验连续进行。使用垂体加压素后,尿比重和尿渗透压明显升高,提示患儿自身血管升压素不足,可以诊断中枢性尿崩症。

(3)血 ADH 测定:中枢性尿崩症的患儿 ADH 水平降低。

(4)影像学检查:颅骨或者长骨 X 线片注意有无骨质缺损,需鉴别朗格汉斯细胞组织细胞增生症;垂体 MRI(必要时增强)和头颅 MRI,以了解垂体后叶情况和有无占位性病变,垂体后叶高信号提示垂体 ADH 的储备;泌尿系超声检查有无肾脏疾病。

三、治疗原则

(一)病因治疗

根据原发病情况进行治疗。如肿瘤所致中枢性尿崩症,需进行手术、化疗、放疗等。

(二)中枢性尿崩症的激素替代治疗

用药期间注意患儿饮水量,避免发生水中毒。

(1)人工合成去氨加压素(DDAVP):0.1 mg/片,每次 0.05～0.1 mg,每日 2～3 次,剂量个体化。由于使用方便,效果肯定,是治疗中枢性尿崩症的主要药物。

(2)鞣酸加压素:深部肌内注射,从 0.1 mL/次开始,根据疗效逐步调整剂量,最大量 0.5 mL/次;注意血压及水中毒情况;目前很少使用。

(三)肾性尿崩症的治疗

(1)氢氯噻嗪:剂量 2～3 mg/(kg·d),分 2～3 次服用,同时注意补钾。

(2)吲哚美辛:剂量 2 mg/(kg·d),分 3 次服用,注意低盐饮食,减少消化道不良反应。

(王风伟)

第三节　性早熟

性发育开始的年龄在不同的种族之间可有较大差异。目前我国仍以女孩 8 岁以前,男孩 9 岁之前出现第二性征发育定义为性早熟(precocious puberty)。

性早熟的病因分类:性早熟分为促性腺激素依赖性性早熟(又称中枢性性早熟或真性性早熟)和非促性腺激素依赖性性早熟(又称外周性性早熟或假性性早熟)。真性性早熟是同性的,是由下丘脑-垂体-性腺轴的激活,出现特异性的性征,其发生的顺序与正常青春发育一致,由促性腺激素(LH 和 FSH)介导性腺发育。典型的中枢性性早熟(central precocious puberty,CPP)儿童具有线形生长加速和骨龄提前。外周性性早熟(peripheral precocious puberty,PPP)无下丘脑-垂体-性腺轴激活,性征的出现可以是同性的或异性的,不同的原因出现的症状有所不同。如果是同性的外周性性早熟,当骨龄达青春发育年龄(10.5~12.9 岁)时可以引起中枢性性早熟。不完全性性早熟(又称部分性性早熟)为性早熟的变异,包括单纯性乳房早发育(premature thelarche,PT)、单纯性阴毛早现(premature pubarche,PP)和单纯性早初潮(premature menarche,PM)等。

一、中枢性性早熟

(一)分类

中枢性性早熟(central precocious puberty,CPP)是由于下丘脑-垂体-性腺轴过早启动所致。GnRH 脉冲分泌增强,患儿除有第二性征发育外,还有卵巢或睾丸的发育。性发育的过程和正常青春期发育的顺序一致,只是年龄提前。

(1)特发性中枢性性早熟(idiopathic central precocious puberty,ICPP):是由于下丘脑对性激素的负反馈的敏感性下降、促性腺素释放激素(GnRH)过早增加分泌所致。女性多见,约占女孩 CPP 的 80% 以上。某些临床综合征,如神经纤维瘤Ⅰ型、结节性硬化、Sturge-Weber 综合征等可导致中枢性性早熟。随着基因检测技术的不断发展,中枢性性早熟的遗传学机制也有了不断进步。研究证实吻肽(kisspeptin,KISS1)及其受体(KISS1R)基因突变可导致 GnRH 脉冲幅度增加和(或)细胞内信号传导延长。MKRN3 的表达缺失可能会导致机体丧失对下丘脑-垂体-性腺轴的抑制作用。DLK1 基因突变可导致家族性中枢性性早熟。随着研究的逐渐深入,特发性性早熟的比例将不断缩小。

(2)继发性中枢性性早熟,多见于中枢神经系统异常,包括四种类型。①肿瘤或占位性病变:下丘脑错构瘤、生殖细胞瘤、囊肿、鞍上畸胎瘤、室管膜瘤及部分松果体瘤、肉芽肿等。②中枢神经系统感染。③获得性损伤:外伤、术后、放疗或化疗。④先天发育异常:脑积水,视中隔发育不全等。

(3)其他疾病:少数未经治疗的原发性甲状腺功能减退,先天性肾上腺皮质增生症患儿可出现继发性中枢性性早熟。

(二)临床表现

中枢性性早熟第二性征发育的顺序与正常青春期发育是一致的,女性在 8 岁之前出现乳房发育,男性在 9 岁前发生睾丸增大、逐渐阴茎增大。但临床表现差异较大,症状发展快慢不一,有些可在性发育至一定程度后停顿一段时期再发育,亦有的症状消退后再发育。两性均有身高和体重过快的增长和骨骼成熟加速,骨龄超过实际年龄。以后阴毛生长并逐渐增多。男性伴随其他第二性征出现如胡须、痤疮和喉结、声音变粗、体格肌肉发达,然后有遗精。女性随着青春发育身体脂肪增加,臀部和大腿脂肪分布增多。盆腔 B 超可见子宫和卵巢增大,卵巢卵泡增多,或可出现 0.8~1.0 cm 大的成熟卵泡。开始先为无排卵的月经来潮,数月后变成有排卵的规律性月经周期。早期患儿身高超过同龄儿童,但由于骨骼的过快增长可使骨骺融合过早,成年后的身材反而较矮小。如因肿瘤引起的可有头痛、呕吐、视力障碍等颅内压增高症状。

(三)辅助检查

(1)骨龄测定:骨龄(BA)超过实际生活年龄(CA)。

(2)GnRH 刺激试验:特发性中枢性性早熟患儿血浆 LH 基础值可能正常,需借助于 Gn-RH 刺激试验进行诊断。除依据激发试验结果,还要结合患儿性发育状态、性征进展速度、身高和骨龄的变化等临床表现进行综合评估。

(3)B 超检查:盆腔 B 超检查女孩卵巢、子宫的发育情况。

(4)MRI 检查:对怀疑颅内肿瘤所致者,应进行头颅 MRI 检查。

(四)鉴别诊断

详细的病史,仔细全面的体格检查和必要的化验检查尤为重要。首先应与乳房早发育和(或)阴毛早现鉴别,两者均为部分性性早熟,无骨龄增速或轻度增速,性激素分泌增高不明显。另外,注意排除其他原因所致的性早熟,特别是与中枢神经系统、肾上腺、性腺、肝脏的肿瘤等相鉴别,以便及早治疗。此外还需与多发性骨纤维发育不良伴性早熟(MAS)相鉴别。

(五)治疗

本病的治疗依病因而定。

(1)病因治疗:肿瘤引起者应手术切除或进行化疗、放疗,男孩颅内灰结节错构瘤为最常见的导致中枢性性早熟的原因,一般肿瘤很小不需手术,可用促性腺激素释放激素类似物(Gn-RHa)治疗。其他肿瘤需手术,放疗和(或)化疗。甲状腺功能减退所致者予甲状腺制剂(如左甲状腺素片)纠正甲状腺功能;肾上腺功能不全患儿可采用肾上腺皮质激素(儿童首选氢化可的松)替代治疗。

(2)药物治疗:目前国内外对中枢性性早熟的治疗主要采用 GnRHa。临床常用的 GnRHa 有曲普瑞林和亮丙瑞林,前者为天然 GnRH 10 肽的第 6 位氨基酸 L-甘氨酸被 D-色氨酸替代,后者则被 D-亮氨酸替代。GnRHa 的作用是通过受体后降调节,抑制垂体-性腺轴,使 LH、FSH 和性腺激素分泌减少,从而控制性发育,延迟骨骼成熟,最终改善成人期身高。对于中枢性性早熟患儿,需监测青春期的进展速度,综合分析患儿年龄、骨龄、生长速度、激素水平、子宫、卵巢和卵泡变化、预测身高、家属经济负担及儿童心理等多种因素后再做出治疗的决定,这也是中枢性性早熟治疗的主要难题。

二、外周性性早熟

外周性性早熟(peripheral precocious puberty)又称假性性早熟或非促性腺激素依赖性性早熟,有第二性征发育和性激素水平升高,但下丘脑-垂体-性腺轴不成熟。主要是由于有分泌性激素的腺体或组织产生自发性的分泌性激素的肿物、肿瘤或组织增生等产生性激素引起不同性征发育的情况,无年龄和性别的区分,可以是同性的亦可以是异性的,并且除性征表现外还多有其他的症状。常见原因有 4 类。①性腺肿瘤:卵巢颗粒-泡膜细胞瘤、黄体瘤、睾丸间质细胞瘤、畸胎瘤等。②肾上腺疾病:肾上腺肿瘤、先天性肾上腺皮质增生症等。③外源性:如含雌激素的药物、食物、化妆品等。④其他疾病:如家族性男性限性性早熟,McCune-Albright 综合征等。

外周性性早熟的治疗原则是减少雌激素浓度或阻断雌激素对靶器官的作用,使阴道出血停止及防止骨骺提前闭合影响患儿成年终身高。目前治疗的主要药物包括芳香化酶抑制剂（来曲唑）和雌激素受体拮抗剂。来曲唑能有效降低阴道出血的频率，改善成人期身高。他莫昔芬可与雌激素竞争雌激素受体，使雌二醇（E_2）耗竭。对性早熟的男孩可给予睾酮受体阻滞剂，如比卡鲁胺或螺内酯，与芳香化酶抑制剂联合使用，以防止骨龄提前。当患儿转变成促性腺激素依赖中枢性性早熟时亦可用 GnRHa 进行治疗。

三、不完全性性早熟

不完全性性早熟（partial precocious puberty）又称部分性性早熟，患儿只出现性发育的一种表现，如单纯性乳房早发育、单纯性阴毛早现、单纯性早初潮等。

单纯性乳房早发育除乳腺发育外，不伴有其他性发育的征象。多数是在 2 岁之前，有些是在出生后持续下来的。因乳房早发育亦可能是真性早熟的第一个征象，亦可由外源性雌激素引起。需进一步检查骨龄、血清 FSH、LH 和雌激素，盆腔超声检查，连续性临床动态观察随访非常重要，部分可以退缩或反复出现乳腺发育。应注意和中枢性性早熟相鉴别。

单纯性阴毛早现是指女孩在 8 岁和男孩在 9 岁之前出现阴毛而无其他性成熟的表现。阴毛早现女孩比男孩多见，阴毛开始是在大阴唇上，在会阴部的发展很慢，最后出现腋毛。患儿的生长和骨龄正常或暂时轻度增速。阴毛早现是由于肾上腺雄激素产生过早，与网状带成熟早一致。血 DHEA、DHEAS 和雄烯二酮分泌增高达青春发育早期水平，但血 FSH、LH、E_2 或睾酮（testosterone，T）均在正常青春期前水平。一般无骨龄成熟加速。阴毛早现应注意与肾上腺肿瘤、睾丸肿瘤、hCG 分泌性肿瘤、轻症肾上腺类固醇生成缺陷等疾病相鉴别。少数患儿出现全身性雄激素效应，如生长加速，女孩阴蒂增大和男孩阴茎增大、痤疮、骨龄增速大于实际年龄 2 岁。用 ACTH1-24 激发试验血清 17-羟孕酮不增高，可以排除先天性肾上腺皮质增生症。阴毛早现的女孩至成年时有发生高雄激素过多症和多囊卵巢综合征的危险，应注意随访。

单纯性早初潮单独发生月经而无其他性早熟的表现。比乳房早发育或阴毛早现少见。大多数女孩仅为 1～3 次阴道出血。青春发育年龄正常，血清促性腺激素水平正常，可能由于卵巢发生激活引起 E_2 分泌，偶尔盆腔超声可发现卵巢滤泡。应注意排除其他原因所致阴道出血，如误服或接触外源性含有雌孕激素样物质所致的阴道撤退性出血，因阴道炎、阴道异物、尿道息肉、阴道肿瘤等导致的外阴道出血等。

（王凤伟）

第四节　甲状腺功能减退

甲状腺功能减退（hypothyroidism），简称甲减，是儿科常见的内分泌疾病之一，是由于甲状腺激素产生或分泌减少，或由于甲状腺激素受体缺陷，而不能发挥甲状腺激素的生理作用。此病可在生后即呈现，也可能是晚发的，儿童甲状腺功能减退还见于甲状腺各种先天性的缺陷。按病因可分为先天性甲状腺功能减退和获得性甲状腺功能减退，前者临床症状在生后数周内或数月出现，轻者可在幼儿期出现，后者在学龄儿童中多见。按病变部位可以分为原发性（病变在甲状腺，又称 TSH 依赖性）和继发性［病变在下丘脑和（或）垂体］。

一、先天性甲状腺功能减退

先天性或遗传因素引起甲状腺发育障碍、激素合成障碍、分泌减少或由于甲状腺激素受体缺陷不能发挥甲状腺激素的生理作用,导致患儿生长障碍,智能落后,称为先天性甲状腺功能减退。见于非甲状腺肿流行地区,世界上很多国家已将新生儿甲减筛查定为法律,各国发病率不一。我国自 1981 年开始进行新生儿先天性甲减的筛查,新生儿筛查发病率约为 1/2 050～1/5 000。先天性甲减按疾病转归又分为持续性甲减及暂时性甲减,持续性甲减指由于甲状腺激素持续缺乏,患儿需终身替代治疗;暂时性甲减指由于母亲或新生儿等各种原因,致使出生时甲状腺激素分泌暂时性缺乏,甲状腺功能可恢复正常的患儿。

(一)病因

甲状腺发育不全或发育异常最常见,约占 85%,10% 为甲状腺激素合成缺陷,约 5% 是由于经胎盘的母体抗促甲状腺激素受体抗体(anti-thyrotropin receptor antibody,anti-TRAb)所致。

1.甲状腺组织未发育、发育不全

在因甲状腺发育不全而患有先天性甲减的新生儿中,2% 的病例是家族性的,98% 是散发性的。在大约 1/3 的甲状腺发育不全病例中,即使是敏感的放射性核素扫描也找不到甲状腺组织(甲状腺未发育)。在另外 2/3 的病例中,为甲状腺异位。胚胎期甲状腺停留在舌根部,或异位在喉头前、胸腔内或气管内,以舌根部异位-甲状舌管囊肿多见。

甲状腺发育不全的确切病因在大多数病例中至今不十分清楚。目前已证实 $TSHR$、$NKX2.1$、$NKX2.5$、$TTF-1$、$TTF-2$($Foxe1$)、$PAX8$、$DUOX2$ 等基因变异可导致甲状腺发育不全。

母亲的抗甲状腺抗体可能是发病机制之一,因为在一些甲状腺发育不全的婴儿和母亲体内发现了阻断甲状腺生长和细胞毒性抗体。常见于母体接受放射 ^{131}I 治疗后或母亲患自身免疫性疾病,如甲状腺疾病,使甲状腺组织某些成分进入血中,产生抗体,破坏了胎儿甲状腺。孕期胎内受有毒物质影响造成发育不全。

2.甲状腺激素合成缺陷

甲状腺生物合成过程中的各种缺陷,发生率约 1/30 000～1/50 000 活产婴儿。

(1)摄取碘及碘转运缺陷:甲状腺细胞摄取碘,碘的有机化,需要钠-碘泵系统,消耗能量,将碘转运并聚集在甲状腺细胞内。目前发现为 NIS 基因突变所致,为常染色体隐性遗传,临床表现不同程度的甲减,伴有或不伴有甲状腺肿。碘的摄取率低,更好的诊断指标是唾液碘与血清 ^{131}I 的比值。

(2)甲状腺过氧化物酶缺陷致酪氨酸碘化缺陷:甲状腺激素合成过程中常见的缺陷,为常染色体隐性遗传病,有家族性,甲状腺可肿大,见于非地方性甲状腺肿流行区。当缺陷为不完全性,甲减的发病可延迟。过氧化酶参与碘的有机化,由于 TPO 基因突变,活性下降,无机碘不能被有机化,也就不能与甲状腺球蛋白中的酪氨酸结合形成碘化酪氨酸,最终甲状腺激素合成障碍。患有彭德莱(Pendred)综合征的患儿,基因缺陷位于 7q22-31.1,TPO 的活性正常。临床主要表现为甲状腺肿和先天性神经性耳聋。

(3)甲状腺球蛋白合成缺陷:甲状腺激素合成过程中,碘化酪氨酸化必须在甲状腺球蛋白(Tg)内进行,Tg 基因点突变导致 Tg 的结构和功能异常。临床特点为伴有甲状腺肿性甲减,TSH 水平增高,T_4 低,tg 水平低或测不出。

3.抗促甲状腺激素受体抗体

母体孕期患有自身免疫性甲状腺疾病,如桥本甲状腺炎、Graves 病、接受替代治疗的甲减,同一母亲生产过 1 名以上在新生儿筛查中发现原发性甲减的婴儿(同一次或多次妊娠)应予以怀疑。母体的促甲状腺受体抑制抗体经胎盘抑制胎儿的 TSH 与它的受体结合所致,发病率大约为 1/50 000~1/100 000。孕期应测定母亲的 abti-TRAb 水平。母亲和被影响的婴儿,血中促甲状腺激素受体刺激性抗体(thyroid stimulating hormone receptor-stimulating antibody,TSAb)和甲状腺过氧化物酶抗体(thyroid peroxidase antibody,TPO-Ab)阳性。由于抗体的半衰期是 21 d,故在出生后 3~6 个月内不易发病。对这一先天性甲减病因的正确诊断,可防止不必要的延长治疗,提醒临床医师注意未来妊娠复发的可能性,这种甲减常随母亲抗体的清除而在 1~3 个月后消退。

4.对 TSH 无反应(TSH 抵抗)

为常染色体显性遗传,由甲状腺激素受体基因突变所致。突变可以是氨基端的无义性突变,也可是点突变,很多组织对甲状腺激素抵抗。多数患儿有甲状腺肿,血 T_4、T_3、FT_4、FT_3 增高,易被误诊为 Graves 病,临床有不同程度甲减的表现,还有精神发育迟缓、生长迟缓和骨成熟延迟。另一方面,可能有类似甲亢的表现,如心动过速,反射亢进等,但 TSH 轻度升高或正常。

有一种罕见的情况,甲状腺激素抵抗(不敏感)综合征,可选择性地发生在垂体,因为周围组织对甲状腺激素没有抵抗,患儿有甲状腺肿和甲亢表现,实验室检查与一般的甲状腺素抵抗相似。必须与垂体 TSH 分泌瘤相鉴别。

5.下丘脑-垂体性甲减

罕见,发生率 1/50 000~1/150 000 活产婴儿。其中包括以下两种类型。

(1)家族性孤立性 TSH 缺乏:是由 TSHB 亚单位基因所致,临床为不伴有甲状腺肿性甲减,血 T_4、TSH 均低。

(2)垂体转录因子 PIT-1 突变:导致促甲状腺激素,生长激素,催乳素缺陷。临床可有全垂体功能低下的表现。

(二)临床表现

甲减的主要特点有三个:智力迟钝、生长发育迟缓及基础代谢率低下。

1.新生儿及婴儿期

母亲怀孕期胎动少,过期产,出生体重常大于第 90 百分位数,身长较正常矮小 20% 左右,典型表现有胎便排出迟缓、嗜睡、吮奶差、生理性黄疸延长、哭声嘶哑低直、腹胀、脐疝,表情呆滞、体温不升,心率减慢,皮肤发凉,呈花斑状、皮肤粗干,舌大宽厚,因黏液性水肿可引致鼻塞及分泌物增多,面容臃肿,鼻根低平,眼距宽,皮肤脂溢。由于母奶中含有甲状腺激素,可掩盖某些症状,甲减表现出现得晚。

2.幼儿及儿童期

多数患儿在出生后数月或 1～2 岁就诊,此时甲状腺激素缺乏严重,症状典型。特殊面容及体态:智力低下,表情呆滞,反应迟钝,面部及全身臃肿(多见面部、眼睑、锁骨上凹处);眼距宽,鼻根低平,唇厚,舌大宽厚常伸在唇间,手足宽、厚,指(趾)短;安静少动、怕冷,心率慢,血压低;腹胀,脐疝,纳呆,便秘,四肢伸侧及躯干可见毛囊角化,前后发际低,毛发稀疏、粗、脆,无光泽;生长发育迟缓,坐、站、走,均落后于同龄儿,上/下身比例落后,说话晚,前囟闭合及出牙晚;由于胡萝卜素血症致皮肤与手掌、足底发黄,但巩膜不黄。某些可合并甲状腺肿,心脏可扩大,可有心包积液或出现憋气。先天性甲减患儿面容及体态。

3.特殊类型的甲减

甲状腺功能减退的患儿常伴有腓肠肌及前臂肌肉假性肥大,似"大力士",称为 Kocher-Debré-Sémélaigne 综合征。其原因尚不详,肌肉活检未发现特殊的组织化学及超微结构改变,经甲状腺片治疗后好转,症状消失。

4.家族性甲状腺肿大型甲减

主要病因为先天性甲状腺激素合成及功能障碍,有家族性,为常染色体隐性或显性遗传病,见于非地方性甲状腺肿流行区,其中甲状腺激素生物合成过程中酶缺陷最常见。如过氧化物酶缺陷、耦联酶缺陷、蛋白水解酶缺陷、脱碘酶缺陷;此外,为甲状腺球蛋白合成障碍、甲状腺对 TSH 不反应、周围组织对甲状腺激素不起反应。

发病年龄较晚,临床经常缺乏典型先天性甲状腺功能减退的症状,仅有记忆力减退,反应慢,面色蜡黄,面部稍臃肿,甲状腺轻度肿大。由于血清甲状腺激素水平低,反馈性 TSH 分泌增多,代偿性甲状腺肿大。血清 T_3、T_4 浓度降低,TSH 增高外,行高氯酸盐释放试验,可作为诊断由过氧化物酶缺陷所致的甲减。方法:口服 1 μCi 的 [131]I 碘化钠后 24 h 测定吸 [131]I 率,然后口服过滤酸钾 10 mg/kg,2 h 后复查甲状腺 [131]I 浓度,若下降＞10% 为阳性。

5.周围组织对甲状腺激素不起反应

缺陷在于细胞核受体异常,甲状腺激素不能发挥它的生理作用,临床可有聋哑、甲状腺肿、T_3 与 T_4 正常或稍高,但 TSH 正常或稍高,rRT_3U 正常。亦有报告部分周围组织对甲状腺激素不起反应者。

(三)辅助检查

1.血清 T_4 测定

T_4 水平降低,不同实验室的正常参考值范围各异,常用范围是 60～145 nmol/L(4.6～11.2 μg/dL)。出生后最初 4 周,血清总 T_4 浓度的正常范围是 90～206 nmol/L(7～16 μg/dL)。应除外由 TBG 减少而使血 T_4 降低者。在治疗过程中应定期测定。

2.血清 T_3 的水平

轻者 T_3 往往正常,严重甲减时减低。正常范围的实验室间差异甚至大于总 T_4,常用范围为 1.1～3 nmol/L(75～195 ng/dL)。地方性甲减血 T_3 可增高,某些慢性病、肝病时血 T_3 减低,但是 rT_3 增高,甲状腺功能正常,故应配合血 T_4、血 TSH 等共同判定甲状腺功能。

3.血清 TSH 的测定

是确诊该病的可靠指标,正常值＜10 mU/L(10 μU/mL)。如果新生儿足跟血 TSH≥

40 mU/L,同时 B 超显示甲状腺缺如或发育不良,或伴有先天性甲减临床症状与体征者,可不必等静脉血检查结果立即开始治疗。如果静脉 TSH>20 mU/L,即使 FT_4 正常,也应启动治疗。对于 TSH 大于 10 mU/L,而 FT_4 正常的高 TSH 血症,复查后 TSH 仍然增高者应予治疗,L-T_4 起始治疗剂量可酌情减量,4 周后根据 TSH 水平调整。对于 TSH 始终维持在 6～10 mU/L 的婴儿的处理方案目前仍存在争议,在出生后几个月内 TSH 可有生理性升高。对这种情况的婴儿,需密切随访甲状腺功能。如血 TSH、T_4 均低,为继发于下丘脑、垂体的甲减,应做 TRH 兴奋试验进行鉴别。

4.新生儿甲减筛查

目前广泛开展新生儿甲状腺功能减退的筛查,为避开新生儿出生后的生理性 TSH 上升期,最好于出生后 48～72 h,目前国际上通常采用的筛查指标是足跟血 TSH(滤纸干血斑标本)切点值 10～20 mU/L,凡 TSH 值>20 mU/L 者,均需再取静脉血测定 T_4、T_3 和 TSH,以排除暂时性的高 TSH 血症。由于技术及个体差异,约 5% 的先天性甲减患儿无法通过新生儿筛查系统检出。因此,对甲减筛查阴性病例,如有可疑症状,临床医师仍然应该采血再次检查甲状腺功能。危重新生儿或接受过输血治疗的新生儿可能出现筛查假阴性结果,必要时应再次采血复查。低或极低出生体重儿由于下丘脑-垂体-甲状腺轴反馈建立延迟,可能出现 TSH 延迟升高,为防止新生儿筛查假阴性,可在生后 2～4 周或体重超过 2 500 g 时重新采血复查测定 TSH 和 FT_4。

5.先天性甲减产前诊断

通过超声检查可发现可疑甲减的胎儿,同时测定羊水中 TSH、rT_3 和母亲血 TSH。如母亲血 TSH 正常,羊水 TSH 升高,rT_3 降低,则可拟诊为胎儿甲减。羊水 rT_3 正常值:胎龄<20 周为 299～361 ng/dL(10.3～12.5 nmol/L);胎龄 20～30 周为 232～414 ng/dL(8.05～12.3 nmol/L);胎龄 31～35 周为 61～121 ng/dL(2.1～4.19 nmol/L);胎龄 36～42 周为 (43～143 ng/dL(1.49～4.96 nmol/L)。产前诊断方法的准确率尚不十分清楚,应谨慎判断。

6.血清甲状腺球蛋白(TG)

如血清 T_4 低而 TSH 正常可能为先天性 TBG 缺乏症。如为阴性说明无甲状腺组织,或甲状腺球蛋白合成异常;如为阳性而血 T_4、T_3 下降,TSH 上升说明有残余甲状腺组织。

7.TRH 兴奋试验方法

静脉注射 TRH 7μg/kg,于注射前及后 30 min、60 min、120 min 各测血 TSH,正常于 30 min 后 TSH 增高 5～40 mIU/L(5～40 μU/mL)。如不增高,病变在垂体。如增高,病变在下丘脑,同时可鉴别原发性或继发性甲减。

8.其他

血糖降低,血胆固醇及三酰甘油增高,血 CPK、LDH 增高,基础代谢率低等。

(四)辅助诊断

1.X 线检查

骨龄落后,骨骺数目少且小,且呈点状骨骺是由于钙化不全之故。新生儿及小婴儿可照膝关节 X 线,观察股骨远端、胫骨近端骨骺。大于 1 岁可照腕部。疑有心肌受损或心包积液应行心脏超声检查。蝶鞍大且呈圆形,垂体可增大。

2. 心电图

显示低电压，窦性心动过缓，P 波与 T 波幅度降低，T 波低平或倒置，偶有 P-R 间期延长及 QRS 波时限增加。

3. 同位素^{99m}Tc 或^{123}I 甲状腺扫描

可检测甲状腺发育不良、缺如或异位。当前在儿科推荐使用^{99m}Tc 或^{123}I，^{99m}Tc 的半衰期短，只有 6 h，^{123}I 的半衰期为 13 h。^{99m}Tc 对身体的放射性很低。当前^{131}I 仅用于已明确的甲状腺癌患儿。

4. 甲状腺超声

可评估甲状腺发育情况，有助于提高诊断准确性。需要注意的是不要因为影像学检查而推迟开始治疗的时间。

(五)诊断与鉴别诊断

典型先天性甲减，根据临床表现就可确诊，应争取早期诊断早期治疗，不典型病例应结合化验、X 线检查，必要时进行诊断性治疗用于确诊。

1. 先天性巨结肠

特别是新生儿甲减应与该病相鉴别。该病发病早，腹胀，顽固性便秘，营养不良，智力发育正常。肛查直肠有空虚感，腹部立位 X 线片多显示低位肠梗阻，钡剂灌肠侧位片显示典型痉挛肠管和扩张肠管。血清 T_3、T_4 及 TSH 均正常。

2. 唐氏综合征

该病为染色体异常，核型多为 21-三体。特殊面容，两外眼角上吊，眼内赘皮，舌尖外伸，皮肤细嫩，关节松弛，手指细长，通贯手，常合并先天性心脏病，可合并甲减。

3. 黏多糖贮积症 I 型

该病属遗传代谢性疾病，因缺乏黏多糖降解过程所需的酶，过多的黏多糖积聚在组织、器官中。头大，鼻梁低平，毛发浓密，智力、语言发育迟缓，手指不能伸直背屈困难，呈爪形，肝脾大。X 线显示肋骨飘带样，椎体呈楔形，尿黏多糖阳性。

4. 软骨发育不良

头大，体形不匀称，上部量大于下部量，四肢短。X 线显示长骨骨干变短，干骺端变宽。甲状腺功能正常。

对曾经不规则治疗过、临床及化验不典型病例的诊断，可停药 2～4 周，观察临床症状、体征及化验指标的变化，以便确诊。如临床表现与化验指标又出现异常后，再服药治疗。

5. 家族性 TBG 缺乏

为伴性连锁遗传疾病，血 T_4 降低，rT_3U 增高，TSH、FT_4 正常，甲状腺功能亦正常，无需治疗。男患儿为纯合子，TBG 完全缺乏，女性为杂合子，TBG 中等缺乏，男：女为 9：1。占新生儿甲减的 1/10 000～1/14 000。

(六)治疗

1. 治疗原则

早期治疗，终身用药，小量开始逐渐加至足量。定期复查，维持甲状腺正常功能，使患儿能正常生长发育,尤其智能发育。

2.药物治疗

甲状腺激素是治疗甲减最有效的药物。目前主要剂型为左甲状腺素钠(L-thyroxine,L-T_4),较纯,肠道吸收完全,为首选药物。左旋三碘甲腺酪氨酸钠(L-triiodothyronine,L-T_3)作用虽然较 L-T_4 快,进入组织浓度高,代谢、排泄也较迅速,但国内难以获得。甲状腺片(thyroid)目前很少使用。

(1)L-T_4 剂量:新生儿 10~15 $\mu g/(kg \cdot d)$、婴儿 5~10 $\mu g/(kg \cdot d)$,每日 1 次口服,新生儿较严重的甲减,治疗前血清总 T_4 小于 5 $\mu g/dL$(65 nmol/L)或 FT_4 小于 0.4 ng/dL(5 pmol/L)的婴儿,开始可从剂量范围较高值使用,尽快使甲状腺功能达到正常,避免脑发育受损,生后早期大脑发育最快,甲状腺激素对脑发育至关重要,因为脑细胞内的甲状腺素是靠局部的 T_4 向 T_3 转化,大脑皮质内 80% 的 T_3 由局部 T_4 转化而来,因此替代治疗应采用 T_4,不主张采用 L-T_3。新生儿合并有严重疾病,总甲状腺素(TT_4)或 FT_4 浓度低,应给予最高初始剂量的 LT_4。若患儿存在潜在的心功能不全风险,建议给予 LT_4 目标剂量的 50% 治疗,2 周后根据 FT_4 水平增加剂量。

治疗越早越好。儿童剂量为 4 $\mu g/(kg \cdot d)$,成人只需要 2 $\mu g/(kg \cdot d)$。注意甲状腺激素不要与含有大豆蛋白或铁元素的食物同时服用,因为此类物质可与 T_4 结合并影响 T_4 吸收。LT_4 应每日口服,应于早餐前半小时,空腹将 1 日剂量一次性用适当液体送服。用药剂量也应根据 T_4、FT_4 和 TSH 水平调整。需注意出生后几周维生素 D 的摄入。对于小婴儿,LT_4 片剂应压碎后在勺内加入少许水或奶服用。建议使用正规品牌医药公司生产的 LT_4 片剂以保证质量。

每人需要量略有不同,注意个体化。一般治疗 1~2 周临床症状改善:食欲好转,心率改善有力,黏液水肿减轻或消失,腹胀好转,大便每日一次,智力进步。同时根据血清 TSH 和 T_4 水平进行剂量调整,当血 TSH 和 T_4 浓度正常时可维持量治疗。临床应使 T_4 在正常偏高值(在参考值的 50% 的上限范围),以备部分 T_4 转变为 T_3。早产儿及低体重儿暂时性甲减也应治疗,以免影响脑发育,可观察治疗至确诊后为止。

在初始治疗后的两周予以第一次随访检查,而后每两周评估检查,直到 TSH 维持在正常范围。以后可每 1~3 个月复查一次,直到 1 周岁。1~3 岁的儿童,应每 2~4 个月进行临床和实验室检查的随访。3 岁以上的患儿,应每 3~6 个月定期随访,直到生长期结束。

需注意的是:①如果依从性不好或检查结果有异常,应增加随访的频率;②在 LT_4 剂量调整后 4~6 周应再次评估;③注意避免过度治疗;④虽然 LT_4 治疗期间不良事件发生率很低,在初始治疗和维持治疗期间仍应监测甲状腺激素水平,使相关风险最小化。

对新生儿暂时性甲减,目前大多数观点主张,为了防止可能发生远期神经系统发育障碍,应该接受甲状腺激素替代治疗,严密监测,确定甲状腺功能正常后可考虑暂时停药,定期随访。

(2)辅助治疗:按临床需要应长期补充多种维生素,尤其是易有口角炎者应供应核黄素。钙片亦可长期服用以供给生长发育之用,贫血者应加服铁剂。

(3)药物毒不良反应:药物过量可致甲亢,临床出现腹泻、心悸、吐泻、多汗、烦躁不安,发热等症状,长期用药过量可致消瘦。个别可有过敏反应,出现频繁期外收缩,宜将药量分多次口服。合并心包积液者如无心脏压塞症状出现可不必做心包穿刺术,经甲状腺片口服治疗后,心包积液可吸收消失。

(七)预后

新生儿筛查可早期发现,早期治疗,胎儿后半期及出生后半年正值脑细胞发育阶段,若生后两周内开始治疗,90%智力可达正常。3岁以后发病者智力多正常。预后尚与发病原因有关:41%的无甲状腺者智商(IQ)>85,44%的激素合成障碍者IQ>85,78%的异位甲状腺者IQ>85。

二、地方性甲状腺肿性甲状腺功能减退

在严重地方性甲状腺肿流行地区,甲减患病率为1‰~5‰,严重地区可高达5%~10%。该病是胚胎时期和出生后早期碘缺乏导致甲状腺功能减退,造成大脑与中枢神经系统发育分化障碍。

(一)病因与发病机制

病因是胚胎期碘缺乏所致,母体妊娠时患甲状腺功能减退,是地方性克汀病的主要危险因素,由于缺碘使母体及胎儿的甲状腺竞争性摄取有限的碘化物,结果同时影响母体和新生儿的甲状腺激素合成。以神经型表现为主者是由于胚胎早期严重的宫内碘缺乏,损害神经细胞的生长发育所致。黏液水肿型地方性克汀病,则是在已存在的神经系统缺陷的基础上,再加上甲状腺激素合成能力降低,说明甲状腺本身的正常发育也依赖碘元素。遗传、自身免疫等因素均未得到证实。

(二)病理

病理改变无特异性,解剖上甲状腺呈代偿性肿大,有些甲状腺扫描显示腺体小于同龄者,常表现为麻点状不均匀,提示有甲状腺退化的可能。大脑有发育不全、脑萎缩、中耳骨质增生、神经细胞多呈退行性变化,此外,骨骼系统的发育虽受到影响,但与典型的散发性克汀病相比,其改变和发育延续较轻微。

(三)临床表现

分为三型:神经型、黏液性水肿型及混合型。大多数为混合型。

1.神经型

身高低于正常,甲状腺肿占15.3%,多数为轻度肿大,智力呈重度及中度减退,共占80.6%。表情淡漠、聋哑、不同程度精神缺陷、痉挛性瘫痪,眼多斜视,膝关节屈曲,膝反射亢进,可出现病理反射,如巴宾斯基征戈登征等阳性。临床没有明显的甲减表现。

2.黏液性水肿型

有严重的甲减表现,可有典型的克汀病面容,便秘及黏液性水肿较突出,智力减低略轻,生长迟缓,伴有甲状腺肿大,占28%,性发育显著迟滞,腱反射减弱等。某些患儿呈家族性发病。

3.混合型

兼有上述两型的临床表现。

(四)诊断与鉴别诊断

1.诊断

地方性甲状腺肿性甲减的诊断标准。

（1）患儿出生、居住在低碘地域的地方性甲状腺肿流行区，有精神发育不全及不同程度的智力障碍。有不同程度的神经系统症状，如听力障碍、语言障碍、运动神经障碍。

（2）甲状腺功能减退症状：克汀病的面容及不同程度的生长发育障碍。

（3）黏液性水肿型脐血 T_4 降低、TSH 增高、T_3 也可增高。

（4）X 线检查：股骨远端骨骺在胚胎 38 周左右应出现，克汀病及早产儿可以不出现。骨盆，股骨头化骨骺呈点彩及畸形，多在生后半年内出现。此外骨龄落后，颅骨脑回压迹增多，颅底短小，蝶鞍偶见增大。

（5）脑电图检查：显示频率偏低，节奏不整，大多有阵发性双侧同步 Q 波，可无 α 波。

2. 鉴别诊断

1）耳聋

甲状腺肿综合征，为常染色体隐性遗传疾病，是先天性碘的有机化缺陷。生后耳聋多伴哑，甲状腺肿可在儿童期出现，甲状腺功能基本正常或低下，过氯酸盐排泄试验常为阳性（常超过 30％）。血中碘酪氨酸增多，MIT/DIT 及碘酪氨酸/碘原氨酸比值增高，尿碘不减少。

2）聋哑

无智力障碍，尿碘不减少，吸 [131]I 率不高，无缺碘或碘饥饿表现。

（五）预防与治疗

预防为主。当前政府大力推行碘化食盐，消灭地方性甲状腺肿，地方性克汀病亦随之明显减少甚至消灭。有甲减症状者，自生后 3 个月内开始补充甲状腺激素，原则同先天性甲减治疗。听障人士应受专门训练。

三、获得性甲状腺功能减退

（一）病因

获得性甲状腺功能减退（acquired hypothyroidism）在学龄儿童的发病率大约 0.08％（1/1 250）。最常见于慢性淋巴性甲状腺炎，约 1.3％的儿童有自身免疫性甲状腺疾病。女孩发病多于男孩，男女之比约为 1：2。

1. 慢性淋巴细胞性甲状腺炎

可伴有或无甲状腺肿。自身免疫性甲状腺疾病很可能是自身免疫性多腺体综合征的一部分。Down、Turner、Klinefelter 综合征以及乳糜泻或糖尿病的患儿患自身免疫甲状腺疾病的风险更高，虽然典型的发病年龄见于青少年，但也可生后 1 岁发病。

2. 甲亢或甲状腺癌行手术切除后

异位甲状腺组织切除术后。由于舌下腺通常表现为甲状舌管囊肿，因此在手术前应进行超声检查或放射性核素检查。

3. 长期服用药物

如抗甲状腺药物；含碘的药物可致甲减，且常伴有甲状腺肿大，胺碘酮，为抗心律失常的药，含有 37％的碘，应用此药的患儿约 20％发生甲减。因为过高的碘，直接抑制 5-脱碘酶的活性,影响 T_4 向 T_3 的转化,故用药期间,应密切监测 T_4、T_3 和 TSH。其他能致甲减的药,还有碳酸锂、α-干扰素、沙利度胺、氨鲁米特等。

4.接受放射性治疗

尤其是甲状腺部位,头颈部位放射治疗后可致甲状腺组织损伤,接受治疗 1 年左右,大约 1/3 的患儿有继发 TSH 升高,放疗后 5～7 年约 15％～20％的患儿出现甲减。故患儿在接受放疗期间应监测 TSH,有专家主张,只要采用过放疗者均应采用甲状腺激素治疗,控制增高的 TSH。

5.其他

(1)胱氨酸病:是一种代谢性疾病,胱氨酸在不同的器官和组织中积聚,导致可能较为严重的器官功能障碍,出现继发甲状腺功能损害,临床上甲减症状可能很明显,但多数为亚临床甲减表现,这种患儿应经常监测血 T_4、T_3、TSH,到青春期时,约有 2/3 的患儿需要甲状腺激素替代治疗。此外,朗格汉斯细胞组织增多症,肝脏大血管瘤也可发生甲减。

(2)下丘脑-垂体病变。

(二)临床表现

与发病早晚有关,发病越晚,生长发育受影响越轻。3 岁以后发病者智力可正常,但记忆力与理解力下降。面容虽不如先天性甲减者典型,仍可看出面呈臃肿状、眼距稍宽、表情呆滞,反应慢、嗜睡、疲乏无力、行动迟缓,皮肤干粗,毛发稀少,食欲差,便秘,腹胀,脉缓等,严重黏液性水肿可合并心脏病,可有心包积液,血压偏低等。

骨龄往往显著落后,这是甲状腺功能减退持续时间的指标。青少年通常有青春期延迟,但是年龄小的儿童可能出现溢乳或性早熟。催乳素分泌增加是受 TSH 刺激所致。

一些儿童出现头痛和视觉问题。长期甲状腺功能减退后,常出现垂体增大,伴有向上扩展。这种情况可能被误认为是垂体瘤。

所有这些改变在适当补充 T_4 后恢复正常。但在长期甲状腺功能减退的儿童中,常不能完全追赶生长。

(三)诊断

临床有基础代谢率低的表现,虽无智力迟钝,但表情呆滞,结合化验检查,血 TSH 增高,血 T_4 降低,严重者血 T_3 也降低即可确诊,慢性淋巴细胞性甲状腺炎患儿血中尚可测得抗 TGAb 及 TPOAb。如 TSH、T_4 均减少则为继发性甲减,应做 TRH 兴奋试验,以区别下丘脑疾病或垂体疾病所致继发性甲减。

(四)治疗

同先天性甲减。在治疗的第 1 年,学习成绩下降,睡眠习惯不好,坐立不安,注意力不集中和行为问题会有发生,但这些都是暂时的。可提醒家长加强适当的管理。

(杨培培)

第五节　先天性肾上腺皮质增生症

先天性肾上腺皮质增生症（congenital adrenal hyperplasia，CAH）是一组由于肾上腺皮质激素合成过程中所需酶的缺陷所引起的疾病，属常染色体隐性遗传病。引起男性化者又称肾上腺性征异常综合征。典型的 CAH 发病率约为 10/10 万，而非典型的发病率约为典型的 10 倍，并有种族特异性。目前已能识别的有三型，分别由于不同的酶缺陷所致，最常见的一种是 21-羟化酶缺陷。

该病以女孩多见，男女之比约为 1：2。任何一种酶（3β 羟类固醇脱氢酶除外）的缺陷皆可有肾上腺雄激素分泌过多而引起的共同症状。主要表现性发育异常（如两性畸形、第二性征异常）、色素增深（外阴部位多见）及水盐、电解质代谢紊乱。

一、临床表现

男婴出生时阴茎稍大，之后迅速增大，阴囊及前列腺增大，很早即出现阴毛，皮肤生痤疮，有喉结，声音变低沉，肌肉发达，体格发育过快；女婴出生时可有阴蒂肥大，以后渐增大似男孩阴茎，大阴唇似男孩阴囊但无睾丸。

如 21-羟化酶缺陷为部分性，患儿男性化程度较轻，则仅表现为阴蒂肥大，如 21-羟化酶的缺乏较严重，尿道与阴道不分开，外观很像尿道下裂。可呈现假两性畸形。患儿皮肤黏膜色素增深。在新生儿只表现乳晕发黑，外生殖器较黑，以后色素明显增深。

二、辅助检查

（1）尿液 17-羟类固醇（17-OHCS）、17-酮类固醇（17-KS）和孕三醇测定，其中 17-KS 是反映肾上腺皮质分泌雄激素的重要指标，对该病的诊断价值优于 17-OHCS。肾上腺皮质增生症患儿 17-KS 明显升高。

（2）血液 17-羟孕酮（17-OHP）、肾素血管紧张素原（PRA）、醛固酮（ALDO）、脱氢异雄酮（DHEA）、去氧皮质酮（DOC）及睾酮（T）等的测定，17-OHP 基础值升高是 21-羟化酶缺乏的特异性指标，它还可用于监测药物剂量和疗效。

（3）血电解质测定失盐型可有低钠、高钾血症、代谢性酸中毒。

（4）染色体检查：外生殖器严重畸形时，可做染色体核型分析，以鉴别性别。

（5）X 射线检查：拍摄左手腕掌指骨正位片，判断骨龄。患儿骨龄超过年龄。

（6）B 型超声或 CT 检查：可发现双侧肾上腺增大。

（7）基因诊断：采用直接聚合酶链反应、寡核苷酸杂交、限制性内切酶片段长度多态性和基因序列分析可发现相关基因突变或缺失。

三、临床分型

由于各种不同酶的缺陷，临床上可有不同类型的表现。

（1）单纯男性化型：症状如上述，系由于 21-羟化酶不完全性缺乏，本型最多见，占患儿总数的 50% 以上。

(2)失盐型:21-羟化酶缺乏所致,约占该病总数的1/3。患儿除上述男性化表现外,于生后不久即开始发生呕吐、厌食、不安,体重不增及严重脱水、高血钾、代谢性酸中毒、难以纠正的低血钠等电解质紊乱,如不及时治疗可因循环衰竭而死亡。

(3)高血压型:本型发病率较低,约占5%,系由于11-羟化酶缺陷所致。患儿男性化程度较轻,可以引起高血压。此种高血压的特点是应用肾上腺皮质激素后可使之下降,而停用后又复升。

四、防治

(一)治疗

治疗目的:①纠正肾上腺皮质激素缺乏,维持正常生理代谢;②抑制男性化,促进正常的生长发育。

1.内科治疗

(1)糖皮质激素:一般氢化可的松口服量为每日 $10\sim20$ mg/m²,2/3 量睡前服,1/3 量早晨服。

(2)盐皮质激素:可口服氟氢可的松 $0.05\sim0.1$ mg/d,症状改善后,逐渐减量、停药。因长期应用可引起高血压。0.1 mg 氟氢可的松相当于 1.5 mg 氢化可的松,应将其量计算于皮质醇的用量中,以免皮质醇过量。

在皮质激素治疗的过程中,应注意监测血 17-羟孕酮或尿 17-酮类固醇,失盐型还应该监测血钾、钠、氯等,调节激素用量。患儿在应激情况下(如感染、过度劳累、手术等)或青春期,糖皮质激素的剂量应比平时增加 $1.5\sim2$ 倍。

2.手术治疗

男性患儿无须手术治疗。女性假两性畸形患儿宜在 6 个月~1 岁行阴蒂部分切除术或矫形术。

(二)预防

1.新生儿筛查

运用干血滴纸片法,经酶联免疫吸附法(ELISA)、荧光免疫法测定 17-OHP 可筛查 21-OHD。目的是预防危及生命的肾上腺皮质危象及由此导致的脑损伤或死亡、预防女性患儿由于外生殖器男性化造成性别判断错误,预防过多雄激素造成的以后身材矮小,心理、生理发育等障碍,使患儿在临床症状出现之前及早得到诊治。

2.产前诊断

(1)21-OHD:在孕 9~11 周取绒毛膜活检进行胎儿细胞 DNA 分析,孕 16~20 周取羊水检测孕三醇,17-OHP 等,因大部分非典型 21-OHD 患儿生后 17-OHP 水平无明显升高,因而基因检测是此型患儿唯一早期诊断手段。

(2)11β-OHD:主要测羊水 DOC 及取绒毛膜作相关基因分析进行诊断。

当对 CAH 先症者及父母应进行 21-羟化酶基因分析。母亲再次怀孕时,于孕 4~5 周时,口服地塞米松 20 μg/(m²·d)(一般 1~1.5 mg/d),在孕 9~11 周时,绒毛膜(CVS)活检做染色体检测,DNA进行 CYP21B 基因分析,如上述结果提示该胎儿为男性,杂合子或正常胎儿,可中断地塞米松治疗。羊水检测提示胎儿为女性纯合子患儿的可能性大时,地塞米松治疗至胎儿出生为止。

(杨培培)

第六节　儿童糖尿病

糖尿病(diabetes mellitus,DM)是由于胰岛素绝对或相对缺乏造成的糖、脂肪、蛋白质代谢紊乱,致使血糖升高、尿糖增加的一种疾病。糖尿病可分为 1 型、2 型和其他类型糖尿病,儿童糖尿病大多为 1 型糖尿病。

一、病因与发病机制

(一)病因

1 型糖尿病的发病机制目前尚未完全阐明,认为与遗传、自身免疫反应及环境因素等有关。其中,环境因素可能有病毒感染(风疹、腮腺炎、柯萨奇病毒)、化学毒素(如亚硝铵)、饮食(如牛奶)、胰腺遭到缺血损伤等因素的触发。机体在遗传易感性的基础上,病毒感染或其他因子触发易感者产生由细胞和体液免疫参与的自身免疫过程,最终破坏了胰岛 β 细胞,使胰岛分泌胰岛素的功能降低以致衰竭。

(二)发病机制

人体中有 6 种涉及能量代谢的激素:胰岛素、胰高糖素、肾上腺素、去甲肾上腺素、皮质醇和生长激素。胰岛素是其中唯一降低血糖的激素(促进能量储存),其他 5 种激素在饥饿状态时均可升高血糖,为反调节激素。1 型糖尿病患儿胰岛 β 细胞被破坏,致使胰岛素分泌不足或完全丧失,是造成代谢紊乱的主要原因。

二、临床表现

(一)儿童糖尿病特点

起病较急剧,部分患儿起病缓慢,表现为精神不振、疲乏无力、体重逐渐减轻等。多数患儿表现为多尿、多饮、多食和体重下降等"三多一少"的典型症状。学龄儿可因遗尿或夜尿增多而就诊。

约有 40% 患儿首次就诊即表现为糖尿病酮症酸中毒,常由于急性感染、过食、诊断延误或突然中断胰岛素治疗等而诱发,且年龄越小者发病率越高。表现为恶心、呕吐、腹痛、食欲缺乏等胃肠道症状及脱水和酸中毒症状,皮肤黏膜干燥,呼吸深长,呼吸中有酮味(烂苹果味),脉搏细速,血压下降,随即可出现嗜睡、昏迷,甚至死亡。

(二)婴幼儿糖尿病特点

遗尿或夜尿增多,多饮多尿不易被察觉,很快发生脱水和酮症酸中毒。

三、鉴别诊断

(1)婴儿暂时性糖尿病:病因不明,多数在出生后 6 周左右发病,表现为发热、呕吐、体重不增、脱水等症状,血糖升高,尿糖和酮体阳性。经补液等一般处理后即可恢复。

（2）非糖尿病性葡萄糖尿症:Fanconi 综合征、肾小管酸中毒等患儿都可发生糖尿,鉴别主要靠空腹血糖测定,肾功能检查,必要时行糖耐量试验。

（3）与酮症酸中毒昏迷相鉴别的疾病:如重度脱水、低血糖、某些毒物的中毒等,可根据原发病及病史鉴别。

四、治疗

（一）治疗原则与目标

①消除糖尿病症状。②防止酮症酸中毒,避免低血糖。③保证患儿正常生长发育和青春期发育,防止肥胖。④早期诊断与预防急性并发症,避免和延缓慢性并发症的发生和发展。长期、系统管理和教育,包括胰岛素的应用、计划饮食、身体锻炼和心理治疗,并使患儿和家属学会自我管理,保持健康心理,保证合理的学习生活能力。

（二）胰岛素的应用

1 型糖尿病患儿必须终身使用胰岛素治疗。

1.常用制剂及用法

常用制剂有短效的普通胰岛素(RI),中效的珠蛋白胰岛素(NPH)和长效的鱼精蛋白锌胰岛素(PZI)三类制剂。PZI 在儿童中很少单独使用。

2.胰岛素笔

为普通注射器的改良,用喷嘴压力和极细的针头将胰岛素推入皮下,操作简便,注射剂量准确。

（三）饮食管理

合理饮食是治疗糖尿病的重要环节之一,制订饮食计划时,既要使血糖控制在正常范围,又要满足小儿生长发育的需要。每日所需热量(kcal)为 1 000＋[年龄×(80～100)]饮食供热量按蛋白质占 15％～20％,碳水化合物占 50％～55％,脂肪占 30％。蛋白质宜选用动物蛋白,脂肪应以植物油为主,碳水化合物最好以米饭为主。全日热量分三餐供应,分别占 1/5、2/5、2/5,并由每餐中留少量食物作为餐间点心。

（杨培培）

第九章　小儿泌尿系统疾病

第一节　急性肾小球肾炎

急性肾小球肾炎(acute glomerulonephritis,AGN)简称急性肾炎,是儿科常见的一种与感染有关的急性免疫反应性肾小球疾病。其临床主要表现为急性起病,水肿、少尿、血尿和不同程度蛋白尿、高血压或肾功能不全,病程多在1年内。

本病在我国是一种常见的儿科疾病,占小儿泌尿系统疾病的首位。多见于儿童及青少年,2岁以内者少见,男女之比为2:1。发病以秋冬季节较多。绝大多数预后良好,少部分可能迁延。

一、病因与发病机制

本病绝大多数由链球菌感染后引起,故又称急性链球菌感染后肾小球肾炎(acute poststreptococcal glomerulonephritis,APSGN)。其他细菌、病毒、原虫或肺炎支原体等也可导致急性肾炎,但较少见。故本节主要介绍APSGN。

目前已明确本病的发生与A组β溶血性链球菌中的致肾炎菌株感染有关。所有致肾炎菌株均有共同的致肾炎抗原性,包括菌壁上的M蛋白内链球菌素、"肾炎菌株协同蛋白(NSAP)"。

其主要发病机制为抗原抗体免疫复合物引起肾小球毛细血管炎症病变,有循环免疫复合物致病学说、原位免疫复合物致病学说和某些链球菌通过神经氨酸酶的作用或其产物如某些菌株产生的唾液酸酶,与机体的IgG结合,改变了IgG的化学组成或其免疫原性,产生自身抗体和免疫复合物而致病学说。

上述链球菌有关抗原诱发的免疫复合物或链球菌的菌体外毒素激活补体系统,在肾小球局部造成免疫病理损伤,引起炎性过程。APSGN的发病机制见图9-1。

二、病理

主要病理特点为急性、弥散性、渗出性、增殖性肾小球肾炎。光镜下可见肾小球体积增大、毛细血管内皮细胞和系膜细胞增生肿胀,基质增生。急性期有多型核白细胞浸润,毛细血管腔狭窄甚至闭锁、塌陷。部分患儿可见上皮细胞节段性增生所形成的新月体,使肾小囊腔受阻。

肾小管病变较轻,呈上皮细胞变性,间质水肿及炎症细胞浸润。电镜检查可见电子致密物呈驼峰状在上皮细胞下沉积,为本病的特征。免疫荧光检查在急性期可见粗颗粒状的 IgG、C_3 沿肾小球毛细血管襻和(或)系膜区沉积,有时也可见到 IgM 和 IgA 沉积。

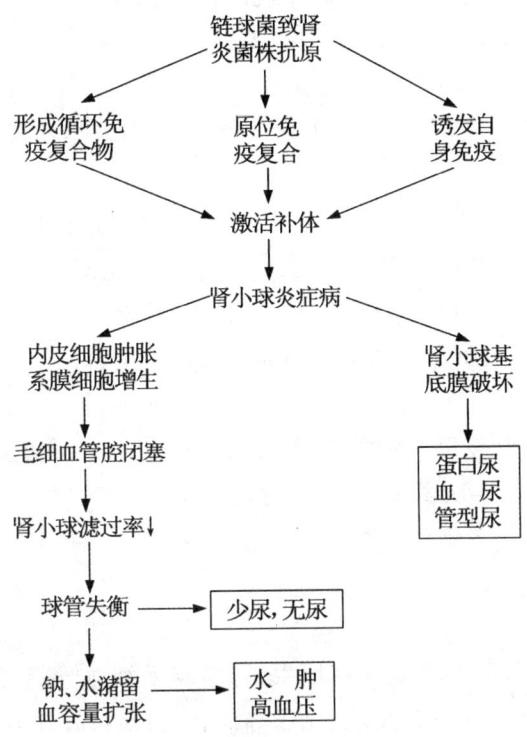

图 9-1　急性链球菌感染后肾炎的发病机制

三、临床表现

急性肾炎临床表现轻重悬殊,轻者仅表现为无症状性镜下血尿,重者可呈急进性过程,短期内出现肾功能不全。

(一)前驱感染

90%病例有前驱感染史,以呼吸道及皮肤感染为主。在前驱感染后经 1～3 周无症状的间歇期而急性起病。间歇期长短与前驱感染部位有关,咽炎引起者 6～12 d,平均 10 d,多有发热、颈部淋巴结肿大及咽部渗出。皮肤感染者 14～28 d,平均 20 d。

(二)典型表现

起病时可有低热、乏力、头痛、头晕、恶心呕吐、食欲减退、腹痛及鼻出血等症状,体检在咽部、皮肤等处发现前驱感染未彻底治愈的残迹。典型表现如下。

1.水肿少尿

70%的病例病初表现为晨起颜面及眼睑水肿,重者 2～3 d 遍及全身。水肿多呈非凹陷性。水肿同时伴尿量减少。

2.血尿

50%～70%的患儿有肉眼血尿,酸性尿呈烟灰水样或茶褐色,中性或弱碱性尿呈鲜红色或洗肉水样,1～2周后转为镜下血尿。镜下血尿可持续1～3个月,少数可持续半年或更久。同时常伴有不同程度的蛋白尿,一般尿蛋白定量<3 g/d,有20%病例可达肾病水平。

3.高血压

30%～80%的病例有高血压,一般呈轻中度增高,为16.0～20.0/10.7～14.7 kPa(120～150/80～110 mmHg),1～2周后随尿量增多血压恢复正常。

(三)严重表现

少数病例在疾病早期(2周内)可出现下列严重症状,应及早发现,及时治疗。

1.严重循环充血

多发生在起病1周内,主要是由于水、钠潴留,血容量增加使循环负荷过重所致。轻者仅表现为气急、心率增快、肺部出现少许湿啰音等。严重者可出现呼吸困难,端坐呼吸,颈静脉怒张,频咳、吐粉红色泡沫痰,两肺满布湿啰音,心脏扩大,甚至出现奔马律,肝大压痛,水肿加剧。如不及时抢救,可在数小时内迅速出现肺水肿而危及患儿生命。

2.高血压脑病

在疾病早期,由于脑血管痉挛,导致脑缺血缺氧、血管渗透性增高发生脑水肿。近年亦有人认为是脑血管扩张所致。血压(尤其是舒张压)急剧升高>18.7/12.0 kPa(140/90 mmHg),伴视力障碍、惊厥或昏迷三项之一者即可诊断。年长儿可诉剧烈头痛、呕吐、复视或一过性失明。高血压控制后上述症状迅速消失。

3.急性肾功能不全

主要由于肾小球内皮细胞和系膜细胞增生,肾小球毛细血管腔变窄,甚至阻塞,肾小球血流量减少,滤过率降低所致。表现为少尿、无尿等症状,引起暂时性氮质血症、电解质紊乱和代谢性酸中毒。一般持续3～5 d,不超过10 d迅速好转。

若持续数周仍不恢复,则预后严重,病理上可能有大量新月体形成。

四、辅助检查

(一)尿液检查

尿蛋白可在(+)～(+++),且与血尿的程度相平行,尿镜检除多少不等的红细胞外,可见透明、颗粒或红细胞管型,疾病早期可见较多白细胞及上皮细胞,并非感染。尿常规一般4～8周恢复正常,12 h尿细胞计数4～8个月恢复正常。急性期尿比重多增高。

(二)血常规

常有轻、中度贫血,与血容量增多、血液稀释有关,待利尿消肿后即可恢复正常。白细胞轻度升高或正常。血沉增快,一般2～3个月恢复正常。

(三)肾功能及血生化检查

血尿素氮和肌酐一般正常,明显少尿时可升高。肾小管功能正常。持续少尿、无尿者,血肌酐升高,内生肌酐清除率降低,尿浓缩功能受损。早期还可有轻度稀释性低钠血症,少数出现高血钾及代谢性酸中毒。

(四)抗链球菌溶血素O(ASO)抗体测定

50%～80%的患儿ASO升高,通常于链球菌感染2～3周开始升高,3～5周达高峰,50%

于 3～6 个月恢复正常,75％于 1 年内恢复正常。判断结果时应注意:①早期应用抗生素治疗者可影响阳性率;②某些致肾炎菌株可能不产生溶血素 O;③脓皮病患者 ASO 常不增高。

(五)血清补体测定

80％～90％的急性期患儿血清补体 C_3 下降,6～8 周恢复正常。若超过 8 周补体持续降低,应考虑为膜增殖性肾小球肾炎。血清补体下降程度与急性肾炎病情轻重无明显相关性,但对急性肾炎的鉴别诊断有重要意义。

(六)肾活组织病理检查

急性肾炎出现以下情况时考虑肾活检:①持续性肉眼血尿在 3 个月以上者;②持续性蛋白尿和血尿在 6 个月以上者;③发展为肾病综合征者;④肾功能持续减退者。

五、诊断与鉴别诊断

典型病例诊断不难,根据:①起病前 1～3 周有链球菌前驱感染史;②临床表现有水肿、少尿、血尿、高血压;③尿检有蛋白、红细胞和管型;④急性期血清 C_3 下降,伴或不伴有 ASO 升高即可确诊。但应注意与下列疾病鉴别。

(一)其他病原体感染后引起的肾炎

多种病原体感染可引起急性肾炎,如细菌(葡萄球菌、肺炎球菌等)、病毒(乙肝病毒、流感病毒、EB 病毒、水痘病毒和腮腺炎病毒等)、支原体、原虫等。可从原发感染灶及各自的临床特点进行鉴别。如病毒性肾炎,一般前驱期短(3～5 d),临床症状轻,无明显水肿及高血压,以血尿为主,补体 C_3 不降低,ASO 不升高。

(二)IgA 肾病

以血尿为主要症状,表现为反复发作性肉眼血尿,常在上呼吸道感染后 1～2 d 出现血尿,多无水肿、高血压、血清 C_3 正常,确诊依靠肾活检。

(三)慢性肾炎急性发作

患儿多有贫血、生长发育落后等体征。前驱感染期甚短或不明显,肾功能持续异常,尿比重低且固定可与急性肾炎鉴别。尿液改变以蛋白增多为主。

(四)特发性肾病综合征

具有肾病综合征表现的急性肾炎需与特发性肾病综合征鉴别。若患儿呈急性起病,有明确的链球菌感染证据,血清 C_3 降低,肾活检病理为毛细血管内增生性肾炎,有助于急性肾炎的诊断。

(五)其他

还应与急进性肾炎或其他系统性疾病引起的肾炎如紫癜性肾炎、系统性红斑狼疮性肾炎、乙肝病毒相关性肾炎等鉴别。

六、治疗

本病为自限性疾病,无特异治疗。主要是对症处理,清除残留感染病灶,纠正水电解质紊乱,防止急性期并发症,保护肾功能,以待自然恢复。重点把好防治少尿和高血压两关。

(一)严格休息

急性期(起病 2 周内)绝对卧床休息,水肿消退、血压正常、肉眼血尿消失,即可下床作轻微活动或室外散步。血沉正常可上学,但 3 个月内应避免重体力活动。待 12 h 尿沉渣细胞绝对计数正常后方可恢复体力活动。

(二)合理饮食

有水肿及高血压者应限盐,食盐限制在 1～2 g/d。对有严重少尿、循环充血者,每日水分摄入量一般以不显性失水加尿量计算。有氮质血症者应限蛋白入量,可给予优质动物蛋白 0.5 g/(kg·d)。供给高糖饮食以满足小儿热量需要。待尿量增加、水肿消退、血压正常、氮质血症消除后应尽早恢复正常饮食,以保证小儿生长发育的需要。

(三)控制感染

应用抗生素的目的是彻底清除体内感染灶,对疾病本身无明显作用。疾病早期给予青霉素 10～14 d 或据培养结果换用其他敏感抗生素,应注意勿选用对肾有损害的药物。

(四)对症治疗

1. 利尿

经控制水盐入量仍水肿、少尿者可用噻嗪类利尿剂,如氢氯噻嗪 1～2 mg/(kg·d),分 2～3 次口服。无效时可静脉注射强效的襻利尿剂,如每次呋塞米 1 mg/kg,每日 1～2 次,静脉注射剂量过大时可有一过性耳聋。

2. 降压

凡经休息、利尿及限制水盐后,血压仍高者应给予降压药。首选硝苯地平,开始剂量为 0.25 mg/(kg·d),最大剂量 1 mg/(kg·d),分 3 次口服。亦可用卡托普利等血管紧张素转换酶抑制剂,初始剂量为 0.3～0.5 mg/(kg·d),最大剂量 5～6 mg/(kg·d),分 3 次口服,与硝苯地平交替使用降压效果更佳。严重病例用利舍平,首剂 0.07 mg/kg(每次最大量不超过 2 mg)肌内注射,必要时间隔 12 h 重复 1 次,用 1～2 剂后改为 0.02～0.03 mg/(kg·d),分 2～3 次口服。

(五)严重循环充血的治疗

(1)严格限制水盐入量和应用强利尿剂呋塞米,促进液体排出,矫正水钠潴留,恢复正常血容量,而不在于应用洋地黄制剂。

(2)有肺水肿表现者,除一般对症治疗外,可加用硝普钠 5～20 mg 溶于 5% 葡萄糖注射液 100 mL 中,以 1 μg/(kg·min)速度静脉滴注,严密监测血压,随时调整药液的滴速,不宜超过 8 μg/(kg·min),防止发生低血压。滴注时药液、针筒、输液管等须用黑纸覆盖,以免药物遇光分解。

(3)对难治病例可采用腹膜透析或血液透析治疗。

(六)高血压脑病的治疗

原则为选用降压效力强而迅速的药物。首选硝普钠,用法同上。通常用药后 1～5 min 可使血压明显下降,抽搐立即停止,并同时静脉注射呋塞米每次 2 mg/kg。有惊厥者给予地西泮止痉,每次 0.3 mg/kg,总量不超过 10 mg,缓慢静脉注射。如在静脉注射苯巴比妥钠后再静脉注射地西泮,应注意发生呼吸抑制可能。

(七)急性肾功能不全的治疗

(1)应严格限制液体入量,掌握"量出为入"的原则。每日液量=前 1 日尿量+非显性失水量＋异常丢失液量-内生水量。不显性失水按 400 mL/(m² · d),内生水量按 100 mL/(m² · d)计算。

(2)注意纠正水电解质酸碱平衡紊乱;积极利尿,供给足够热量,以减少组织蛋白质分解。

(3)必要时及早采取透析治疗。

七、预后与预防

急性肾炎预后好。95％APSGN 病例能完全恢复,＜5％的病例可有持续尿异常,死亡率低于 1％。目前主要死因是急性肾衰竭。远期预后小儿比成人佳,一般认为 80％～95％终将痊愈。

影响预后的可能因素:①与病因有关,一般病毒所致者预后较好;②散发者较流行者差;③成人比儿童差,老年人更差;④急性期伴有重度蛋白尿且持续时间久,肾功能受累者预后差;⑤组织形态学上呈系膜显著增生,40％以上肾小球有新月体形成者,"驼峰"不典型(如过大或融合)者预后差。最根本的是预防链球菌感染。平时应加强锻炼,注意皮肤清洁卫生,减少呼吸道及皮肤感染。一旦发生感染则应及早彻底治疗。感染后 1～3 周应注意反复查尿常规,以便及早发现异常,及时治疗。

(杨培培)

第二节　IgA 肾病

IgA 肾病(IgA nephropathy)是 1968 年由 Berger 首先描述的,以系膜增生及系膜区显著弥漫的 IgA 沉积为特征的一组肾小球疾病。其临床表现多种多样,以血尿最为常见。IgA 肾病可分为原发性和继发性两种类型,后者常继发于肝硬化、肠道疾病、关节炎及疱疹性皮炎等疾病,也以肾小球系膜区显著的 IgA 沉积为特点。原发性 IgA 肾病在世界许多地方被认为是一种最常见的肾小球肾炎,而且是导致终末期肾衰的常见原因之一。本节主要介绍原发性 IgA 肾病。

一、流行病学

本病依赖病理诊断,因此其在普通人群中的发病率并不清晰。现有的流行病学资料均是以同期肾活体组织检查乃至肾脏病住院人数作参照对象统计得来的。中华儿科学会肾脏病学组统计了全国 20 个单位,共 2 315 例肾活检标本中,IgA 肾病 168 例,占 7.3％。该病在年长儿及成人中更多见,在原发性肾小球疾病肾活体组织检查中,IgA 肾病在北美占 10％左右,欧洲 10％～30％,亚太地区最高,我国为 30％,日本甚至高达 50％。

二、病因与发病机制

病因还不十分清楚,与多种因素有关。由于肾组织内有 IgA、C_3 和(或)IgA、IgG 的沉积,因此 IgA 肾病是一种免疫复合物性肾炎,其发病与 IgA 免疫异常密切相关,目前有关研究已深入到 IgA 分子结构水平。

(一)免疫球蛋白 A 的结构与特征

IgA 是一种重要的免疫球蛋白,约占血清总免疫球蛋白的 15.2％,80％的血清 IgA 是以单体四条链的形式出现,单体间的连接靠二硫键和 J 链稳定。依 α 重链抗原性不同,将 IgA 分为 2 个血清型,即 IgA1 和 IgA2。

IgA1 是血清中的主要亚型,占 80%～90%,IgA2 仅占 10%～20%。IgA1 铰链区比 IgA2 长 1 倍,IgA2 又可分为 IgA2m(1)和 IgA2m(2),尽管血清 IgA2 浓度仅及 IgA1 的 1/4,但分泌液中 IgA2 浓度与 IgA1 相等。在 IgA2m(1)结构中,α 链与轻链间无二硫键,靠非共价键连接,但轻链间及 α 链间则由二硫链相连接。

另一种形式的 IgA 称为分泌型 IgA(SIgA),存在于人的外分泌物中,如唾液、眼泪、肠内分泌物以及初乳中。分泌型 IgA 与血清型不同,它是一个二聚体分子,带一个 J 链和另一个外分泌成分(SC)组成(IgA)2-J-SC 复合物。而血清型则是(IgA)2-J 组成。

J 链由 137 个氨基酸构成,分子量 1 500,是一种酸性糖蛋白,含 8 个胱氨酸残基,6 个与链内二硫链形成有关,而 2 个与 α 链的连接有关。已知 α 链的 C 末端有 18 个额外的氨基酸残基,J 链是通过与 α 链的 C 端的第 2 个半胱氨酸残基与 α 链相连的。两者都是由浆细胞产生,并且在分泌时就连接在一起了。

SC 是由黏膜组织或分泌腺体中的上皮细胞合成的,通过二硫键同人 SIgA 的两个单体 IgA 中的一个相连接,SC 是由 549～558 个氨基酸组成的多肽链,分子量约 7 万,糖基含量高达 20%。其多肽链上有 5 个同源区,每个同源区由 104、114 个氨基酸组成,这些同源区在立体结构上与 Ig 相似。现已知连接到 α 链是在 Fc 区,但精确定位尚不清楚。SIgA 的可能构型有两种:①一种堆加起来的 Y 型排列;②末端对末端的排列,两个 IgA 通过 Fcα 区相连接,组成双 Y 字形结构。

局部组织浆细胞产生的(IgA)2-J 通过两种方式排出:①与上皮细胞基底侧表面的 SC 结合后,形成 IgA-J-SC,转送到一个囊泡中的顶端表面而分泌出去;②(IgA)2-J 经淋巴管进入血液循环,同肝细胞表面的 SC 结合而清除,再经肝细胞的囊泡机制而转送入胆道,并最终进入肠道。

血清 IgA 末端相互连接可形成末端开放的多聚体,而且一个明显的特征是多聚体大小的异质性,血清中 IgA 有 20% 是以多聚体形或存在的,且沉降系数为 10S、13S 及 15S 不等,此外 IgA 有易于同其他蛋白质形成复合物的倾向,这都是由于 α 链的氨基酸残基极易于形成分子间的二硫键。IgA 分子结构的这些特性在 IgA 肾病的发生上有重要意义。

(二)IgA 在肾小球系膜区的沉积

在 IgA 肾病中,IgA 沉积的方式与肾小球的病理变化是相平行的。系膜区的 IgA 沉积伴随系膜增生,毛细血管上的沉积则伴随血管内皮的改变。

引起 IgA 沉积的病理因素有:①抗原从黏膜处进入体内并刺激 IgA 免疫系统,抗原成分范围很广,包括微生物及食物(卵清蛋白、牛血清蛋白、酪蛋白和胶)等;②IgA 免疫反应异常导致高分子量的多聚 IgA 形成;③结合抗原的多聚 IgA 通过静电(λ 链)、受体(FcaR)或与纤维连接蛋白结合而沉积于肾脏,已发现血清中 IgA-纤维连接蛋白复合物是 IgA 肾病的特征;④其他 IgA 清除机制(如肝脏)的受损或饱和。

现有的研究表明,IgA 肾病中在肾小球内沉积的 IgA 主要是多聚的 λ-IgA1,IgA 肾病患者的血清 IgA1、多聚 IgA 和 λ-IgA1 水平均可见增高。患者 B 细胞存在 β-1,3 半乳糖基转移酶(β-1,3GT)的缺陷,导致 IgA1 铰链区 O 型糖基化时,末端链接的半乳糖减少,这一改变可能影响 IgA1 与肝细胞上的寡涎酸蛋白受体(ASGPR)结合而影响 IgA 的清除,而且能增加其与肾脏组织的结合而沉积。

Harper 等采用原位杂交技术研究发现 IgA 肾病肠道黏膜表达合成多聚 IgA 的必需成分 J 链 mRNA 水平降低,而骨髓则升高。此外,扁桃体 PIgA1 产生也增多。由于扁桃体 PIgA 产量远低于黏膜及骨髓,因此,沉积在肾组织中的 PIgA1 可能主要来源于骨髓而非扁桃体及黏膜。

(三)IgA 肾病的免疫异常

对 IgA 肾病体液及细胞免疫的广泛研究,表明 IgA 肾病患者存在免疫异常,包括以下几种情况。

1.自身抗体

Fornesier 等已在肾病患者血清中发现有针对肾脏系膜细胞胞浆大分子成分的抗体。此外还有针对基底膜Ⅰ、Ⅱ、Ⅲ型胶原纤维、层黏蛋白及 G liadin 等成分的抗体。在部分患者血液中还发现 IgA 型抗中性粒细胞胞浆抗体(IgA-ANCA)。IgA 肾病接受同种肾移植后,在移植肾中重新出现 IgA 肾病病理改变者高达 40%～50%,这些资料均说明自身抗体在 IgA 肾病的发病中起重要作用。

2.细胞免疫

研究表明,细胞免疫功能的紊乱也在 IgA 肾病发病中起重要作用。IgA 特异性抑制 T 细胞活性的下降导致 B 细胞合成 IgA 的增加。T 辅助细胞(Th)数在 IgA 肾病活动期也增高,因此活动期时 Th/Ts 增高。具有 IgA 特异性受体的 T 细胞称为 Tα 细胞,Tα 细胞具有增加 IgA 产生的作用。有人发现 IgA 肾病尤其是表现为肉眼血尿的患者 Tα 明显增多,Tα 辅助细胞明显增多导致了 IgA 合成的增多。

3.细胞因子与炎症介质

许多细胞因子参与了免疫系统的调节,包括淋巴因子、白介素(IL)、肿瘤坏死因子及多肽生长因子,这些细胞因子对于行使正常的免疫功能起重要作用,在异常情况下也会导致细胞因子网络的失调,从而产生免疫损伤。在肾小球系膜细胞增生的过程中,细胞因子与炎症介质(补体成分 MAC、IL1、MCP-1 及活性氧等)发挥着重要作用。

4.免疫遗传

已有家族成员先后患 IgA 肾病的报道,提示遗传因素在 IgA 肾病中有重要作用。IgA 肾病相关的 HLA 抗原位点也报道不一,欧美以 Bw35,日本和我国以 DR4 多见,也有报道我国北方汉族以 DRW12 最多见,此外还有与 B12、DR1、ACE D/D 基因型相关的报道。

三、病理

光镜表现为肾小球系膜增生,程度从局灶、节段性增生到弥漫性系膜增生不等。部分系膜增生较重者可见系膜插入,形成节段性双轨。有时还见节段性肾小球硬化、毛细血管塌陷及球囊粘连。个别病变严重者可出现透明样变和全球硬化,个别有毛细血管管襻坏死及新月体形成。Masson 染色可见系膜区大量嗜复红沉积物,这些沉积物具有诊断价值。Ⅰ、Ⅲ、Ⅳ型胶原及层黏蛋白、纤维结合蛋白在 IgA 肾病肾小球毛细血管襻的表达明显增加，Ⅰ、Ⅲ型胶原在系膜区表达也明显增加，多数患者肾小管基底膜Ⅳ型胶原表达也增加。

电镜下主要为不同程度的系膜细胞和基质增生，在系膜区有较多的电子致密物沉积，有些致密物也可沉积于内皮下。近年报道，肾小球基底膜超微结构也有变化，10％左右的 IgA 肾病有基底膜变薄，究竟是合并薄基底膜病还是属于 IgA 肾病的继发改变尚不清楚。

四、临床表现

本病多见于年长儿童及青年，男女比为 2∶1，起病前多常有上呼吸道感染的诱因，也有由腹泻及泌尿生殖系统感染等诱发的报道。临床表现多样化，从仅有镜下血尿到肾病综合征，均可为起病时的表现，各临床表现型间也可在病程中相互转变，但在病程中其临床表现可相互转变。

80％的儿童 IgA 肾病以肉眼血尿为首发症状，北美及欧洲的发生率高于亚洲，常和上呼吸道感染有关（Berger 病）；与上呼吸道感染间隔很短时间（24～72 h），偶可数小时后即出现血尿。且多存在扁桃体肥大，扁桃体切除后多数患者肉眼血尿停止发作。

也有些患儿表现为血尿和蛋白尿，此时血尿既可为发作性肉眼血尿，也可为镜下血尿，蛋白尿多为轻-中度。

以肾病综合征为表现的 IgA 肾病占 15％～30％，"三高一低"表现突出，起病前也往往很少合并呼吸道感染。

亦有部分病例表现为肾炎综合征，除血尿外，还有高血压及肾功能不全。高血压好发于年龄偏大者，成人占 20％，儿童仅 5％。高血压是 IgA 肾病病情恶化的重要标志，多数伴有肾功能的迅速恶化。不足 5％的 IgA 肾病患者表现为急进性肾炎。

五、辅助检查

（一）免疫学检查

1/4～1/2 患者血 IgA 增高，主要是多聚体 IgA 的增多；1/5～2/3 的患儿血中可检出 IgA 循环免疫复合物和（或）IgG 循环免疫复合物；少数患者有抗"O"滴度升高；补体 C_3、C_4 多正常。IgA 型类风湿因子以及 IgA 型 ANCA 也时常为阳性，有人认为血中升高的 IgA-纤维结合蛋白复合物是 IgA 肾病的特征性改变，有较高诊断价值。

（二）免疫病理

肾脏免疫病理是确诊 IgA 肾病唯一关键的依据。有人进行皮肤免疫病理检查发现，20％～50％的患者皮肤毛细血管壁上有 IgA、C_3 及备解素的沉积，Bene 等报道皮肤活体组织检查的特异性和敏感性分别为 88％和 75％。

六、诊断与病理分级

（一）诊断

年长儿童反复发作性肉眼血尿并多有上呼吸道或肠道感染的诱因，应考虑本病；表现为单纯镜下血尿或肉眼血尿或伴中等度蛋白尿时，也应怀疑 IgA 肾病，争取尽早肾活体组织检查。以肾病综合征、急进性肾炎综合征和高血压伴肾功能不全为表现者也应考虑本病，确诊有赖肾活体组织检查。

（二）WHO对本病的病理分级

Ⅰ级：光镜大多数肾小球正常，少数部位有轻度系膜增生伴/不伴细胞增生。称微小改变，无小管和间质损害。

Ⅱ级：少于50％的肾小球有系膜增生，罕有硬化、粘连和小新月体，称轻微病变，无小管和间质损害。

Ⅲ级：局灶节段乃至弥漫性肾小球系膜增宽伴细胞增生，偶有粘连和小新月体，称局灶节段性肾小球肾炎。偶有局灶性间质水肿和轻度炎症细胞浸润。

Ⅳ级：全部肾小球示明显的弥漫性系膜增生和硬化，伴不规则分布的、不同程度的细胞增生，经常可见到荒废的肾小球。少于50％的肾小球有粘连和新月体。称弥漫性系膜增生性肾小球肾炎。有明显的小管萎缩和间质炎症。

Ⅴ级：与Ⅳ级相似但更严重，节段和（或）球性硬化、玻璃样变以及球囊粘连，50％以上的肾小球有新月体，称之为弥漫硬化性肾小球肾炎。小管和间质的损害较Ⅳ级更严重。

七、治疗

既往认为对本病尚无特异疗法，而且预后相对较好，因此治疗措施不是很积极。但近年来随着对本病的认识深入，有许多研究证明积极治疗可以明显改善预后。IgA肾病从病理变化到临床表现都有很大差异，预后也有很大区别，因此，治疗措施必须做到个体化。

（一）一般治疗

儿童最多见的临床类型是反复发作性的肉眼血尿，且大多有诱因如急性上呼吸道感染等，因此要积极控制感染，清除病灶，注意休息。短期抗生素治疗对于控制急性期症状也有一定作用。对于合并水肿、高血压的患儿，应相应给予利尿消肿，降低药物治疗，并采用低盐、低蛋白饮食。

（二）肾上腺皮质激素及免疫抑制剂

对于以肾病综合征或急进性肾炎综合征起病的患儿，应予以皮质激素及免疫抑制剂治疗。日本曾做全国范围多中心对照研究，采用泼尼松及免疫抑制治疗IgA肾病的患儿，其远期肾功能不全的比例要明显低于使用一般性治疗的患儿。

Kabayashi曾回顾性研究二组患者，一组为29例，蛋白尿＞2 g/d，泼尼松治疗1～3年，随访2～4年，结果表明早期的激素治疗（Ccr在70 mL/min以上时）对于稳定肾功能及延缓疾病进展有益。对另一组18例蛋白尿1～2 g/d的IgA肾病也采用皮质激素治疗，同时以42例使用双嘧达莫及吲哚美辛的IgA患者做对照，治疗组在稳定肾功能及降低蛋白尿方面明显优于对照组。

Lai等报道了一个前瞻性随机对照试验结果，17例患者每日服用泼尼松4个月，与17例对照组相比，平均观察38个月，两组内生肌酐清除率无显著差异，泼尼松治疗对轻微病变的肾病综合征患者，可明显提高缓解率，但有一定不良反应。这一研究提示泼尼松治疗对于IgA肾病是有益的。

有人报道一组对成人IgA肾病的对照研究以考察硫唑嘌呤和泼尼松的疗效。66例患者使用硫唑嘌呤和泼尼松，结果表明其在减慢IgA肾病进展方面，与48例未接受该治疗的对照组比较是有益的。

最近,Nagaoka 等报道一种新型免疫抑制剂——咪唑立宾,用于儿童 IgA 肾病治疗,该药安全、易耐受,可长期服用,并能显著减少蛋白尿和血尿程度,重复肾活体组织检查证实肾组织病变程度减轻。

有关应用环孢霉素的报道较少,Lai 等曾应用环孢素 A 进行了一个随机、单盲对照试验,治疗组及对照组各 12 例,患者蛋白尿>1.5 g/d,并有肌酐清除率减退[Ccr(77±6)mL/min],予环孢素 A 治疗 12 周,使血浆浓度水平控制在 50～100 ng/mL。结果显示蛋白排泄显著减少,同时伴随着血浆肌酐清除率提高,但这些变化在终止治疗后则消失。

总之,免疫抑制剂在治疗 IgA 肾病方面的功效仍有待评价。Woo 和 Wallker 分别观察了环磷酰胺、华法林、双嘧达莫及激素的联合治疗效果,结果与对照组相比,在治疗期间可以降低蛋白尿并稳定肾功能,但随访 2～5 年后,肾功能保护方面与对照组相比较无明显差异。

(三)免疫球蛋白

在一组开放的前瞻性的研究中,Rostoker 等人采用大剂量免疫球蛋白静脉注射,每日 1 次,每次 2 g/kg,连用 3 个月,然后改为 16.5%免疫球蛋白肌内注射,每次 0.35 mL/kg,每半月 1 次,连用 6 个月,结果发现,治疗后尿蛋白排泄率由 5.2 g/d 降至 2.2 g/d,血尿及白细胞尿消失,肾小球滤过率每月递减速率由-3.78 mL/min 减慢至 0。

(四)鱼油

IgA 肾病患者缺乏必需脂肪酸,而鱼油可补充必需脂肪酸,从而防止早期的肾小球损害。鱼油富含长链 ω-3-多聚不饱和脂肪酸、EPA 及 DHA,这些物质可代替花生四烯酸,作为脂氧化酶和环氧化酶的底物而发挥作用,改变膜流动性,降低血小板聚集。早在 1984 年 Hamazaki 收集 20 例 IgA 肾病患者做了初步研究,治疗组接受鱼油治疗 1 年,肾功能维持稳定,而未接受鱼油的对照组,则显示血浆肌酐清除率的降低。

1994 年 Donadio 进行了多中心的双盲随机对照试验。共收集 55 例患者,每日口服 12 g 鱼油为治疗组,51 例患者服橄榄油为对照组,所选病例中 68%的基础血肌酐值增高,初始观察终点是血肌酐上升>50%,结果为在治疗期间(2 年),鱼油组仅 6%的患者进展到观察终点,而对照组达 33%,每年血肌酐的增高速率在治疗组为 2652 nmol/L(0.03 mg/dL),对照组为 12376 nmol/L(0.14 mg/dL)。4 年后的终末期肾病发生率,对照组为 40%,治疗组则为 10%,结果有统计学显著意义,没有患者因不良反应而停止治疗。表明鱼油可减慢 GFR 的下降率。该学者在 1999 年又报道了上述病例远期随访结果,表明早期并持续使用鱼油可明显延缓高危 IgA 肾病患者的肾衰竭出现时间。

(五)其他

Copp 最近组织了一个为期 6 年的前瞻多中心双盲随机对照研究,以探讨长效服用贝那普利,0.2 mg/(kg·d),对中等程度蛋白尿、肾功能较好的儿童和青年 IgA 肾病患者的治疗功效,试验于 2004 年已完成。

以往有人采用苯妥英钠 5 mg/(kg·d)治疗 IgA 肾病,发现可降低血清中 IgA 及多聚 IgA 水平,且血尿发作次数减少,但循环免疫复合物未减低,且远期疗效不肯定,近年已很少使用。

中医中药治疗 IgA 肾病也有一定疗效,对于中等程度的蛋白尿,使用雷公藤多苷片 1 mg/(kg·d)治疗 3 个月,可获明显疗效。

(六)透析及肾移植

对终末期肾衰竭患者可行透析及移植治疗。

八、预后

成人 IgA 肾病 10 年后约 15% 进展到终末肾衰竭,20 年后升至 25%～30%。儿童 IgA 肾病预后好于成人,Yoshikawa 报道 20 年后 10% 进展到终末肾衰竭。影响预后的因素很多,重度蛋白尿、高血压、肾小球硬化及间质小管病变严重均是预后不良的指标;男性也易于进展;肉眼血尿与预后的关系尚存争议。据报道,IgA 肾病患者从肾功能正常起每年 GFR 的减低速度为 1～3 mL/min,而表现为肾病综合征的 IgA 肾病患者 GFR 递减率为 9 mL/min。合并高血压时,GFR 减低速度更是高达每年 12 mL/min,因此,控制血压和蛋白尿在 IgA 肾病治疗中至关重要。

(杨培培)

第三节　过敏性紫癜性肾炎

过敏性紫癜性肾炎(hypersensitive purpura nephritis)简称紫癜性肾炎,是指过敏性紫癜时肾实质的损害。过敏性紫癜性肾炎临床表现除有皮肤紫癜、关节肿痛、腹痛、便血外,肾脏受累主要表现为血尿和蛋白尿、部分重症患儿可引起肾功能受损。肾脏受累多发生于皮肤紫癜后数日至数周内。

一、临床表现

(1)皮疹:绝大多数患儿以皮疹为首发症状。过敏性紫癜特征性皮疹为出血性,对称分布,在下肢远端,踝膝关节周围密集,其次为臀部及上肢,也可发生于面部,躯干少见。

(2)关节症状:半数以上患儿可发生多发性,游走性关节肿痛,关节周围有皮疹者,肿痛更明显,受累关节活动受限,数日消退后无关节变形。

(3)消化道症状:常见的症状为腹痛,呈阵发性绞痛。可伴呕吐、血便、呕血,易误诊为急腹症。

(4)肾脏症状:血尿,蛋白尿。

(5)其他:水肿,高血压,氮质血症。

二、检查

肾活检,根据肾活检结果确诊。

三、治疗

(一)糖皮质激素

(1)目的:可以通过抑制炎症反应、抑制免疫反应、抑制醛固酮和血管升压素分泌,影响肾小球基底膜通透性等发挥利尿、消除尿蛋白的作用。

(2)方法:遵医嘱口服或静脉输液。

(3)不良反应:长时间服用激素容易出现肥胖、满月脸、多毛等不良反应,上述不良反应在合理停药后可自行消失。还会出现高血压、高血糖,骨质疏松,感染,诱发或加重溃疡,抑制儿童生长发育,白内障或青光眼,精神症状等。

(4)注意事项:按时按量用药,不可漏服或擅自停药。

(二)免疫抑制剂

(1)目的:发挥免疫抑制作用。

(2)方法:遵医嘱口服或静脉输液。

(3)不良反应:胃肠道反应(恶心、呕吐),肝功能损坏,肾毒性,高血压,脱发,骨髓抑制,出血性膀胱炎,感染等。

(4)注意事项:毒副作用大,遵医嘱按时按量用药。

四、注意事项

(1)合理搭配饮食,给予低盐低脂低优质蛋白,避免鱼虾蛋奶的饮食。多吃富含维生素 C、钙质、维生素 K 的食物,维生素 C 是保护血管和降低血管通透性的必要物质,如新鲜蔬菜、水果。

(2)尽可能避免接触各种可能致病的变应原。

(3)指导家长定期门诊复查尿常规,至少监测半年。

(4)患儿应保持生活规律,充分休息,避免过度疲劳,避免到人多的公共场所。注意防止感染。

(5)告知家长遵医嘱按时服药,避免服用对肾脏有毒的药物。尤其是激素,应遵医嘱逐渐减停,不可自行停药,防止病情复发。

(杨培培)

第四节　肾小管间质性肾炎

肾小管间质性肾炎(tubulointerstitial nephritis,TIN)是指主要累及肾小管和肾间质的炎症,而肾小球及血管受累相对不明显的一种疾病。虽早在 1898 年 Councilman 已有报道。但多年来它的意义特别是在急性或慢性肾衰竭中的意义很少受到重视。近年认识到它是引起小儿肾衰竭的重要原因;据估计成年人 TIN 占急性肾衰竭的 5%～15%,进入终末期肾衰竭中占 25%;小儿则分别为 5%和 6%～8%。此外因其临床表现常为非特异性,故极易漏诊。故一旦小儿出现无明确原因的肾功能不全时应想到本病;因急性 TIN 是可逆的,及时治疗可防治肾功能的恶化。临床上常分为急性和慢性两种。前者急起,可表现为急性肾衰竭、肾小管功能障碍及尿沉渣异常,组织学上以肾间质水肿和细胞浸润为主;慢性者常呈一不可逆过程,以间质纤维化和小管萎缩为特点。

一、病因与发病机制

(一)急性 TIN

在小儿由全身性感染和药物引起者为主。

1. 感染

可由病原体直接侵袭间质(肾盂肾炎)或间接(亦称反应性)机制引起。前者如细菌、钩端螺旋体、分枝杆菌、CMV病毒、Hanta病毒以及多瘤病毒等。后者如布氏杆菌、白喉棒状杆菌、A族溶血性链球菌、支原体及沙门菌;病毒如EB病毒、乙肝病毒、人类免疫缺陷病毒(HIV)、风疹以及麻疹病毒,也见于寄生虫(蛔虫、利什曼原虫及弓形虫属)感染。

2.药物

多种药物可通过过敏机制引起TIN,如抗癫痫药(卡马西平、苯巴比妥及苯妥英钠)、抗炎药(磺胺药)、止痛药(NSAID)、抗生素(尤其是β-内酰胺类,如头孢菌素和青霉素及其衍生物)及利尿剂等。某些药物还可在引起微小病变肾病综合征同时发生TIN(如氨苄西林、二苯基乙内酰脲、干扰素、锂、NSAID及利福平)。

3.免疫性疾病时的TIN

全身性免疫性疾病时可同时有肾小球和肾小管间质受累。儿科最突出的是系统性红斑狼疮,在13%～67%的狼疮患者中肾小管可见免疫复合物沉着,而且TIN是狼疮肾进展和影响预后的重要因素。此外TIN也偶见于原发性或梅毒引起的膜性肾病。另有学者报道IgA肾病中37%肾小管有免疫复合物沉积,且此类患者肾功能恶化之概率亦高。全身性免疫性紊乱时也可仅间质及小管受累,如肾移植时的排异反应,另一为TINU综合征,即小管间质性肾炎伴眼色素膜炎。此征1975年始被报道,患者有急性TIN和眼色素膜炎和骨髓肉芽肿,表现有虚弱、厌食、发热、体重下降及多尿。眼部有流泪、眼痛及眼色素膜炎。实验室检查有血沉快,血IgG增高,血浆总蛋白水平增高(>80 g/L),氮质血症,贫血,尿中有白细胞,蛋白尿,糖尿,间质性肾炎改变可自发缓解或应用皮质激素后完全缓解,但眼色素膜炎常易复发。

(二)慢性TIN

可有多种原因,且任何未经控制的急性者也可进入慢性。在小儿时期最多见于各种尿路梗阻(UTO)和重度的膀胱输尿管反流(VUR)。尤其<5岁且伴有反复尿路感染者。其次为结石、外来肿物压迫及外科手术所致梗阻。遗传性疾病也可造成慢性TIN,如髓质囊性病、多囊肾(AD,AR)、家族性幼年肾单位肾结核以及髓质海绵肾等。在小儿时期慢性TIN还可由代谢病引起:①胱氨酸病。②草酸盐过度产生或小肠过度吸收,造成肾排出草酸盐增多,则肾小管内草酸钙结晶沉积,受累小管萎缩,周围炎症细胞浸润和纤维化。病损先见于近曲小管(该处分泌草酸盐),但严重处常见于髓质(该处管内浓度高),且此类患者之草酸钙结石则由于梗阻更加重TIN。③高钙血症,任何原因致高血钙则首先可见髓质小管上皮细胞局灶退变和坏死,后因受累小管萎缩和梗阻致近端小管扩张。其后肾小管基膜钙化及其周围间质浸润增生。受损处的钙沉着可致肾钙化。④钾不足,严重钾不足时主要为近曲小管受累(上皮空泡变性)。动物试验证实持久的低钾可致肾间质纤维化和瘢痕。⑤尿酸盐,尿酸负荷致肾受损,不定形尿酸盐结晶沉于肾间质引起周围巨噬细胞反应,与此同时,在小管及集合管中也有其结晶,最终导致间质纤维化、小管扩张及萎缩,此种损害只发生于血尿酸持续在$595\sim773$ μmol/L($10\sim13$ mg/dL)时。

二、病理

急性者主要是肾间质细胞浸润(以淋巴细胞为主,但也可有单核巨噬细胞、嗜酸性粒细胞以及浆细胞和成纤维细胞),水肿和肾小管细胞变平、萎缩、退行性病变及刷状缘消失。电镜下有线粒体损伤、胞浆空泡变性及粗面内质网扩张。免疫荧光检查,一般Ig和补体阴性,但由红斑狼疮、梅毒和乙肝病毒感染引起者可见免疫复合物沉积。

慢性者特点是间质纤维化和小管萎缩，并也常见肾小球硬化、萎缩及肾小球周围纤维化。

三、临床表现

急性者病情轻重悬殊，此与病因及肾间质受损程度和部位有关。可表现为急性肾衰竭及肾小管功能障碍，偶见肾病综合征。起病时乏力、厌食、体重下降、腹痛、头痛、苍白及呕吐。由感染引起者有发热，发生于感染初几日，而很少在 12 d 后(此与感染致肾小球损害者不一)；由药物过敏引起者有发热(30%～100%)、皮疹(30%～50%)及嗜酸性粒细胞增多三大症状，此外，还有关节疼(15%～20%)。由本症导致的急性肾衰竭中 30%～40% 为非少尿型。

慢性者潜隐起病，直至病程后期也常无明显临床症状。患者可有多饮多尿，夜尿，体重下降，乏力。高血压常为后期表现，一般无水肿。疾病后期表现慢性肾衰竭，伴显著高血压，高血压眼底改变及左心室肥厚，此时常难以区别原发病为肾小球疾病或间质炎症改变。因此时病理上多兼有肾小球硬化和间质纤维化。

四、辅助检查

(一)尿液检查

急性者最常见为蛋白尿和镜下血尿。由肾小管损伤所致蛋白尿一般为轻至中度($<$ 1 g/24 h)，其中 β_2-微球蛋白和其他小分子量蛋白约占 50%。由药物引起者多有镜下血尿，偶见红细胞管型。尿沉渣瑞氏染色可检见嗜酸性粒细胞，此对本病诊断有助；正常时尿中无嗜酸性粒细胞，当其占尿白细胞中 1%～5%，即有诊断意义，由药物引起之急性 TIN 患者中 50%～90% 为阳性。当近端小管功能障碍时有糖尿、磷尿、氨基酸尿和重碳酸盐尿。药物引起者可仅为糖尿。此外检测磷酸盐重吸收($<$80% 为异常)和尿钠排泄分数($>$3% 为异常)可证实近端小管受损。远端小管受累可致重碳酸盐尿及肾小管酸中毒，但最常见的是尿浓缩功能减退。慢性 TIN 也可有上述尿异常，但以失盐和尿浓缩功能减退为最常见。病程后期尿呈等张，比重固定在 1.015，尿渗透压$<$300 mOsm/L。

(二)血常规

患者常见贫血，血白细胞增多，由药物引起者 60%～100% 有嗜酸性粒细胞增多；还常伴血中 IgE 增高(50% 病例)。急性 TIN 常见高钾高氯性代谢性酸中毒，此由远端小管功能障碍所致；近端小管障碍则高氯性酸中毒、低磷血症和低尿酸血症，高氯性代谢性酸中毒为诊断急性 TIN 的重要线索，并有助于区别由急性肾小管坏死或急进性肾炎所致的急性肾衰竭。

五、鉴别诊断

急性 TIN 应与急性肾小球肾炎、急性肾小管坏死(ATN)和血管炎区别。AGN 多同时有水肿及血压高等表现。当患者有用药史，发生急性肾衰竭时应区别 ATN 和 TIN。注意 TIN 可能有发热、皮疹及关节痛等变态反应的表现，血中 IgE 增高，嗜酸性粒细胞增多，高氯性(阴离子间隙正常)代谢性酸中毒，此外尿/血浆渗透压比例高，尿钠水平低，也助于区别 ATN。[67] 镓(^{67}Ga)扫描发现肾摄取增加提示非特异间质炎症反应。此外本病停药后 90% 以上肾功能可改善，确诊尚依赖于肾活体组织检查。

对有造成 TIN 的病因存在、发生肾功能减退及肾小管功能障碍者应疑及本症，确诊依赖肾活体组织检查。

六、治疗

(一)恰当的治疗涉及各种病因

考虑与药物有关应停用并且注意勿用与原药有交叉反应者,如有报告发现由甲氧苯青霉素引起者,当换用萘夫西林或头孢噻吩而再次发生 ATN 者。由感染导致者应治疗感染,小儿由 UTO 或 VUR 引起者易反复感染和进行性肾损害,故应考虑给予外科手术矫正。

(二)支持治疗

支持治疗包括纠正水、电解质紊乱,必要时进行透析。

(三)有关激素和(或)细胞毒性药物之应用

因缺乏前瞻对照研究,目前未获结论。有些报道用于药物引起或特发性者有益。在一项回顾性研究中,应用泼尼松 4～6 周者,其 ARF 恢复时间虽与未用者相似,但 8 周时治疗组血肌酐水平较对照组为低。目前一般看法是开始一般治疗后肾功能不见好转或继续恶化者及少尿型急性肾衰竭时给予泼尼松,小儿患者的效应较快,并常可于 2～4 周内迅速减量。

(杨培培)

第五节　尿路感染

尿路感染(urinary tract infection,UTI)是由细菌直接侵入尿路而引起的炎症。感染可累及上、下泌尿道,因其定位困难,故统称为 UTI。UTI 是小儿常见的感染性疾病,1999 年国际质量控制委员会(CQI)及泌尿系感染分会报道:<1 岁女孩 UTI 发病率为 6.5%,男孩为 3.3%;1～2 岁女孩为 8.1%,男孩为 1.9%。UTI 的重要性在于它与泌尿系畸形特别是膀胱输尿管反流(VUR)密切相关,并且易反复,导致肾瘢痕形成,这些因素可能导致成人后发生高血压和终末期肾衰竭。因此,要及时诊断和治疗所有的 UTI 患儿,寻找其潜在的畸形,预防复发及肾瘢痕形成,改善预后。

一、病因与发病机制

(一)致病菌

80%～90%小儿首次 UTI 是由大肠杆菌引起,大肠杆菌具有坚硬的细胞壁,可抵御血清的杀菌作用、吞噬细胞的吞噬及高渗尿的破坏,它的 P 伞状细菌黏附在尿路上皮细胞表面的受体上,并释放脂多糖内毒素,引起宿主炎症或败血症反应。因此,大肠杆菌极易引起 UTI。

其次有肺炎克雷伯菌、变形杆菌及腐生葡萄球菌。其他可有肠球菌、假单孢菌、金黄色葡萄球菌、表皮葡萄球菌、流感嗜血杆菌和 B 组链球菌。

(二)感染途径

(1)上行感染最多见。

(2)血行感染多发生在新生儿及小婴儿。

(3)少数由淋巴路及邻近器官或组织直接波及。

(4)尿路器械检查。

(三)易感因素

(1)生理特点:因婴儿使用尿布,尿道口常受粪便污染,加之女婴尿道口短、男婴包皮,更易患上行感染。

(2)母亲对婴儿的影响:母亲妊娠期菌尿者婴儿患 UTI 机会增加 4 倍;另外,缺乏母乳喂养的婴儿,UTI 危险性增加。

(3)抗生素治疗破坏尿道周围良性共生体:正常情况下,尿道周围寄生着需氧及厌氧菌,它是抵抗致病菌进入的防御屏障之一。抗生素治疗使正常菌群紊乱,革兰氏阴性菌特别是有毒力的大肠杆菌占优势,导致细菌侵入,引起感染。

(4)尿路上皮细胞伞形受体的密度:此受体密度增加,大肠杆菌黏附力增强,易患 UTI。

(5)尿路分泌型 IgA 浓度:其浓度减低,提示局部免疫功能低下。

(6)膀胱防御机制:来源于患儿自身肠道菌丛的致病菌,首先生长在尿道周围,然后上行至膀胱。正常情况下,机体通过膀胱规律的排空以清除任何存在的细菌及自身的免疫防御功能(膀胱壁的抗菌能力正常时,细菌附着在膀胱壁后,15 min 内即被杀死,其确切机制不清)阻止细菌的侵入。然而,当存在不完全排空,如排空功能紊乱、神经性膀胱和 VUR 等时,出现残存尿,使细菌不能被冲刷走。

细菌毒素促进粒细胞的趋化性和活性,使其释放氧自由基和溶酶体产物,引起组织损伤和死亡,随后纤维和瘢痕代之。

(四)肾瘢痕形成的高危因素

(1)反复发作的 UTI。

(2)UTI 延误诊断和治疗。

(3)年龄幼小。

(4)梗阻性尿路疾病。

(5)膀胱输尿管反流(VUR)和肾内反流。

(6)膀胱排空功能紊乱。

(7)宿主因素:肾瘢痕与血管紧张素转换酶(ACE)基因多态性有关,ACE 使血管紧张素 I 转换为血管紧张素 II,后者通过引起局部血管收缩、刺激转化生长因子(TGFβ)产生和刺激胶原合成引起间质纤维化和肾小球硬化。Ozen 等报道 DD 基因型的个体,ACE 活性增强,肾瘢痕的危险增高 4.9 倍。用 ACE 抑制剂或血管紧张素 II 受体阻滞剂氯沙坦治疗慢性肾脏疾病,能降低 TGFβ mRNA 的表达,减少间质和肾小球纤维化。

二、临床表现

(一)急性尿路感染

病程 6 个月以内,不同年龄患儿的症状不同。

(1)新生儿期:多以全身症状为主,如发热、吃奶差、苍白、呕吐、腹泻、腹胀等非特异性表现。还可有生长发育停滞、体重增长缓慢,甚至抽搐、嗜睡、黄疸等。一般局部泌尿系症状不明显,因此要提高警惕,对原因不明的发热应及早作尿常规及血、尿培养以明确诊断。

(2)婴幼儿期:仍以全身症状为主,如发热、反复腹泻等。尿频、尿急、尿痛等尿路症状随年龄增长逐渐明显,排尿时哭闹、尿频或有顽固性尿布疹应想到该病。

(3)儿童期:下尿路感染时多仅表现为尿频、尿急、尿痛等尿路刺激症状,有时可有终末血尿及遗尿,而全身症状多不明显。但上尿路感染时全身症状多较明显,表现为发热、寒战、全身不适,可伴腰痛及肾区叩击痛,可同时伴有排尿刺激症状,部分患儿可有血尿,但蛋白尿和水肿多不明显,一般不影响肾功能。

(二)慢性尿路感染

病程 6 个月以上,病情迁延者。症状轻重不等,可从无明显症状直至肾衰竭(首先出现浓缩功能受损)。反复发作者可表现为间歇性发热、腰酸、乏力、消瘦、进行性贫血等。局部尿路刺激症状可无或间歇出现,脓尿及细菌尿可有或不明显。患儿多合并尿反流或先天性尿路结构异常,如能早期矫治可减少肾损害。

三、实验室及辅助检查

(一)尿标本收集方法及尿培养

诊断 UTI 必须是尿细菌培养阳性。在幼儿,尿培养结果的评价有赖于尿采集方法的正确。

(1)耻骨上膀胱穿刺法:是诊断 UTI 的金标准,只要有细菌生长即确诊。

(2)插管尿培养:如用 1 000 菌落数/mL 作为诊断标准,敏感性是 95%,特异性是 99%,这是一个可接受的替代耻骨上膀胱穿刺的方法。然而,在未做包皮环切的男孩中,仍有污染的机会,而且有引起感染的危险。

(3)清洁中段尿培养方法:该方法简便易行,是目前最常用的留尿方法,诊断标准是 $>10^5$ 菌落数/mL。有些作者认为对男孩的诊断标准应为 10^4 菌落数/mL。近年研究表明,婴儿尿菌落计数较低,在 366 名由耻骨上膀胱穿刺诊断的 UTI 婴儿中,20% 用清洁中段尿培养方法菌落计数低于 10^5/mL。

(4)尿袋收集尿的方法:简便无创,当菌落计数 $<10^4$/mL 时,可除外 UTI。但此法可靠性欠佳,假阳性率较高,特异性仅为 14%~84%。

(二)其他辅助检查

(1)镜检尿白细胞:清洁中段尿沉渣中白细胞 >5/HP 应考虑可能为 UTI,如白细胞成堆或见白细胞管型及蛋白尿则诊断价值更大,后二者更说明肾脏受累。但仅检出白细胞尚不足以诊断 UTI,其敏感性为 67%,特异性为 79%。

(2)尿白细胞酯酶:尿试纸条对中性粒细胞酯酶活性的不同反应可证明尿中白细胞的存在。其敏感性为 83%,特异性为 79%。

(3)亚硝酸盐还原试验:利用了绝大多数尿致病菌能使硝酸盐变为亚硝酸盐这一特性设计的尿试纸条。其敏感性为 53%,但特异性高达 98%。

(4)沉渣涂片镜检细菌:用一滴混匀的新鲜尿,置玻片上烘干,革兰氏染色后,若油镜下每个视野都能找到一个以上细菌,表明尿中细菌在 10 万/mL 以上。其敏感性为 81%,特异性为 83%。

上述各种试验均有假阳性及假阴性,然而,如果将这些试验联合应用,且任何一种阳性结果均作为阳性,则敏感性接近 100%,特异性是 70%。提示:这些方法能检出所有的 UTI 病例,但仍需要通过尿培养来确定诊断。

(三)小儿首次 UTI 后随访检查

其目的是发现泌尿道潜在的解剖异常,检出 VUR,评价每个肾脏的功能和瘢痕程度、检出膀胱功能紊乱。每一个实验的选择,有赖于它检出异常的敏感性、创伤的程度和照射剂量。通常,应联合应用,检出所有可能的异常。

(1)超声(USG):最适用于检查解剖异常和肾脏大小。

(2)二巯基琥珀酸扫描(DMSA):对肾瘢痕最敏感,并能检出不同的肾功能。

(3)静脉尿路造影(IVU):可评价肾脏大小、瘢痕和肾功能,但它较少应用,因为婴儿得到清晰的显像是困难的。

(4)排泄性膀胱尿道造影(MCU):可检出尿道和膀胱的解剖异常、VUR 和严重程度分级。

(5)膀胱功能紊乱用正规尿路动力学研究显示最佳。

UTI 后:对于 1 岁以下婴儿和所有反复 UTI 的小儿、伴有临床或实验室或 USG 异常发现的病例,提议做全面检查,即应做 USG+MCU+DMSA。对于超过 5 岁或 7 岁的年长儿,除了无创性的 USG 和肾、输尿管、膀胱 X 线平片外,可不做其他检查。但对于 1~5 岁小儿的检查项目存在争议。

四、诊断

典型病例根据临床症状和实验室检查诊断多不难,凡符合下列条件者可确诊。

(1)中段尿培养菌落计数>10^5 菌落数/mL。

(2)离心尿沉渣白细胞>5 个/HP,或有尿路感染症状。

具备 1、2 两条可确诊,如无第 2 条,应再做菌落计数,仍>10^5 菌落数/mL,且两次细菌相同者可确诊。

(3)耻骨上膀胱穿刺,只要有细菌生长即确诊。

(4)离心尿沉渣涂片进行革兰氏染色找细菌,细菌>1 个/HP,结合临床症状,亦可确诊。

(5)尿菌落计数在 10^4~10^5 之间为可疑,应复查。

五、鉴别诊断

(一)肾小球肾炎

急性肾炎初期可有轻微尿路刺激症状,尿常规检查中红细胞增多,有少数白细胞,但多有管型及蛋白尿,且多伴浮肿、高血压及尿培养阴性有助鉴别。

(二)肾结核

多见于年长儿,有结核病接触史及结核菌感染中毒症状,结核菌素试验阳性。如病变累及膀胱,可出现血尿、脓尿及尿路刺激症状,尿液中可查到结核分枝杆菌,静脉肾盂造影可见肾盂肾盏破坏性病变。

(三)高钙尿症

可表现有尿频、脓尿等,但尿钙/尿肌酐>0.20、24 h 尿钙>4 mg/kg 及尿培养阴性有助鉴别。

六、治疗

治疗原则:积极控制感染,防止复发,去除诱因,纠正先天或后天尿路结构异常,防止肾瘢痕形成。

(一)一般治疗

急性感染时应卧床休息,多饮水,勤排尿,缩短细菌在膀胱内停留时间,女孩应注意外阴部清洁,积极治疗蛲虫病。

(二)抗生素治疗

早期积极应用抗菌药物治疗。

(1)磺胺类药物:对大多数大肠杆菌有较强的抑菌作用,尿中溶解度高,不易产生耐药性,价格便宜,故常作为初次感染的首选药物,如磺胺甲噁唑,多与增效剂甲氧苄啶联合应用,即复方新诺明,剂量 50 mg/(kg·d),分 2 次口服,疗程 1~2 周。注意多饮水防止尿中形成结晶,肾功能不全时慎用。

(2)吡哌酸:尿中排出率高,对大肠杆菌引起的尿路感染疗效好。剂量 30~50 mg/(kg·d),分 3~4 次口服。不良反应少,可有轻度胃肠道反应,幼儿慎用。

(3)呋喃坦啶:抑菌范围广,对大肠杆菌效果显著,不易产生耐药性。剂量 8~10 mg/(kg·d),分 3 次口服,易致胃肠反应,宜饭后服用。

(4)诺氟沙星:喹诺酮类广谱抗生素,对革兰氏阴性、阳性菌均有较强的抗菌作用。剂量 5~10 mg/(kg·d),分 3~4 次口服。长期应用可致菌群失调,一般不用于幼儿。

(5)氨苄西林、阿莫西林、头孢类抗生素:均有较好的抗菌作用,常用于尿路感染的治疗。

(6)氨基糖苷类抗生素:因其肾毒性较大,且对听力也有不良影响,使用时应慎重。

急性感染如所选药物对细菌敏感,一般 10 d 疗程可使绝大多数患儿感染得到控制,如不伴发热者 5 d 疗程可能已足够,然后定期随访 1 年左右。因多数再发者是再次感染所致,因此,不主张对所有患儿均采用长程疗法。具体建议如下:①不经常再发者,再发后按急性处理;②反复再发者,急性症状控制后可用复方磺胺甲噁唑、呋喃坦啶、吡哌酸或诺氟沙星中的一种小剂量(治疗量的 1/3~1/4)每晚睡前服用 1 次,疗程可持续 3~4 个月;③对反复多次感染或肾实质已有不同损害者,疗程可延长至 1~2 年。为防止耐药菌株产生,可联合用药或轮替用药,即每种药物使用 2~3 周后轮换。

(三)积极治疗

尿路结构异常如膀胱输尿管反流。

(四)积极预防

肾瘢痕形成及进展

(1)及时诊断和治疗 UTI,并给予适当的抗生素疗程,防止其反复。

(2)重视小儿首次 UTI 后的实验室检查,及时发现泌尿道的异常,如 VUR 和膀胱功能紊乱等。

(3)预防性抗生素应用:对于小于 5 岁伴有 VUR、反复 UTI 或需要尿道器械检查的小儿,应给予预防性抗生素治疗。

(杨培培)

第十章　小儿神经系统疾病

第一节　化脓性脑膜炎

化脓性脑膜炎（purulent meningitis）简称"化脑"，亦称细菌性脑膜炎（bacterial meningitis），是小儿尤其婴幼儿常见的细菌引起的中枢神经系统化脓性感染性疾病。2岁以内发病者约占75%，发病高峰年龄是6～12个月。冬、春季节是化脑的好发季节。化脑的临床表现以急性发热、惊厥、意识障碍、颅内压增高、脑膜刺激征以及脑脊液脓性改变为特征。随着诊断治疗水平的不断发展，本病预后已有明显改善，但病死率仍在5%～15%，约1/3幸存者遗留各种神经系统后遗症，6个月以内婴儿如患本病，则预后更为严重。

一、病因与发病机制

（一）致病菌

许多化脓菌都能引起本病。但2/3以上患儿是由脑膜炎球菌、肺炎链球菌和流感嗜血杆菌三种细菌引起的。2个月以下婴幼儿、新生儿以及原发性或继发性免疫缺陷病者，易患肠道革兰氏阴性杆菌脑膜炎和金黄色葡萄球菌脑膜炎，前者以大肠杆菌最多见，其次如变形杆菌、铜绿假单胞菌或产气杆菌等。与国外不同，我国很少发生B族溶血性链球菌颅内感染。

（二）感染途径

致病菌可通过多种途径侵入脑膜。

1. 最常见的途径是通过血流

多数化脑是体内感染灶（如上呼吸道、皮肤、胃肠道黏膜或脐部）的致病菌通过血行播散至脑膜，即菌血症抵达脑膜微血管。当小儿免疫防御功能降低时，细菌穿过血-脑屏障到达脑膜。

2. 邻近组织器官感染

少数化脑可由邻近组织的感染扩散引起，如中耳炎、乳突炎、鼻窦炎、头面部软组织感染等，炎症扩散，波及脑膜。

3. 与颅腔存在直接通道

如颅骨骨折、皮肤窦道或脑脊髓膜膨出继发感染，细菌可由此直接进入蛛网膜下隙。

（三）机体的免疫与解剖缺陷

小儿机体的免疫力低下，血-脑屏障功能差，特别是婴幼儿，化脑的发病率高。如患有原发性或继发性免疫缺陷病，更易感染，甚至患少见致病菌或条件致病菌引起的化脑。

二、病理

在细菌毒素和多种炎症相关细胞因子作用下，形成以软脑膜、蛛网膜和表层脑组织为主的炎症反应,表现为广泛性血管充血、大量中性粒细胞浸润和纤维蛋白渗出,伴有弥漫性血管源性和细胞毒性脑水肿。在早期或轻型病例中,炎性渗出物主要在大脑顶部表面,逐渐蔓延至大脑基底部和脊髓表面。病情严重者,动静脉均可受累,血管周围及内膜下有中性粒细胞浸润,可引起血管痉挛、血管炎、血管阻塞、坏死和脑梗死。炎症引起的脑水肿和脑脊液循环障碍可使颅内压迅速增高,甚至出现脑疝。

三、临床表现

90%的化脑患者为5岁以下小儿,1岁以下是患病高峰期。流感嗜血杆菌化脑较集中在3个月～3岁小儿。一年四季均有发生,但肺炎链球菌化脑冬春季多见,而脑膜炎球菌化脑和流感嗜血杆菌化脑分别以春、秋季发病多。大多急性起病。

(一)前驱症状

多数患儿起病较急,发病前有数日的上呼吸道或胃肠道感染病史。暴发型流行性脑脊髓膜炎则起病急骤,可迅速出现休克、皮肤出血点或瘀斑、弥散性血管内凝血及中枢神经功能障碍。

(二)典型临床表现

1.感染中毒及急性脑功能障碍症状

包括发热、烦躁不安和进行性加重的意识障碍。随病情加重,患儿逐渐从意识模糊、嗜睡、昏睡、浅昏迷到深昏迷。30%以上患儿有反复的全身或局限性惊厥发作。脑膜炎双球菌感染患儿易有瘀斑、瘀点和休克。

2.颅内压增高表现

包括头痛、呕吐,婴儿则有前囟饱满与张力增高、头围增大等。合并脑疝时则有呼吸不规则、意识障碍突然加重或瞳孔不等大等征兆。

3.脑膜刺激征

以颈项强直最常见,其他如Kernig征和Brudzinski征阳性。

(三)年龄小于3个月的幼婴和新生儿化脑表现多不典型

主要差异在:①体温可高可低,或不发热,甚至体温不升。②颅内压增高表现可不明显。幼婴不会诉头痛,可能仅有吐奶、尖叫或颅缝裂开。③惊厥可不典型,可仅见面部、肢体局灶或多灶性抽动,局部或全身性肌阵挛或各种不显性发作。④脑膜刺激征不明显。与婴儿肌肉不发达、肌力弱和反应低下有关。

四、辅助检查

(一)脑脊液检查

脑脊液检查是确诊本病的重要依据。典型病例表现为压力增高,外观浑浊似米汤样,白细胞总数显著增多,$\geq 1\,000 \times 10^6/L$,但有20%的病例可能在$250 \times 10^6/L$以下,分类中性粒细胞为主。糖含量常有明显降低,蛋白显著增高。确认致病菌对明确诊断和指导治疗均有重要意义,涂片革兰氏染色检查致病菌,简便易行,检出阳性率甚至较细菌培养高。细菌培养阳性者应送药物敏感试验。多种免疫学方法可检测出脑脊液中致病菌的特异性抗原,对涂片和细菌培养未能检测到致病菌的患者诊断有参考价值。

(二)影像学检查

化脓性脑膜炎的临床影像学往往没有异常表现,可见硬膜下积液。在磁共振成像(MRI)检查时,T_1WI 上信号高于脑积液,在 T_2WI 为高信号。MRI 增强扫描时可有强化。常常表现为并发症的影像学改变。常见的并发症如下:①脑积水。②脑室炎。③静脉窦血栓形成。④静脉性脑梗死。⑤动脉周围炎。⑥硬膜下积液,婴儿化脓性脑膜炎,尤其是嗜血杆菌感染时常发生。积液与脑积液呈等信号,常发生在额、颞部,增强后有强化效应。⑦脑脓肿,化脓性感染治疗失败时,病变液化,周围有肉芽组织及纤维包膜,最后形成脓肿。

通常脑脓肿形成有四期:①早期脑膜炎,有炎性细胞浸润及坏死组织,没有包膜,白质病变周围有广泛水肿;②晚期脑膜炎,坏死区较局限,有早期包膜,坏死区周围有血管增生,伴有分泌物,少量胶原纤维在形成;③在脓肿坏死中心的周围有更多胶原纤维,形成脓肿壁,病变比②期更为局限;④胶原纤维包膜更趋完整,包膜更厚,周围炎性浸润减少,水肿及占位效应减轻。

在 CT 平扫时,脓肿区为低密度,包膜为环形高密度。增强后呈环形强化,脓肿壁围绕在低密度的炎性组织周围,强化的环很薄(<5.0 cm),多位于灰、白质交界处,后两期的脓肿壁较清楚。

(三)其他

1.血培养

对所有疑似化脑的病例均应做血培养,以帮助寻找致病菌。

2.皮肤瘀斑、瘀点

是发现脑膜炎双球菌重要而简便的方法。

3.外周血象

白细胞总数大多明显增高,中性粒细胞为主。但在感染严重或不规则治疗者中,可能出现白细胞总数的减少。

五、并发症和后遗症

(一)硬脑膜下积液

15%～45%的化脑并发硬脑膜下积液,若加上无症状者,其发生率可高达 85%～90%。本症主要发生在 1 岁以下婴儿。凡经化脑有效治疗 48～72 h 后,体温不退、意识障碍、惊厥或颅内压增高等脑症状无好转,甚至进行性加重者,首先应怀疑本症可能性。头颅透光检查和CT 扫描可协助诊断,但最后确诊,仍依赖硬膜下穿刺放出积液,同时也达到治疗目的。脑积液应送常规和细菌学检查。正常婴儿硬脑膜下积液量不超过 2 mL,蛋白定量小于 0.4 g/L。

发生硬脑膜下积液的机制尚不完全明确,推测原因:①脑膜炎症时,血管通透性增加,血浆成分渗出,进入潜在的硬脑膜下腔;②脑膜及脑的表层小静脉,尤其穿过硬膜下腔的桥静脉发生炎性栓塞,导致渗出和出血,局部渗透压增高,水分进入硬膜下腔形成硬膜下积液。

(二)脑室管膜炎

主要发生在治疗被延误的婴儿。患儿在强力抗生素治疗下仍发热不退、惊厥、意识障碍不改善、颈项强直进行性加重的甚至角弓反张,脑脊液始终无法正常化以及 CT 见脑室扩大时,需考虑本症。确诊依赖侧脑室穿刺,取脑室内脑脊液检查,显示异常。治疗大多困难,病死率和致残率高。

(三)抗利尿激素异常分泌综合征

炎症刺激垂体后叶致抗利尿激素过量分泌,引起低钠血症和血浆低渗透压,可能加剧脑水肿,致惊厥和意识障碍加重,或直接因低钠血症引起惊厥发作。

(四)脑积水

炎症渗出物粘连堵塞脑室内脑脊液流出通道,如导水管、第Ⅳ脑室侧孔或正中孔等狭窄处,引起非交通性脑积水;也可因炎症破坏蛛网膜颗粒,或颅内静脉窦栓塞致脑脊液重吸收障碍,造成交通性脑积水。发生脑积水后,患儿出现烦躁不安、嗜睡、呕吐、惊厥发作、头颅进行性增大、骨缝分离、前囟扩大饱满、头颅破壶音和头皮静脉扩张。至疾病晚期,持续的颅内高压使大脑皮质退行性萎缩,患儿出现进行性智力减退和其他神经功能倒退。

(五)各种神经功能障碍

由于炎症波及耳蜗迷路,$10\%\sim30\%$的患儿并发神经性耳聋。其他表现有智力低下、癫痫、视力障碍和行为异常等。

六、诊断与鉴别诊断

(一)诊断

早期诊断是保证患儿获得早期治疗的前提。凡急性发热起病,并伴有反复惊厥、意识障碍或颅内压增高表现的婴幼儿,均应注意本病可能性,应进一步依靠脑脊液检测确定诊断。然而,对有明显颅内压增高者,最好先适当降低颅内压后再行腰椎穿刺(lumbar puncture,LP)以防腰穿后脑疝的发生。

婴幼儿和不规则治疗者临床表现常不典型,后者的脑脊液改变也可不明显,病原学检查往往阴性,诊断时应仔细询问病史和详细体格检查,结合脑脊液中病原的特异性免疫学检查及治疗后病情转变,综合分析后确定诊断。

(二)鉴别诊断

除化脓菌外,结核分枝杆菌、病毒、真菌等皆可引起脑膜炎,并出现与化脑某些相似的临床表现,需注意鉴别。脑脊液检查,尤其病原学检查是鉴别诊断的关键。

1. 结核性脑膜炎

需与不规则治疗的化脑鉴别。呈亚急性起病,不规则发热 $1\sim2$ 周才出现脑膜刺激征、惊厥或意识障碍等表现,或于昏迷前先有肢体麻痹;具有结核病接触史,PPD 转阳或肺部等其他部位有结核病灶者支持结核诊断;脑脊液外观呈毛玻璃样,白细胞数多低于 $500\times10^9/L$,分类以淋巴细胞为主,薄膜涂片抗酸染色和结核菌培养可帮助诊断。

2. 病毒性脑膜炎

临床表现与化脑相似,感染中毒及神经系统症状均比化脑轻,病程自限,大多不超过 2 周。脑脊液清亮,分类以淋巴细胞为主,糖含量正常。脑脊液中特异性抗体和病毒分离有助于诊断。

3. 隐球菌性脑膜炎

临床表现和脑脊液改变与结核性脑膜炎相似,但病情进展可能更缓慢,头痛等颅内压增高表现更持续和严重。诊断有赖于脑脊液涂片墨汁染色和细菌培养找到致病真菌。

七、治疗

(一)抗生素治疗

1.用药原则

化脑预后严重,应力求用药 24 h 内杀灭脑脊液中致病菌,故应选择对病原菌敏感,且能较高浓度透过血-脑屏障的药物。急性期要静脉用药,做到用药早、剂量足和疗程够。

2.药物选择

(1)病原菌明确前的抗生素选择。包括诊断初步确定但致病菌尚未明确或院外不规则治疗者。治疗应选用对肺炎链球菌、脑膜炎球菌和流感嗜血杆菌三种常见致病菌皆有效的抗生素。目前主要选择能快速在患者脑脊液中达到有效灭菌浓度的第三代头孢菌素,包括头孢噻肟 200 mg/(kg·d),或头孢曲松 100 mg/(kg·d),疗效不理想时可联合使用万古霉素,40 mg/(kg·d)。对 β 内酰胺类药物过敏的患儿,可改用氯霉素 100 mg/(kg·d)。

(2)病原菌明确后的抗生素选择。①肺炎链球菌:由于当前半数以上的肺炎链球菌对青霉素耐药,故应继续按上述病原菌未明确方案选药。仅当药敏试验提示致病菌对青霉素敏感时,可改用青霉素 20 万~40 万 U/(kg·d)。②脑膜炎球菌:与肺炎链球菌不同,目前该菌大多数对青霉素依然敏感,故首先选用,剂量同前。少数耐青霉素者需选用上述第三代头孢菌素。③流感嗜血杆菌:对敏感菌株可换用氨苄西林 200 mg/(kg·d)。耐药者使用上述第三代头孢菌素或氯霉素。致病菌为金黄色葡萄球菌者应参照药敏试验选用萘夫西林、万古霉素或利福平等。革兰氏阴性杆菌感染者除多考虑上述第三代头孢菌素外,可加用氨苄西林或氯霉素。

3.抗生素疗程

对肺炎链球菌脑膜炎和流感嗜血杆菌脑膜炎,其抗生素疗程应是静脉滴注有效抗生素 10~14 d,脑膜炎球菌者 7 d,金黄色葡萄球菌脑膜炎和革兰氏阴性杆菌脑膜炎应 21 d 以上。若有并发症,还应适当延长。

(二)肾上腺素的应用

细菌释放大量内毒素,可能促进细胞因子介导的炎症反应,加重脑水肿和中性粒细胞浸润,致使病情加重。抗生素迅速杀死致病菌后,内毒素释放尤为严重,此时使用肾上腺素不仅可抑制多种炎症因子的产生,还可降低血管通透性,减轻脑水肿和颅内高压。常用地塞米松 0.2~0.6 mg/(kg·d),分 4 次静脉注射。一般连续用 2~3 d,过长时间使用并无益处。

(三)并发症的治疗

1.硬膜下积液

少量积液无需处理。如积液量较大引起颅内压增高症状时,应做硬膜下穿刺放出积液,开始每日或隔日一次。每次一侧放液量 20~30 mL,两侧不超过 50~60 mL。有的患儿需反复多次穿刺,积液大多逐渐减少而治愈。个别迁延不愈者,需外科手术引流。

2.脑室管膜炎

除全身应用抗生素外,应进行侧脑室穿刺引流,降低颅内压,并注入抗生素。如庆大霉素每次 1 000~3 000 U,阿米卡星每次 5~20 mg,青霉素每次 5 000~10 000 U,氨苄青霉素每次 50~100 mL。

3.脑积水

主要依赖手术治疗,包括正中孔粘连松解、导水管扩张和脑脊液分流术。

4.脑性低钠血症

应适当限制液体入量,补充钠盐。

(四)对症和支持治疗

(1)急性期严密监测生命体征:定期观察患儿意识、瞳孔和呼吸节律改变,并及时处理颅内高压,预防脑疝发生。20%甘露醇 1 g/(kg·次),每 4~6 h 一次。

(2)及时控制惊厥发作:地西泮 0.3~0.5 mg/次,并防止再发。

(3)监测并维持体内水、电解质、血浆渗透压和酸碱平衡:对有抗利尿激素异常分泌综合征表现者,积极控制脑膜炎同时,适当限制液体入量,对低钠症状严重者酌情补充钠盐。

（李晓郁）

第二节 病毒性脑膜炎

病毒性脑膜炎(viral meningitis)是由各种病毒引起的中枢神经系统感染,临床主要表现为发热、颅内压增高和意识障碍。若同时累及脑膜则称为病毒性脑膜脑炎,患儿可同时出现脑膜刺激征。

一、病因与发病机制

多种病毒均可引起脑膜炎、脑膜脑炎,其中约 80% 为肠道病毒(如埃可病毒、柯萨奇病毒、轮状病毒等),其次为虫媒病毒(流行性乙型脑炎病毒等)、腺病毒、单纯疱疹病毒、腮腺炎病毒及其他病毒等。可分为流行性和散发性两类:①流行性脑膜炎,多由虫媒病毒感染引起,如流行性乙型脑炎,由蚊虫传播,主要发生于夏秋季(7~9月),属传染性疾病;②散发性脑膜炎,为非虫媒病毒感染引起,感染途径多样,我国以肠道病毒引发居多,约占 80%。目前重症病毒性脑膜炎以疱疹病毒所致者为主,尤以单纯疱疹病毒脑炎最常见。

病毒侵入机体后,先在淋巴系统及颅外某些器官组织内繁殖,患儿可出现发热等感染中毒症状,待病毒增殖至一定浓度,即可透过血-脑屏障侵入中枢神经系统,侵犯脑膜和(或)脑实质,引起脑膜炎或脑膜脑炎;同时,剧烈的免疫反应可导致脱髓鞘病变、血管和血管周围脑组织损害。

二、病理

病变可累及脑膜和(或)脑实质,软脑膜充血水肿,可见单核细胞、浆细胞和淋巴细胞浸润,它们常环绕脉管形成袖套样病变,血管内皮及周围组织坏死,胶质细胞增生可形成胶质结节。神经细胞呈现不同程度的变性、肿胀和坏死,并出现噬神经细胞现象。神经细胞核内形成包涵体,神经髓鞘变性、断裂。

三、临床表现

临床表现多种多样,主要取决于病变是在脑膜还是在脑实质。一般来说,病毒性脑膜脑炎较病毒性脑膜炎严重,重症者更易发生急性期死亡或后遗症。

(一)一般表现

起病急,多表现为发热、头痛、呕吐、意识障碍或精神异常。病前常有上呼吸道或胃肠道感染史。

(二)神经系统表现

因病变部位、范围和严重程度不同而表现各异。①颅内压增高表现:头痛、呕吐、血压升高、婴儿前囟饱满等,若出现呼吸不规则和瞳孔不等大,则提示有脑疝形成。②惊厥:多表现为反复惊厥,呈全身性或局灶性强直-阵挛发作、阵挛发作。③意识障碍:意识模糊、嗜睡或昏迷,部分患儿伴有精神症状和动作异常。④局灶性症状体征:常见肢体瘫痪、失语、颅神经麻痹等。如一侧大脑病变为主,可引起急性偏瘫;小脑明显受累则出现共济失调;脑干明显受累则出现交叉性瘫痪和中枢性呼吸衰竭;颅神经受累则出现吞咽困难、声音嘶哑等;自主神经受累可出现大小便功能失控、出汗或竖毛;基底节明显受累则出现手足徐动、扭转痉挛等。⑤病理征:可见肌张力增高及 Babinski 征阳性;若累及脑膜则出现较典型的脑膜刺激征,如颈项强直、Brudzinski 征和 Kernig 征阳性等。

病毒性脑膜炎病程多在 2～3 周,一般预后良好,但严重病例病程可达数周或数月,并可遗留癫痫、肢体瘫痪、智力低下、失语、失明等后遗症。

四、辅助检查

1.血常规

白细胞总数多正常或偏低,伴有持续高热时白细胞数可升高。

2.脑脊液(CSF)检查

压力通常增高,外观清亮,白细胞总数多在(0～500)×10^6/L,分类以淋巴细胞为主,蛋白含量正常或轻度增高,糖及氯化物正常,涂片或细菌培养均无细菌发现。

3.病毒学检查

发病早期可从 CSF 或咽分泌物、大便中进行病毒分离及特异性抗体测定,有助于早期诊断。恢复期血清特异性抗体滴度较急性期高出 4 倍以上亦有诊断价值。

4.脑电图

主要表现为高幅慢波,呈弥漫性分布,少数伴有癫痫样放电。无特异性,可作为诊断参考。

5.影像学检查

CT 和 MRI 有助于确定病变的部位、范围和性质,可根据病情选用。

五、诊断与鉴别诊断

主要依据病史、临床表现及 CSF 检查做出初步诊断。在病原学检测结果明确前,多依靠排除其他中枢神经系统疾病做出诊断。注意以下鉴别。

(一)颅内其他病原感染

主要根据 CSF 外观、常规、生化和病原学检查,与化脓性脑膜炎、结核性脑膜炎、隐球菌性脑膜炎鉴别。

(二)中毒性脑病

因急性中毒性脑病临床表现及 CSF 检查与病毒性脑膜炎相似,故不易鉴别,需病原学检查协助诊断。

(三)颅内占位性病变

与颅内出血、脑肿瘤、脑脓肿、脑寄生虫的鉴别有赖于影像学检查。

六、治疗

(一)一般治疗

(1)加强护理,保证营养供给,维持水电解质平衡。

(2)对高热患儿可给予物理降温或药物降温,将体温控制在正常范围。

(3)有惊厥者可酌情选用安定、苯巴比妥等药物。

(4)降颅内压:可选用20%甘露醇和呋塞米。

(5)应用抗生素:对重症患儿或继发细菌感染者,应给予抗生素治疗。

(二)病因治疗

(1)疱疹病毒脑炎:选用阿昔洛韦15～30 mg/(kg·d),每8 h静脉滴注1次;也可选用更昔洛韦10 mg/(kg·d),每12 h静脉滴注1次。

(2)其他病毒感染:选用利巴韦林10～15 mg/(kg·d)。

(3)免疫球蛋白:静脉注射丙种球蛋白400 mg/(kg·d),连用5 d。

(4)其他:可选用干扰素、转移因子或中药等。

(三)肾上腺素

急性期可选用地塞米松0.5 mg/(kg·d)静脉注射,3 d为1个疗程,可抑制炎症反应、减轻脑水肿、降低颅内压,但尚有争议。

(四)康复治疗

对恢复期患儿或有后遗症者,应进行功能锻炼,并酌情给予针灸、按摩、高压氧等治疗,并给予营养神经药物,以促进神经功能的恢复。

(李晓郁)

第三节 小儿癫痫

癫痫(epilepsy)是一组反复发作的神经元异常放电所致的暂时性中枢神经系统功能失常的慢性疾病。癫痫的患病率,在发达国家为5‰(4‰～8‰),在发展中国家为7.2‰,在不发达国家为11.2‰,估计全球约有5 000万癫痫患者,中国占3.6‰～7.0‰。儿童是癫痫的高峰人群,其中男性最为明显,9岁以前发病者接近50%,以后发病率随年龄升高而下降。至于癫痫的发病率与性别有关,男性的患病率与发病率均明显高于女性。我国6城市调查表明,男女发病率和患病率之比均为1.3∶1。

癫痫患者多死于并发症肺炎。由癫痫发作直接导致死亡的占6%～9%;死于意外事故,特别是溺水的占10%～20%;原因不明的突然死亡,约占10%。国内报道癫痫的死亡率为(2.42/10万)～(7.82/10万),真正因癫痫死亡(死于癫痫持续状态)的只占所有死因的20%,40.2%因意外事件死亡,自杀者占5.51%,不明原因死亡的为4.13%。癫痫的发病率,城市略高于农村。不同地区之间患病率存在明显差异,不同种族之间的患病率也存在差异。

一、癫痫发作与分类

癫痫发作是大脑神经元异常放电引起的发作性脑功能异常。发作大多短暂并有自限性、重复性。由于异常放电所累及的脑功能区不同,临床可有多种发作表现,包括局灶性或全身性的运动、感觉异常,或行为认知、自主神经功能障碍。全身性发作时涉及较大范围皮质功能障碍,往往伴有程度不同的意识障碍。

结合发作时的临床表现和相伴随的脑电图特征,国际抗癫痫联盟于 1981 年提出癫痫发作的国际分类,迄今仍是临床工作的重要指南。1983 年我国小儿神经学术会议将其简化,如表10-2 所示。2017 年 ILAE 推出了新的癫痫发作及癫痫分类,这是继经典的 1981 年 ILAE 癫痫发作分类体系,1989 年 ILAE 癫痫综合征分类以及 2001 年 Engel 等提出的分类更改建议后的再次大幅度修改,融入了 35 年来癫痫领域的新进展及新认识,并结合专家和临床医生的意见,可谓革新之作。

表 10-2 癫痫发作的国际分类

Ⅰ.局灶性发作	Ⅱ.全部性发作	Ⅲ.不能分类的发作
单纯局灶性(不伴意识障碍)	强直-阵挛发作	
运动性发作	强直性发作	
感觉性发作	阵挛性发作	
自主神经性发作	失神发作	
精神症状发作	典型失神	
复杂局灶性(伴有意识障碍)	不典型失神	
单纯局灶性发作继发意识障碍	肌阵挛发作	
发作起始即有意识障碍的局灶性发作	失张力发作	
局灶性发作继发全身性发作	痉挛发作	

二、癫痫病因与分类

(一)病因

随着脑的影像学和功能影像学技术发展,近年对癫痫的病因有了重新认识。与遗传因素相关者占癫痫总病例数的 20%~30%,故多数(70%~80%)患儿为症状性癫痫或隐源性癫痫,其癫痫发作与脑内存在或可能存在的结构异常有关。国内有报道 0~9 岁小儿症状性癫痫的病因是:围生期损伤 21.0%,脑发育不良 18.9%,颅内感染 10.5%,脑外伤 9.1%,颅内软化灶 8.4%,海马病变 4.9%,脑肿瘤 2.8%,脑血管病 2.1%,其他 22.4%。

1.脑内结构异常

先天性或后天性脑损伤可产生异常放电的致痫灶或降低了痫性发作阈值,如各种脑发育畸形、染色体病和先天性代谢病引起的脑发育障碍、脑变性和脱髓鞘性疾病、宫内感染、肿瘤、颅内感染、产伤或脑外伤后遗症等。

2.遗传因素

包括单基因遗传、多基因遗传、染色体异常伴癫痫发作、线粒体脑病等。过去主要依赖连锁分析和家族史来认定其遗传学病因。近年依靠分子生物学技术,至少有 10 种特发性癫痫或癫痫综合征的致病基因得到克隆确定,其中大多数为单基因遗传,系病理基因致神经细胞膜的离子通道功能异常,降低了癫痫发作阈值而患病。

3. 诱发因素

许多体内、外因素可促发癫痫的临床发作,如遗传性癫痫常好发于某一特定年龄阶段,有的癫痫则主要发生在睡眠或初醒时。女性患儿青春期来临时易有癫痫发作或加重等。此外,饥饿、疲劳、睡眠不足、过度换气、预防接种等均可能成为某些癫痫的诱发因素。

(二)分类

根据病因,可粗略地将癫痫分为三大类。

1. 特发性癫痫

特发性癫痫又称原发性癫痫。是指由遗传因素决定的长期反复癫痫发作,不存在症状性癫痫可能性者。

2. 症状性癫痫

症状性癫痫又称继发性癫痫。癫痫发作与脑内器质性病变密切关联。

3. 隐源性癫痫

虽未能证实有肯定的脑内病变,但很可能为症状性癫痫者。

三、临床表现

(一)局灶性发作

1. 单纯局灶性发作

发作中无意识丧失,也无发作后不适现象。持续时间平均 10~20 s,其中以局灶性运动性发作最常见,表现为面、颈或四肢某部分的强直或阵挛性抽动,特别易见头、眼持续性同侧偏斜的旋转性发作。年长儿可能会诉说发作初期有头痛、胸部不适等先兆。有的患儿于局灶性运动性发作后出现抽搐后肢体短暂麻痹,持续数分钟至数小时后消失,称为 Todd 麻痹。局灶性感觉性发作(躯体或特殊感觉异常)、自主神经性发作和局灶性精神症状发作在小儿时期少见,部分与其年幼无法表达有关。

2. 复杂局灶性发作

见于颞叶和部分额叶癫痫发作。可从单纯局灶性发作发展而来,或一开始即有意识部分丧失伴精神行为异常。50%~75% 的儿科病例表现为意识混浊情况下自动症,如吞咽、咀嚼、解衣扣、摸索行为或自言自语等。少数患者表现为发作性视物过大或过小、听觉异常、冲动行为等。

3. 局灶性发作演变为全部性发作

由单纯局灶性发作或复杂局灶性发作演变为全部性发作。

(二)全部性发作

指发作中两侧半球同步放电,均伴有程度不等的意识丧失。

1. 强直-阵挛发作

此为临床常见的发作类型。包括原发性以及从局灶性扩展而来的继发性全面性强直-阵挛发作。发作主要分为两期:①开始为全身骨骼肌伸肌或屈肌强直性收缩伴意识丧失、呼吸暂停与发绀,即强直期。②紧接着全身反复、短促的猛烈屈曲性抽动,即阵挛期。常有头痛、嗜睡、疲乏等发作后现象。发作中 EEG 呈全脑棘波或棘-慢复合波放电,继发性者从局灶放电扩散到全脑。部分年长儿能回忆发作前有眼前闪光、胸中一股气向上冲等先兆,直接提示继发性全面性癫痫的可能性。

2.失神发作

发作时突然停止正在进行的活动,意识丧失但不摔倒,手中物品不落地,两眼凝视前方,持续数秒钟后意识恢复,对刚才的发作不能回忆,过度换气往往可以诱发其发作。EEG 有典型的全脑同步 3 Hz 棘-慢复合波。

3.非典型失神发作

与典型失神发作表现类似,但开始及恢复速度均较典型失神发作慢,EEG 为 1.5~2.5 Hz 的全脑慢-棘慢复合波。多见于伴有广泛性脑损伤的患儿。

4.肌阵挛发作

此为突发的全身或部分骨骼肌触电样短暂(<0.35 s)收缩,常表现为突然点头、前倾或后仰、两臂快速抬起。重症者跌倒,轻症者"抖"了一下。发作中通常伴有全脑棘-慢或多棘-慢波爆发。大多见于有广泛性脑损伤的患儿。

5.阵挛性发作

仅有肢体、躯干或面部肌肉节律性抽动而无强直发作成分。

6.强直性发作

突发的全身肌肉强直收缩伴意识丧失,使患儿固定于某种姿势,但持续时间较肌阵挛长,5~60 s。常见到角弓反张、伸颈、头仰起、头躯体旋转或强制性张嘴、睁眼等姿势。通常有跌倒和发作后症状。发作间期 EEG 背景活动异常,伴多灶性棘-慢或多棘-慢波爆发。

7.失张力性发作

全身或躯体某部分的肌肉张力突然短暂性丧失伴意识障碍。全身性失张力性发作者表现为患儿突然跌倒、头着地甚至头部碰伤。部分性失张力性发作者表现为点头或肢体突然下垂。EEG 见节律性或不规则、多灶性棘-慢复合波。

8.痉挛

这种发作最常见于婴儿痉挛,表现为同时出现点头、伸臂(或屈肘)、弯腰、踢腿(或屈腿)或过伸等动作,其肌肉收缩的整个过程为 1~3 s,肌收缩速度比肌阵挛慢,持续时间较长,但比强直性发作短。

(三)癫痫(或惊厥)持续状态和癫痫综合征

1.癫痫(或惊厥)持续状态

凡一次性癫痫(或惊厥)发作持续 30 min 以上,或反复发作而间歇期意识无好转超过 30 min 者,均称为癫痫(或惊厥)持续状态。各种癫痫发作均可发生持续状态,但临床以强直-阵挛持续状态最常见。

2.小儿时期常见的几种癫痫和癫痫综合征

大多数癫痫患儿均以前述某一种发作类型为主要临床表现。全身性发作中,以原发性或继发性强直-阵挛发作或阵挛性发作最常见。局灶性发作中以局灶性运动性发作和复杂局灶性发作居多,后者又称颞叶癫痫。部分患儿因具有一组相同发作症状与体征,属于某种特殊癫痫综合征,在治疗和预后的估计上有其特殊性。为此,国际抗癫痫联盟于 1989 年进一步提出了癫痫和癫痫综合征的分类。以下介绍儿科常见的几种癫痫综合征。

(1)伴中央颞区棘波的儿童良性癫痫:是儿童最常见的一种癫痫综合征,占小儿时期癫痫的 15%~20%。约 30%患者有类似家族史。多认为属常染色体显性遗传,但外显率低且有年龄依赖性。通常于 2~14 岁发病,9~10 岁为发病高峰期,男孩略多于女孩。3/4 的发作在入睡后不久及睡醒前。发作大多起始于口面部,呈局灶性发作,如唾液增多、喉头发声、不能主动发声或言语以及面部抽搐等,但很快继发全身性强直-阵挛发作伴意识丧失,此时才被家人发现,因此经常被描述为全身性抽搐。体检无异常。发作间期 EEG 背景正常,在中央区和颞中区可见棘波、尖波或棘-慢复合波,一侧、两侧或交替出现,30%的患儿仅在睡眠记录中出现异常(图 10-1)。本病预后良好,药物易于控制,生长发育不受影响,大多在 15~19 岁前停止发作,但不到 2%的病例可能继续癫痫发作。

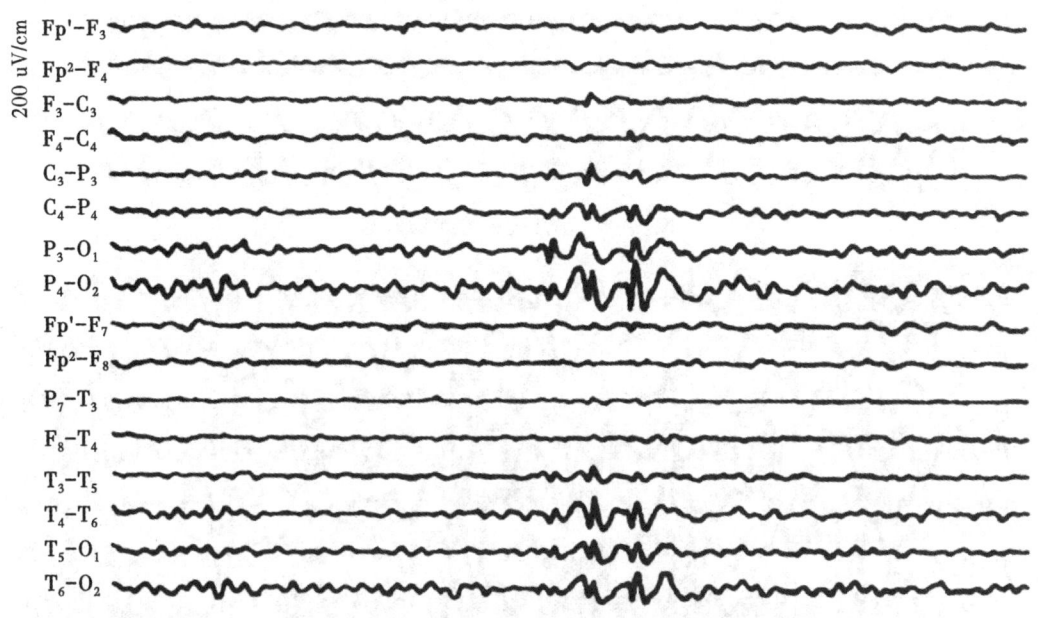

图 10-1 伴中央颞棘波的小儿良性癫痫脑电图

(2)儿童失神癫痫:大多于 3~13 岁发病,6~7 岁为高峰,近 2/3 为女孩,有明显遗传倾向。表现为频繁的失神发作,一日数次甚至上百次。每次发作数秒钟,不超过 30 s,因而不跌倒,也无明显体位改变。患儿对发作中情况不能回忆,无头痛、嗜睡等发作后症状,体格检查无异常。EEG 为特征性全部性棘-慢复合波爆发,过度换气常可诱发特征 EEG 爆发图形和临床发作(图 10-2)。药物易于控制,预后大多良好。

(3)婴儿痉挛(又称 West 综合征):本病以 1 岁前婴儿期起病(生后 4~8 个月为高峰)、频繁的痉挛发作、特异性高幅失律 EEG 图形以及病后精神运动发育倒退为基本临床特征。痉挛发作主要表现为屈曲型、伸展型和混合型三种形式,但以混合型和屈曲型居多。屈曲型痉挛发作时,婴儿呈点头哈腰屈(或伸)腿状。伸展型发作时婴儿呈角弓反张样。痉挛多成串发作,每串连续数次或数十次,动作急速,可伴有婴儿哭叫。常于思睡和睡醒时加重。高幅失律 EEG

对本病诊断有价值,在不同步、不对称,并有爆发抑制交替倾向的高波幅慢波背景活动中,混有不规则的、多灶性棘波、尖波与多棘慢波爆发(图10-3)。睡眠记录更易获得典型高幅失律图形。其病因复杂,大致可分为隐源性和症状性两大类。后者是指发病前已有宫内、围生期或生后脑损伤证据,如精神运动发育迟缓、异常神经系统体征或头颅影像学改变等,治疗效果差,80%以上存在遗留智力低下。约20%的婴儿痉挛病例属隐源性,病前无脑损伤证据可寻,若早期治疗,40%患儿可望获得基本正常的智力和运动发育。

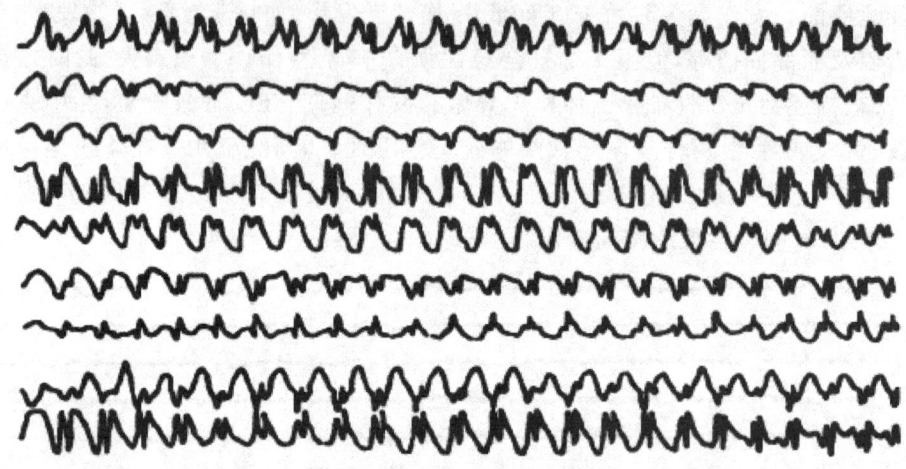

图10-2 小儿失神癫痫脑电图

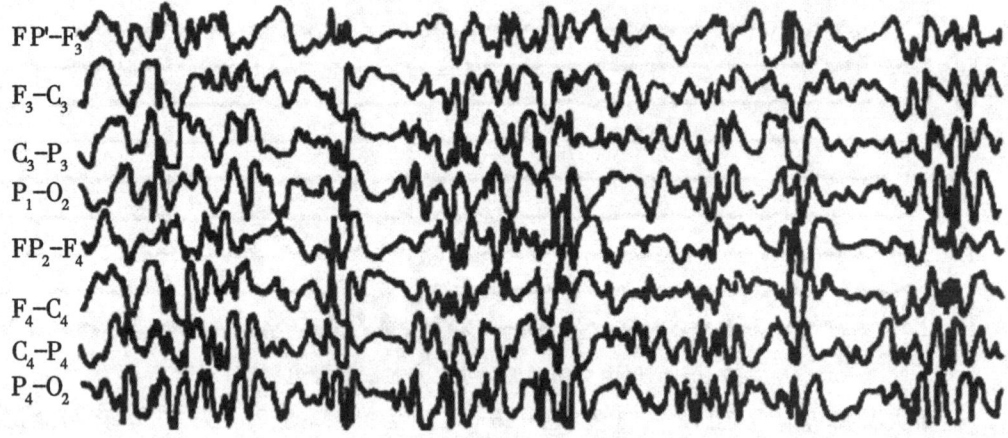

图10-3 婴儿痉挛脑电图

(4)Lennox-Gastaut综合征(简称LGS):本综合征以儿童期(1~8岁)起病、频繁而多样的发作形式、慢-棘-慢(<3 Hz)复合波EEG以及智力运动发育倒退为基本特征。25%以上有婴儿痉挛病史。一日内可同时有多种形式发作,其中以强直性发作最多见,其次为肌阵挛发作或失张力性发作,还可有强直-阵挛发作、失神发作等。非快速眼动睡眠期较清醒时有更频繁发作。多数患儿的智力和运动发育倒退。EEG显示在异常慢波背景活动上重叠1.5~2.5 Hz慢-棘慢复合波(图10-4)。治疗困难,多种抗癫痫药物对1/3以上患儿无效,是儿童期一种主要的难治性癫痫。

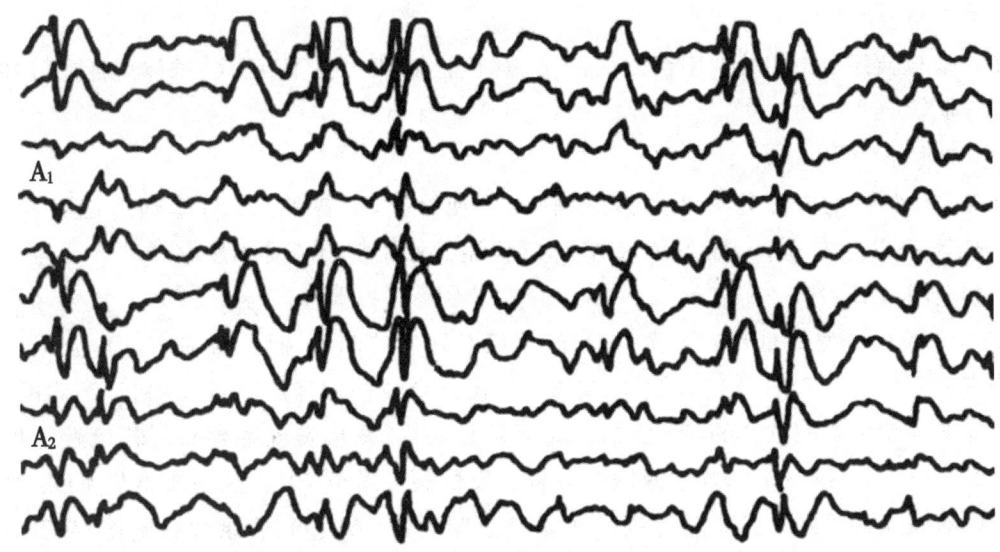

图 10-4 Lennox-Gastaut 综合征

(5)全面性癫痫伴热性惊厥附加症（GEFS＋）：近年，国际多数学者建议不再把热性惊厥（FS）诊断为癫痫，而认定为一种儿童时期常见的癫痫综合征 GEFS＋。然而，与一般 FS 不同，GEFS＋患儿于 6 岁后继续有频繁的、伴发热或无热的痫性发作，总发作次数超过一般 FS，甚至可达数十次（二至百余次）。小于 3 Hz 的慢棘-慢复合波为本病的 EEG 特征。GEFS＋常有癫痫或 FS 家族史，一个家族中可有多种发作形式，多数仅表现为一般 FS，但部分于 6 岁后继续频繁的 FS 发作，称为 FS＋。

GEFS＋的发生受遗传因素影响，一些人根据家系分析认定属常染色体显性遗传，由于不完全外显率，导致了临床各种表型。也有学者主张为复杂性多基因遗传，以此解释 GEFS＋的表型异质性。近年初步锁定本病的两个基因座分别在 19 q 和 2 q 上。

四、诊断与鉴别诊断

(一)诊断

确定癫痫诊断,应力求弄清以下 3 个问题:①其发作究竟是否为痫性发作;②若系痫性发作,进一步弄清是什么发作类型,抑或属于某一特殊的癫痫综合征;③尽可能明确或推测癫痫发作的病因。

1.相关病史

1)发作史

癫痫患儿可无明显异常体征,详细而准确的发作史对诊断特别重要。癫痫发作应具有发作性和重复性这一基本特征。问清楚从先兆、发作起始到发作全过程,有无意识障碍,是局限性发作还是全身性发作,发作次数及持续时间,有无任何诱因,以及与睡眠的关系等。

2)提示与脑损伤相关的个人史

如围生期异常、运动及智力发育落后、颅脑疾病与外伤史等。

3)家族病史

癫痫、精神病及遗传代谢病家族史。

2.体格检查

尤其是与脑部疾患相关的阳性体征,如头围不正常、智力低下、瘫痪、锥体束征或各种神经皮肤综合征等。

3.辅助检查

癫痫定位检查的方法分为 3 大类:①脑电生理检查,如各种 EEG;②脑形态学检查,如CT、MRI 等;③脑功能显像,如 MRA、DSA、脑代谢显像及脑神经受体显像。

1)脑电图(EEG)

EEG 是诊断癫痫最重要的实验室检查,不仅对癫痫的确诊,而且对临床发作分型和转归分析均有重要价值。EEG 中出现棘波、尖波、棘-慢复合波等痫样放电者,有利于癫痫的诊断。多数痫样波的发放是间歇性的,EEG 描记时间越长,异常图形发现率越高。若仅做常规清醒描记,EEG 阳性率不到 40%,加上睡眠等各种诱发试验可增至 70%,故一次常规 EEG 检查正常不能排除癫痫的诊断。必要时可进一步做动态脑电图(AEEG)或录像脑电图(VEEG),连续做 24 h 或更长时程,可使阳性率提高至 80%~85%。若在长时程记录中出现"临床发作",不仅能获得发作期痫性放电图形,还可弄清楚癫痫波发放的皮质起源区,区分原发性癫痫与继发性癫痫。实时地观察"临床发作"录像,能更好确认发作类型。若"临床发作"中无癫痫发作 EEG 伴随,癫痫发作的可能性就很小了。

2)影像学检查

当临床表现或脑电图提示为局灶性发作或局灶性继发全身性发作时,应做颅脑影像学检查包括 CT、MRI,甚至功能影像学检查。

(二)鉴别诊断

1.婴幼儿擦腿综合征

发作时婴儿双腿用劲内收,或相互摩擦,神情贯注,目不转睛,有时两上肢同时用劲,伴出汗。本病发作中神志始终清楚,面红而无苍白青紫,可随时被人为中断,发作期和发作间期 EEG 正常,可与癫痫区别。

2.婴幼儿屏气发作

多发生于 6~18 个月婴儿。典型表现是当遇到不愉快而啼哭时,立即出现呼吸停止,皮肤青紫和全身肌张力低下,可有短暂意识障碍,一般不超过 1 min。再现自主呼吸后随即一切恢复正常。与癫痫的区别在于本病明显以啼哭为诱因,意识丧失前先有呼吸停止及皮肤青紫,EEG 无异常,随年龄增大发作逐渐减少,5 岁以后不再发作。

3.睡眠障碍

1)夜惊

夜惊常见于 4~7 岁儿童,属非动眼睡眠期的睡眠障碍。深睡中患儿突然坐起哭叫,表情惊恐,伴有瞳孔散大、出汗、呼吸急促等交感神经兴奋表现,不易唤醒。数分钟后即再度安静入睡。次日对发作无记忆。根据其发作的自限性,EEG 正常,可与癫痫区别。

2)梦魇

梦魇以学龄前期或学龄期儿童居多。常发生在后半夜和动眼睡眠期,因噩梦而引起惊恐状发作。与夜惊不同,梦魇中患儿易被唤醒,醒后对刚才梦境能清楚回忆,并因此心情惶恐而无法立即再睡。根据其 EEG 正常、对发作中梦境的清楚回忆,可与癫痫鉴别。

3)梦游症

梦游症也是非动眼睡眠期深睡期障碍。患儿从睡中突然起身,从事一些无目的的活动,如穿衣、搜寻、进食甚至开门窗等。发作中表情呆滞,自言自语地说一些听不懂的言辞。醒后对发作无记忆。与精神运动性癫痫发作的区别在于各次发作中梦游症的异常行为缺少一致性,发作中 EEG 正常,患儿易被劝导回床,也无发作后意识恍惚或乏力等表现。

4.偏头痛

本病是小儿时期反复头痛发作的主要病因。典型偏头痛主要表现为视觉先兆、偏侧性头痛、呕吐、腹痛和嗜睡等。儿童以普通型偏头痛多见,无先兆,头痛部位也不固定。常有偏头痛家族史,易伴恶心、呕吐等胃肠道症状。实际上临床极少有单纯的头痛性或腹痛性癫痫者,偏头痛绝不会合并惊厥性发作或自动症,EEG 中也不会有局灶性痫性波放电。

5.抽动性疾患

抽动是指突发性不规则肌群重复而间断的异常收缩(即所谓运动性抽动)或发声(即声音性抽动)。大多原因不明,精神因素可致发作加剧。主要表现为以下 3 种形式。①简单性抽动:仅涉及一组肌肉的短暂抽动,如眨眼、头部抽动或耸肩等,或突然爆发出含糊不清的单音,如吸气、清喉、吸吮、吹气甚至尖叫声。②复杂性抽动:多组肌群的协同动作,如触摸、撞击、踢腿、跳跃等,缺乏目的性,成为不适时机的异常突发动作,或模仿性姿势。③Tourette 综合征:患者为多种运动性和语声性抽动症状持续 1 年以上的 21 岁以下儿童及青少年。可能与遗传因素有关。发作程度时轻时重,形式常有变化。5～10 岁之间发病,男孩更多见。初期可能仅为简单性抽动,以后发展为复杂性抽动,病情波动,并反复迁延不愈,甚至持续到成年。

6.晕厥

晕厥是暂时性脑血流灌注不足引起的一过性意识障碍。年长儿多见,尤其青春期。常发生在患儿持久站立,或从蹲位骤然起立,以及剧痛、劳累、阵发性心律不齐、家族性 Q-T 间期延长等情况中。晕厥前,患儿常有眼前发黑、头晕、苍白、出汗、无力等先兆,继而短暂意识丧失,偶有肢体强直或抽动,清醒后对发作情况不能回忆,并有疲乏感。与癫痫不同,晕厥患者意识丧失和倒地均逐渐发生,发作中少有躯体损伤,EEG 正常,头竖直-平卧倾斜试验呈阳性反应。

7.癔症性发作

可与多种癫痫发作类型混淆。但癔症性发作并无真正意识丧失,发作时慢慢倒下,不会有躯体受伤,无大小便失禁或舌咬伤。抽搐动作杂乱无规律,瞳孔散大,深、浅反射存在,发作中面色正常,无神经系统阳性体征,无发作后嗜睡,常有夸张色彩。发作期与发作间期 EEG 正常,暗示治疗有效,与癫痫鉴别不难。

五、治疗

早期合理的治疗能使 90% 以上癫痫患儿的发作得到完全或大部分控制,多数患儿可不再复发。家长、学校及社会应树立信心,批驳"癫痫是不治之症"这一错误观念。在帮助患儿接受正规治疗同时,应安排规律的生活、学习、作息,并注意其安全。

(一)药物治疗

合理使用抗癫痫药物是当前治疗癫痫的主要手段。

1. 早期治疗

反复的癫痫发作将导致新的脑损伤,早期规则治疗者成功率高。但对首次发作轻微,且无其他脑损伤伴随表现者,也可待第二次发作后再用药。

2. 根据发作类型选药

常用药物中,丙戊酸与氯硝西泮是对大多数发作类型均有效的广谱抗癫痫药。而抗癫痫新药中,主要是托吡酯和拉莫三嗪,这两种药物具有较广谱抗癫痫作用。

3. 单药或联合用药的选择

近 3/4 的病例仅用一种抗癫痫药物即能控制其发作。对于应用一种药物不能控制者,应考虑选择 2～3 种作用机制互补的药物联合治疗。

4. 用药剂量个体化

从小剂量开始,依据疗效、患者依从性和药物血浓度逐渐增加并调整剂量,达最大疗效或最大血浓度时为止。一般经 5 个半衰期服药时间可达该药的稳态血浓度。

5. 长期规则服药以保证稳定血药浓度

一般应在服药后完全不发作 2～4 年,又经 3～6 个月逐渐减量过程才能停药。婴幼儿期发病、不规则服药、EEG 持续异常以及同时合并大脑功能障碍者,停药后复发率高。青春期来临易致癫痫复发、加重,故要避免在这个年龄期减量与停药。

6. 定期复查

密切观察疗效与药物不良反应。除争取持续无临床发作外,至少每年应复查一次常规 EEG。针对所用药物主要不良反应,定期监测血常规、血小板计数或肝肾功能。在用药初期、联合用药、病情反复或更换新药时,均应监测药物血浓度。

(二)手术治疗

各种抗癫痫药物(AEDS)对 20%～30% 的患儿治疗无效,称为难治性癫痫,对其中有明确局灶性癫痫发作起源的,可考虑手术治疗。手术适应证:①难治性癫痫,有缓慢发展的认知障碍及神经功能受损表现;②病灶切除后不致引起难以接受的新病灶;③证实无代谢性疾病;④体检发现有定位及定侧的皮质功能障碍;⑤MRI 定位在一个半球的局部病变;⑥三大常规检查(MRI、PET、V-EEG)有一致性定侧及定位表现。

近年对儿童难治性癫痫的手术治疗有增多趋势,其中 2/3 因颞叶病灶致癫痫难治而行病灶切除,术后约 60% 发作缓解,36% 有不同程度改善。其他手术方式包括非颞叶皮质区病灶切除术、病变半球切除术以及不切除癫痫灶的替代手术(如胼胝体切断术、软脑膜下皮质横切术)。

手术禁忌证包括:伴有进行性大脑疾病、严重精神智力障碍(IQ<70),或活动性精神病,或术后会导致更严重脑功能障碍的难治性癫痫患者。

(三)癫痫持续状态(ES)的急救处理

1. 尽快控制 ES 发作

立即静脉注射有效而足量的抗癫痫药物,通常首选地西泮,一般在 1～2 min 内止惊,每次剂量 0.3~0.5 mg/kg,一次总量不超过 10 mg。原液可不稀释直接静脉推注,速度不超过 1~2 mg/min(新生儿 0.2 mg/min)。必要时 0.5~1 h 后可重复一次,24 h 内可用 2~4次。静脉注射困难时同样剂量经直肠注入比肌内注射见效快,5~10 min 可望止惊。静脉推注中要密切观察有无呼吸抑制。与地西泮同类的有效药物还有劳拉西泮或氯硝西泮。此外,苯妥英钠、苯巴比妥都属于抢救 ES 的第一线药物,其作用各有特色,可单独或联合应用。

2.支持治疗

主要包括:①生命体征监测,重点注意呼吸循环衰竭或脑疝体征;②保持呼吸道通畅,吸氧,必要时人工机械通气;③监测与矫治血气、血糖、血渗透压及血电解质异常;④防治颅内压增高。

(四)其他

1.干细胞移植

人类颞叶癫痫的主要病理改变是海马硬化,即选择性神经细胞丢失和胶质细胞增生。用移植细胞替代丢失的神经元,可修复损伤的神经系统,阻断颞部癫痫的发生与发展,并克服药物治疗和手术治疗的缺点,从根本上治愈癫痫。供体细胞主要是胚胎细胞,如将绿色荧光蛋白转基因骨髓基质干细胞移植至癫痫鼠后能够存活、迁移,并能够改善癫痫鼠的脑细胞功能。这可成为一种有效的癫痫治疗手段。

2.神经肽 Y(NPY)

在中枢神经系统中,有相当数量的不同类型的中间神经元以它们各自所表达的一系列神经肽的不同而被区分,而中间神经元在调节中枢神经兴奋性的过程中,神经肽起着非常关键的作用。神经肽 Y(NPY)能够强有力地抑制人类齿状回的兴奋性突触传递,在动物模型中具有强大的抗癫痫作用。

(李晓郁)

第四节 小儿惊厥

惊厥(convulsion)是小儿时期常见的急症,是由大脑细胞群神经元的过量异常放电所致的大脑功能的暂时性紊乱,表现为全身或局部肌肉抽搐,可伴有不同程度的意识障碍。若惊厥持续超过 30 min,或频繁惊厥中间无清醒期者,称为惊厥持续状态;当惊厥持续 20 min 以上时,可致脑损伤。有时惊厥后产生暂时性肢体瘫痪,称为 Todd 麻痹。

一、病因

小儿惊厥可由各种原因引起,可发生于各年龄组,但以 2 岁内多见。

(一)感染性疾病

大多数伴发热,但严重感染可以不发热。感染性疾病又分为颅内感染性疾病与颅外感染性疾病。

1.颅内感染性疾病

细菌性脑膜炎、脑脓肿、结核性脑膜炎、颅内静脉窦炎;病毒性脑膜炎、病毒性脑膜脑炎;隐球菌性脑膜炎；脑寄生虫病，如脑型肺吸虫病、血吸虫病、棘球蚴病、脑型疟疾及脑囊虫病等。

2.颅外感染性疾病

可以是因感染所致的高热引起惊厥(热性惊厥)或为感染的中毒症状。常见的颅外感染有呼吸道感染(上呼吸道感染、急性扁桃体炎、中耳炎、肺炎等)，消化道感染(细菌性胃肠炎、病毒性胃肠炎)，泌尿道感染(急性肾盂肾炎)，全身性感染和传染病(败血症、幼儿急疹、麻疹、猩红热、伤寒、感染性中毒性脑病及 Reye 综合征)。

(二)非感染性疾病

多为无热惊厥，但非感染性惊厥亦可为发热诱发。

1.颅内非感染性疾病

主要为癫痫，可为原发性(多为遗传性)癫痫，亦可为症状性癫痫(颅脑外伤、颅内出血、脑肿瘤、脑血管病变、中枢神经感染后、中枢神经系统畸形、脑变性、脱髓鞘病及急性脑水肿等)引起。

2.颅外非感染性疾病

(1)代谢性疾病：低血糖症、水中毒、低钠血症、高钠血症、低镁血症、低钙血症等。

(2)遗传代谢缺陷病：半乳糖血症、苯丙酮尿症、维生素 B_6 依赖症、枫叶糖尿症、高氨基酸血症等。

(3)中毒性疾病：致中毒的药物有中枢兴奋剂、氨茶碱、抗组胺药、山道年、异烟肼等；致中毒的食物如毒蕈、白果、核仁、木薯、发芽马铃薯、霉变甘蔗等；致中毒的农药与杀鼠药如有机磷、有机氯、磷化锌等。

(4)各种原因引起的脑缺氧：窒息和心源性急性脑缺氧等。

二、诊断与鉴别诊断

详细询问病史，如惊厥发作年龄、发作形式、发作频度、发作持续时间，是否伴有发热，病变是静止还是进行性的；体格检查应全面，包括全身和神经系统的检查，注意与惊厥有关的异常特征，如智力异常、行为异常、皮肤异常色素斑(脱色斑与牛奶咖啡色斑)、头颅大小及外形异常、肝脾肿大、肢体活动情况异常、前囟异常、眼底及病理反射等；根据具体情况，选择性做实验室的辅助检查，以明确病因诊断。

(一)惊厥发作

对于任何突然发作、形式刻板及伴有意识障碍，都应想到惊厥发作的可能。若医生能看到发作过程，患儿瞳孔散大且对光反射消失，而患儿对发作过程不能回忆，则惊厥的诊断即可成立。脑电图检查是诊断小儿惊厥性疾病的重要辅助检查，若临床上有发作，脑电图呈痫样放电或弥漫性改变，惊厥的诊断可以确定。

需与惊厥鉴别的阵发性发作的疾病如下。

1.屏气发作

见于 6 个月～4 岁小儿，在疼痛，或要求得不到满足时，突然急哭、屏气、发绀，严重者可有意识丧失和抽搐，但睡眠时不发作，脑电图检查正常。

2.昏厥

多见于年长的女孩，发作前有长时间的站立，或有紧张、恐惧心理，发作时往往眼前发黑、面色苍白,然后倒下,脑电图检查多为正常。

3.多发性抽动

多发生于 2~15 岁,常表现为不自主眨眼、缩鼻子、张嘴或努嘴、摇头、耸肩等,突然发作,但发作时患者意识清楚,若思想集中,可自控片刻,入睡后消失,脑电图检查正常或未见痫样放电。

4.交叉性擦腿动作

见于婴幼儿,主要见于女孩,发作时面部涨红、多汗,两大腿夹紧,并屈腿上下摩擦外阴部,发作时患儿意识清楚,当转移注意力时可中止发作。

5.癔症性抽搐

一般为年长儿,有情感性诱因,发作时患儿四肢似呈大幅度抽动,但患儿意识清楚,瞳孔不散大,对光反射敏感,发作后无昏睡,脑电图阴性,精神暗示治疗可中止发作,且患儿不会跌倒、自伤和大小便失禁。

6.睡眠障碍

夜惊是入睡后不久突然坐起来、恐惧状,数分钟后安静下来,入睡。梦游是睡眠中小儿突然坐起来,下床做一些无目的动作。睡眠肌阵挛是入睡后不久肢体不规则的抽动。夜惊、梦游和睡眠肌阵挛常常和复杂部分性发作相混淆,而睡眠脑电图诱发试验对鉴别诊断很有价值。

(二)分析惊厥的病因

首先区别是感染性疾病还是非感染性疾病,感染性疾病是颅内感染性疾病还是颅外感染性疾病,同样地,对非感染性惊厥者要区别是颅内病变还是全身性系统性疾病。

重要的惊厥病因特点如下。

1.热性惊厥

这是小儿惊厥最常见的病因,3‰~4‰小儿有过热性惊厥。热性惊厥最常见于 6 个月至 5 岁的小儿,最后复发年龄不超过 6~7 岁;先发热后惊厥,发热>38.5 ℃,惊厥发作多在初热的 24 h 内;惊厥呈全身性,伴意识丧失,惊厥持续 10 min 内,不超过 15 min,发作后很快清醒;多伴有呼吸道、消化道感染,而无中枢神经系统感染及其他脑损伤;惊厥发作后 2 周脑电图正常;患儿体格检查和精神运动发育正常,往往有家族遗传倾向。在下列情况下患儿虽为发热惊厥,但不能诊断为热性惊厥:①中枢神经系统感染;②中枢神经疾病,如颅脑外伤、颅内出血、占位、脑水肿及癫痫发作伴发热者;③严重的全身性代谢紊乱,如低血糖症、低钠血症、苯丙酮尿症;④明显遗传性疾病,如结节性硬化、多发性神经纤维瘤病等神经皮肤综合征;⑤新生儿期的有热惊厥。热性惊厥根据发作特点和预后不同分为两型。单纯性热性惊厥:发作为全身性,持续数秒至数分钟,不超过 15 min,24 h 内多无复发,发作后无神经系统异常。复杂性热性惊厥:发作呈局灶性,持续 15 min 以上,24 h 内有重复发作,发作后为暂时性麻痹。前者发展为癫痫的有 2%~3%,后者发展为癫痫的有 50%左右。

2.急性中毒性脑病

某些急性感染过程中,可能由病原体毒素、机体的过敏反应、脑血管痉挛、脑缺血缺氧、脑水肿、水电解质紊乱等引起脑病,可见于急性细菌性痢疾、肺炎、百日咳、伤寒、败血症等疾病的极期。除有原发性疾病的症状、体征外,常伴有急性的意识障碍、惊厥、昏迷等。腰穿示脑脊液压力增高,而脑脊液中蛋白和细胞数多为正常或升高。

3. 癫痫

大发作时意识丧失、瞳孔散大、对光反射消失、口吐白沫、四肢抽动、大小便失禁,具有反复发作史,间歇期脑电图呈两侧对称性同步放电。局灶运动性发作,呈部分性抽搐,多不伴意识障碍,脑电图呈局灶性痫样放电。

4. 中枢神经系统感染

一般均有感染症状,如发热、意识障碍;有中枢感染后的颅内高压症,如头痛、呕吐及脑膜刺激征,疑为中枢感染时应做腰穿,做脑脊液常规检查、生化检查和找病原体。脑炎者应做EEG,化脓并发脑脓肿时做脑 CT 扫描。

5. 神经皮肤综合征

包括结节性硬化、多发性神经纤维瘤病、斯特奇-韦伯综合征及色素失禁症等,体检时应注意皮肤有无皮脂腺瘤、树叶状色素脱色斑、牛奶咖啡斑及面部葡萄酒色的血管痣,多有遗传性家族史。

6. 低钙惊厥

低钙惊厥为婴儿期常见的无热惊厥原因之一,可由维生素 D 缺乏性佝偻病、甲状旁腺功能减退(原发性或手术后)、慢性肾功能不全,以及酸中毒纠正后发生的低钙引起,可表现为手足搐搦症、喉痉挛或全身性惊厥。大多数有佝偻病体征,血钙 1.7～2.0 mmol/L(7～8 mg/dL),血磷高于正常,心电图呈 Q-T 延长。

7. 低血糖症

婴幼儿和新生儿时期低血糖可导致惊厥,甚至意识障碍。大多由功能性疾病或肝脏疾病引起,病前常有食欲缺乏或减食、饥饿、感染、呕吐、腹泻等前驱症状,多为晨起惊厥,年长儿可伴有面色苍白、出汗、恶心、心悸等。血糖测定是必要的。

8. 维生素 B_6 依赖症

孕妇由于孕期呕吐而服用大量维生素 B_6,可使新生儿对其依赖,惊厥常发生于出生后数小时至数日内。而维生素 B_6 缺乏所致惊厥,常发生于 10 个月内,若静脉注射维生素 B_6 25～100 mg,可使惊厥停止,可作为诊断性治疗。

9. Reye 综合征

常发生于婴幼儿,前驱期常有轻微的上呼吸道感染症状,随后出现顽固性呕吐、抽搐、昏迷,肝脏增大,血清 ALT 增高,血氨明显升高,血糖常降低。

10. 阿-斯综合征

系由完全性房室传导阻滞引起的急性脑缺血所致,心脏停搏 5～10 s 就可致昏厥,停搏 15 s以上就发生惊厥,心脏听诊和心电图检查异常。

11. 高血压脑病

主要由急性肾炎、慢性肾炎、长期大剂量激素应用、嗜铬细胞瘤及肾血管畸形等所致,往往先有复视、一过性失明、头痛、呕吐、眼底动脉痉挛及视盘水肿,或视网膜出血、渗出,血压明显升高,当血压骤升时引起惊厥,甚至昏迷。

(三)惊厥发病年龄、季节及急慢性发作,对惊厥病因的鉴别诊断有帮助

1. 发病年龄

新生儿期,新生儿出生后 3 d 内主要病因有产伤、颅内出血、窒息、低血糖,4～7 d 常见病因有低钙血症、低镁血症、核黄疸、化脑和颅脑畸形;婴幼儿期,常见病因为热性惊厥、化脑、中毒性脑病及癫痫;学龄前期,病因多为中毒、颅脑外伤、中枢感染、肿瘤及癫痫。

2. 发病季节

热性惊厥终年可见。春季惊厥常由低钙血症、流脑引起;夏季多由乙脑、中毒性菌痢及肠道病毒性脑炎引起。

3. 急慢性发作

急性非反复发作的常见病因有热性惊厥、中枢神经系统感染、颅内出血、外伤及中毒等;慢性且反复发作的常见病因有癫痫、外伤、中枢神经系统感染及脑变性病等。惊厥伴有局灶性体征时多考虑脑内炎症、脑血管病变、脑肿瘤、脑脓肿等;急性起病,伴发热,多注意中枢神经系统感染,腰穿应列为常规检查。

三、治疗

惊厥发作时应尽快地控制,并积极寻找病因,给予治疗。

(一)一般处理

(1)保持安静,禁止一切不必要的刺激。

(2)加强护理,防止外伤。

(3)保持呼吸道通畅,及时吸去喉部分泌物,防止吸入性窒息。

(4)严重者给氧,减少缺氧性脑损伤。

(二)止痉

特别是对惊厥持续状态或频繁惊厥者应尽早控制惊厥。一般先给一次控制惊厥的负荷量,以尽快达到有效血药浓度,然后再给予维持量,以维持有效的血药浓度。

1. 地西泮

为首选药,静脉给药后数秒钟可进入脑组织,数分钟内于血-脑组织达到峰值,因再分布于 30 min 后很快下降,其剂量为每次 0.25～0.5 mg/kg,速度为 1 min 不大于 1 mg,必要时可在 15～30 min 后重复静脉注射,最大剂量每次不超过 10 mg。不应肌内注射,因不易吸收;但直肠给药吸收较快。一般在用本药止痉后,用苯巴比妥每次 10 mg/kg 维持。

2. 苯巴比妥钠

止惊效果好,维持时间长,不良反应少。苯巴比妥一次负荷量 15～20 mg/kg,12 h 后给维持剂量 4～5 mg/kg,5 岁不超过 250 mg,12 岁不超过 500 mg。

3. 氯硝西

作用快,持续时间达 18～24 h,剂量每次 0.05～0.1 mg/kg,静脉滴注或肌内注射,每日 1 次。

4. 水合氯醛

每次 50 mg/kg 保留灌肠,止痉作用亦快,必要时 30～60 min 后重复。

5.丙戊酸钠静脉注射液

作用快,持续作用 10～12 h,对心脏呼吸无抑制作用,每日剂量通常在 20～30 mg/kg,当与肝酶诱导作用的抗惊厥药物合用时,每日剂量应增加 5～10 mg/kg,与苯巴比妥联合应用时,苯巴比妥剂量应减少。

(三)对症治疗

热性惊厥者应给予药物降温和物理降温;伴有颅内压增高或频繁惊厥发作或癫痫持续状态者应给予甘露醇降颅内压,同时纠正水和电解质紊乱。

(四)病因治疗

对于病因应积极寻找并治疗,这在治疗惊厥时是不可忽视的。积极治疗中枢神经系统感染;纠正低血糖症、低镁血症、低钙血症;去除颅内肿瘤和颅内血肿;对于癫痫反复发作者应予以规范的抗癫痫药物治疗。

(高　萍)

第五节　脑性瘫痪

脑性瘫痪(cerebral palsy)简称脑瘫,是指出生前到出生后 1 个月内由各种原因引起的脑损伤所致的非进行性综合征。主要表现为中枢性运动功能障碍及姿势异常,严重者可伴有智力低下、癫痫、行为异常、视听觉或语言功能障碍,会严重影响儿童的一生。发达国家患病率在 1‰～4‰,我国在 2‰左右。

一、病因

病因不一,可由多种因素引起,约 1/4 的病例找不到病因。足月脑瘫患儿出生前因素占主要地位,而早产脑瘫患儿出生时及新生儿期因素占主要地位。

(1)出生前因素:母孕早期感染、严重营养缺乏、中毒、放射线照射、胎儿期的发育畸形等。

(2)出生时因素:主要是各种原因(如胎盘早剥、脐带绕颈等)引起的脑缺氧,以及早产、颅内出血等。

(3)出生后因素:新生儿期严重感染、胆红素脑病(核黄疸)、惊厥、窒息等。

二、分类

(一)根据运动功能障碍特点分型

1.痉挛型

最常见,占脑瘫的 60%～70%。病变波及锥体束。表现为肌张力增高,肌力差,肢体活动受限。上肢内收,肘腕关节屈曲,手指屈曲呈紧握拳状,拇指内收,双下肢伸直,大腿内收,髋关节内旋,距小腿关节跖屈,足尖着地,双腿交叉呈剪刀状。腱反射亢进,锥体束征阳性。

2.手足徐动型

约占脑瘫的 20%。主要病变在锥体外系统。表现为难以用意志控制的不自主运动,当进行有意识运动时,不自主、不协调及无效的运动增多,例如当取拿某件物品时,不能用手顺利地去接触物体,往往将肢体高举,或伸向其他方向,摇晃肢体,全身用力,眼睁大,张口,颈部肌肉也收缩用力,极不协调。常有言语困难,多数患儿无惊厥,通常无锥体束征,智力发育障碍不严重。

3.强直型

很少见。主要为锥体外系症状。全身肌张力显著增高,常伴严重智力低下。

4.共济失调型

较少见。主要病变在小脑。症状表现为步态不稳、肌张力低下。

5.震颤型

很少见。表现为四肢震颤。

6.肌张力低下型

本型多为婴幼儿脑瘫的暂时阶段,以后大多转为痉挛型或手足徐动型。

7.混合型

(二)按受累的部位不同分型

①四肢瘫;②双瘫;③截瘫;④偏瘫;⑤双重性偏瘫;⑥三肢瘫;⑦单瘫。

三、临床表现

脑瘫以出生后非进行性运动发育异常为特征,临床表现由于受损的部位不同而异,但其共有症状为:①运动发育落后,主动运动减少。患儿不能完成同龄正常儿应能完成的动作。②肌张力异常,大多肌张力增高,但也可表现为肌张力低下,因不同的类型有其不同的表现。③姿势异常,其姿势与肌张力异常及原始反射延缓消失有关。④反射异常,一般表现为原始反射延缓消失,保护性反射延缓出现。痉挛性脑瘫可表现腱反射亢进、踝阵挛及 Babinski 征阳性。脑瘫患儿除运动障碍外,常合并其他功能障碍,常见的有智力低下、癫痫、斜视,其次有眼震、发音障碍、听力障碍、小头畸形、关节脱位等。

四、诊断与鉴别诊断

(一)诊断

一般诊断不难。主要依据病史及体检。1/2～2/3 的患儿 CT、MRI 异常,但正常者不能否认脑瘫的诊断。影像学的检查往往只对查找病因、判断预后有参考价值。

早期诊断很重要。如小儿常有过度哭闹、入睡困难、喂养困难、过度敏感、易激惹、护理困难等表现时应做详细检查,以排除脑瘫的可能。

(二)鉴别诊断

1.脑白质营养不良

为遗传性疾病,起病于 1～2 岁或更晚。症状呈进行性加重,表现为步态不稳、痉挛性双侧瘫痪、惊厥、语言障碍、视神经萎缩等,最终呈去大脑强直状态。

2.婴儿型脊髓性肌萎缩

患儿智力正常,腱反射消失,肌张力低下,可相鉴别。

3.脊髓病变

包括脊髓炎、脊髓压迫症。截瘫呈进行性,双下肢可不对称,可有感觉障碍平面。当出现脑脊液循环障碍时,可见脑脊液蛋白量增加。

五、治疗

目的是促进各系统功能的恢复和正常发育、纠正异常姿势、减轻其伤残程度。

(一)治疗原则

早期发现、早期治疗有助于神经的分化和髓鞘的发育,容易取得疗效。

(二)综合治疗

1. 以功能训练为主

(1)体能运动训练:针对各种运动障碍和异常姿势进行物理学手段治疗。

(2)技能训练:重点训练上肢和手的精细运动,提高患儿独立生活技能。

(3)语言训练:包括听力、发音、语言和咀嚼吞咽功能的协同矫正。

2. 矫形器的应用

功能训练中,配合使用一些支具或辅助器械,有助于矫正异常姿势,抑制异常反射。

3. 手术治疗

主要用于痉挛型,目的是矫正畸形,恢复或改善肌力与肌张力的平衡。

4. 其他

如高压氧舱、水疗、电疗等,对功能训练有辅助作用。

5. 加强家庭训练

本病的康复是一个长期过程,家庭训练占有一定的位置,应加强其父母的信心及功能训练手法学习,在医生指导下共同制订训练计划,合理、适度地进行训练。

六、预防

积极做好孕妇及新生儿保健工作,如预防感染、早产、难产;分娩时防止窒息及颅内出血;提高对新生儿疾病的防治工作,如预防和治疗高胆红素血症等。

七、预后

轻症瘫痪、智力正常或接近正常者,瘫痪的肢体经过锻炼可得到改善,预后较好。瘫痪严重、智力低下者则较难恢复,常因感染、严重营养不良而危及生命。

(高 萍)

第六节 吉兰-巴雷综合征

吉兰-巴雷综合征(Guillain-Barré Syndrome,GBS)又称急性感染性多发性神经根神经炎,是一种周围神经系统疾病。在小儿麻痹在我国被消灭以后,它已成为引起儿童弛缓性麻痹的主要疾病之一,主要以肢体对称性、弛缓性麻痹为主,侵犯颅神经、脊神经,以运动神经受累为主。累及重症患儿呼吸肌。本病为急性发病,有自限性,预后良好。本病病因尚未阐明,疑本病与病毒感染有关。目前认为本病是一种器官特异性的自身免疫性疾病。

一、病因

本病发病率每年为(1~4)/10万。可发生于任何年龄,但以儿童和青年为主。男性和女性均可发病,男性略多于女性。发病无季节性差异,但国内北方地区以夏秋季节多发。尽管吉兰-巴雷综合征发病机制仍未完全阐明,但免疫学致病机制近年来被推崇和广泛接受。研究结果表明中国北方儿童吉兰-巴雷综合征发病与空肠弯曲菌感染及卫生状况不良有关。事实上,50%以上的吉兰-巴雷综合征患者伴有前驱感染史,如呼吸道病毒感染、传染性单核细胞增多症病毒感染、巨细胞病毒、流感病毒感染,特别是空肠弯曲菌引起的肠道感染。这些感染源与人体周围神经的某些部分很相似,引起交叉反应。

二、临床表现

据国内统计,55%患儿于神经系统症状出现前 1~2 周有前驱感染史如上呼吸道感染、风疹、腮腺炎或腹泻等,前驱病恢复后,患儿无自觉症状,或仅感疲倦。常见发病诱因为淋雨、涉水、外伤等。

绝大多数病例急性起病,体温正常,1~2 周病情发展至高峰,持续数日,多在病程 2~4 周开始恢复。个别患儿起病缓慢,经 3~4 周病情发展至高峰。

(一)运动障碍

进行性肌无力是突出症状。多数患儿首发症状是双下肢无力,然后呈上行性麻痹进展;少数患儿呈下行性麻痹。可以由颅神经麻痹开始,然后波及上肢及下肢。患儿肢体可以从不完全性麻痹逐渐发展为完全性麻痹,表现为不能坐、翻身,颈部无力,手足下垂。麻痹呈对称性(双侧肌力差异不超过一级),肢体麻痹一般远端重于近端。少数病例可表现为近端重于远端。受累部位可见肌萎缩,手足肌肉尤其明显。腱反射减弱或消失。

(二)颅神经麻痹

病情严重者常有颅神经麻痹,常为几对颅神经同时受累,也可见单一颅神经麻痹。患儿表现为声音小、吞咽困难或进食时呛咳、无表情。少数重症患儿的全部运动颅神经均可受累。偶见视盘水肿,其发生机制尚不清楚。

(三)呼吸肌麻痹

病情严重者常有呼吸肌麻痹。为了有助于临床判断呼吸肌受累程度,根据临床症状及体征,参考胸部 X 线透视结果,综合判断。拟定呼吸肌麻痹分度标准。Ⅰ度呼吸肌麻痹:声音较小,咳嗽力较弱,无呼吸困难,下部肋间肌和(或)膈肌运动减弱,未见矛盾呼吸。X 线透视下肋间肌和(或)肌运动减弱。Ⅱ度呼吸肌麻痹:声音小,咳嗽力弱,有呼吸困难,除膈肌或肋间肌运动减弱外,稍深吸气时上腹部不鼓起,反见下陷,出现腹膈矛盾呼吸。X 线透视下膈肌和(或)肋间肌运动明显减弱。Ⅲ度呼吸肌麻痹:声音小,咳嗽力明显减弱或消失,有重度呼吸困难,除有膈肌和(或)肋间肌运动减弱外,平静呼吸时呈腹膈矛盾呼吸或胸式矛盾呼吸。X 线透视下膈肌和(或)肋间肌运动明显减弱,深吸气时膈肌下降小于一个肋间,平静呼吸时膈肌下降小于1/3 个肋间,甚至不动。

(四)自主神经障碍

患者常有出汗过多或过少,肢体发凉,阵发性脸红,心率增快。严重病例可有心律不齐,期前收缩,血压升高及不稳,可突然下降或上升,有时上升与下降交替出现,病情好转时,心血管障碍亦减轻。患者还可出现膀胱和肠道功能障碍,表现为一过性尿潴留或失禁,常有便秘或腹泻。

(五)感觉障碍

感觉障碍不如运动障碍明显。而且一般只在发病初期出现。主要为主观感觉障碍,如痛、麻、痒,以及其他感觉异常等,这些感觉障碍维持时间比较短,常为一过性。对年长儿进行感觉神经检查,可能有手套式、袜套式或根性感觉障碍。不少患者在神经干的部位有明显压痛。多数患者于抬腿时疼痛。

三、辅助检查

(一)脑脊液

脑脊液压力大多正常。多数患者的脑脊液显示蛋白细胞分离现象,即蛋白虽增高而细胞数正常,病程 2~3 周达高峰,为本病特征之一。有时患者脑脊液蛋白含量高达 200 g/L,此时可引起颅内压增高和视盘水肿。这可能是蛋白含量过高增加了脑脊液的黏稠度,导致了再吸收障碍。

(二)血液

大多数患者的血液中能够检测出针对髓鞘的正常成分如 GM-1 等神经节苷脂、P2 蛋白和髓鞘相关糖蛋白等的自身抗体。抗体可出现 IgG、IgM 和 IgA 等不同亚型。亦可出现抗心磷脂抗体。患者的周围血中存在致敏的淋巴细胞,在体外可以破坏髓鞘。

(三)肌电图检查

神经传导速度和肌电图的检查在吉兰-巴雷综合征的诊断中很有价值。可显示神经元受损。一般认为神经传导速度减慢与髓鞘受损有关,复合肌肉动作电位的波幅降低与轴索损害有关。患者肌电图提示以神经传导速度减慢为主,而波幅降低相对不太明显,这与本病的病理特征周围神经髓鞘破坏有关。此外,本病肌电图可示 F 波的潜伏期延长或消失,F 波的改变常提示周围神经近端或神经根受损。

四、诊断与鉴别诊断

(一)诊断

典型病例不难做出诊断。由于本病无特异性诊断方法,因此对于临床表现不典型病例,诊断比较困难,通常是依靠临床症状及实验室检查,排除其他神经系统疾病的可能性后才能确定诊断。以下几点可作为诊断的参考:①急性发病,不发热,可见上行性、对称性、弛缓性麻痹,少数为下行性麻痹,腱反射减弱或消失;②四肢有麻木或酸痛等异常感觉,呈手套式、袜套式感觉障碍,但一般远较运动障碍轻;③可伴有运动性颅神经障碍,常见面神经、舌咽神经、迷走神经受累,病情严重者常有呼吸肌麻痹;④脑脊液可有蛋白细胞分离现象,肌电图的检查可显示神经元受损和(或)神经传导速度减慢,复合肌肉动作电位的波幅降低。

(二)鉴别诊断

1.脊髓灰质炎

本病麻痹型中以脊髓型最多见,因脊髓前角细胞受损的部位及范围不同,故病情轻重不等。

本病多见于未曾服用脊髓灰质炎减毒活疫苗的小儿。多先有发热,2～3 d 热退后出现肢体和(或)躯干肌张力降低,肢体和(或)腹肌不对称弛缓性麻痹,腱反射减弱或消失,无感觉障碍。重者可伴有呼吸肌麻痹,如治疗不当,可导致死亡。发病早期脑脊液多有细胞数增加,蛋白多正常,称蛋白细胞分离现象。肌电图示神经元损害。脊髓灰质炎的确诊主要依据粪便的脊髓灰质炎病毒分离阳性。患者脑脊液或血液中查有脊髓灰质炎特异性 IgM 抗体(1 个月内未服脊髓灰质炎减毒活疫苗),恢复期血清中抗体滴度比急性期增高 4 倍或 4 倍以上。均有助诊断。

2.急性脊髓炎

起病较神经根炎缓慢,病程持续时间较长。发病早期常见发热,伴背部及腿部疼痛,很快出现脊髓休克期,表现急性弛缓性麻痹。脊髓休克解除后,出现上运动神经元性瘫痪,肌张力增高、腱反射亢进及其他病理反射。常有明显的感觉障碍平面及括约肌功能障碍。脑脊液显示炎症性改变。因脊髓肿胀,故脊髓 MRI 检查有助诊断。

3.脊髓肿瘤

先为一侧间歇性神经根性疼痛,以后逐渐发展为两侧持续性疼痛。由于脊髓压迫,引起运动、感觉障碍,严重者出现脊髓横断综合征。大多数患者病情进展缓慢。腰膨大以上受累时,表现为下肢的上神经源性瘫痪及病变水平以下感觉障碍,常有括约肌障碍如便秘、排尿困难、尿失禁。脑脊液变黄色,蛋白量增高,脊髓 MRI 检查可助诊断。必要时手术探查,依据病理结果方可确诊。

4.低血钾性周期性麻痹

表现为软弱无力,肢体可有弛缓性麻痹,以近端为重,严重者累及全身肌肉,甚至影响呼吸肌,发生呼吸困难。腱反射减弱。无感觉障碍。病程短,发作数小时或 1～4 d 即可自行消失。脑脊液正常,血钾<3.5 mmol/L,心律失常,心音低钝,心电图出现 U 波和 ST-T 的改变。用钾治疗后症状很快恢复。

5.癔症性瘫痪

情绪因素影响肢体瘫痪,进展快,腱反射存在,无颅神经和呼吸肌的麻痹,无肌萎缩,用暗示疗法即很快恢复。

五、治疗

吉兰-巴雷综合征患者的强化监护、精心护理和并发症的预防是治疗的重点。由于本病的临床和病理过程多属可逆性及自限性,所以在急性期,特别是在呼吸肌麻痹时,应积极进行抢救,采用综合的治疗措施,使患者度过危险期。

(一)一般性治疗

由于患者瘫痪很长时间,容易产生并发症,如坠积性肺炎、脓毒血症、褥疮和血栓性静脉炎等。这时耐心细致地护理是降低病死率、减少并发症的关键。特别要保持呼吸道通畅,防止发生窒息。注意室内温度、湿度,可采用雾化气体吸入、拍击患者的背部、体位引流等;勤翻身,防止褥疮;注意保持瘫痪肢体的功能位置,防止足下垂等变形;严格执行消毒隔离制度,尤其在气管切开术后要做好无菌操作的处理,防止交叉感染。由于吉兰-巴雷综合征患者发生自主神经系统并发症比较多,可引起心律失常,应给予持续心电监护。发现异常应予以纠正,但室性心动过速很常见,通常不需要治疗。

(二)静脉大剂量丙种球蛋白的治疗

用静脉大剂量丙种球蛋白治疗本病,目前已被临床广泛使用,已证明其可缩短病程,并可抑制急性期患者病情进展。其用法为 400 mg/kg,连续使用 5 d。一般自慢速开始每小时40 mL,后可增加到 100 mL。

(三)血浆置换

血浆置换越早进行越好,可缩短病程,但并不能降低死亡率。治疗的机制可能是清除患者血浆中的髓鞘毒性抗体、致病的炎性因子、抗原抗体免疫复合物等,减轻神经髓鞘的中毒作用,促进髓鞘的修复和再生。

(四)糖皮质激素治疗

国内外学者对它是否适用于吉兰-巴雷综合征患者仍存在两种不同的观点。从理论上讲,应用糖皮质激素合理。但因为吉兰-巴雷综合征是一个自限性疾病,所以常难肯定其确切疗效。治疗剂量是氢化可的松每日 5~10 mg/kg,或地塞米松 0.2~0.4 mg/kg,连续使用 1~2 周,后可改用口服泼尼松 2~3 周内逐步减停;也可采用大剂量甲泼尼龙 20 mg/kg,连续使用 3 d 后,可改用泼尼松口服。

(五)呼吸肌麻痹治疗

对有明显呼吸肌麻痹的患者,保持呼吸道通畅、正确掌握气管切开的适应证、及时使用人工呼吸器,是降低病死率的重要措施与关键。首先判断有无呼吸肌麻痹及麻痹的严重程度尤为重要,因呼吸肌麻痹最终可导致呼吸衰竭,易合并肺内感染、肺不张、痰堵窒息而影响预后。对呼吸肌轻度麻痹、尚能满足生理通气量的患者,在吸气末用双手紧压胸部,刺激患儿咳嗽,促进痰液排出。应注意保持病室空气湿润,对于稠痰不易咳出者可给予雾化吸入及体位引流。

呼吸肌麻痹的急救措施有气管切开和用呼吸机辅助呼吸。指征如下:①Ⅲ度呼吸肌麻痹;②呼吸肌麻痹Ⅱ度伴舌咽、迷走神经麻痹者;③Ⅱ度呼吸肌麻痹以上伴有肺炎、肺不张者;④暴发型者(是指发病在 24~48 h 内,呼吸肌麻痹进入Ⅱ度者),都应及时做经鼻气管插管或气管切开术。

(六)其他

重症患者常并发呼吸道感染,包括各种细菌感染,更多见于糖皮质激素使用过程中,应给予抗生素积极控制细菌感染。维生素 B_1、维生素 B_6、维生素 B_{12} 及 ATP 等药物可促进神经系统的代谢。恢复期常采用针灸、按摩、体疗以促进神经功能恢复,防止肌肉萎缩。

(高　萍)

第七节　重症肌无力

重症肌无力(myasthenia gravis,MG)是累及神经肌肉接头处突触后膜上乙酰胆碱受体(AChR)的自身免疫性疾病,临床表现为肌无力,且活动后加重,休息后或给予胆碱酯酶抑制剂后症状减轻或消失。

一、病因与发病机制

重症肌无力发病的基本机制是机体自身产生乙酰胆碱受体的抗体,使神经肌肉接头处突触后膜上的乙酰胆碱受体破坏,造成神经指令信号不能传给肌肉,使肌肉的随意运动发生障碍,但机体为何产生自身抗体,原因不清楚。临床观察到不少患者胸腺肥大,认为可能与胸腺的慢性病毒感染有关。本病也具有某些遗传学特征,研究发现不同的人群发病率不同,一些人类白细胞抗原(HLA)型别的人群发病率高,女性 HLA-A1B8 及 HLA-DW3、男性 HLA-A2B3 人群发病率明显高于其他人群。

二、临床表现

根据发病年龄和临床特征,本病可分为以下三种常见类型。

(一)新生儿一过性重症肌无力

如果母亲患重症肌无力,其所生新生儿中有 1/7 的概率患本病。原因是乙酰胆碱受体的抗体通过胎盘,攻击新生儿乙酰胆碱受体。患儿出生后数小时或数日出现症状,表现为哭声细弱、吸吮吞咽无力,重者出现呼吸肌无力而呈现缺氧症状。体征有肌肉松弛、腱反射减弱或消失。很少有眼外肌麻痹、眼睑下垂症状。有家族史者易于识别。肌内注射新斯的明或依酚氯铵后症状立即减轻有特异性识别价值。本病为一过性,多数于 5 周内恢复。轻症不需治疗,重症则应给予抗胆碱酶药物。血浆交换治疗的疗效较好,至于为何重症肌无力母亲所生的新生儿多数无症状,原因可能是新生儿乙酰胆碱受体与母亲的乙酰胆碱受体抗原性不一样,不能被抗体识别而免受攻击。

(二)新生儿先天性重症肌无力

本病又名新生儿持续性肌无力,患儿母亲无重症肌无力,本病多有家族史,为常染色体隐性遗传。患儿出生后主要表现为上睑下垂、眼外肌麻痹。全身性肌无力、哭声低弱及呼吸困难较少见。肌无力症状较轻,但持续存在,血中乙酰胆碱受体的抗体滴度不高,胆碱酯酶抑制剂治疗无效。

(三)儿童型重症肌无力

本病是最多见的类型。2～3 岁为发病高峰,女性多于男性,根据临床特征分为眼肌型、全身型及脑干型。①眼肌型:最多见,单纯眼外肌受累,表现为一侧或双侧眼睑下垂,晨轻暮重,也可表现为眼球活动障碍、复视、斜视等,重者眼球固定。②全身型:有一组以上肌群受累,主要累及四肢,轻者一般活动不受严重影响,仅表现为走路不能持久,上楼梯易疲劳。常伴眼外肌受累,一般无咀嚼、吞咽、构音困难。重者常需卧床,伴有咀嚼、吞咽、构音困难,并可有呼吸肌无力。腱反射多数减弱或消失,少数可正常。无肌萎缩及感觉异常。③脑干型:主要表现为吞咽困难及声音嘶哑,可伴有眼睑下垂及肢体无力。

三、诊断

根据病变主要侵犯骨骼肌及一日内症状的波动性(上午轻、下午重的特点)对病的诊断当无困难。同时采用下列检查进一步确诊。

(一)疲劳试验(Jolly 试验)

使受累肌肉重复活动后症状明显加重。如咀嚼肌力弱者可使其重复咀嚼动作 30 次以上,若加重以致不能咀嚼,此为疲劳试验阳性,可帮助诊断。

(二)胆碱酯酶抑制剂试验

1. 依酚氯铵(tensilon)试验

依酚氯铵 0.2 mg/kg 或 0.5 mg/kg,1 min 后再给,以注射用水稀释 1 mL,静脉注射,症状迅速缓解则为阳性。持续 10 min 左右又恢复原状。

2. 新斯的明(neostigmine)试验

甲基硫酸新斯的明 0.04 mg/kg(新生儿每次 0.1~1.15 mg)肌内注射,20 min 后症状明显减轻则为阳性,可持续 2 h 左右。为对抗新斯的明的毒蕈碱样反应(瞳孔缩小、心动过缓、流涎、多汗、腹痛、腹泻、呕吐等)应准备好肌内注射阿托品。

(三)神经重复频率刺激检查

必须在停用新斯的明 17 h 后进行,否则可出现假阴性。典型改变为低频(2~3 Hz)和高频(10 Hz 以上)重复刺激均能使肌动作电位波幅递减,递减幅度 10% 以上为阳性。80% 的病例低频刺激时呈现阳性反应,用单纤维肌电图测量同一神经支配的肌纤维,发现电位间的间隔时间延长。神经传导速度正常。

(四)AChR 抗体滴度测定

对 MG 的诊断具有特征性意义。90% 以上全身型 MG 病例的血清中 AChR 抗体滴度明显增高(高于 10 nmol/L),但眼肌型的病例多正常或仅轻度增高。

四、治疗

(一)药物治疗

1. 胆碱酯酶抑制剂

常用者有下列数种。

(1)溴化新斯的明:口服剂量为每日 0.5 mg/kg(即吡啶斯的明 2 mg/kg),每 4 h 一次(5岁内);每日 0.25 mg/kg(即溴吡斯的明 1 mg/kg),分为每 4 h 一次(5 岁以上)。逐渐加量,一旦出现毒性反应则停止加量。

(2)溴吡斯的明(mestinon):口服剂量为每日 2 mg/kg,每 4 h 一次(5 岁内);每日 1 mg/kg,每 4 h 一次(5 岁以上)。逐渐加量,一旦出现毒性反应则停止加量。

(3)安贝氯铵：口服剂量(成人)为每次 5～10 mg,每日 3～4 次。

(4)辅助药物如氯化钾、麻黄素等可加强新斯的明药物的作用。

2.皮质类固醇

可选用泼尼松每日 1.5 mg/kg 口服；也有人主张用大剂量冲击疗法,但在大剂量冲击期间有可能出现呼吸肌瘫痪。因此,应做好气管切开、人工呼吸的准备。如症状缓解则可逐渐减量至最小的有效剂量以维持治疗,同时应补充钾盐。长期应用者应注意骨质疏松、股骨头坏死等并发症。无论全身型或眼肌型患儿均可一开始即用皮质类固醇治疗,治疗后期可加用胆碱酯酶抑制剂。

3.免疫抑制剂

可选用硫唑嘌呤或环磷酰胺,应随时检查血象,一旦发现白细胞低于 $3×10^9/L$ 时应停用上述药物,同时注意肝肾功能的变化。

忌用对神经-肌肉传递阻滞的药物,如各种氨基糖苷类抗生素、奎宁、奎尼丁、氯丙嗪及各种肌肉松弛剂等。

(二)胸腺组织摘除术

对胸腺增长者效果好。适应证为年轻女性患者中病程短、进展快的病例。对合并胸腺瘤者也有一定疗效。对全身型重症肌无力患儿,目前主张使用。手术后继续用泼尼松 1 年。

(三)放射治疗

如因年龄较大或其他原因不适于做胸腺摘除者可行深部^{60}Co 放射治疗。

(四)血浆置换法

如上述治疗均无效者可选用血浆置换疗法,可使症状迅速缓解,但需连续数周,且价格昂贵,目前尚未推广应用。

(五)危象的处理

一旦发生呼吸肌瘫痪,应立即进行气管切开,应用人工呼吸器辅助呼吸。但应首先确定为何种类型的危象,进而对症治疗。

1.肌无力危象

为最常见的危象,往往由抗胆碱酯酶不足引起。可用依酚氯铵试验证实,如注射后症状明显减轻则应加大胆碱酯酶抑制剂的剂量。

2.胆碱能危象

由胆碱酯酶抑制剂过量引起。患者肌无力加重,并出现肌束颤动及毒蕈碱样反应。可静脉注入依酚氯铵 2 mg,如症状加重则立即停用胆碱酯酶抑制剂,待药物排出后可重新调整剂量,或改用皮质类固醇类药物等其他疗法。

3.反跳危象

出于对胆碱酯酶抑制剂不敏感,依酚氯铵试验无反应。此时应停止应用胆碱酯酶抑制剂而输液维持。过一段时间后如对胆碱酯酶抑制剂有效时可再重新调整用量,或改用其他疗法。

在危象的处理过程中,保证气管切开护理的无菌操作,雾化吸入,勤吸痰,保持呼吸道通畅,防止肺不张、肺部感染等并发症是抢救成活的关键。

五、预后

儿童型重症肌无力可自行缓解或缓解与急性发作交替,或缓慢进展。呼吸道感染可诱发本病或使症状加重。据报道眼肌型第 1 次起病后,约 1 年患儿自行缓解。以眼肌症状起病者,若 2 年后不出现其他肌群症状,则一般不再出现全身型症状,预后良好。脑干型可致营养不良或误吸,预后较差。呼吸肌严重受累者可致呼吸衰竭而死亡。

(高 萍)

第三篇

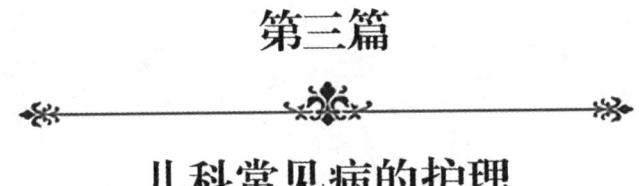

儿科常见病的护理

第十一章　新生儿常见疾病的护理

第一节　新生儿败血症

新生儿败血症(neonatal septicemia)系病原体侵入新生儿血液循环并在其中生长繁殖,产生毒素所造成的全身性感染。常见病原体为细菌,也可为真菌、病毒或其他病原体。细菌感染以葡萄球菌、大肠埃希菌为主。近年来,条件致病菌引起败血症有增多趋势。

一、临床特点

(一)产前、产时和产后感染

产前、产时感染一般在出生后 3 d 内出现症状,而产后感染一般在出生 3 d 后出现症状。

(二)临床表现

无特异性,表现为全身中毒症状,可累及多个系统。

(1)体温不稳定,可表现为发热或体温不升。面色苍白或青灰。

(2)神经系统:精神萎靡、嗜睡、反应低下、少哭少动、重者不哭不动。并发化脓性脑膜炎时则有激惹、凝视、颈部抵抗、前囟饱满、抽搐等。

(3)消化系统:少吃、不吃、呕吐、腹胀、腹泻、体重不增,严重患儿出现中毒性肠麻痹(腹胀、肠鸣音消失)和坏死性小肠结肠炎(吃奶量减少,胃潴留,腹胀,呕吐,腹泻,血便等)。

(4)呼吸系统:气促、发绀、呼吸暂停。

(5)循环系统:心率加快、脉搏细速、皮肤花纹、四肢末端凉或冷。重者出现毛细血管充盈时间延长、血压下降、酸碱平衡紊乱、出血、DIC 等循环衰竭表现。

(6)黄疸常加重,持续不退或退而复现,可伴肝脾肿大。

(7)全身硬肿。

(8)迁徙性病灶:脓毒败血症时可出现局部蜂窝织炎、脓气胸、骨髓炎、肝脓肿等。

(9)发病前可有脐炎、脓皮病、甲沟炎等。

(三)辅助检查

(1)血常规:白细胞总数低于 $5.0×10^9/L$ 或超过 $20×10^9/L$,中性粒细胞比例升高,血小板低于 $100×10^9/L$。

(2)末梢血 C-反应蛋白(CRP)增高,大于 8 mg/L。

(3)末梢血中性粒细胞杆状核细胞所占比例≥0.20。

(4)血培养阳性。

二、败血症患儿的护理

(一)护理评估

1.健康史

询问患儿有无宫内、产时和产后感染史,如母亲产前有无发热、胎膜早破、产程延长、羊水混浊发臭;是否为早产;患儿出生时有无复苏抢救史,是否接受过损伤性操作;近期有无皮肤黏膜破损,有无脐炎、脓疱疹等。

2.症状、体征

注意体重增长情况。评估患儿的面色及肤色、反应、哭声、吃奶、体温情况;有无感染性病灶,特别是脐部和皮肤有无破损或化脓;有无腹胀、呼吸暂停、黄疸和肝脾肿大、硬肿、出血倾向及休克等;有无神经系统阳性体征。

3.心理-社会状况

评估家长有无焦虑,以及家长对该病的认识程度、护理新生儿知识和技能的掌握程度、家庭的卫生习惯和居住环境等。

4.辅助检查

注意白细胞总数、血小板值,有无中毒颗粒和核左移。了解血培养结果(但血培养阳性率低,约10%。阳性可确诊,阴性而症状和体征非常明显者仍不能排除败血症,尤其是在应用抗生素之后做血培养者)。了解CRP是否升高。

(二)护理诊断

(1)体温失调(体温升高或低于正常):与感染有关。

(2)皮肤黏膜完整性受损:与皮肤破损或化脓性感染有关。

(3)营养失调,低于机体需要量:与食欲缺乏、摄入量不足及疾病消耗增加有关。

(4)有血管损伤的可能:与败血症疗程长、需反复静脉穿刺有关。

(5)潜在并发症:感染性休克、化脓性脑膜炎、骨髓炎等。

(6)知识缺乏:家长缺乏护理新生儿知识和技能。

(三)护理措施

1.血培养采集

应在抗生素使用之前抽血以提高血培养阳性率,抽血时严格无菌操作避免杂菌污染,取血量至少1 mL,采血后即送细菌室培养。必要时同时做双部位采血,分别培养。

2.保证有效静脉用药

(1)抗生素现配现用,遵医嘱准时分次使用,以维持抗生素有效血浓度。熟悉所用抗生素的药理作用、用法、不良反应及配伍禁忌。

(2)遵医嘱正确静脉输入免疫球蛋白:部分患儿输注免疫球蛋白1 h内可出现头痛、哭闹、心率加快、恶心。因此最初半小时以5 mL/h速度输入,如无不良反应再加快速度。血管活性药物应尽可能使用上肢近心端静脉,以较快发挥效果。纠正酸中毒用碳酸氢钠一般稀释至1.4%,30~60 min内输完。

(3)本病治疗疗程长且需每12 h一次或每8 h一次用药,加上部分抗生素如万古霉素等药物静脉刺激性强,因此静脉损伤大。应注意保护静脉,如采用外周静脉置管,应从远端到近端有计划地使用静脉,提高静脉穿刺成功率,尽量做到一针见血。肘部静脉暂时保留以备必要时中心静脉置管用。对于血培养持续阳性或并发化脓性脑膜炎、脓胸、骨髓炎等估计抗生素使用达2周以上者应及早行中心静脉置管。

3.清除局部病灶

脐部感染时先用3%过氧化氢溶液清洗,再涂5%聚维酮碘溶液,必要时用抗生素溶液湿敷;脓疱疹可用无菌针头刺破后涂5%聚维酮碘溶液或抗生素软膏;鹅口疮在吃奶后或两餐奶间涂制霉菌素甘油;皮肤破损者局部涂5%聚维酮碘溶液,创面大者必要时给予保温箱暴露疗法。

4.维持正常体温

提供中性环境温度。体温偏低或体温不升时,及时予加盖包被、热水袋或保温箱保温;体温过高时给予松解包被、洗温水澡、多喂水,新生儿一般不用药物降温以免体温过度下降。

5.耐心喂养,保证营养供给

不能进食时可行鼻饲或通过静脉补充能量和水分,必要时输注鲜血或血浆。

6.密切观察病情,发现异常及时处理

1)症状体征的观察

监测体温,观察面色、精神反应、哭声、吃奶、黄疸情况。注意有无出血倾向,如皮肤黏膜出血,重症出血时可口吐咖啡色液体,应及时吸引清除防止窒息,并给予吸氧和止血药物。注意有无腹胀、潴留、呕吐、黏液血便等坏死性小肠结肠炎表现,必要时禁食,腹胀明显者给予胃肠减压、肛管排气。注意观察有无迁徙性病灶。

2)并发症的观察

如患儿出现持续发热、激惹、面色青灰、颈部抵抗、呕吐、前囟饱满、两眼凝视、呼吸暂停提示有化脓性脑膜炎可能;如患儿面色青灰、脉搏细速、毛细血管充盈时间延长、皮肤花纹、四肢厥冷、皮肤有出血点等应考虑感染性休克;黄疸突然加重伴拒食、嗜睡、肌张力减退提示胆红素脑病可能。出现以上情况应及早与医生联系,积极处理。

3)观察药物疗效和毒不良反应

抗生素应用后如病情无改善、反复或恶化,应及时与医生联系,以便适当调整抗生素。头孢类抗生素可引起二重感染和凝血功能障碍。万古霉素可造成听力、肾脏损害,输液速度宜慢,保证输注1h以上,并监测尿常规,及时做听力检查。

接触患儿前洗手,保持患儿皮肤黏膜清洁、干燥、完整,做好脐部护理等,以防止院内继发感染。

(四)出院指导

(1)出院后用药:新生儿败血症的抗菌治疗必须用足疗程。病情治愈出院者,出院后不必再用药,用药疗程未足而自动出院者,可遵医嘱带口服抗生素直至用足疗程,具体用药种类、剂量与方法必须遵照医嘱。口服药物一般在新生儿两餐奶间服用,服药时,将药物置于奶瓶中用适量的温开水溶化后套上奶嘴喂入,喂后再喂少许温开水,以冲尽奶瓶、奶嘴及口腔内的残余药液。

(2)出院时新生儿如存在某些问题,应告知家长做相应处理。脓疱疹每日 2 次在脓疱部位涂擦聚维酮碘溶液少许,勿用手挤压脓疱;脐炎者每日 2 次先用 3% 过氧化氢溶液清洗脐部,再涂 5% 聚维酮碘溶液至脐部完全愈合。

(3)家庭观察,需要引起警惕的异常症状:精神食欲欠佳、嗜睡、哭声减弱、体温改变、脐轮红肿、脐部有脓性渗液等。危险征兆:面色苍白或青灰、肢端厥冷、皮肤花斑等休克表现;并发化脓性脑膜炎时主要症状有发热、拒乳、呕吐、烦躁、颈部抵抗、尖叫、双眼发直、抽搐等。出现以上情况请立即就诊。

(4)做好日常护理,预防感染:保持婴儿皮肤黏膜、臀部及脐部的清洁干燥。勿用不洁布等揩洗新生儿口腔,不能针刺、艾灸、挑割和擦伤婴儿的皮肤黏膜。勤换尿布,每次大便后洗净臀部,预防尿布疹。避免尿液污染未愈合的脐部,包裹脐带的敷料必须无菌。接触婴儿前洗手,护理时动作应轻柔。减少探视,避免患病者护理婴儿。根据气候变化及时添减衣被,避免过冷或过热。

(靳　叶)

第二节　新生儿黄疸

新生儿黄疸(neonatal jaundice)又称高胆红素血症,是由于新生儿时期血清胆红素浓度升高而引起皮肤、巩膜等黄染的临床现象。分生理性黄疸及病理性黄疸两大类。严重者非结合胆红素进入脑部可引起胆红素脑病(核黄疸),危及生命或导致中枢神经系统永久性损害而留下智力落后、听力障碍等后遗症。

一、临床特点

(一)生理性黄疸

主要由于新生儿肝葡萄糖醛酸转移酶活性不足引起。黄疸一般生后 2～3 d 开始出现,4～5 d 达高峰,10～14 d 消退,早产儿可延迟到 3～4 周。血清胆红素足月儿 $<221\ \mu mol/L$(12.9 mg/dL),早产儿 $<256.5\ \mu mol/L$(15 mg/dL)。一般情况良好,以血中非结合胆红素升高为主。

(二)病理性黄疸

1.一般特点

(1)黄疸出现早,一般在生后 24 h 内出现。

(2)黄疸程度重,血清胆红素足月儿 $>221\ \mu mol/L$(12.9 mg/dL),早产儿 $>256.5\ \mu mol/L$(15 mg/dL)。

(3)黄疸进展快,血清胆红素每日上升 $>85\ \mu mol/L$(5 mg/dL)。

(4)黄疸持续时间长,足月儿超过 2 周或早产儿超过 4 周黄疸仍不退或退而复现。

(5)血清结合胆红素 $>26\ \mu mol/L$(1.5 mg/dL)。

(6)重者可引起胆红素脑病,又称核黄疸,是由于血中游离非结合胆红素通过血-脑屏障引起脑组织的病理性损害。胆红素脑病一般发生在生后 2～7 d,早产儿更易发生。临床分警告期、痉挛期、恢复期、后遗症期。警告期表现：嗜睡、吸吮力减弱、肌张力低下，持续 12～24 h。痉挛期表现：发热、两眼凝视、肌张力增高、抽搐、两手握拳、双臂伸直内旋、角弓反张，多数因呼吸衰竭或肺出血死亡，持续 12～48 h。恢复期表现：抽搐减少或消失，恢复吸吮能力，反应好转，此期约持续 2 周。后遗症期于生后 2 个月或更晚时出现，表现为手足徐动、眼球运动障碍、听力障碍、牙釉质发育不良、智力障碍等。

2.不同病因引起病理性黄疸的特点

1)胆红素来源增多引起病理性黄疸

以非结合胆红素增高为主。

(1)新生儿溶血：①同族免疫性溶血，如新生儿 ABO 或 Rh 溶血症或其他血型不合溶血。ABO 或 Rh 溶血症往往于生后 24 h 内出现黄疸，并迅速加重，可有进行性贫血。ABO 溶血病可呈轻中度贫血或无明显贫血；Rh 溶血病贫血出现早且重，严重者死胎或出生时已有严重贫血、心力衰竭，部分患儿因抗体持续存在，可于生后 3～6 周发生晚期贫血。全身水肿主要见于 Rh 溶血病；肝脾肿大由髓外造血活跃所致；低血糖由重症 Rh 溶血病大量溶血时造成还原型谷胱甘肽增高刺激胰岛素释放所致；重症者可有皮肤瘀点、瘀斑、肺出血等出血倾向；容易发生胆红素脑病。血型鉴定结果为母婴 Rh 或 ABO 血型不合；血中有致敏红细胞及免疫性抗体，改良直接抗人球蛋白试验阳性，抗体释放试验阳性，游离抗体试验阳性。②红细胞酶缺陷溶血，如葡萄糖 6-磷酸脱氢酶(G-6-PD)缺乏症，往往生理性黄疸持续不退或进行性加重、贫血、易发生胆红素脑病、高铁血红蛋白还原率下降。③红细胞形态异常，如遗传性球形或椭圆形、口形红细胞增多症等。球形红细胞增多症可早期出现溶血性贫血，外周血直径较小的球形红细胞增多，红细胞脆性试验阳性，有家族史。④血红蛋白病，如地中海贫血，可引起胎儿水肿综合征、低色素小细胞性贫血、黄疸、肝脾肿大。

(2)体内出血：头颅血肿、颅内出血、内脏出血等逸至血管外红细胞寿命会缩短而出现黄疸，有相应部位出血的表现。

(3)红细胞增多症：常见于宫内缺氧、胎-胎输血、脐带结扎延迟等。一般在生后 48 h 出现黄疸加深，病儿有多血貌或青紫，呼吸暂停，静脉血红细胞＞6×10^{12}/L，血红蛋白＞220 g/L，血细胞比容＞65%。

(4)肠肝循环增加：①开奶延迟，吃奶少，大便排出延迟、排出少或不排(如肠闭锁等消化道畸形)使胆红素重吸收增加而出现黄疸。以非结合胆红素升高为主。②母乳性黄疸，见于母乳喂养儿，可能与母乳中 β 葡萄糖醛酸苷酶活性高使胆红素重吸收增加有关。黄疸于生后 3～8 d 出现，1～3 周达高峰，6～12 周消退，停喂母乳 3～5 d 黄疸明显减轻或消退，如重新母乳喂养黄疸可稍加重，患儿一般情况良好。

(5)其他：维生素 E 缺乏、低锌血症可影响红细胞膜功能；孕母分娩前静脉滴注催产素(＞5 U)和不含电解质的葡萄糖溶液使胎儿处于低渗状态导致红细胞通透性及脆性增加而溶血，母亲有分娩前用药史。以非结合胆红素升高为主。

2)肝摄取结合胆红素减少

以非结合胆红素升高为主。

(1)葡萄糖醛酸转移酶受抑制：家族性、窒息、缺氧、低体温、低血糖、使用水合氯醛、婴儿室应用酚类清洁剂可抑制肝酶活力。患儿有血糖及体温异常、窒息、用药等相应病史,以非结合胆红素升高为主。

(2)先天性葡萄糖醛酸转移酶缺乏症(Crigler Najjar 综合征):分两型。Crigler Najjar Ⅰ 型为葡萄糖醛酸转移酶完全缺乏,常染色体隐性遗传病,多于生后 3 d 内出现明显黄疸,并持续终身,黄疸不能被光疗所控制,需换血再行光疗方能奏效,如不换血大多发生胆红素脑病,酶诱导剂无效。Crigler Najjar Ⅱ 型为葡萄糖醛酸转移酶部分缺乏,常染色体显性遗传病,酶诱导剂有效,个别发生胆红素脑病。

(3)家族性暂时性新生儿高胆红素血症(Lucey Driscoll 综合征):为母孕中、后期血清中一种能通过胎盘到达胎儿体内的孕激素抑制了葡萄糖醛酸转移酶所致。有明显家族史,多于生后 48 h 内出现严重黄疸,如不及时换血可发生胆红素脑病,生后 2 周内黄疸逐渐消退。

(4)先天性非溶血性黄疸(Gilbert 综合征):常染色体显性遗传病。肝细胞摄取胆红素功能障碍,也可伴葡萄糖醛酸转移酶活性部分减低。一般黄疸轻,呈慢性或间歇性。

(5)酸中毒、低蛋白血症:影响非结合胆红素与白蛋白结合。血气分析 pH 降低或血白蛋白低。

(6)药物:磺胺类、水杨酸盐、维生素 K_3、吲哚美辛、去乙酰毛花苷与胆红素竞争 Y、Z 蛋白结合位点;噻嗪类利尿剂可使胆红素与白蛋白分离等。患儿有用药史。

(7)其他:甲状腺功能减退、脑垂体功能低下、先天愚型等常伴血胆红素升高或生理性黄疸消退延迟。甲状腺功能减退表现为少哭、喂奶困难、吸吮无力、肌张力低、腹膨大、便秘、生理性黄疸持续不退,血清 T_3、T_4 降低,TSH 增高。

3)胆红素排泄障碍

引起结合胆红素增高或混合性高胆红素血症。

(1)肝细胞对胆红素的排泄障碍:①新生儿肝炎综合征,如 TORCH(T,弓形虫;R,风疹病毒;C,巨细胞病毒;H,单纯疱疹病毒;O,其他,如乙肝病毒、梅毒螺旋体、EB 病毒等感染)引起,以巨细胞病毒感染最常见。感染可经胎盘传给胎儿或在通过产道时被感染,常在生后 1～3 周或更晚时出现黄疸,粪便色浅或灰白,尿色深黄,可有厌食、呕吐、肝脏肿大、肝功能异常;血清巨细胞病毒、疱疹病毒、风疹病毒、弓形虫 IgM 抗体阳性;巨细胞病毒(CMV)感染者还可有 CMV 特异性结构蛋白 PP65 阳性、尿 CMV-DNA 阳性;梅毒患儿梅毒螺旋体间接血凝试验(TPHA)及快速血浆反应素试验(RPR)阳性。②先天性代谢缺陷病,如半乳糖血症,患儿进食乳类后出现黄疸、呕吐、体重不增、白内障、低血糖和氨基酸尿,红细胞 1-磷酸半乳糖尿苷转移酶活性低,血半乳糖升高。③先天性遗传性疾病,如家族性进行性胆汁淤积、先天性非溶血性黄疸(结合胆红素增高型)等。以结合胆红素升高为主。家族性进行性胆汁淤积初为间歇性黄疸,常诱发于感染,以后转变为慢性进行性胆汁淤积,肝硬化。

(2)胆管胆红素的排泄障碍:①新生儿先天性胆道闭锁,生后 1～3 周出现黄疸并逐渐加重,大便生后不久即呈灰白色,皮肤呈深黄绿色,肝脏明显增大,质硬,大多于 3～4 个月后发展为胆汁性肝硬化,以结合胆红素增高为主,腹部 B 超检查可发现异常。②先天性胆总管囊肿,呈间歇性黄疸、腹部肿块、呕吐、无黄色大便,超声检查可确诊。③胆汁黏稠综合征,严重新生儿溶血病时大量溶血造成胆总管被黏液或浓缩胆汁所阻塞。皮肤呈深黄绿色,大便呈灰白色,尿色深黄,以结合胆红素升高为主。④肝和胆道肿瘤、胆道周围淋巴结病压迫胆总管引起黄疸,以结合胆红素升高为主。腹部 B 超或 CT 协助诊断。

4)混合性

如新生儿败血症,感染的病原体或病原体产生毒素破坏红细胞及抑制肝酶活性引起黄疸。常表现为生理性黄疸持续不退或退而复现或进行性加重,有全身中毒症状,有时可见感染灶,早期以非结合胆红素升高为主或两者均高,晚期有的以结合胆红素升高为主,血培养可阳性,白细胞总数、C-反应蛋白增高。

(三)实验室检查

(1)血常规:溶血者红细胞和血红蛋白降低(早期新生儿小于 145 g/L),网织红细胞显著增高(大于 6％),有核红细胞增高(大于 10/100 个白细胞)。

(2)血清总胆红素增高,结合和(或)非结合胆红素升高。

二、黄疸患儿的护理

(一)护理评估

1.健康史

了解母亲妊娠史(胎次、有无不明原因的流产、早产及死胎、死产史和输血史、妊娠并发症、产前有无感染和羊膜早破);有无黄疸家族史;患儿的兄、姐有无在新生儿期死亡或者明确有新生儿溶血病;询问父母血型、母婴用药史;了解患儿喂养方式(母乳或人工喂养)、喂养量和大小便颜色、量;了解患儿有无接触樟脑丸、萘;询问黄疸出现时间及动态变化。

2.症状、体征

评估黄疸程度、范围;有无皮肤黏膜苍白、水肿、肝脾肿大;评估患儿有无心率快等心力衰竭表现及嗜睡、角弓反张、抽搐等胆红素脑病的表现;检查有无头颅血肿;注意有无脓疱疹、脐部红肿等感染灶;注意大小便颜色及大便次数、量。

3.心理-社会状况

评估家长对黄疸病因、预后、治疗、护理的认识程度;了解家长心理状态。评估家长有无认识不足和焦虑。

4.辅助检查

了解母子血型,血红蛋白、网织红细胞、血清胆红素值尤其是非结合胆红素是否升高,抗人球蛋白试验、红细胞抗体释放试验等是否阳性。了解红细胞脆性试验、肝功能检查是否异常。高铁血红蛋白还原率是否小于 75％。了解血培养是否阳性、白细胞总数、C-反应蛋白是否增高。了解血、宫内感染病原学检查结果及腹部 B 超等检查结果。

(二)护理诊断

(1)合作性问题:胆红素脑病。

(2)有体液不足的危险:与光照使失水增加有关。

(3)皮肤完整性受损:与光照疗法引起结膜炎、皮疹、腹泻致尿布疹有关。

(4)有感染的危险:与机体免疫功能低下有关。

(5)知识缺乏:家长缺乏黄疸的护理知识。

(三)护理措施

1. 密切观察病情

(1)观察黄疸的进展和消退情况;监测胆红素值;观察皮肤黄染程度、范围及其变化;注意大小便色泽。

(2)注意有无拒食、嗜睡、肌张力减退等胆红素脑病的早期表现。

(3)观察贫血进展情况;严密监测患儿贫血的实验室检查结果。观察患儿面色、呼吸、心率、尿量、水肿、肝脏大小等情况,判断有无心力衰竭。

2. 减少胆红素产生,促进胆红素代谢,预防胆红素脑病

1)做好蓝光疗法和换血疗法准备工作与护理工作

具体见蓝光疗法和换血疗法。需做换血疗法者用无菌生理盐水持续湿敷脐带残端保持新鲜,防止脐血管干燥闭合,为脐动脉插管做准备。

2)遵医嘱给予血浆、白蛋白和肝酶诱导剂

非结合胆红素增高明显者遵医嘱尽早使用血浆、白蛋白以降低胆红素脑病的危险。白蛋白一般稀释至5%静脉输注。溶血症者遵医嘱正确输注丙种球蛋白以抑制溶血。

3)杜绝一切能加重黄疸、诱发胆红素脑病的因素

避免发生低温、低血糖、窒息、缺氧、酸中毒、感染,避免不恰当使用药物等。具体措施有:①做好保暖工作,监测体温,维持体温正常。②供给足够的热量和水分,如病情允许及早、足量地喂养,不能进食者由静脉补充液体和热量;监测血糖,及时处理低血糖。③监测血气分析、电解质,缺氧时给予吸氧,及时纠正酸中毒。④避免使用影响胆红素代谢的药物如磺胺类、吲哚美辛等。⑤防止感染,加强皮肤、黏膜、脐带、臀部护理,接触患儿前洗手。⑥保持大便通畅,必要时开塞露灌肠,促进胆红素排泄。⑦避免快速输入高渗性药液,以免血-脑屏障暂时开放而使胆红素进入脑组织。

3. 减轻心脏负担,防止心力衰竭

(1)保持患儿安静,减少不必要的刺激,各项治疗护理操作尽量集中进行。

(2)白蛋白静脉输注4 h左右,必要时在输注后遵医嘱预防性使用呋塞米以减轻心脏负荷。

(3)心力衰竭时输液速度5 mL/(kg·h)左右。遵医嘱给予利尿剂和洋地黄类药物,并密切观察药物反应,防止中毒。

(四)出院指导

1. 用药

出院时若黄疸程度较轻,日龄已大,可不必再服用退黄药物。出院时黄疸仍明显,可能需要服用苯巴比妥与尼可刹米联合制剂(酶诱导剂)3～6 d。贫血者强调铁剂的补充。G-6-PD缺陷者,可因某些药物如维生素K_3、磺胺类、解热镇痛药及新生霉素等引起溶血和黄疸,乳母和小儿都应避免应用。肝炎综合征病程较长,一般需4～6个月,出院后常需要服用保肝药,如葡醛内酯、胆酸钠等,同时小儿要加强脂溶性维生素A、D、E、K的补充。

2. 复查

疑有胆红素脑病或已确诊胆红素脑病,应加强神经系统方面的随访,以便尽早做康复治

疗。新生儿溶血病的小儿,一般在生后 2~3 个月内每 1~2 周复查一次血红蛋白,若血红蛋白降至 80 g/L 以下,应输血以纠正贫血。患肝炎综合征的小儿,应每隔 1~2 个月复查肝功能,直至完全康复。

3. 就诊

孩子出现下列情况如小儿黄疸持续时间较长,足月儿大于 2 周,早产儿大于 4 周,黄疸消退或减轻后又再出现或加重,更换尿布时发现大便颜色淡黄或发白甚至呈陶土色,尿色变深黄或呈茶色,或者皮肤出现瘀斑、瘀点、大便变黑等,家长要引起重视,及时就诊。

4. 喂养

母乳营养高、吸收快、无菌且含有多种免疫活性物质,即使是新生儿溶血病仍提倡母乳喂养,可按需喂养。若为 G-6-PD 缺陷者,乳母和小儿忌食蚕豆及其制品。母乳性黄疸,若黄疸较深可暂停或减少母乳喂养,改喂其他乳制品,2~4 d 后黄疸会减退,再喂母乳时黄疸再出现,但较前为轻且会逐渐消退,所以不必因黄疸而放弃母乳喂养。

5. 促进孩子康复的措施

婴儿和产妇的房间应该空气清新,阳光充足。抱孩子适当户外活动,多晒太阳。保持大便通畅,如大便秘结及时用开塞露灌肠排出大便减少胆红素吸收。由于低温、低血糖会加重黄疸,应避免受寒和饥饿。G-6-PD 缺陷者衣服保管时勿放樟脑丸。

溶血症患儿母亲如再次妊娠,需做好产前监测与处理。孕期监测抗体滴度,不断增高者,可采用反复血浆置换术。胎儿水肿,或胎儿 Hb 低于 80 g/L,而肺尚未成熟者,可行宫内输血;重症 Rh 阴性孕妇既往有死胎、流产史,再次妊娠中 Rh 抗体效价升高,羊水中胆红素增高,且羊水中磷脂酰胆碱/鞘磷脂比值大于 2,可提前分娩,减轻胎儿受累。胎儿娩出后及时送新生儿科诊治。

(靳 叶)

第三节 新生儿弥散性血管内凝血

弥散性血管内凝血(disseminated intralascular coagulation,DIC)是各种原因导致微血管发生凝血,形成广泛的微血栓,大量的凝血因子被消耗,并继发激活纤维蛋白溶解,从而引起严重的广泛的全身性出血。它不是一种独立的疾病,而是由多种致病因素引起的凝血障碍的病理过程。

一、病因与发病机制

(一)病因

1. 感染

新生儿免疫力低下,易患重症感染。脓毒症时血液呈高凝状态,凝血因子和血小板被大量消耗,微循环血栓形成,严重者可进一步导致多脏器功能衰竭,甚至死亡。

2. 缺氧缺血

缺氧缺血使内皮细胞受损,释放组织因子,导致 DIC 的发生。D-二聚体、纤维蛋白原降解产物水平明显升高,同时伴有抗凝因子(抗凝血酶、蛋白 C、蛋白 S)的消耗,血小板减少,凝血酶原、部分凝血酶原时间延长。

3.新生儿硬肿症

由于寒冷及皮下脂肪变硬,微循环的血液灌注减少致组织缺氧,产生酸中毒,毛细血管损伤,血液变黏稠,常合并感染。

4.溶血

新生儿溶血病或其他严重溶血性疾病,由于红细胞破裂,释放出大量红细胞素和磷脂类凝血活酶类物质及血小板破坏释放的血小板第Ⅲ因子,均可促发内源性凝血及血小板黏附。

5.产科因素

羊水栓塞、重度妊娠高血压疾病、胎盘早剥、前置胎盘等,由于胎盘组织损伤,胎盘滋养层所含组织凝血活酶(Ⅲ因子)胎儿血液循环,从而激活外源性凝血系统,促发了 DIC,并由于上述产科情况可发生缺氧、酸中毒及血管内皮损伤,加重 DIC 的发生。

6.其他

早产儿及小于胎龄儿各种凝血因子生理功能低下,易发生低体温、硬肿症及感染等,更易发生 DIC。休克、坏死性小肠结肠炎,由于微循环障碍,经常并发 DIC。监护室内各类管道的留置增加了新生儿血栓的发生风险。

(二)发病机制

DIC 发生的机制实际上是凝血系统及纤溶系统发生病理性的激活。在临床上引起 DIC,最为常见的原因为严重感染,在新生儿酸中毒、感染、溶血及缺氧等情况下,损伤血管内皮细胞,使机体内皮细胞和单核细胞合成的组织因子暴露于血液,使外源性凝血系统被激活。另外在组织损伤的过程中,暴露出的胶原触发了内源性凝血系统,两个途径导致凝血功能异常,大量的微血栓在小血管和毛细血管内形成。因较多的血小板和凝血因子在上述过程被大量消耗,激活了纤溶系统,进入继发性纤溶亢进期,机体出现广泛出血、器官功能障碍、休克等一系列表现。

目前认为外源性凝血途径在 DIC 的启动中起到了关键作用,但在 DIC 的发展过程中还有其他因素的推动。凝血酶的持续生成归因于内源性凝血途径,从而消耗大量机体内的抗凝因子(如组织因子途径抑制物、蛋白 S、凝血调节蛋白、抗凝血酶),以及大量活化后的血小板提供更多暴露的磷脂表面推动了 DIC 的进展过程。

新生儿 DIC 绝大多数为急性、全身性,且多为严重型。一般可分为 3 期。

(1)高凝期:大量凝血因子依次激活,血管内可反复有微血栓形成。此期持续时间短暂,无出血表现,不易发现,也可因血液呈高凝状态而抽血时血液易凝固或拔针后不出血而发现。

(2)低凝期:血中凝血因子不断消耗,又缺乏合成和补充,以致血液转入低凝状态,血液不易凝固而致消化道等器官出血或穿刺注射部位出血不止。

(3)继发纤溶亢进期:体内凝血与抗凝血间的平衡严重紊乱,FIB 大量消耗,纤溶活性增强,微血栓重新溶解,在坏死组织基础上发生广泛、严重、持续地出血。临床上这三期经常交叉存在,不易截然分开。

二、临床表现

轻重不一、血液可以是高凝或低凝状态,这与原发病的严重程度、凝血因子的消耗量、DIC持续时间、血中纤维蛋白降解产物的量,以及婴儿恢复被消耗的凝血因子及血小板的能力等因素有关。主要临床表现如下:

1.出血

最常见的症状,也是诊断 DIC 的主要依据之一。大多数情况下出血部位表现为皮肤最多,局部会存在瘀点、瘀斑或者是血肿的现象,也会表现出大片灶性坏死。肺及胃肠发生出血的现象也比较常见。颅内出血能够导致患儿死亡。

2.休克

心排出量不足可致低血压,激活的Ⅻ因子可激活舒血管系统,缓激肽释放,血管扩张,加重低血压,休克和 DIC 形成恶性循环。新生儿休克症状不具有显著的典型性,进行检查,若是发现存在低体温、苍白、呼吸浅、皮温明显低于肛温、血压下降等症状时,即要对休克予以考虑。

3.栓塞

新生儿 DIC 在本质上为广泛的微血管栓塞症的一种。受累器官会发生缺氧、缺血、代谢紊乱以及功能障碍等相应症状。心脏以及脑栓塞均能导致患儿死亡。

4.溶血及贫血

血管内广泛凝血与红细胞相互作用,红细胞变形能力受损,产生溶血,可见黄疸血红蛋白尿及发热,并由于出血及溶血从而致使贫血的发生。

三、辅助检查

(一)血小板

DIC 最常见的征象之一。动态观察血小板的变化,对于早发现和及时诊断重症患儿并发 DIC 具有较大的价值。

(二)凝血检查

凝血试验凝血酶原时间(PT)和国际标准化比值(International normalized ratio,INR)反映外源性凝血途径(凝血因子Ⅶ、Ⅹ 和Ⅱ)。活化部分凝血酶原时间(APTT)反映内源性凝血途径(接触途径)和共同途径(Ⅻ、Ⅸ、Ⅸ、Ⅷ、Ⅹ、Ⅴ、Ⅱ 和Ⅰ)。

(三)D-二聚体

D-D 的形成机制是在血液凝固过程中,纤维蛋白单体或中间聚合体在Ⅻ的作用下,形成交联蛋白,后者进一步受纤溶酶作用下发生降解,形成 D-D。故 D-D 与血液凝固、纤溶均有内在联系,是 DIC 早期特异性分子标志物,为凝血功能早期灵敏指标。

(四)纤维蛋白产物

纤维蛋白产物(fibrin degradation product,FDP)是反映血液循环中纤维蛋白(原)在纤溶酶作用下所生成的 X(x)、Y(y)、D(d)、E(e)碎片的含量,它反映的是纤溶系统激活和 FDP 生成。DIC 时 FDP 随着纤维蛋白溶解(继发纤溶)在血中浓度增加,所以测定 FDP 即可知道血栓的存在。

(五)纤维蛋白原

纤维蛋白原(fibrinogen,FIB)是一种急性时相反应蛋白,其下降并伴血小板减少往往预示

DIC 发生。新生儿出血性疾病检查结果比较。

四、诊断

患有严重疾病的新生儿出现自发性出血如胃肠出血、血尿、穿刺部位持续渗血或血止后又重新出血;组织、器官发生栓塞的表现;出现溶血性黄疸、血红蛋白尿或休克等的基础上,加上上述实验室检查指标中三项阳性可疑为 DIC,四项指标阳性可确诊。

五、治疗

DIC 的治疗原则为恢复机体凝血和抗凝血的平衡,即去除潜在病因;补充消耗的凝血因子以复止血;终止血管内凝血过程,具有序贯性、及时性、个体性和动态性。目标是血小板计数达 $50×10^9/L$ 以上,纤维蛋白原 >1 g/L,pT 正常范围和 AT-Ⅲ 活性 $>40\%$。

(一)病因治疗

这对 DIC 是否能治疗成功至关重要。及早使用抗生素、识别并治疗发生 DIC 的高危因素经常可逆转疾病的发展,包括缺氧、酸中毒、低体温、感染和休克等。任何导致循环障碍与休克的因素都必须得到及时处理。一旦发生 DIC 则需要特异性的治疗。

(二)改善微循环和纠正水电解质紊乱

是阻止微循环内凝血的重要措施。目前扩容推荐生理盐水 20 mL/kg 于 30~60 min 内快速输入,然后视病情以 10~20 mL/kg 分批进行重复输液,但总量不超过 60 mL/kg,其作用是扩充血容量,降低红细胞及血小板的黏稠度,防止血小板及红细胞凝集,抑制血栓形成,改善微循环,有可能阻止 DIC 的继续发展。

(三)抗凝疗法

目的是阻断血管内凝血的进展。

(1)肝素疗法:肝素(heparin)有强烈的抗凝作用,对凝血及纤溶两个系统的各个阶段都有抑制作用,主要是抑制凝血酶,阻止纤维蛋白的形成,又通过 AT-Ⅲ(属肝素辅助因子)发挥抗凝作用;肝素还能降低血小板黏附性和胶原反应。在体内 4~6 h 后被肝素酶灭活,并经肾脏排出,故肝肾功能不正常者宜慎用。

目前肝素在临床上应用具有以下特点:①提倡用低分子量肝素,它比普通肝素抗凝更有效、更安全,其中在新生儿最为常用的为依诺肝素。②给药途径逐渐变化,以往最为常用的方式为静脉滴注,现在趋向于皮下注射(不引起抗凝血酶的减少;吸收均匀、缓慢,持续发挥抗血栓作用;使用安全,应用时较少引起出血、瘀点及瘀斑;操作较静脉穿刺简单)。③在应用剂量上,逐渐由常规剂量发展到小剂量及超小剂量。④预防性以及早期应用。

(2)补充凝血因子:患儿有出血表现或者需要侵入性治疗时可补充适量的凝血因子,但应在肝素化后进行,以免加重凝血。新鲜冰冻血浆含有各种符合生理需要的丝氨酸蛋白酶抑制剂、抗凝因子及凝血因子,能恢复血容量及免疫调节,故提倡使用。冷沉淀物含有纤维蛋白原和Ⅻ、Ⅷ血管性假血友病因子,可用于治疗有严重出血或明显低纤维蛋白血症者。在发现重要器官出血或血常规显示血小板小于 $30×10^9/L$ 时应尽快输注血小板。

(3)抑制物治疗:国外将抗凝血酶(AT-Ⅲ)与活化蛋白 C(APC)等用于 DIC 替代治疗,取得一定疗效。凝血酶在脓毒症时大量消耗,是疾病进入危重状态的重要标志。应用外源性抗凝血酶阻断 DIC 的瀑布效应并抑制炎性反应。作为重要的抗凝因子，APC 还可以抑制炎性反应及其引起的细胞凋亡。组织因子途径抑制物（tissuefactor pathway inhibitor，TFPI）可抑制组织因子、凝血启动因子、结合内毒素，目前尚在试验阶段。

（4）抗纤溶药物：在高凝期和低凝期都忌用。只有当继发纤溶亢进是严重出血的主要原因时，同时在已经经肝素控制血管内凝血的基础上，方可应用抗纤溶药物，以助止血，常有药物是对羧基苄胺和 6-氨基己酸。

（5）其他：以上治疗效果不满意时，可进行换血。此外要重视综合支持疗法，包括保暖、供氧、补充维生素 K、维持营养、保证热量供应和透析疗法等。

六、护理和管理

（一）对症护理

1.维持体温稳定

新生儿体温中枢发育不完善，出生后保暖不当易发生体温不升。新生儿低温时，极易诱发酸中毒、呼吸暂停等，因此，维持适宜的体温是首要措施，临床上遵循"循序渐进，逐步复温"的原则给予保暖措施。

提供适宜的环境温度（22～24℃），根据病情置暖床或入暖箱，并设置合适的温度。监测患儿体温情况，体温稳定后每 4 h 监测体温；同时严密观察患儿全身情况、呼吸、心率、神志、皮肤颜色、末梢循环、肢体温度、血气分析结果、出血倾向等，有异常及时处理。

2.发展性照顾

保持病室环境安静清洁、减少噪音；铺垫"鸟巢"模拟子宫环境，在暖箱上覆盖遮光布，减少灯光刺激；安置舒适体位，操作集中进行，减少疼痛刺激，促进患儿生长发育。

3.病情观察

（1）出血症状：观察患儿是否有广泛自发性出血症状，观察出血部位及出血量。皮肤黏膜出血表现为瘀点、瘀斑、伤口、静脉注射部位渗血；消化道出血可表现为呕血、便血；颅内出血则会引起意识障碍等症状。

（2）微循环障碍症状：护理需重点观察内容包括皮肤黏膜发绀、呼吸窘迫、血压下降、少尿无尿、呼吸循环衰竭等症状。

（3）高凝和栓塞症状：如果静脉抽血，血液迅速凝固时应警惕高凝状态。各器官栓塞可引起相关症状，如皮肤、黏膜可有微栓塞的出血点；肢体栓塞表现为末端发绀；肾栓塞引起血尿、少尿；肺栓塞引起呼吸困难、面色青紫；脑栓塞引起神志改变等。

4.DIC 的护理

（1）治疗原发病：在临床治疗护理过程中，对于可能诱发 DIC 的高危患儿，需积极防治休克、纠正酸中毒、改善缺氧。在一定程度上可以预防或阻止 DIC 的发生、发展，促进机体抗凝血、纤溶平衡的恢复。

（2）检查和治疗同步进行：早期诊断、及时治疗、正确护理和多学科合作是成功的关键，对临床症状符合 DIC 时，检查和治疗同步进行。给予患儿改善微循环、补充凝血因子、有效供氧等；预防感染，加强生命体征监护是促进患儿痊愈的保障。密切观察患儿的病情变化，防止各脏器的出血,积极对各脏器功能进行有效的维护;护理上还需注意减少肌肉和静脉穿刺,扎止血带不宜过紧,时间不宜过长,动作要轻、快、稳,以防皮下出血加重。

护理注意点:建议DIC患儿尽量选择上肢静脉采血,下肢静脉采血后需选择合适的压迫时间和压迫力度,避免血栓形成。

(3)防止"死亡三角"恶性循环:低温可加重酸中毒、促进凝血紊乱,酸中毒易导致凝血紊乱,三者间可相互促进,形成恶性循环。低体温、酸中毒和凝血紊乱被称为"死亡三角"。护理人员需预见性地对患儿的病情变化进行评估,严密观察病情,预防"死亡三角"恶性循环作用。

(二)支持性护理

1.保证营养的供给

根据患儿病情采取合适的营养支持方式。疾病期以维持患儿的营养状态为主,恢复期则以改善患儿的营养状态为主。在病情严重且不稳定的早期,过多的营养支持会加重肝肾负担,给予肠外营养支持,能达到保存器官结构功能的目的。随着病情的稳定,应逐渐减少肠外营养,增加肠内营养,满足患儿生长发育需要。喂养前可以短时间提高吸氧浓度,避免发生低氧血症,严密监测血氧饱和度的变化;喂养时应采取抬高床头,减少胃食管反流和腹胀;喂养后给予右侧卧位,并加强巡视。

2.加强基础护理,预防感染

(1)医护人员勤洗手,严格执行无菌操作,预防感染,合理应用抗生素。

(2)除观察皮肤出血情况外,还需注意保持皮肤清洁干燥;护理操作动作轻柔、敏捷,避免拖拉动作增加皮肤与床的摩擦;定时更换体位,对皮肤受压部位给予适当保护,避免破损。

(3)按规定做好各项新生儿基础护理工作。

(4)做好各类导管的护理,包括静脉留置针的护理。①做好标识,明确各导管的名称、留置时间、置入深度;②妥善固定,保持通畅;③无菌操作;④根据需要更换敷贴;⑤加强巡视。

3.正确采集血标本

配合医师完成各项实验室检查,以评判病情变化和治疗效果。

4.合理用药

遵医嘱使用抗凝剂、补充凝血因子、成分输血或抗纤溶药物应用。正确、按时给药,严格掌握药物剂量,并严密观察治疗效果。

(三)心理护理,做好人文关怀

为了避免家属的不良情绪,医师和护士需要做好解释和安抚工作。将以家庭为中心的护理模式贯穿于健康教育中,在家属情绪稳定的情况下讲解疾病的相关知识,鼓励患儿家属有战胜疾病的信心,积极配合治疗。患儿病情的每一点进步和变化都要及时告知其家属,不断增强其对治愈的信念。另一方面,护士在做好消毒隔离的情况下适当让家属进行短暂的探视,给予他们心理支持,积极配合护士对患儿的护理工作。

(靳　叶)

第四节 新生儿红细胞增多症

新生儿红细胞增多症(neonatal polycythemia)为胎儿缺氧等致宫内红细胞增多或红细胞经胎盘灌注过多,致继发性细胞输注,导致新生儿在出生两周内血液中红细胞(RBC)、血红蛋白(Hb)及血细胞比容(HCT)异常增加所致的疾病。

血细胞比容(HCT)、红细胞变形性(red cell deformation)及血黏度(blood viscosity)这三个因素决定全血黏度,但最重要的是HCT。20%～25%新生儿红细胞容积大,影响了红细胞的变形能力,从而增加了血黏度。血液的流速同样是影响血黏度的重要因素,在缺氧及血pH降低时,小血管中的红细胞流速减慢,可使血黏度明显增加。

除红细胞因素外,血内的其他成分如纤维蛋白原、白细胞、IgM等也影响血黏度。血浆中的纤维蛋白原增加可使红细胞变形能力降低。而白细胞相对较大且僵硬,可堵塞小血管,使运动快的红细胞和其后运动慢的白细胞之间形成一个"无细胞区",而白细胞后红细胞堆积,于是增加了血管阻力,使血黏度增加。

一、病理

当HCT在0.60～0.65(60%～65%)以下时,HCT与血黏度呈线性相关;若继续增高,则二者呈指数相关,血流速度及氧运输明显下降。氧运输取决于血红蛋白和血液流速。HCT降低时,血红蛋白浓度下降,氧容量(oxygen capacity)下降,因此氧运输下降;而HCT显著增加时,血黏度增高明显,各脏器血管阻力增加,血流速减慢,氧运输也会下降。当HCT一定时,高血容量能扩张血管,降低周围血管阻力,增加血流速度,最终也增加了氧运输。这些生理学现象为治疗红细胞增多症提供了理论依据。

由各种原因导致的红细胞增多症使血液黏度增加,血流减慢,引发组织缺氧,酸性代谢产物增加,引起多脏器损害。脑缺血缺氧引起脑损害,患儿出现神志改变、肌张力减低、惊厥等症状。心肌损害有缺血缺氧表现,心电图改变、心肌酶谱增高。肾血流量下降,肾小球滤过率降低,导致肾功能损害,主要表现为尿素氮、肌酐增高。高胆红素血症一方面是由于红细胞增多及破坏增加,另一方面是由于血流速度减慢,组织缺氧,肝脏代谢胆红素能力下降所导致。红细胞破坏增多时,血磷浓度增加,钙、磷结合沉积于骨骼,使血清钙离子浓度下降。降钙素基因相关肽(CGRP)升高与新生儿红细胞增多症的低钙血症也有关,高浓度的CGRP可迅速影响降钙素,引起血钙下降。

二、临床表现

影响新生儿血液黏滞度主要是红细胞数目。红细胞增多导致黏滞度增高,降低了微循环毛细血管床的有效循环,表现为出面色紫红、呼吸窘迫、心力衰竭、低血糖等症状。血液黏滞度增累及的脏器及临床表现(表11-1)。虽然红细胞增多症及高黏滞血症临床常见,但出现严重的并发症者很少。

表 11-1 高黏滞血症的相关症状

系统	表现
神经系统	淡漠、嗜睡、激惹、震颤、惊厥、对光反射差、肌张力降低
呼吸系统	呼吸窘迫、呼吸暂停、气急、青紫
循环系统	充血性心力衰竭,持续肺动脉高压
消化系统	胃纳差、腹泻、呕吐、血便、腹胀、肝大、黄疸、坏死性小肠结肠炎
泌尿系统	少尿、血尿、蛋白尿、肾静脉血栓、急性肾衰竭
代谢方面	低血糖症、低钙血症
血液系统	血小板减少、弥散性血管内凝血、肺出血
皮肤四肢	发红,活动后更为明显,呈多血质貌,指(趾)端坏疽

三、辅助检查

出生 2 h 后静脉血 Hb≥220 g/L,RBC>7.0×10^{12}/L,HCT≥0.65 或两次周围毛细血管血 HCT≥0.70,上述三项指标不完全一致时,最主要的指标是 HCT,其次是 Hb,只要 HCT 和 Hb 符合,即可确诊,仅 HCT 符合者,应短期内复查。

根据血液指标的不同,临床可分三度:①轻度,HCT≥0.65,RBC>6.0×10^{12}/L,Hb≥180 g/L,临床可无症状;②中度,HCT≥0.65,RBC>6.0×10^{12}/L,Hb≥200 g/L,可有轻度临床症状;③重度,HCT≥0.70,RBC>6.0×10^{12}/L,Hb≥220 g/L,有重度临床表现。

四、治疗

(一)对症治疗

包括保暖、供氧、输液、血糖等的监测及其他对症处理,注意单纯输液并不能改善症状或降低血黏度。

(二)放血治疗

仅用于有血容量增多,尤其当合并心力衰竭时,可从静脉放血 5～8mL/kg,并注入 20％白蛋白 20mL。放血只能减轻心脏负担,不能降低血黏滞度,当 HCT 下降而心力衰竭症状持续时,应抗心力衰竭治疗。

(三)部分换血疗法

部分换血疗法(partial exchange transfusion)是一种用于治疗新生儿溶血病的方法,其主要目的是降低血细胞比容。优先使用生理盐水或 5％白蛋白作交换输入,交换量为 15～30 mL/kg,或根据公式计算:换血量＝血容量×(实际 HCT-预期 HCT)×体重(kg)。

换血前应对静脉 HCT 及患儿症状两方面综合评估,以决定是否部分换血。换血的目的是减少红细胞量,而应避免导致低血容量;换血时婴儿应处于温暖的环境中,如刚喂奶则需要抽吸排空;检测心率、呼吸、体温及皮肤颜色;准备好复苏设备;换血器械严格无菌;如脐静脉换血,其插管的尖端应在下腔静脉;换血后禁食 2～4 h,检测血糖,有时需输注葡萄糖以防低血糖发生;注意有无腹胀、血便、腹泻等症状,以防 NEC 发生。脐静脉插管的并发症包括门静脉血栓、静脉炎及血容量下降。

(四)右旋糖酐治疗

可降低血黏滞度,改善微循环血流,防止红细胞凝聚,起到疏通微循环作用。

五、护理和管理

(一)保暖

由于患儿血液黏滞,末梢循环差,四肢发凉,故应置于温暖的环境。新生儿病室室温22～24 ℃,给患儿使用暖床或暖箱,暖床使用肤温设置在36.5 ℃左右,注意探头勿被遮挡;暖箱箱温设置在30～34 ℃,湿度保持在55%～65%为宜。护理操作应集中进行,操作时动作敏捷熟练,操作结束后及时关闭箱门,避免患儿暴露时间过长。每4小时测量体温,根据患儿体温变化,及时调整暖床、暖箱设置温度。

(二)供氧

给予患儿间断低流量吸氧,改善低氧血症,是本病治疗关键措施之一。新生儿采用头罩吸氧法,病情严重者可选用持续呼吸道正压通气法(CPAP)。在用氧过程中,每日监测吸氧流量和吸入氧浓度,密切观察患儿呼吸的频率、节律、深浅度及缺氧状态是否改善,随时调节氧气流量,达到改善呼吸状况的目的,氧疗持续时间不宜过长,以免发生氧中毒。

(三)建立静脉通路

保持静脉通道的畅通,根据医嘱合理用药,并注意观察用药后的反应,可使用输液泵控制输入液体的速度,输液速度不宜过快,以免发生心衰或肺水肿。

(四)皮肤护理

患儿因静脉血容量不足,故皮肤抵抗力下降,容易感染,应加强皮肤护理。保持床单位清洁、干燥;及时更换尿布,减少粪便及尿液刺激;加强脐部护理,避免感染发生。

(五)部分换血疗法的观察与护理

(1)换血前:监测患儿的体温、血压、呼吸、心率,并观察神志、哭声、反应及周围循环情况。有发热、呼吸急促,血压不稳定、心率过快或过慢、周围循环差以及酸碱失衡、电解质紊乱等情况时待按医嘱处理恢复正常后才能换血。

(2)换血中:选择静脉或动脉穿刺,抽血同时根据医嘱同步输注等渗液体,缓慢进行,半小时内完成。换血时应注意患儿神志、周围循环以及穿刺部位皮肤颜色的变化。如果用动脉穿刺则应适当快些,否则易造成阻塞而需要重新穿刺。严格无菌操作,避免发生感染。

(3)换血后:换血完毕拔针后压迫3～5 min,以免出血和形成血肿。动脉穿刺部位应间歇性压迫,并检查其供血区域的血供情况。如有必要则于次日重复换血。

(六)并发症的观察

(1)神经系统:每班观察患儿神志、意识、反应、肌张力的变化,观察是否有惊厥表现。

(2)呼吸系统:每班观察患儿皮肤颜色、呼吸情况、有无呼吸困难的临床表现;严密监测患儿心率、呼吸、氧饱和度的变化;观察及记录有无屏气、呼吸暂停发生。

(3)循环系统:使用心电监护仪,持续监测心率、心律、血氧饱和度、血压的变化,同时严密观察患者四肢皮肤温、湿度以评估患儿外周循环。

(4)消化系统:观察患儿进食情况及耐受程度,有无腹胀、呕吐的情况、评估粪便性质、每日称重。鼻饲前需观察腹部体征,并检查胃残留物容量。合并坏死性小肠结肠炎的患者应彻底禁食。

(5)泌尿系统:每日称体重一次,评估患儿的增重情况,准确计入 24 h 出入量。入量包括所有经静脉入量和经口摄入量;出量包括尿量、胃肠减压量、胸腔引流量等。

(6)代谢系统:红细胞增多症易引起低血糖,原因为有 4 个。①过剩的红细胞增加葡萄糖的消耗;②缺氧增加大脑对葡萄糖的消耗;③促红细胞生成素水平增加,导致高胰岛素血症;④肝循环减慢,降低肝葡萄糖的产生。

护理注意点:红细胞增多症患儿在护理过程中应重视患儿的血糖变化,及时纠正低血糖的发生。

(7)血液系统:监测患儿血象:白细胞、红细胞、血小板及血红蛋白的变化,发现异常,及时处理。

(8)皮肤黏膜:每日加强观察,及时发现皮肤黏膜颜色改变,如出现瘀点、瘀斑,及时通知医师处理。合并黄疸的患儿应注意黄疸的变化情况。

(七)注意护患沟通,加强心理护理

及时与患儿家长沟通,积极进行健康宣教,讲解红细胞增多症的防治知识。告知病情及应注意事项,减少家长的恐惧、焦虑,取得家长的配合。

(靳 叶)

第十二章　小儿血液系统疾病的护理

第一节　小儿造血和血液特点

一、造血特点

小儿造血分为胚胎期造血和出生后造血。

（一）胚胎期造血

（1）中胚叶造血期：胚胎第 3 周开始出现卵黄囊造血，胚胎第 6 周后，中胚叶造血开始减退，到 12～15 周停止。

（2）肝脾造血期：胎儿中期的主要造血器官是肝脏，在胚胎 6～8 周时出现活动的造血组织。4～5 个月时达高峰，胎儿期 6 个月后肝造血逐渐减退，约胎儿出生时停止。

（3）骨髓造血期：胚胎第 6 周开始出现骨髓，至胎儿 4 个月时骨髓出现造血活动，并迅速成为主要的造血器官，直至出生 2～5 周后成为唯一的造血场所。

（二）出生后造血

（1）骨髓造血：骨髓是出生后的主要造血部位。婴幼儿期所有骨髓均为红骨髓，全部参与造血，以满足生长发育的需要。5～7 岁开始，脂肪组织（黄骨髓）逐渐代替长骨中的造血组织，黄骨髓具有潜在造血能力，当需要增加造血时，黄骨髓可转变为红髓而恢复造血功能。

（2）骨髓外造血：在婴儿期，当发生感染性贫血、溶血性贫血等造血需要增加时，肝、脾、淋巴结恢复到胎儿时的造血状态，出现肝、脾、淋巴结肿大。外周血中可出现有核红细胞或（和）幼稚中性粒细胞。这是小儿造血器官的一种特殊反应，称为骨髓外造血，感染及贫血纠正后即恢复正常。

二、血液特点

（一）红细胞和血红蛋白量

出生时红细胞数（5～7）$\times 10^{12}$/L，血红蛋白量 150～220 g/L。出生后随着自主呼吸的建立，血氧含量增加，红细胞破坏增多，红细胞生成素减少，骨髓造血功能暂时低下，循环血量迅速增加等，红细胞数和血红蛋白量逐渐降低，至生后 2～3 个月时红细胞数降至 3.0×10^{12}/L，血红蛋白量降至 110 g/L 左右，出现轻度贫血，称为生理性贫血。3 个月以后红细胞数和血红蛋白量又缓缓增加，约 12 岁时达成人水平。

（二）白细胞及其分类

初生时白细胞总数（15～20）$\times 10^9$/L，生后 6～12 h 达（21～28）$\times 10^9$/L，然后逐渐下降。

婴儿期白细胞数维持在 $10 \times 10^9/L$ 左右,8 岁以后接近成人水平。在白细胞分类中,中性粒细胞与淋巴细胞的比例随年龄而变化。出生时中性粒细胞约占 0.65,淋巴细胞约占 0.30。出生后随着白细胞总数的下降,中性粒细胞比例也相应下降,生后 4~6 d 时两者比例约相等;之后淋巴细胞比例逐渐上升,至 1~2 岁时淋巴细胞约占 0.60,中性粒细胞约占 0.35,再之后中性粒细胞比例逐渐上升,至 4~6 岁时两者比例又相等(形成两次交叉),7 岁以后白细胞分类与成人相似。

(三)血小板数

血小板数与成人相似,为 $(150 \sim 250) \times 10^9/L$。

(四)血容量

新生儿血容量约占体重的 10%,平均 300 mL;年长儿占体重的 8%~10%;成人血容量占体重的 6%~8%。

(靳　叶)

第二节　小儿贫血

贫血(anemia)是指末梢血中单位容积内的红细胞数或血红蛋白(Hb)量低于正常。按世界卫生组织的建议,小儿贫血的诊断标准为:6 个月~6 岁,Hb<110 g/L;6~14 岁,Hb<120 g/L。而根据我国小儿血液学会议的暂定标准:新生儿,Hb<145 g/L;1~4 个月,Hb<90 g/L;4~6 个月,Hb<100 g/L。

一、贫血的分类

(一)按贫血的严重程度分类

(1)轻度:Hb 为 110~90 g/L(新生儿为 145~120 g/L)。

(2)中度:Hb 为 90~60 g/L(新生儿为 120~90 g/L)。

(3)重度:Hb 为 60~30 g/L(新生儿为 90~60 g/L)。

(4)极重度:Hb<30 g/L(新生儿为<60 g/L)。

(二)按病因分类

根据贫血发生的原因将其分为造血不良、溶血性和失血性三类。

(三)按红细胞形态学分类

依据红细胞平均体积(MCV)、红细胞血红蛋白(MCH)和红细胞平均血红蛋白浓度(MCHC),将贫血分为四类。

二、临床常见的贫血疾病

不同病因引起的贫血在实验室检查及治疗原则上具有不同点。临床上常见的贫血疾病包括缺铁性贫血、正红色素贫血、溶血性贫血、大红细胞贫血等。

三、贫血患儿的护理

(一)护理评估

各种类型的贫血,因其病理生理基础均为红细胞数和血红蛋白量减少,血液携带氧降低,故均有共同的临床表现。

1. 一般表现

血红蛋白降至 80 g/L(8 g/dL) 以下时,可出现皮肤、黏膜苍白,以唇、口腔黏膜、睑结膜、手掌和指甲床等处较为明显。重度贫血时皮肤往往呈蜡黄色,可有低热,甚至影响身体发育。

2. 造血器官反应

婴儿贫血时,由于其造血器官功能尚不稳定,遇到各种刺激如感染、营养缺乏时,往往恢复到胎儿期的造血状态,骨髓外的造血器官发生增生性反应,肝、脾及淋巴结可见不同程度的肿大,末梢血液中可出现有核红细胞、幼稚粒细胞。而再生障碍性贫血一般很少有肝、脾肿大。

3. 各系统症状

(1)循环和呼吸系统:贫血时,由于组织缺氧常引起心跳加快和呼吸加速,活动后常有心悸、气急。贫血严重时心脏可扩大,心尖区可闻及收缩期杂音,甚至发生充血性心力衰竭。

(2)消化系统:贫血可引起胃肠蠕动及消化酶的分泌功能下降,从而出现食欲减退、恶心、腹胀或便秘等现象。

(3)神经系统:常表现为精神不振、注意力不集中、易疲倦或情绪易激动等。年长儿可有头痛、昏眩、眼前有黑点或耳鸣等。

(二)护理诊断

(1)有感染的风险:与免疫力低下、白细胞质与量异常有关。

(2)潜在并发症:出血。

(3)活动无耐力:与贫血致组织缺氧有关。

(4)知识缺乏:与家长及年长儿的营养知识不足有关。

(三)护理目标

(1)预防感染。

(2)预防或控制出血。

(3)接受安全的输血护理。

(4)患儿有足够的组织需氧量,逐步提高活动耐力。

(5)提供足够的营养和给予饮食指导。

(6)患儿家长掌握有关疾病的知识。

(四)护理措施

1. 预防感染

(1)指导患儿保持个人卫生。

(2)给予高维生素、高热量和含铁的饮食:①少量多餐,鼓励病儿多进食;②进餐时保持愉快的心情,并提供安全、舒适、清洁的进餐环境;③注意色、香、味的调配,以增加食欲;④需要增加食物及维生素的供应。

(3)避免与已患感染病或感冒的小孩接触。

(4)患儿应经常洗净双手,工作人员及探视者亦然。

(5)日常生活中注意保暖,防止受凉,如有不适应及时向医生报告,以采取应对措施。

(6)若有体温升高的现象,应报告医生。

2.预防及控制

出血请参考白血病"预防及控制出血的护理措施"。

3.输血的护理

(1)确定各项资料的正确性,如供血者血型及输血袋上的患儿姓名、血液制剂的种类及其制造时间,通常须经两个以上护士的核对。

(2)检查血液有无异常浑浊、变色或气泡。

(3)在输血前应测量儿童的体温以作为基准。

(4)给药应由另一静脉输液管道输入。药物不可以直接加入输血管道中,此外血液绝不可以与葡萄糖及水溶液一起输入,因为会发生溶血及血浆凝集的情况。

(5)在输血前后及给药时应以生理盐水冲洗管道。输注两个以上供血者的血液时应间隔输入少量生理盐水,以避免产生免疫反应。

(6)输血应使用新的输血套管,而且在输血后重新输液时,亦应更换新的输液套管。

(7)输血时应注意输血量和速度。除大量出血需及时补充血容量而快速输入外,一般不宜太快,以免发生心力衰竭及肺水肿。贫血重者应输入浓缩红细胞,按每次 10 mL/kg 计量。对于贫血合并肺炎的患儿,每次输血量以 5~7 mL/kg 为宜,速度更应减慢。

(8)输注成分血时还需注意:①成分血(除红细胞外)必须在 24 h 内输完(从采血开始计时);②由于一次输入多个供应者的成分血,故在输血前根据医嘱给予抗过敏药物,以减少过敏反应的发生;③如患儿在输成分血的同时还需输全血,应先输成分血后输全血,以保证成分血的新鲜输入。

(9)密切观察输血反应的各种征兆,通常反应是在输血后 15~20 min 内发生的,此时需有人陪伴小孩不可离开。其输血反应的症状和征象如下:①不安、易受刺激;②寒战、体温上升;③脉搏和呼吸突然改变;④皮肤出疹子或颜色改变;⑤小便性质和外观的改变;⑥出血现象;⑦疼痛、胸部紧闷。若怀疑有输血反应,应立即通知医生停止输血,但仍需以生理盐水维持输液管的通畅。

4.减少组织

需氧量请参考白血病"减少组织需氧量的护理措施"。

5.提供足够的营养,合理安排饮食

(1)给予高热量、高蛋白、高维生素及含无机盐丰富的饮食。

(2)缺铁性贫血的饮食。①婴儿每日需 7~10 mg 的铁质,可由母奶或添加铁的奶粉及麦粉供给;患儿其他各时期每日铁质的需要量分别为:幼儿及学龄前期 10 mg,学龄期 10~16 mg,青春期 16~18 mg。②食物的含铁量从高到低依次为:黑木耳、海带、肝、肉、豆、蛋、鱼、菠菜,牛奶最少。肉类中颜色愈深者含铁质愈丰富。一般由饮食所摄取的铁质其吸收率为 6%,而贫血者吸收率可达 35%。③婴儿膳食的种类较少,且多为缺铁食品,应指导按时添加含铁丰富的辅食或补充铁强化食品,如铁强化牛奶、铁强化食盐。人乳含铁虽少,但吸收率高达 50%,一般食物吸收率仅为 1%~22%,应提倡人乳喂养婴儿。④护理人员要教导父母及患儿有关药物的使用方法,口服铁剂最好在饭后 1 h 内服用,且不要和牛奶或制酸剂一起服用,以免影响铁质的吸收。而铁质与维生素 C 一起服用会促进铁质的吸收,所以服药时可喝含维生素 C 的果汁,例如橙汁、柠檬汁等。⑤服用铁剂时大便会呈黑色,这是因未被吸收的一部分铁质随之排出之故,所以应该向患儿及家属解释,以减轻疑虑。若使用液态铁剂,则须以吸管摄取,以防牙齿着色。⑥服用适量钙剂,有助于结合一些会干扰铁质吸收的物质。⑦当口服铁剂治疗无效时,则可采用深部肌内注射,注射部位宜轮流,抽药和给药必须使用不同的针头,并依"Z"字形的注射方式,以防铁剂渗入皮下组织,造成注射部位疼痛、皮肤着色、局部发炎等副作用。

(3)G-6-PD缺陷者应避免进食蚕豆及其制品,忌服可引起溶血的药物。

(4)地中海贫血患儿服用铁剂不仅无效,反而有含铁血黄素沉着的可能,应避免服用。

(5)营养性巨幼红细胞性贫血患儿应及时添加含有丰富维生素 B_{12} 及叶酸的食物,如肝、肾、肉类、家禽、新鲜绿叶蔬菜等。

(五)健康教育

(1)教导父母保护患儿避开感染源,并接受常规的预防注射。注意天气变化时给予穿着适当的衣着,并避免与上呼吸道感染患儿接近以免受传染。

(2)生活规律及给予健康的生活环境,如足够的休息,新鲜的空气、阳光,注意营养,多补充含叶酸的水果、蔬菜及含铁的食物。

(3)对 β 型地中海贫血和镰刀状细胞贫血等遗传性疾病的患儿及父母进行遗传咨询,使家长了解本病的遗传规律以及筛查基因携带者的重要性。

(4)向患儿及家属解释为了鉴别诊断需要抽骨髓做组织活检。

(5)患有镰刀状细胞的贫血者平时就必须要预防镰刀状细胞贫血危机的发生,其三大预防原则如下。①预防感染:感染会增加组织的耗氧量,因此父母应注意减少患儿可能受到感染的危险因素,若有感染则要立即治疗并加以护理。②避免缺氧:必要时,患儿须卧床休息以减少能量消耗。③避免脱水:摄取足够的水分,可以预防血栓形成及减轻血液黏稠度。

(6)按医嘱给药,定期复诊。

(靳　叶)

第三节　营养性贫血

营养性贫血(nutritional anemia)是一组由于各种原因导致造血原料供应不足,表现为红细胞及血红蛋白低于"正常"的血液系统疾病。其临床表现并不局限于血液系统。尽管国人生活水平有了明显提高,营养性贫血的发病率仍然较高,科学"营养"是降低本组疾病发生的重要措施。

一、缺铁性贫血

缺铁性贫血(iron deficiency anemia)是由于体内铁缺乏导致血红蛋白减少引起的一种小细胞低色素性贫血。

(一)疾病相关知识

1.流行病学

遍及全球,发病年龄以 6 个月至 2 岁小儿多见,是我国重点防治的常见病之一。

2.临床表现

起病缓慢,面色苍白,消瘦,出现精神神经症状,易疲乏,易激惹,异食癖。

3.治疗

去除病因,纠正不合理饮食习惯,铁剂治疗。

4.预后

早期发现,对症治疗预后较好。

(二)护理评估与观察要点

(1)皮肤、黏膜:逐渐苍白,以唇、口腔黏膜及甲床最明显,皮肤干燥,毛发枯黄,反甲。

(2)营养状况:早期体重不增或增长缓慢。

(3)精神神经症状:烦躁不安或萎靡不振,易疲乏,注意力不集中,理解力下降,学习成绩下降,智商较同龄儿低。

(4)消化系统:食欲减退,少数患儿有异食癖,可出现呕吐、腹泻、口腔炎、舌炎,重者可出现萎缩性胃炎或吸收不良综合征。

(5)心血管系统:心率增快,心脏扩大,严重时可出现心力衰竭。

(6)年长儿可有头晕、耳鸣、眼前发黑等症状。

(7)髓外造血:肝、脾、淋巴结肿大。

(8)其他:行为及智力改变,易出现感染。

(三)护理诊断

(1)活动无耐力:与贫血致组织缺氧有关。

(2)营养失调,低于机体的需要量:与铁剂的供应不足,吸收不良,丢失过多或消耗增加有关。

(3)知识缺乏:与缺乏营养及护理知识有关。

(4)潜在并发症:充血性心力衰竭与心肌缺氧有关。

(5)存在不良反应:与所给药物及饮食方案有关。

(四)护理措施

(1)注意休息,适量活动:评估活动耐力情况,制订规律的作息时间,活动强度,持续时间,避免剧烈运动,生活规律,睡眠充足。

(2)饮食指导:讲解发病病因,纠正不良饮食习惯,指导饮食制作和合理科学的饮食搭配。鲜牛奶必须煮沸后喂养小儿,提倡母乳喂养,按时添加辅食和含铁丰富的食物。早产儿、低体重儿应在 2 个月时开始补充铁剂。维生素 C、氨基酸、果糖、脂肪酸可促进铁剂吸收,茶、牛奶、咖啡抑制铁的吸收,避免同服。

(3)指导正确应用铁剂,观察疗效与不良反应,观察血红蛋白及网织红细胞上升情况。口服铁剂从小剂量开始,在两餐之间服用,避免引起胃肠道的不适。服药期间大便变黑为正常现象,停药后恢复正常。为避免牙齿变黑,服用铁剂时应用吸管。网织红细胞 2~3 d 上升,1~2 周后血红蛋白上升。治疗 3~4 周无效时,积极查找原因。

(4)防治感染:观察早期感染征象,注意无菌操作,实施保护性隔离。

(5)心理护理:给予家长心理疏导,关心患儿,学习成绩下降者减少其自卑心理。

(五)护理评价

(1)患儿活泼健康。

(2)家长能为患儿提供生长发育所需的含铁及营养丰富的食物。

(3)家长能够叙述病因及掌握护理知识。

(4)患儿血清铁 3 个月内达正常值。

(六)健康教育

(1)讲解本病的发病原因,护理要点。

(2)合理喂养,提倡母乳喂养,培养良好的饮食习惯。

(3)讲解服用铁剂的方法、注意事项,观察疗效。

(4)治疗原发病,预防感染。

二、巨幼红细胞贫血

巨幼红细胞贫血(mega-loblastic anemia)是由于维生素 B_{12} 或(和)叶酸缺乏所致的一种大细胞性贫血。

(一)疾病相关知识

1.流行病学

单纯乳类喂养而未及时添加辅食,年长儿偏食、挑食者多见,年龄以 6 个月至 2 岁小儿多见。

2.临床表现

起病缓慢,面色苍白,皮肤蜡黄,毛发稀黄,虚胖,反应迟钝,智力及动作落后或倒退,震颤,共济失调。

3.治疗

去除诱因,加强营养,防治感染,维生素 B_{12} 治疗。

4.预后

精神症状发生时间短的治疗效果恢复快,精神症状出现 6 个月开始治疗的恢复较困难,治疗 6 个月至 1 年无症状改善者,会留有永久性损伤。

(二)护理评估与观察要点

(1)皮肤、黏膜:皮肤呈蜡黄色,睑结膜、口唇、甲床苍白,毛发稀黄,颜面轻度水肿或蜡黄色。

(2)贫血、出血表现:乏力,轻度黄疸,常有肝脾肿大。严重者有皮肤出血点或瘀斑。

(3)精神神经症状:烦躁不安,表情呆滞,嗜睡,肢体或全身震颤,智力及运动发育落后甚至出现倒退现象。

(4)消化系统:常有厌食,可出现呕吐、腹泻、口腔溃疡、舌炎等消化道症状。

(5)其他:易出现感染,重症者可有心脏扩大或出现心力衰竭。

(三)护理诊断

(1)活动无耐力:与贫血致组织缺氧有关。

(2)营养失调,低于机体的需要量:与各种原因致需要量增加有关。

(3)生长发育改变：与营养不足、贫血、维生素 B_{12}、叶酸缺乏致生长发育落后或倒退有关。

(4)有感染的危险：与机体免疫力下降有关。

(四)护理措施

(1)注意休息，适量活动：根据患儿的活动耐力情况安排日常活动，一般不需卧床休息，严重贫血时适当限制活动，注意劳逸结合。震颤、烦躁、抽搐者遵医嘱给予镇静剂。心力衰竭时卧床休息。

(2)指导喂养，加强营养：母乳喂养儿及时添加辅食，合理搭配食物，改善乳母营养，养成良好的饮食习惯，维生素 C 可促进叶酸的吸收，提高疗效。年长儿做到不偏食、不挑食。推荐食物种类为肉类、动物肝、肾及蛋类含有丰富的维生素 B_{12}，绿色新鲜蔬菜、水果、酵母、动物肝脏、谷类食物含有充足的叶酸。

(3)生长发育的监测：评估患儿的发育状况及智力水平，对于落后者尽早训练和教育。

(4)药物疗效观察 $2\sim4$ d 症状好转，网织红细胞 1 周增高，贫血症状好转。

(5)预防感染(同缺铁性贫血)。

(五)护理评价

(1)患儿运动发育正常，智力不受损伤。

(2)家长掌握喂养的基本知识和预防措施。

(3)红细胞和血红蛋白正常。

(4)无感染发生。

(六)健康教育

(1)讲解本病的发病原因，预防发病的基本卫生知识。

(2)提供喂养知识，提高母乳喂养水平。

(3)培养良好的饮食习惯，纠正偏食、挑食。

(4)去除病因，积极治疗，合理用药，预防感染。

（靳　叶）

第四节　骨髓增生异常综合征

骨髓增生异常综合征(myelodysplastic syndromes,MDS)原名白血病前期，是一组源于造血干细胞水平产生的损伤，缺乏典型的临床表现，常有贫血，有时伴感染或出血，部分病例有肝脾肿大。血常规示全血细胞减少或任何一系或二系细胞减少。骨髓增生活跃，三系或二系血细胞有显著的病态造血，病程稍长，如未死于感染或出血，多演变为白血病或骨髓造血功能衰竭。

一、临床表现

儿童 MDS 可见于婴儿到青春期的任何年龄段。其症状主要表现为贫血、出血、发热、感染和肝脾肿大。

二、辅助检查

(1)血常规：全血细胞计数减少。红细胞为大细胞或正细胞，细胞大小不等，可见异形红细胞、点彩细胞和有核红细胞,血红蛋白可增多。

(2)骨髓象:骨髓增生活跃,红细胞系巨幼变明显,呈"老浆幼核"、多核化、核碎裂及核形态怪异,双核尤以奇数核红细胞和巨大红细胞具特征性。粒系成熟停滞,核浆发育不平衡和双核粒细胞常见。

(3)染色体检查:50%患儿有染色体异常,如-7、+8 和 5q-等,核型异常者转化为白血病可能性大。

(4)其他:中性粒细胞过氧化酶和碱性磷酸酶(ALP)缺乏。

(5)常规做 X 线和 B 超检查,必要时做 CT 检查。

三、治疗原则

在治疗上尚无特效的方法。鉴于各亚型间是一种疾病的不同发展阶段,治疗应根据不同的病期而异。一般应遵循按阶段施治的原则。

(1)刺激造血:可应用司坦唑醇、糖皮质激素、莫拉司亭(GM-CSF)、重组白介素 3(rhIL-3)、雄激素及同化激素、集落刺激因子刺激造血。

(2)诱导分化:可应用顺式或全反式维 A 酸;干扰素 α靛玉红、三尖杉酯碱、维生素 D 等进行诱导分化。

(3)化疗:应用小剂量阿糖胞苷(Ara-C)、阿柔比星(阿克拉霉素)、伊达比星(4-去甲氧柔红霉素)、依托泊苷(足叶乙苷、VP16)、小剂量三尖杉酯碱;也可联合几种药物进行化疗。联合化疗,采用 DA(柔红霉素、阿糖胞苷)、DAT(DA、6-TG)、HA(高三尖杉酯碱阿糖胞苷)、HOAP(高三尖杉酯碱、长春新碱、阿糖胞苷、泼尼松)、DOAP、DHA 或 MA(米托蒽醌、阿糖胞苷)方案治疗 RAEB(难治性贫血伴原始细胞增多)、RAEB-T(难治性贫血伴原始细胞增多在转变中)和 CMmL(慢性粒单细胞白血病)及其继发性白血病。

(4)骨髓移植:异基因骨髓移植为治疗此病的最有效途径。自身骨髓移植或外周血造血干细胞移植也值得试用。

四、MDS 患儿的护理

(一)护理评估

(1)健康史:评估患儿近期有无病毒感染史;有无有害物理化学因素接触史,如电离辐射、核辐射、重金属、细胞毒性药物等,有无恶性肿瘤家族史。

(2)身体状况:评估患儿的贫血程度,有无感染、出血症状、有无肝脾肿大等。

(3)心理-社会状况:评估患儿及家长对本病的认知程度及应对能力。

(二)护理诊断

(1)活动无耐力:与贫血造成的全身组织细胞缺氧有关。

(2)有出血的危险:与造血功能下降血小板显著减少有关。

(3)有感染的危险:与机体免疫功能下降有关。

(4)预感性悲哀:与本病预后不良有关。

(三)护理措施

1.活动无耐力的护理

(1)了解患儿有无头痛、恶心,进食情况及活动量的耐受程度。

（2）观察体温、脉搏、肺部有无啰音、肝脾大小及血常规、骨髓变化等。

（3）保证休息和睡眠：患儿因白细胞过度生长，其代谢率升高，同时也因贫血而有缺氧的症状。故应根据患儿体力，适当限制活动量以减少体力消耗。可与患儿家长共同制订日常活动计划，做到有计划地适量活动。加强生活方面的护理，将常用物品置于易取处，避免因体力消耗而加重心悸、气短症状。

（4）饮食护理：给予高蛋白、高维生素、清淡、易消化饮食。向家长解释化疗期间保证足够的营养可补充机体的热量消耗，提高患儿对化疗的耐受性，减少并发症，以帮助治疗顺利进行。

（5）输血或浓缩红细胞：患儿全血减少，乏力明显，可遵医嘱输全血或浓缩红细胞，增加组织器官的供氧。

2. 出血的护理

患儿血小板计数<50×10^9/L时，嘱患儿增加卧床休息时间，护士应提高警惕，密切注意有无出血征兆，全身皮肤有无瘀点、瘀斑。注射和抽血后应在针孔上加压 5 min 以上，以预防出血。

3. 感染的预防及护理

（1）病室环境清洁卫生，定期空气消毒，限制探视，防止交叉感染，白细胞过少时进行保护性隔离。

（2）严格执行消毒隔离制度和无菌技术操作，防止各种医源性感染。

（3）做好患儿个人卫生，减少体内细菌传播，做好口腔护理、会阴及肛门护理，预防各种感染。

（4）观察患儿有无发热、感染伴随症状及体征，注意保暖，高热时应给予如下护理。①注意休息，以减少能量的消耗，有利于机体的恢复。②口腔护理：高热时，口腔内容易滋生细菌，如不注意口腔清洁，容易发生口炎，甚至口腔溃疡。③皮肤护理：患儿大量出汗，护理人员应当及时帮助患儿擦干身体，更换清洁的衣物和床上用品，防止压疮和感冒。④增加高蛋白饮食及水分的补充，如鸡蛋、牛奶、汤、盐水、瘦肉等。⑤对于低热和中等热度的患儿，可通过改变环境、温度、衣着、被褥厚薄以及建议饮凉饮，以降低体温，增进舒适度。⑥对高热患儿，常采用冰袋冷敷的方法降温，必要时采用药物降温。

（5）对患儿及家属做好预防感染的卫生宣教工作。

4. 化疗药物不良反应的护理

化疗药物共同的不良反应是恶心、呕吐、骨髓抑制和肝损害。因此，化疗期间除应定期进行血常规、肝功能及骨髓象检查外，还应注意观察药物的毒性反应，在治疗护理上选用能防止或减轻毒性作用的治疗措施，以利于化疗顺利进行。

5. 心理护理

重视心理护理，首先取得家长的理解和配合，然后根据不同年龄患儿的心理特点，对患儿采取鼓励、安慰、抚摸等方法，以高度的责任感和同情心对待患儿，充分沟通，建立友好关系，取得患儿信任，使其以最佳的心理状态来配合治疗，提高患儿的生存率。

（四）健康教育

（1）告知家长及患儿避免接触有毒、有害化学物质及放射性物质。

（2）告诉患儿避免受伤，刷牙时应使用软毛牙刷，勿剔牙、挖鼻孔及进食粗纤维食物，预防便秘。同时告诉患儿及家长一旦有头痛、视力改变应立即就诊。

（3）对患儿及家长加强疾病知识普及，预防感染和出血，坚持治疗，不擅自停药，按时复诊。

（4）稳定病情，适当锻炼，增强体质，促进治愈。

（靳　叶）

第五节　白血病

白血病（leukemia）是造血系统的恶性疾病。其特点为造血组织中白细胞的某一系统过度增生，进入血流并浸润到各组织和器官从而引起一系列临床表现。在我国，小儿恶性肿瘤中以白血病的发病率最高。据调查，我国＜10 岁小儿白血病的发病率为 2.28/10 万，男性的发病率高于女性。任何年龄均可发病，但以学龄前期及学龄期小儿多见。小儿白血病中有 90％以上为急性白血病，慢性白血病约占 5％。

一、病因

导致白血病的真正原因目前尚未完全明了，可能与下列因素有关。

(一)病毒因素

人类白血病的病毒病因研究已日益受到重视，自 1986 年以来，发现属于 RNA 病毒的逆转录病毒（retrovirus，又称人类 T 细胞白血病病毒，HTLV）可引起人类 T 淋巴细胞白血病。在这种白血病高发地区的正常人血清中可测得 HTLV 抗体，证明病毒确可引起人类白血病。

(二)放射线照射

已证实放射（核辐射、放射治疗）有致白血病作用，且与接受剂量及部位密切有关。

(三)化学因素

已证实在较多接触苯、氯霉素、保泰松及细胞毒性药物烷化剂的人群中白血病的发病率较高。

(四)遗传因素

已知某些有染色体异常的先天性疾病患儿的急性白血病发病率高于普通人群，双胞胎中如果其中一个患了急性白血病则另一个急性白血病的发病率为 25％。

二、病理

白血病早期的病理改变为在骨髓及淋巴结中的幼稚白细胞呈肿瘤样恶性增生，抑制正常造血功能，发生白细胞、血小板、正常白细胞减少。异常白细胞进入血流并浸润到全身各组织和器官，从而引起各种表现。

(一)骨髓

1.增生细胞与骨髓竞争

抑制正常的造血功能而产生下列变化：①红细胞减少而发生贫血现象。②正常白细胞减少而导致感染。③血小板减少而存在出血倾向。

2.侵占骨髓

并逐渐使骨骼变得脆弱，易于发生病理性骨折。

3.骨髓腔内的白血病

细胞大量增生,压迫和破坏邻近骨质以及骨膜浸润可引起严重的疼痛。

(二)单核吞噬细胞系统

(1)脾、肝及淋巴结常被白血病细胞浸润而肿大,最终发生纤维化现象。

(2)通常肝、脾肿大较淋巴结肿大严重。

(三)中枢神经系统

(1)初期白血病通常不致侵犯此部位,可能是由于受到血.脑脊液屏障的保护。

(2)由于使用联合化疗,患儿的寿命得以延长,但因多数化疗药物不能通过血-脑脊液屏障,故中枢神经系统成为白血病细胞的"庇护所",造成中枢神经系统白血病的发生率增高。

(3)中枢系统白血病可发生于病理性饥饿的时候,但多见于化疗后缓解期,它是导致白血病复发的主要原因。

(4)白血病侵入脑膜表现为颅内压增高征:头痛、呕吐、嗜睡、视乳头水肿等,浸润脑膜时可出现脑膜刺激征。

(5)其他末期受侵犯的系统包括肾脏、睾丸、前列腺、胃肠道以及肺等。

三、分类与分型

临床上根据白血病细胞的形态及组织化学染色的表现,将急性白血病分为急性淋巴细胞白血病和急性非淋巴细胞白血病两大类,小儿以急性淋巴细胞白血病的发病最多。这两大类中又各有多种类型。目前国内外主张根据增生细胞的形态(包括组织化学染色)、增生细胞的染色体改变和增生细胞的免疫表型综合分析进行分类,即 MIC 分类方法,将急性白血病的类型及型别严格区分。严格的分类分型对指导治疗、判断预后有密切关系(分类分型参见白血病专著)。

四、治疗原则及化疗程序

急性白血病的治疗是以化疗为主的综合治疗。治疗原则为早诊,早治,严格分型,按型选方案,尽可能采用强烈诱导方案,争取尽快达到完全缓解;采取多药(3~5种)联合、足量、间歇、交替用药,坚持长期治疗的方针;重视支持疗法;早期预防髓外白血病的复发。

化疗程序:依次进行诱导缓解,使白血病达到完全缓解;在白血病达到完全缓解后进行巩固、早期强化,以最大限度地杀灭白血病细胞,保持完全缓解 3~4 年后停药,急性非淋巴细胞白血病保持完全缓解后 2~4 年停药。停药后须继续追踪观察数年。

五、白血病患儿的护理

(一)护理评估

1.健康史

详细询问患者就诊的原因,起病的急缓,有无诱因;有无相关症状,如面色苍白、疲乏无力、活动后心悸或气短、头晕、头痛、咳嗽咳痰咽喉疼痛、尿路刺激征以及肛周疼痛等,有无骨、关节疼痛,有无呕血,便血、月经过多等,以及症状的持续时间。了解患者患病以来日常生活休息、活动量及活动耐受力以及饮食和睡眠等情况。曾经做过的检查、治疗经过及疗效,尤其是血常规及骨髓检查。对再入院者,应了解患者以前的化疗方案及第几次化疗;化疗过程中有无出现不良反应,如恶心、呕吐等胃肠道反应,脱发,口腔溃疡,过敏反应,出血和感染等;患者是否已达到完全缓解;患者的年龄、从事的职业和居住环境,是否有长期接触放射性物质或化学毒物史,是否用过细胞毒性药物等。

2.临床表现

各型急性白血病的临床表现基本相同,主要表现如下。

1)贫血

早期出现贫血,随病情发展而加重,表现为皮肤和黏膜苍白、虚弱无力、活动后气促等。

2)发热

大多数病程中有不规则发热,热型不定,可为低热或高热。发热的主要原因为继发性感染,以呼吸道感染多见,易于感染的主要原因是:①粒细胞减少;②化疗使免疫功能受抑制所致。

3)出血

出血部位可遍及全身,患儿多有不同程度的广泛的皮肤和黏膜出血,以皮肤黏膜出血多见,表现为紫癜、瘀斑、鼻出血、齿龈出血、消化道出血和血尿。偶有颅内出血,是儿童白血病致死的主要原因之一。

4)白血病细胞浸润引起的症状

(1)肝、脾淋巴结肿大:白血病细胞浸润多发生于肝、脾而造成其肿大,全身浅表淋巴结可轻度肿大,多局限于颈部、颌下、腋下和腹股沟等处,偶因纵隔淋巴结肿大引起压迫症状而发生呛咳、呼吸困难和静脉回流受阻。

(2)骨和关节浸润:小儿骨髓为红骨髓,易被白血病细胞侵犯,故患儿骨、关节痛较为常见。约25%的患儿以四肢长骨、肩、膝、腕、踝等关节疼痛为首发症状,其中部分患儿呈游走性关节痛。局部红肿现象多不明显,并常伴有胸骨压痛。

(3)中枢神经系统浸润:白血病细胞侵犯脑实质或脑膜时即引起中枢神经系统白血病,常见的症状与颅内压增高有关,如头痛、呕吐、嗜睡、视乳头水肿等。浸润脑膜时可出现脑膜刺激征,浸润脑神经核或根时可引起脑神经麻痹,脊髓浸润可引起横贯性损害而致截瘫。此外也可有惊厥、昏迷。

5)其他器官的浸润

睾丸、皮肤、消化系统、心脏、肾等其他器官受浸润,则可出现相应的症状和体征。

3.心理-社会状况

急性白血病是造血系统恶性疾病,一旦患病,病情凶险、进展迅速,对患者及家属均有沉重打击,加之治疗过程中各种并发症的发生以及经济负担日趋加重,常在患者及家属中引起不良情绪,可影响患者的食欲、睡眠和免疫功能等。评估时应注意患者对疾病的了解程度及心理承受能力,是否产生悲观失望、恐惧或震惊、否认等情绪;以往的住院经验,所获得的心理支持;家庭成员及亲友对疾病的认识,对患者的态度;家庭应对能力,以及家庭经济情况,有无医疗保障等。

4.辅助检查

外周血中血红蛋白减少,血小板减少,白细胞计数正常、减低或增高,成熟中性粒细胞减少,可见原始和(或)幼稚白细胞。骨髓涂片及活检可见大量原始细胞增生,其比例＞30％。骨髓检查是确诊白血病及判断疗效的根据。

(二)护理诊断

(1)活动无耐力:与贫血致组织缺氧有关。

(2)体温过高:与感染有关。

(3)舒适的改变:与头痛、骨关节疼痛等有关。

(4)有感染的危险:与白细胞质与量的异常有关,免疫缺陷。

(5)潜在并发症:出血与血小板减少有关。

(6)化疗药物治疗引起的副作用:机体不能承受化疗药物的刺激。

(7)营养失调,低于机体需要量:与化疗反应有关。

(8)焦虑、恐惧:担心疾病所致。

(三)护理目标

(1)维持患儿足够的组织需氧量,逐步提高患儿的活动能力。

(2)患儿体温尽快恢复正常。

(3)减轻疼痛与不适。

(4)预防感染。

(5)预防与控制出血。

(6)防止化学疗法与放射线治疗的副作用。

(7)患儿体重不减或略有增加。

(8)家属与患儿获得心理支持,配合治疗。

(四)护理措施

1.减少组织需氧量

(1)评估患儿日常生活的耐受程度,以预防缺氧。在患儿活动前后评估其生命征象和行为表现,并加以比较。体力消耗过度的表现为:心动过速、心悸、呼吸困难及皮肤颜色的改变。

(2)护理人员可以协助患儿计划其一天的活动时间和休息时间,因贫血患儿常有注意力不集中、坐立不安的情况发生,所以安排患儿喜爱且适当的活动是很重要的。

(3)任何会引起细胞代谢率增加的活动都应该避免,例如避免从事剧烈运动、出入拥挤的公共场所、到高山低压(氧气浓度较低)环境、受到感染等。

(4)若是婴儿或年幼的患儿住院,可能会因与父母亲分离而哭闹、焦虑,这些因素都会增加耗氧量。所以护理人员及父母要了解这一点,尽量安排固定一人陪伴病儿。

(5)如果病儿出现组织缺氧现象时,应鼓励患儿卧床休息,以减少能量和氧气的消耗。

(6)遵医嘱输血或红细胞,以及增加对各种组织的供氧。

2.高热的护理

(1)强调患儿卧床休息。

(2)注意保持皮肤黏膜的清洁,及时更换汗湿衣服,经常用温水擦洗皮肤,用生理盐水或朵贝氏液清洗口腔。

(3)监测体温,观察热型。

（4）高热时给予物理降温,如冷敷、温水擦浴等。注意禁用酒精擦浴,因酒精擦浴可使皮肤血病扩张增加体表血流量,易诱发出血。

（5）高热时应慎用退热药物,以免引起大汗虚脱。许多退热药还可抑制血小板功能,故有出血倾向的患儿更应慎重。

3.疼痛的护理

（1）采用最舒适的体位,通常可使用水床或气垫床,亦可利用枕头或毛毯支持疼痛的部位,以使肌肉放松。

（2）关节疼痛的患儿在移动时和翻身时动作应轻柔,以免加剧疼痛。

（3）使用止痛药解除疼痛时应注意:①只要药物能被胃肠道吸收,则应采用口服;②在疼痛较剧烈时给予药物预防,给药时间的安排视患儿的需要而定;③持续的疼痛应采取预防治疗,定时给药而非需要时再给;④药物的剂量和给药时间要适合患儿的需要,维持适当的剂量以持续缓解患儿的疼痛,不能过量以造成嗜睡或明显的呼吸抑制;⑤护理人员给予止痛药物时,必须仔细观察药物的反应,记录任何持续疼痛的形态,并随时提供信息给医师,以便调整剂量或改变药物种类,达到有效控制疼痛的目的。

（4）指导患儿使用放松技术,如缓慢地深呼吸、全身肌肉放松、看电视、听广播等。

4.预防感染

（1）患儿化疗期间骨髓抑制时可采取保护性隔离措施,如限制患儿活动范围,限制探视,有感染的探视人员及工作人员不可探视或照顾患儿。

（2）工作人员、探视者在与感染的患儿接触时应勤洗手。

（3）加强营养,不能进食或进食减少者可用静脉营养。

（4）注意口腔护理:白血病化疗期间均可造成口腔感染与齿龈出血,使口内腥臭,影响患儿食欲,也易导致继发感染,严重者可引起败血症。因此,应每日给生理盐水或朵贝氏液3～5次漱口,病重患儿给予口腔护理。

（5）注意保持皮肤、会阴、肛门等部位的清洁卫生,保持干燥,避免和防止感染,定期洗澡或擦澡(重患儿),洗头剪指甲。经常更换内衣和被套,保持床面干燥平整。重患儿受压部位的皮肤可用温热毛巾按摩,以促进局部血液循环,预防褥疮。早、晚或便后用1:5 000的高锰酸钾溶液坐浴,坐浴后在肛周涂抗生素。女患儿应注意外阴清洁,每日清洗一次,清洗时应从前向后擦,以防感染。

（6）强烈化疗期间可酌情用成分输血,用红细胞悬液或单采血小板悬液;有条件者还可预防性应用大剂量丙种球蛋白静脉输注;还可酌情应用粒细胞集落 G-SCF 中的 GM-CSF 等。

（7）应用抗生素并积极治疗细菌、病毒、深部真菌及卡氏肺囊虫肺炎等感染。

（8）日常生活中应注意保暖,防止受凉,如有不适应及时向医生报告,以采取应对措施。

（9）不要去人多的公共场所或接触患有传染病的人。

5.预防或控制出血

（1）血小板$<50\times10^9$/L 时,应实施预防止血措施。给予止血药、静脉输入血小板制品,并观察药物疗效。

（2）避免患儿烦躁、哭闹、挣扎及情绪紧张。

（3）尽量避免肌肉、皮下注射，必须注射时应选择较细的针头，注射后局部按压 5～10 min，必要时作冷敷，并观察注射部位的渗血情况。

（4）静脉注射后局部按压 10～20 min，骨髓穿刺部位也应加压包扎。

（5）指导患儿（家属）：①使用软毛牙刷或非磨损性牙膏；②禁用牙签，防止牙龈损伤；③忌挖鼻孔，不用力擤鼻涕、咳嗽和打喷嚏，以防止出血，必要时可用生理盐水湿润鼻孔，以防干裂；④大便时不要过度用力，要养成按时排便的习惯；⑤避免使用阿司匹林、非类固醇类药物、抗凝药，以免诱发出血；⑥注意自我保护，防止损伤或创伤。

（6）注意观察有无出血征象，如有以下情况发生应及时处理：①鼻出血时可先采取局部压迫法，如无效可给 1%麻黄素或 1：1 000 肾上腺素浸湿的纱条填塞，必要时可在油纱条上加敷云南白药，止血粉或凝血酶亦可进行鼻部冷敷，如仍无效时应及时进行后鼻道堵塞止血。②齿龈出血可用冷高渗盐水漱口，必要时先用 1%双氧水漱口，清除腐败的组织及血痂，再以朵贝氏液及高渗盐水漱口。③局部出血多者可局部贴敷浸有凝血酶或云南白药的明胶海绵。④如发现患儿有呕血、便血、咯血、血尿或头晕、剧烈头痛、恶心呕吐、视物不清、颈项强直、意识不清时，应及时通知医生做好抢救准备，并分别执行消化道出血、咯血、泌尿道出血或昏迷的护理常规。

6.化疗时的护理

1)掌握化疗方案和给药途径

密切观察化疗药物的毒性反应。

2)静脉注射药物注意事项

静脉注射时药物浓度不宜过大，药液量不宜过多，应缓慢推入，术后需平卧 4～6 h，以减少不良反应。

3)保护静脉

因化疗疗程长，使用的药物均有强烈刺激性，易引起静脉炎、静脉阻塞，故须特别注意保护静脉。静脉注射应首选肢体远端血管，由远至近，以免损伤血管，如用化学药物应先用生理盐水作静脉穿刺，证实在血管内才能给药，并要注意速度，注射完毕后再用生理盐水冲洗血管，以保护静脉。注射时避免连续使用同一部位及同一静脉，以免发生静脉炎。如发生静脉炎时可局部热敷、理疗或用 33%硫酸镁、静脉软膏等湿敷以消炎止痛，化学药物可致局部组织坏死，应严防药物漏出血管，如有渗漏应立即停止给药，进行局部冷敷及局部封闭。

4)用药期间注意事项

因化疗可杀灭大量白细胞，使血液和尿中的尿酸浓度增高，故在用药期间注意以下几个方面。

（1）嘱患儿多喝水或静脉注射大量液体，以增加尿量。

（2）按医嘱给予碱性药物以碱化尿液。

（3）按医嘱给予别嘌醇以中和血中的尿酸。

（4）搜集尿标本，以测量尿中的尿酸量及检查尿比重。

（5）观察有无血尿，并定时测量肾功能。

5)关注胃肠道反应

化疗患儿胃肠道反应严重者,可于用药前给予少量镇静剂或止吐剂。

6)预防膀胱炎

环磷酰胺可引起出血性膀胱炎,因此使用该药时应大量摄取水分(至少为每日正常饮水量的1.5倍)及经常排尿(包括夜间)以预防。如发生膀胱炎,在排尿时有灼热感,便应多饮水及多排尿,并立即通知医师停药。

7)定期查血常规和血小板

化疗期间要定期查血常规和血小板,了解有无骨髓抑制情况,当外周血白细胞总数低于3.0×10^9/L($3\,000$/mm^3)时,应通知医生,以便决定是否停药,并可输新鲜血或浓缩血小板。

8)化疗注意事项

(1)每一个疗程化疗完成后,一旦血象恢复(WBC≥3×10^9/L,ANC≥1.5×10^9/L)、肝肾功能无异常,即须及时进行下一阶段化疗,尽量缩短2个疗程之间的间隙时间(一般是2～3周)。

(2)每一个疗程化疗中,一旦疗程未完成或出现WBC低下,尤其是诱导过程中出现骨髓抑制时,不能轻易终止化疗,应该在做积极支持治疗的同时继续完成化疗。

(3)在维持化疗期间尤其是维持化疗早期,应控制WBC在3×10^9/L,ANC在($1\sim1.5$)×10^9/L,以及时调整MTX和6-MP的剂量:若WBC始终大于4×10^9/L不能下降者,易复发,若ANC过早且长时间<1×10^9/L,则易发生严重感染。

(4)在化疗过程中一旦出现严重感染,应减缓或暂时中断化疗,待积极控制感染后继续尽快完成化疗。

(5)遇严重出血时应及时大力止血,注意防治DIC,血小板极低(小于20×10^9/L)时,应及时输注足量单采血小板悬液,以免发生致死性颅内出血。

(6)每一疗程前后必须检查肝、肾功能,尤其是HD-MTX和HD-Ara-c治疗时。肝、肾功能异常时须及时积极治疗,以期尽早恢复。

(7)在缓解后的治疗过程中,如遇不能用与化疗相关、感染相关解释的不明原因的白细胞和(或)血小板低下并迟迟不能恢复者,要警惕早期复发,应及时作骨髓涂片检查,追查原因,不能盲目等待延长休疗时间。

(8)用DNR前后必须作心电图检查,注意维护心功能正常。为预防不可逆性的心肌毒副作用,须密切注意DNR的累积量不应超过360 mg/m^2。小于2岁者不能超过300 mg/m^2,CTX的累积剂量最好不要大于3.0 g/m^2,以预防继发性肿瘤和影响生育功能。

7.提供患儿充足合理的营养

饮食的一般原则为:

(1)给予高热量、高蛋白、富含维生素、易消化的饮食,少量多餐。

(2)避免太烫、太辣、粗糙生硬的食物,尽量摄取较软、易咀嚼而无刺激性的食物。

(3)注意色、香、味的调配以增加食欲,避免太甜、太油腻的食物。

(4)进餐时应保持愉快的心情,并提供安全、舒适、清洁的进餐环境。

(5)补充充足的水分,若发生呕吐应记录量并报告医生。

（6）若患儿一旦出现癌症恶病质，就必须采取高营养静脉注射来补充营养。

8.心理护理

（1）本病的预后不良，加之采血、骨穿、腰穿等检查较多，又有感染和化疗反应等，患儿要接受这些有一定疼痛的处置，易产生悲观、焦虑、恐惧等心理。因此，护理人员应热情帮助、关心患儿，鼓励患儿克服悲观情绪，增强战胜疾病的信心。

（2）向家长及年长患儿介绍白血病的有关知识，宣传儿童白血病的预后已有很大改善，如极危型小儿急性淋巴细胞白血病 5 年以上的生存率已超过 70％，急性非淋巴细胞白血病已接近 50％。部分患儿已获治愈，白血病已从不治之症转为可治之症。

（3）阐述化学药物治疗是治疗白血病的重要手段，让家长和年长患儿了解所用的化疗药物及其副作用（如胃肠反应、脱发、骨髓抑制、肝、肾损害等），了解定期化验（血象、骨髓、肝、肾功能、脑脊液）的必要性及患儿所处的治疗阶段。使患儿能积极接受治疗，使治疗方案能有效进行。

（4）定期召开家长座谈会，让患儿家长交流与护理、治疗配合的经验，讲述不坚持治疗带来的危害。并且让新老患儿家长交流体会，让初治者看到已治愈者的健康状况，从而增加治愈的信心。

9.定期随访

（1）根据患儿出院时处于同一治疗阶段，详细向患儿家属交代出院后下一次入院或门诊治疗的治疗计划、治疗方案的具体描述及书面的治疗方案。

（2）休疗阶段必须防止感染，以利于下一阶段按时进行治疗。每周一次定期复查血象；每半年或按需作骨髓象复查；根据化疗的需要，每疗程前后必须复查肝肾功能。

（3）根据患儿的居住地和病情需要，1 周～3 个月必须门诊复查随访，尤其是 ALL 维持治疗的第一个月，最好每周门诊随访一次，调整 MTX 和 6-MP 的剂量。每 3 个月必须鞘注"三联"一次（或 HDMTX＋CF 治疗中的鞘注化疗）。

（靳　叶）

第六节　原发性血小板减少性紫癜

原发性（特发性）血小板减少性紫癜（idiopathic thrombocytopenic purpura，ITP）在小儿出血性疾病中最常见。年发病率为 1/10 万～8/10 万，临床上前驱感染史、皮肤、黏膜出血，血小板减少，但骨髓巨核细胞数量正常或增多，出血时间延长，血块收缩不良为特征。本病分为急性与慢性两种类型。小儿多见急性型，10％～20％急性型患儿可转为慢性型。

一、病因与发病机制

原发性血小板减少性紫癜是一种自身免疫性疾病。疾病经过呈自限性。体内产生血小板相关抗体（相关自身抗体）与血小板结合，导致单核巨噬细胞系统对血小板吞噬、破坏增加、寿命缩短，从而引起血小板减少，吞噬过程主要发生在脾。患儿发病前 1～2 周多有病毒感染史，病毒感染使机体产生相应的抗体，而这些抗体与血小板发生交叉反应，使血小板破坏。血小板数量减少是导致出血的主要原因，患儿血小板的功能减低，毛细血管脆性及通透性增加，是出血的促进因素。

二、诊断

(一)临床表现

病程 6 个月内为急性型,病程超过 6 个月为慢性型。儿童中以急性型占多数,常见于 2～10 岁小儿,男女发病率无差异。大多数患儿在起病前 1～3 周有上呼吸道感染、水痘、传染性单核细胞增多症等,偶见接种疫苗后,以自发性皮肤、黏膜出血起病。表现为皮肤瘀点、瘀斑大小不等,遍及全身,四肢较多。常有鼻出血、牙龈出血。偶见便血、呕血、尿血和颅内出血。失血重者伴贫血。

本病为自限性疾病,85％～90％患儿于发病后 1～6 个月自然痊愈,治疗并不能影响该病的自然过程。有 10％～20％患儿转为慢性型,原因不清可能与免疫失调有关。本病病死率为 1％,主要致死原因为颅内出血。

(二)辅助检查

(1)血小板计数＜$20×10^{12}$/L,血红蛋白、白细胞数一般正常。出血时间延长,凝血时间正常,血块收缩不良。如失血过多,可出现贫血。

(2)骨髓象:巨核细胞正常或增多,成熟障碍。

(3)束臂试验阳性。

(三)诊断要点

临床易出血为主要症状,结合病史、血液检查、骨髓象检查等试验可做出诊断。

三、治疗原则

(1)一般治疗:卧床,少活动,避免外伤,保持鼻黏膜湿润。预防感染,给足够的液体和大量维生素 C、路丁及做局部止血措施。急性大出血可输入全血。重要脏器出血可输入血小板或含血小板丰富的血浆。避免用双嘧达莫(潘生丁)或阿司匹林等药物。

(2)肾上腺皮质激素:泼尼松每日 1～2 mg/kg 口服。急性暴发型病例可用氢化可的松 5～10 mg/kg 静脉滴注,待出血好转改为口服泼尼松。一般用药 3～4 周,症状好转可减量或停用。切忌长期使用。

(3)静脉大剂量注射丙种球蛋白:适用于急性重型或慢性准备脾切除者。剂量 400 mg/(kg·d),用 3～5 d。

(4)免疫抑制药:适用于慢性,常用长春新碱 0.03 mg/kg,每周缓慢静滴 1 次。一般只用 4～6 次。无效改为其他药。

(5)脾切除:适用于病程超过 1 年,年龄最好在 6 岁以上,用激素和免疫抑制药等多种疗法无效、出血严重的病例。

四、ITP 患儿的护理

(一)护理诊断

(1)皮肤黏膜完整性受损:与血小板减少致皮肤黏膜出血有关。

(2)潜在并发症:内脏出血。

(3)有感染的危险:与皮质激素和(或)免疫抑制药应用致免疫功能下降有关。

(4)恐惧:与严重出血有关。

(二)护理措施

1.疾病护理

(1)密切观察病情,观察皮肤瘀点(斑)、血小板数量变化。及时发现出血倾向。当外周血小板<$20×10^9$/L时,常有自发性出血。如鼻出血、内脏出血、颅内出血,定时监测血压、脉搏、呼吸,观察面色的变化,如面色苍白加重,呼吸脉搏增快,出汗、血压下降提示失血性休克。若有烦躁不安、嗜睡、头痛、呕吐,甚至惊厥,颈抵抗,提示颅内出血。颅内出血常危及生命。

(2)止血:鼻、口黏膜出血可用浸有1%麻黄碱或0.1%肾上腺素的纱条、棉球或明胶海绵压迫局部。如上述压迫止血无效,立即采用其他止血措施。对严重出血者需配血,输注同血型血小板。

2.消除恐惧心理

患儿对出血及止血技术操作可能产生惧怕,表现哭闹、躁动、不合作使出血加重。故术前需讲明道理,消除恐惧心理,争取患儿配合。

3.避免损伤

①床头床栏用软塑料制品包扎,忌玩锐利玩具,限制剧烈活动,以免碰伤、刺伤、摔伤引起出血;②尽量减少肌内注射,防止深部血肿;③禁食坚硬和多刺的食物;④保持大便通畅,以免排便致腹压增高诱发颅内出血。

(三)健康教育

指导预防损伤,如不玩尖利的玩具和使用锐利的工具,不做激烈的、有对抗性的活动,常剪指甲,刷牙选用软毛牙刷等。指导进行自我保护,如忌服含阿司匹林的药物,服药期间不与感染患儿接触,尽量避免去公共场所,预防感冒等。教会家长识别出血征象和学会压迫止血的方法。脾切除的患儿术后两年内,应定期随诊,并遵医嘱应用抗生素和丙种球蛋白,以增强抗感染能力。

(靳 叶)

第七节 血友病

血友病(hemophilia)是一组遗传性凝血功能障碍的出血性疾病,包括:①血友病甲,即因子Ⅷ(又称抗血友病球蛋白,AHG)缺乏症;②血友病乙,即因子Ⅸ(又称血浆凝血活酶成分,PTC)缺乏症;③血友病丙,即因子Ⅺ(又称血浆凝血活酶前质,PTA)缺乏症。其发病率为(5～10)/10万,以血友病甲较为常见,其共同特点为终身轻微损伤后有长时间出血的倾向。

一、病因与发病机制

因子Ⅷ、Ⅸ、Ⅺ缺乏均可使凝血过程第一阶段中的凝血活酶生成减少,而引起血液凝固障碍,导致出血倾向。血友病甲和乙均为性染色体隐性遗传,男性患病,女性传递,血友病丙为常染色体显性或不完全性隐性遗传,男女均可发病和传递疾病。

二、治疗原则

血友病的医疗处置主要是补充所欠缺的凝血因子,以防止自发性的出血。常用的血浆制品如下。

1. 新鲜冷冻血浆(FFP)

是将新鲜血浆离心后冷冻贮存后应立即使用,因为第Ⅷ凝血因子在室温中会被破坏,此类制品的价格为最低。

2. 第Ⅷ凝血因子的冷冻

沉淀品是由新鲜血浆离心后再分离所制成的,含浓缩的因子Ⅷ和纤维蛋白质。此种产品比较便宜,每 250 mL 新鲜血浆可准备一袋冷冻沉淀品,通常含有 75～125 单位的第Ⅷ因子。

3. 第Ⅷ、第Ⅸ凝血因子

干燥浓缩为一种含大量纯化凝血因子的浓缩性粉末,含 250～500 单位的第Ⅷ凝血因子,于使用前再合成。另有一种商业制品 DDVAP,为一种合成血管升压素,使用后可升高第Ⅷ凝血因子活性的 3～4 倍,此最为昂贵,适合中度严重血友病患儿。

三、血友病患儿的护理

(一)护理评估

1. 临床表现

大多数患儿有明确的家族史,轻微损伤或小手术后出血难止是本组疾病的共同特征。症状轻重与凝血因子缺乏的程度有关,轻型者只有在严重外伤及手术后出血不止,重型者自幼即经常有自发性出血。血友病丙可终身不发病。

(1)关节出血:反复性关节出血为本病的特征,以膝、踝、肘等易受伤的关节为多见。出血后局部血肿可完全吸收。若反复出血,血肿吸收不全刺激滑膜引起慢性炎症,日后关节纤维化可出现强直畸形,肌肉萎缩,最终丧失功能而致残。

(2)皮下肌肉出血:多表现为皮肤瘀斑或皮下血肿。血肿表浅者的皮肤呈紫色,如为深部血肿往往有局部疼痛、紧张饱满及邻近组织功能障碍和压迫症状。

(3)黏膜和内脏出血:主要为鼻出血和口腔黏膜出血,也可出现消化系统、呼吸系统、泌尿系统出血及颅内出血。出血程度与各自相应凝血因子缺乏的程度有关。

2. 辅助检查

(1)血友病甲、乙、丙实验室检查的共同特点:①凝血时间延长(轻重者正常)。②凝血酶原消耗不良。③白陶土部分凝血活酶时间延长。④凝血活酶生成试验异常。⑤出血时间、凝血酶原时间和血小板正常。

(2)测定血中凝血因子:水平既可确定血友病的类型,又可明确患儿凝血因子缺乏的程度。

(二)护理诊断

(1)潜在并发症(出血):与凝血因子缺乏有关。

(2)疼痛:与关节腔出血和肌肉创伤性损伤有关。

(3)躯体移动障碍:与关节腔积血、关节强直畸形有关。

(4)知识缺乏:缺乏对本病的认识和防治知识。

(三)护理目标

(1)预防或控制出血,维持生命体征平稳。

(2)控制疼痛。

(3)预防骨骼肌肉畸形。

(4)患儿及家属获得有关此病的知识及处理方法。

(四)护理措施

1.预防出血

(1)对血友病患儿应着重预防出血,减少外伤及关节损伤,注意牙病的防治以避免牙科手术,并尽量避免不必要的大小手术。

(2)切药物均尽可能采用口服、避免肌内注射,如必须注射时应采用管径较小的针头。采血时尽量用浅静脉,在穿刺或注射后注意压迫止血,并注意观察局部有无血肿。

(3)可常服维生素C及路丁,禁服阿司匹林、双嘧达莫、保泰松、吲哚美辛等能抑制血小板功能及使血管扩张、脆性增加的药物。

(4)减少意外受伤:①特别注意环境的安全,如婴幼儿正处于运动技巧的发展阶段,易发生跌伤、擦伤,而无法限制其活动;②对于较大的病儿应避免剧烈运动,如排球、篮球、跳高、跳远等。父母应从小培养其对益智游戏及创造性活动方面的兴趣;③鼓励较大的病儿负责自己的安全,选择较安全的活动;④避免摄取坚硬的食物,注意口腔清洁,减少口腔受伤出血;⑤注意饮食的摄取,因为体重会增加关节的负担而使得关节积血恶化;⑥检查玩具有无尖锐或粗糙的边缘;⑦用塑胶或纸制容器盛装食物及饮料;⑧不断地评估环境中潜在的危险物并设法移去。

2.控制出血

(1)出血的伤口应给予紧急护理:①在受伤的组织上加压10～15 min,使血凝块形成;②固定不动及抬高患处至心脏高度以上,以减少血流;③用冷敷来增加血管的收缩,帮助止血;④必要时在出血部位使用局部止血剂;⑤必须及早教导父母及患儿关于出血时的紧急处理,以减少发生意外时所造成的失血,避免造成深部组织、神经、关节的受损。

(2)发生血尿时,护理人员必须鼓励患儿每隔2～3 h喝200 mL左右的液体,以避免血块形成而阻碍尿液通过,同时应告诉患儿及注意观察尿液的颜色、性质,当尿液有所改变时应告知父母及医护人员。

(3)关节出血时应立即停止活动,卧床休息,抬高患肢,局部加压包扎,置于功能位置,减少关节活动。随着出血停止和肿痛减退,逐渐增加活动范围,慢慢恢复到正常活动,以防肌力减退或关节畸形。

(4)肌肉或深部组织出血:通常为自限性的,禁忌作血肿穿刺,以防感染。

(5)输入冷冻血浆、冷冻沉淀品或干燥浓缩品。

3.密切观察生命体征及病情变化

(1)观察病情时特别要注意有无肌肉深部血肿,关节有无疼痛肿胀及活动受限。

（2）注意颈部和口腔有无软组织肿胀出血，咽、颈部出血可导致呼吸或吞咽困难，危及生命。

（3）注意观察有无腹痛、黑便、血尿，发现患儿面色苍白、冷汗、脉微细、血压明显下降时，立即通知医生采取抢救措施。

（4）注意有无中枢神经系统的出血，如发现患儿有剧烈头痛、呕吐、不安、定向力障碍、嗜睡等现象，应怀疑是否有颅内出血。

4.疼痛的护理

（1）按医嘱给予镇静剂或止痛剂，避免使用阿司匹林。

（2）嘱患儿减少活动，避免过度搬动病儿。

（3）避免被褥压迫患处，可选用轻而暖和的被盖。

（4）冷敷出血部位。

5.预防永久的残废或畸形

（1）在关节出血控制后，至少在急性期的 48 h 后，才可做轻柔的关节被动运动和按摩，以防关节变形造成跛足。必要时医师会考虑吸出肿胀关节内的液体，可以迅速缓解疼痛及恢复关节功能。

（2）受累关节已因反复出血而发生畸形、活动受限时，应作适当的理疗或在有条件时考虑矫形手术。

（3）如有出现畸形，可定期到复健门诊就医，以检查关节是否有畸形的情况。

6.向患儿及家属讲解病情的有关知识

（1）教导有关此疾病的知识：应该帮助病儿尽早正确认识自己疾病的性质，尤其要教导其注意出血的征象，并告知即使是轻微的出血也须立即报告医师。

（2）保护患儿，避免受到伤害：①选择安全玩具；②在床栏边加上护垫；③将食物或液体装在塑胶或纸制的容器内；④在学步期时，为保护其避免摔倒，应移去可能造成伤害的家具；在膝和臀部加上护垫，并戴头盔保护。

（3）出血的紧急处理：①不要移动患处，可用夹板或弹性绷带固定，这些东西在家中应准备好；②冰敷，要准备 2～3 个冰袋，以便替换使用。

（4）定期接受牙齿和内科检查，龋齿的预防及照顾是很重要的，如需拔牙或行广泛的牙齿修补是有入院的必要的。

（5）避免过度肥胖：因其会增加关节负荷，易形成关节内血肿。

（6）预防因过度保护而引起的情绪障碍：①增进其独立意识，学习自己照顾自己；②鼓励其参与有益健康的活动和合理的学习，并协助患儿克服焦虑；③指导就业的选择，宜着重于运用智慧及技巧的行业，而避免体力工作。

（7）指导年长患儿及家属：在日常生活中应随身携带卡片，上面应记载有姓名、血型、常就诊的医院，注明为何种血友病，以便当发生意外昏迷时可凭借此卡片立即接受合理的治疗。

（8）对患儿家长进行遗传咨询：使家长了解本病的遗传规律以及筛查基因携带者的重要性，

女性基因携带者在妊娠期应行基因分析法作产前检查,如确定胎儿为血友病者可及时终止妊娠。

(靳 叶)

第八节 过敏性紫癜

过敏性紫癜(hench-schönlein purpura,HSP)又称亨-舒综合征,是以毛细血管变态反应性炎症为病理基础的结缔组织病,以小血管炎为主要病变的系统性血管炎。临床上以血小板不减少性紫癜、关节肿痛、腹痛、便血、血尿和蛋白尿为特征。多发生于2~8岁的儿童,男孩多于女孩,一年四季均可发病,以春秋两季居多。

一、病因与发病机制

(一)病因

不明确,目前认为本病是一种免疫反应性疾病,其发病可能与以下因素有关:感染(细菌、病毒、寄生虫等)、食物(牛奶、鸡蛋、鱼、虾、蟹等)、药物(安乃近、氯霉素、磺胺类、异烟肼、阿司匹林等)、花粉、疫苗接种、蚊虫叮咬等。患儿在发病前1~3周有上呼吸道感染史,约50%的患儿有链球菌感染,且具有家族遗传倾向。

(二)发病机制

主要是具有敏感素质的机体对上述致敏因素发生不恰当的免疫应答,形成免疫复合物,沉积于全身小血管壁,引起血管炎。严重时可发生坏死性小动脉炎,血管壁通透性增加导致皮肤、黏膜和内脏、器官出血及水肿。

组织损伤的免疫反应有两种方式:一种为速发型变态反应,无补体参与,体内产生的抗体与再次进入体内的抗原发生免疫反应,使组织和器官损伤;另一种是有补体参与的免疫反应,机体产生自身抗原,形成抗原抗体复合物,从而造成组织和器官损伤。

二、HSP患儿的护理

(一)护理评估

1.健康史

评估患儿是否有上呼吸道感染和急性肾炎病史;发病前是否有变应原如各种食物、药物及其他物质的接触史;患儿家庭中是否有过敏性紫癜的家族史。

2.身体状况

常呈急性起病,在起病前1~3周有上呼吸道感染的病史,多伴有低热、食欲缺乏等全身症状。

(1)皮肤紫癜:一般为首发症状,反复出现是本病的特征。多见于四肢和臀部,对称分布,伸侧较多,分批出现,面部及躯干较少出现。初起为紫红色斑丘疹,高出皮面,压之不褪色,数日后加深呈暗紫色,最终呈棕褐色而消退。

(2)消化道症状:半数以上,一般以阵发性剧烈腹痛为主,常位于脐周或下腹部,可伴呕吐,部分患儿可有黑便或血便,偶可并发肠套叠、肠梗阻及肠穿孔等。

(3)关节症状:约1/3患儿膝、踝、肘、腕等大关节出现肿痛及活动受限,于数日内消失,不遗留关节畸形。

(4)肾脏症状:30%~50%患儿出现肾脏损害的表现。多数患儿有血尿、蛋白尿及管型,并伴血压增高和水肿,发生紫癜肾炎。少数患儿呈肾病综合征表现。大多数患儿都能完全恢复,少数可进展为慢性肾炎,死于慢性肾衰竭。

(5)其他:偶见出血倾向,如颅内出血、鼻出血、牙龈出血、咯血等。

3.心理-社会状况

评估患儿及其家长对本病相关知识的认识程度,以及有无因此带来的焦虑、担忧及恐惧等心理。评估患儿家庭环境和经济状况等。

4.辅助检查

(1)血常规:白细胞计数正常或轻度增高,中性粒细胞和嗜酸性粒细胞计数可增高。血小板计数正常甚至升高,出血、凝血时间及血块退缩试验正常,部分患儿毛细血管脆性试验阳性。

(2)尿常规:可有红细胞、蛋白、管型,重症者有肉眼血尿。

(3)大便潜血试验阳性。

(4)血沉轻度增快。

5.治疗原则及主要措施

(1)一般治疗:卧床休息,查明及祛除致病因素。

(2)糖皮质激素和免疫抑制剂:急性期腹痛和关节痛时可应用糖皮质激素,如泼尼松或地塞米松,泼尼松分次口服,每日1~2 mg/kg,症状缓解后停药。重症过敏性紫癜肾炎可加用免疫抑制剂,如环磷酰胺等。

(3)抗凝治疗:可用阿司匹林、双嘧达莫、肝素等。

(4)其他:钙通道阻滞剂和非甾体抗炎药有利于血管炎的恢复。中成药,如复方丹参片、银杏片可补肾益气、活血化淤。

(二)护理诊断

(1)皮肤完整性受损:与血管炎有关。

(2)疼痛:与关节肿痛及肠道变态反应性炎症有关。

(3)潜在并发症:消化道出血、紫癜性肾炎。

(三)护理措施

1.恢复皮肤的正常形态和功能

观察皮疹的形态、颜色、数量、分布以及是否反复出现,并详细记录每日皮疹的变化情况;保持皮肤清洁,避免擦伤、抓伤,如有破溃应及时处理,防止出血和感染;患儿衣服应宽松、柔软,并保持清洁、干燥;避免接触可能的各种致敏原,并按医嘱使用止血药、脱敏药等。

2.缓解疼痛

观察患儿的疼痛情况,保持关节处于功能位,根据病情给予热敷,并指导患儿利用放松、娱乐等方法减轻疼痛。患儿腹痛时应卧床休息,做好日常生活护理。遵医嘱应用糖皮质激素。

3. 监测病情

(1)观察有无腹痛、便血等情况,同时应注意腹部体征,出现异常应及时报告和处理。当出现消化道出血时,应卧床休息,予以无渣流食,出血量多时应遵医嘱禁食,由静脉补充营养。

(2)观察尿液的颜色和量,定时做尿常规检查,若有血尿、蛋白尿及管型,提示紫癜肾炎,应按肾炎护理。

4. 健康指导

护士帮助家长和患儿树立战胜疾病的信心;教会其观察病情,合理调配饮食,避免接触各种可能的变应原,并遵医嘱服药,定期复查;强调预防感染的重要性,告诉患儿及家长应避免去人群集中的公共场所,避免受凉。

(靳　叶)

第十三章　小儿耳鼻咽喉疾病的护理

第一节　先天性耳前瘘管

先天性耳前瘘管(congenital preauricular fistula)是一种常见的耳科疾病。是由于形成耳郭的第一、二鳃弓发育畸形所致。国内调查显示,其发生率为 1.2%,女性高于男性。单侧与双侧发病之比为 4:1。

一、病因与发病机制

由于胚胎发育时期形成耳郭的第一、二鳃弓的小丘样结节融合不良,或第一鳃裂封闭不全所致。

二、临床表现

瘘管是一种管道狭窄,可有分支而弯曲的盲管。可穿过耳郭脚或耳郭部软骨,深入耳道软骨与骨部交界处或乳突骨面。管壁内衬复层扁平(鳞状)上皮,具有毛囊、汗腺、皮脂腺等,腔内常有脱落上皮及角化物质等混合形成的鳞屑,有臭味。挤压时,偶有少许黏液或皮脂样物从瘘口溢出。感染时,局部可有肿痛和化脓,严重者形成脓肿,管周有炎性浸润。

三、治疗要点

无症状者,可不作处理。在合并感染时,可按医嘱使用抗生素控制炎症。对已形成脓肿者,则需切开排脓,同时放置引流条,逐日换药。对于瘘管反复感染者,可在感染控制后,行手术切除瘘管。

四、先天性耳前瘘管患儿的护理

(一)护理评估

1. 现病史

(1)局部:评估疼痛程度,有无红肿,有无脓肿形成,脓肿周围有无肿胀等。

(2)全身:有无畏寒、高热、乏力等。

2. 健康史

询问患儿出生时的情况,是否有其他先天性疾病,是否有反复感染史,近期是否有急性感染等情况。

3. 辅助检查

经瘘管口插入泪道探针探查,可发现瘘管。于瘘管口注入 40%碘油,摄乳突 X 线片可显示瘘管的走行和内口位置。

4.心理-社会状况

先天性耳前瘘管出生时即存在,平日无自觉症状,不引起重视。合并感染时,局部疼痛剧烈,并有皮肤红、肿、热表现,最后形成脓肿。一旦感染化脓溃破,将会影响美观,有的甚至肿胀扩散至半边脸颊。因此,要评估患者对疾病的认知程度及自我概念形态。

(二)护理诊断

(1)舒适受损:与感染化脓,肿胀引起疼痛有关。

(2)知识缺乏:缺乏本病相关的治疗和自我护理知识。

(3)有感染的危险:与细菌入侵、感染化脓和抵抗力下降有关。

(三)护理目标

(1)知晓保持耳部瘘管口清洁的方法,以避免感染的发生。

(2)若耳前瘘管脓肿形成,了解切开排脓或炎症控制后进行手术的目的,积极主动配合治疗和护理,促进瘘管愈合。

(3)症状减轻,疼痛消除。

(四)护理措施

(1)合并感染时,可按医嘱给予患儿使用抗生素。

(2)脓肿需切开排脓时,应向患儿说明病情及切开排脓的目的和注意事项。消除患者紧张心理,同时,每日做好切口换药和伤口引流护理。

(3)如需做耳前瘘管切除术,应向患儿及家属说明手术的目的和简单的过程,以及术后遗留瘢痕,做好心理护理。

(4)患儿术后给予平卧位或健侧卧位,卧床休息 1 d。给予半流质饮食 1～2 d。

(5)定时换药,保持敷料干燥和伤口清洁,促进其早期愈合。

(6)健康教育:①保持外耳清洁,勿自行用手挤压瘘管,避免化脓感染;②加强锻炼,增强体质;③定期复诊,病情有变化时应及时就诊;④术后遵医嘱使用抗生素;⑤提供安静、舒适休养环境,保证足够睡眠;⑥指导患儿进食高蛋白、高能量、高维生素的易消化饮食,勿食辛辣刺激性食物。

(五)护理评价

通过治疗和护理计划的实施,患儿是否达到以下目标。

(1)掌握防止耳前瘘管感染的方法。

(2)了解切开排脓或手术的目的,积极主动配合治疗和护理。

(3)疼痛消除,瘘管痊愈。

(刘文静)

第二节　耵聍栓塞

耵聍是耳道内耵聍腺的分泌物,呈淡黄色黏稠状。正常情况下,靠颞颌关节运动,牵拉外耳道,使其不断排出。如因排出受阻或分泌过旺,耵聍堆积耳道内,凝聚成团块状,称耵聍栓塞(ceruminal impaction)。可影响听力。

一、病因与发病机制

(1)尘土杂物进入耳道刺激或外耳道炎症导致耵聍分泌过多。

(2)习惯性挖耳方式不正确,反复将耵聍块推入耳道深部。

(3)外耳道狭窄、畸形、肿瘤、瘢痕、异物残留。

(4)油性耵聍或耵聍变质。

二、临床表现

可出现耳闷、耳鸣、耳痛、听力减退等症状。如有液体进入耳道,耵聍膨胀而产生胀痛,继发感染时耳部剧痛或头痛。

三、治疗要点

(1)对可活动的、位置较浅,未完全阻塞外耳道的耵聍可用枪状镊或耵聍钩取出耵聍团块。较软的耵聍可直接用角镊分次逐步取出。较硬者可先用耵聍钩从外耳道后上壁将耵聍与外耳道壁分离出缝隙后,将耵聍钩扎入耵聍团块内缓慢钩出。

(2)耵聍较硬难取出者可遵医嘱先滴入5%碳酸氢钠溶液,每日6~8次,每次经延耳壁滴入,滴于耳内耵聍中央,需将耵聍完全浸泡10~15 min。连续3 d,待耵聍软化后用吸引法或外耳道冲洗法清除。

(3)若伴外耳道炎症者应先行抗感染治疗,再取耵聍。

四、耵聍栓塞患儿的护理

(一)护理评估

1.现病史

评估患儿是否有耳闷、耳鸣、耳痛、听力下降。有无因刺激外耳道迷走神经耳支而引起的反射性咳嗽。

2.健康史

评估患儿有无外耳道狭窄、炎症、异物史、外伤史及年龄特征等。

3.辅助检查

检查可见黄褐色或棕黑色块状物堵塞外耳道,有的松软如泥,有的坚如石块,质地不等。

4.心理-社会状况

应评估患儿的年龄,卫生习惯,饮食习惯及对疾病的认知程度。

(二)护理诊断

(1)感知觉紊乱听力减退:与耵聍堵塞外耳道有关。

(2)知识缺乏:缺乏预防及处理耵聍栓塞的有关知识。

(三)护理目标

(1)患儿听力恢复正常。

(2)掌握预防及处理耵聍栓塞的有关知识。

(四)护理措施

(1)指导患儿掌握正确滴药方法,嘱其按时滴药。

(2)行外耳道冲洗时,应注意水温,勿过热或过凉,接近于体温温度,以免引起眩晕。冲洗方向必须对着外耳道后上壁,避免直接冲向鼓膜引起损伤。

(3)滴 5‰碳酸氢钠溶液软化耵聍时,因耵聍膨胀,可能引起耳胀不适,甚至疼痛,待耵聍冲出后,不适即可消失,向患儿做好解释工作,取得患者理解和配合。

(4)健康教育对于耵聍分泌旺盛或排出受阻者,嘱其定期清除耵聍,以免引起栓塞。建议患儿减少食物中油脂的摄入,积极治疗外耳道炎症。对于油性分泌物较多者,建议定期去医院做清洗耳道。

(五)护理评价

通过治疗和护理计划的实施,患儿是否可以达到以下目标:

(1)耵聍完全取出,听力恢复。

(2)能陈述预防及处理耵聍栓塞的方法。

(刘文静)

第三节　外耳道异物

外耳道异物(foreign bodies in external auditory meatus)是指外界小型物体或小昆虫进入外耳道内,儿童多见。

一、病因与发病机制

儿童玩耍时,误将小型物体塞入耳内。物体种类可分为植物性如谷粒、豆类等。非生物性如小石子、碎玻璃、棉片、纱条等。

二、临床表现

根据异物种类不同,表现也不同。小物体一般无任何症状,因而不易被发觉。体积较大的物体则引起耳痛、耳鸣。活昆虫性异物可在外耳道内爬行,引起疼痛、噪声,甚至伤及鼓膜,患者疼痛恐慌不安。植物性异物若遇水膨胀后,可致外耳道皮肤发炎、肿胀,引起听力下降及耳痛。

三、治疗要点

(1)小型异物未发生嵌顿,可用耵聍钩将其钩出,也可用外耳道冲洗法,将异物冲出。

(2)植物性异物已被水泡胀者,可先用 95%乙醇溶液滴耳,使其脱水缩小后再行取出。

(3)异物体积较大,若发生嵌顿于外耳道者,可在局麻或全身麻醉下取出异物。不合作的年幼儿童宜在短暂全麻下取出异物,以免因不合作造成损伤或将异物推向深处。

（4）外耳道若有感染者,应先进行抗感染治疗,待炎症消退后再取异物或取出异物后积极治疗外耳道炎症。

（5）活昆虫类异物,先用油或乙醇等滴入耳内,或用浸有乙醚的棉球塞于外耳道口数分钟,将昆虫杀死或麻醉,然后用镊子取出或冲洗排出。

四、护理

（一）护理评估

1.现病史

仔细询问患者是否将异物塞入耳内,以及异物的种类。评估患者有无耳鸣、眩晕,有无剧烈耳痛等。

2.健康史

评估患者是否平日有挖耳朵的习惯或耳外伤史等。

3.辅助检查

外耳道异物一般用耳镜检查多能发现,如小而深的异物在外耳道底壁和鼓膜下缘交接处,比较深陷隐蔽,被隆起的外耳道底壁遮挡,可用电耳镜仔细观察,检查时应谨慎操作。

4.心理-社会状况

小型无刺激性物体,一般无症状,不被儿童及家长重视,直到感染或被耵聍栓塞才来医院就诊。大型或有刺激的异物,尤其是昆虫类异物,由于爬行或引起疼痛,可使患者惊恐不安,故应作好患者心理及情绪的评估。

（二）护理诊断

（1）急性疼痛:与异物刺激或继发感染有关。

（2）知识缺乏:缺乏外耳道异物的防治知识。

（3）焦虑担心:异物残留,难以取出。

（三）护理目标

（1）患儿疼痛消失。

（2）了解外耳道异物的防治知识。

（3）患儿情绪恢复正常。

（四）护理措施

（1）了解异物的种类、大小、形状,异物进入外耳道的时间等病史,密切观察耳痛等症状。

（2）积极配合医生尽快取出外耳道异物,必要时遵医嘱给予外耳道冲洗。

（3）遵医嘱,合理使用抗生素,防止和治疗外耳道感染。

（4）健康教育:教育儿童勿将异物塞入耳内。夏日不可睡于地上,以免小昆虫爬入耳内。如果有异物进入耳内,切忌乱挖。昆虫入耳应用灯光照射外耳道,切莫惊慌,以免昆虫乱爬,伤及鼓膜。无论何种异物进入外耳道,应及时就诊取出。平日保持耳内清洁,采取正确挖耳方式。

（五）护理评价

通过治疗和护理计划的实施,患者是否达到以下目标:

（1）异物顺利取出,疼痛解除。

（2）能陈述预防及处理外耳道异物的方法。

（3）焦虑情绪缓解。

（刘文静）

第四节 鼻出血

鼻出血（epistaxis）又称鼻衄，是鼻腔疾病常见症状之一，也是某些全身性疾病或鼻腔邻近结构病变的症状之一。多为单侧鼻腔出血，少数情况下可出现双侧鼻腔出血；出血量多少不一，轻者仅为涕中带血，重者可引起失血性休克。反复鼻腔出血可导致贫血。

一、病因与发病机制

（一）局部原因

（1）鼻部损伤：①机械性创伤，车祸、跌伤、拳击伤及挖鼻等，是引起鼻出血的常见原因。②气压性损伤，在高空飞行、潜水过程中，如果鼻窦内、外的气压差突然变化过大，会使鼻腔鼻窦内黏膜血管扩张破裂出血。③放疗性损伤，头颈部放疗期间及放疗后，鼻黏膜发生充血水肿，或上皮脱落，也可出现鼻出血。

（2）鼻中隔偏曲：鼻中隔黏膜干燥、糜烂及干痂脱落，可引起反复鼻出血。

（3）鼻部炎症：鼻部非特异性炎症和特异性感染可引起黏膜糜烂、溃疡、血管损伤而引起出血。

（4）鼻腔、鼻窦及鼻咽部肿瘤：少量鼻出血或涕中带血是恶性肿瘤的早期主要症状之一，晚期肿瘤大血管破裂可导致大出血。

（5）鼻腔异物：常见于儿童，多为单侧鼻腔出血，因鼻腔异物长期存留于鼻腔内，可致鼻腔黏膜糜烂出血。

（二）全身原因

凡引起动脉压或静脉压增高、凝血功能障碍，或血管张力改变的疾病均可引起鼻出血。如血液病、心血管疾病、急性发热性传染病、肝肾疾病、中毒、营养障碍，或维生素缺乏等疾病。

二、临床表现

（一）症状

轻者为涕中带血回吸血涕，或从前鼻腔滴出；重者为一侧或双侧鼻腔血流如注，有时可经口涌出，严重者可出现面色苍白、贫血，甚至休克。

（1）鼻腔前部出血：主要来自鼻中隔前部下方的利特尔动脉丛，一般出血量较少，可自行止住或较易止住。

（2）鼻腔后部出血：多来自下鼻道后端的鼻-鼻咽静脉丛，需行后鼻腔填塞止血。

（3）鼻腔上部出血：常来自鼻中隔后上部，多为动脉性出血，一般出血量较大，多数需要采取前鼻腔或前后鼻腔填塞止血。

（4）鼻腔黏膜弥散性出血：多为鼻黏膜广泛部位的微血管出血，出血量不一。多发生在有全身性疾病，如肝肾功能严重损害、血液病、急性传染病和中毒等患者。

(二)体征

由于每次出血情况及发作次数不同,患者可出现头昏、口渴、乏力、面色苍白、出汗、血压下降、脉速无力等情况。

三、治疗要点

(一)一般处理

鼻出血属于急诊,患者常情绪紧张和恐惧,因此首先需对患者和家属进行安慰,使之镇静,以免患者因精神因素引起血压升高,使出血加剧。并及时测量血压、脉搏,必要时予以补液,维持生命体征平稳,如有休克症状应及时给予急救。

(二)寻找出血点

根据具体情况,进行鼻腔局部和全身检查,找到出血部位,以便准确止血。有条件者可在鼻内镜下寻找出血点并实施止血。

(三)鼻腔止血方法

根据出血的轻重缓急、出血部位、出血量及病因,选择不同的止血方法。

(1)指压法:指导患者用手指捏紧双侧鼻翼或将出血侧鼻翼压向鼻中隔10～15 min,也可用手指横行按压上唇部位,同时冷敷前额和后颈部。此方法适用于出血少量且出血在鼻腔前部的患者,患者在家中发生鼻出血可采取此方法。

(2)局部使用止血药物:看到出血区域,可用棉片麻黄碱、肾上腺素或凝血酶,紧塞鼻腔数分钟至数小时,达到止血的目的。此方法适用于较轻的鼻腔前段出血,患者痛苦较小。

(3)烧灼法:常用的方法有化学药物烧灼和物理烧灼(包括电烧灼、激光烧灼和微波烧灼等)。

(4)前鼻孔填塞术:前鼻活动性出血剧烈或出血部位不明确时可应用。凡士林油纱条前鼻孔填塞术是传统的止血方法,患者痛苦较大。目前有许多改良的方法,如止血套填塞术、气囊或水囊压迫止血法、膨胀海绵、藻酸钙纤维等填塞物填塞。

(5)后鼻孔填塞术:前鼻孔填塞后出血仍不止,向后流入咽部或从对侧鼻腔涌出,应选择后鼻孔填塞术。

(6)经鼻内镜止血法:鼻内镜下电凝止血可对鼻腔各部,尤其是前鼻镜不易观察的上部、后部及鼻咽部等深且狭窄的区域下止血,准确可靠。

(7)动脉栓塞:通过数字减影血管造影(DSA)技术,对出血部位定位并对该部位的血管进行栓塞治疗。该方法可直接显示出血部位和原因,止血效果迅速、见效快,缩短了治疗时间。在出血量大的危急情况下,数字减影血管造影栓塞术是一种有效的抢救措施。

(8)血管结扎术:多应用于严重鼻出血。鼻腔上部出血可行筛前动脉结扎术,鼻腔后下部出血可行上颌动脉或颈外动脉结扎术。

(四)病因治疗

全身治疗寻找出血病因,进行病因治疗。

(1)对鼻腔出血患者都应进行出血量的评估,对就诊时仍有活动性出血的患者尤为重要。

(2)对于出血较多的患者,要注意有无失血性贫血、休克及心脏损害等情况,并及时处理。出血量较大的患者,应同时检测血型并备血,根据失血量多少予以补液、输血治疗。

(3)鼻腔填塞可致血氧分压降低和二氧化碳分压升高。

(4)适当应用全身止血药物,如凝血酶、氨基己酸、酚磺乙胺等。对于情绪紧张的患者,可适当应用镇静药物,防止再度出血。

四、鼻出血患儿的护理

(一)护理评估

1.现病史

详细询问病史及出血情况,确认出血源于鼻腔或相邻组织,排除咯血和呕血。

2.健康史

(1)一般资料:性别、年龄、发病原因、起病缓急等。

(2)既往史:询问既往有无外伤史,有无其他鼻腔疾病,有无药物、食物过敏史等。

3.辅助检查

(1)结合前鼻镜、鼻内镜、CT 和 MRI 检查,确定出血部位。

(2)血常规检查,检查凝血功能。

4.心理-社会状况

评估患者和家属的心理、年龄,文化程度、情绪,以及对疾病严重性的认识程度等。

(二)护理诊断

(1)潜在并发症:再次鼻出血,出血性休克。

(2)疼痛:与鼻腔填塞纱条导致局部胀痛、头痛有关。

(3)有感染的危险:与鼻腔黏膜破损有关。

(4)焦虑:与鼻出血有关。

(三)护理目标

(1)患儿术后未发生出血,或出血发生后及时得到处理。

(2)患儿疼痛缓解或在可承受范围内。

(3)患儿未发生感染。

(4)患儿焦虑症状有所缓解,了解疾病相关知识。

(四)护理措施

1.潜在并发症(再次鼻出血,出血性休克)的护理

(1)取坐位或半卧位,疑有休克者取平卧位,保持环境安静利于患者休息。

(2)严密观察患者生命体征、神志、大便颜色及尿量,如发现面色苍白、四肢厥冷、心率加快、血压下降等现象,及时通知医生。

(3)鼻腔填塞者需观察鼻腔后壁有无血液流下,填塞物是否松动脱落。少量出血时嘱患者将口中血液吐出,勿吞下,以免刺激胃部黏膜引起呕吐,影响评估出血量。如发现鼻腔大出血、休克等症状,应立即报告医生并积极配合抢救。

（4）遵医嘱应用止血剂、维生素 C、维生素 K 或输血等药物。

（5）了解出血原因，积极治疗原发病，长期慢性鼻出血者，应纠正贫血。

（6）指导患者简易止血方法，如指压止血法或冰敷鼻部、前额及后颈。

（7）漏患者多食蔬菜水果，保持大便通畅，以防血管内压力突然变化而致再次鼻出血。

（8）培养个人良好卫生习惯，勿用手或硬物掏鼻腔，切忌用力捏鼻。尽量避免打喷嚏，以免填塞物松动或血管破裂。活动时动作宜轻巧、缓慢。

2.疼痛护理

（1）首先与患者及家属建立信任关系，认同患者对疼痛的陈述，以倾听、陪伴、触摸等方法提供情感上的支持。

（2）指导患者及家属掌握有关减轻疼痛的方法，如按摩、冰袋冷敷。通过自我控制法，如松弛疗法、自我暗示法、呼吸控制法、音乐疗法、注意力分散法、引导想象法等减轻疼痛。

（3）嘱患者进食温凉的流质、半流质饮食。

（4）遵医嘱给予患者止痛药口服，观察并记录用药后效果。

3.预防感染

（1）测量患者生命体征，监测感染的迹象。

（2）遵医嘱给予抗生素，注意观察药物疗效和不良反应。

（3）鼻腔填塞时间不宜过长，以免引起感染。

（五）护理评价

通过治疗和护理计划的实施，患者是否达到上述"护理目标"。

（刘文静）

第五节　鼻外伤

鼻窦处于面部中央，易遭受撞击或跌碰而致外伤。外力作用的大小、程度及方向不同，所致损失的程度各异，可表现为鼻腔异物、鼻骨骨折、脑脊液鼻漏等。

一、鼻腔异物

鼻腔异物分为内源性和外源性两大类，内源性异物如死骨、凝血块、鼻石、痂皮等，外源性鼻腔异物可分为下列 3 种类型：①非生物类，如包糖纸、塑料玩具、纽扣、项链珠、玻璃珠、石块、泥土等；②植物类，如豆类、花生、果核等；③动物类，如昆虫、蛔虫、蛆虫、水蛭等，以植物性异物多见，动物性异物较为罕见，非生物性异物破坏性较大，病情较复杂。本病多见于儿童。

（一）病因与发病机制

（1）儿童误将玩具零件或食物塞入鼻孔而进入鼻腔，异物可由前鼻孔、后鼻孔穿破鼻腔各壁进入鼻腔，时间久远会导致感染和出血。

（2）呕吐、打喷嚏时，可使食物、蛔虫经后鼻孔进入鼻腔。

（3）外伤、战伤或工伤时异物进入鼻腔，常合并鼻窦和眼眶异物。

（4）鼻腔手术时，手术者不慎将纱条或油纱条填入鼻腔而忘取出，称医源性异物。

(5)昆虫可在衰弱及昏迷患者鼻孔内产卵,变为鼻内蛆虫异物;热带居民在不净水中饮水或游泳,可发生鼻腔水蛭等异物。

(二)临床表现

(1)鼻腔异物长时间存留,鼻腔前鼻孔下方可局部糜烂,分泌物较多,甚至有肉芽组织形成。

(2)儿童鼻腔异物表现为单侧鼻阻塞,脓性涕,鼻出血或涕中带血以及呼气有臭味等。

(3)石块、木块和铁锈类异物常伴有面部外伤。若损伤视神经或视神经管,则表现视力障碍,若伤及血管,则有较大量出血。

(4)活的动物性异物常有虫爬感。

(5)医源性异物在异物滞留侧有鼻塞,脓涕伴臭味和头痛等。

(三)治疗要点

(1)对鼻腔前部的圆形光滑异物不可用鼻镊夹取,以免将物品推至鼻腔深部,甚至坠入喉内或气管中,而发生窒息危险。应用弯钩或曲别针,自前鼻孔伸入,经异物上方达异物后面,然后向前钩出。对小儿患儿不能配合者必要时可用全身麻醉。

(2)对活的动物性鼻腔异物,需先用1%丁卡因麻醉鼻腔黏膜,使之失去活动能力,然后用鼻钳取出。

(3)对在鼻腔以外部位的异物,明确定位后,选择相应的手术进路和方法。

(4)若异物较大且位于大血管附近,需先行相关血管阻断,再施行手术取异物。

(四)鼻腔异物患儿的护理

1.护理评估

1)现病史

评估患者有无鼻塞、打喷嚏、流脓涕及涕中带血,有无头痛及头痛的部位、程度,有无鼻出血或呼气有臭味,有无咽喉部症状及视力障碍。评估其异物进入鼻腔的时间、异物的形状、性质,既往有无异物史。评估患者有无全身疾病。

2)健康史

(1)一般资料:性别、年龄、发病原因、起病缓急等。

(2)既往史:既往有无外伤史,有无药物、食物过敏史等。

3)辅助检查

(1)鼻腔内镜检查:鼻镜检查可见位置较浅的异物。

(2)CT检查:可见较深的鼻腔异物。

4)心理-社会状况

评估患儿和家属的心理、年龄、文化程度、情绪,以及对疾病严重性的认识程度等。

2.护理诊断

(1)疼痛:与手术后创伤、鼻黏膜损伤有关。

(2)恐惧:与年龄小、住院环境陌生有关。

(3)潜在并发症与感染有关。

(4)知识缺乏:缺乏本病相关的预防保健和安全宣教知识。

3.护理目标

(1)患儿疼痛缓解或在可承受范围内。

(2)患儿恐惧感消失,适应病房环境。

(3)患儿术后未发生感染,或感染发生后及时得到处理。

(4)患儿家长了解本病相关知识,协助患儿积极配合治疗护理。

4.护理措施

1)疼痛护理

(1)评估患者疼痛的部位、性质、程度、持续时间、伴随症状等。

(2)与患儿及家属建立信任关系,认同患儿对疼痛的陈述,告诉患儿和家属疼痛是必然的,会逐步缓解。

(3)指导患儿及家属掌握有关减轻疼痛的方法,如冰袋冷敷。床旁准备玩具和玩偶以便转移患儿的注意力。

(4)鼓励患儿进食温热的流质饮食。

(5)异物取出前嘱患儿不要挖鼻、揉鼻,以免进入更深。

2)心理安抚

(1)根据患儿的年龄和语言发育的特点,采用简单、易懂的语言做好患儿的安抚工作。

(2)在实施治疗措施前应向患者和家属交代手术前后的注意事项、目的、意义,告诉其与疾病有关的相关知识,以缓解其恐惧紧张的情绪。

3)局部护理

(1)患儿取半卧位,以减轻头部充血,消除局部水肿,有利于鼻腔分泌物的流出。

(2)注意观察有无鼻中隔穿孔,遵医嘱给予抗生素。

(3)局部予以抗生素软膏外涂,促进黏膜修复和毛细血管再生。

4)健康指导

(1)加强安全教育,培养儿童养成不把小东西向耳朵、鼻子、口腔里乱塞的习惯。进食时,不嬉笑、哭闹、打骂。

(2)如有飞蚊、飞蝇吸入鼻中,切勿乱挖,把鼻翼捏紧将蚊、蝇挤死,然后再与鼻涕同时擤出。

(3)养成良好的生活习惯,尽量不要在野外住宿,勿在污水中游泳、洗浴。切勿自行用镊子夹取鼻腔内光滑的异物。

5.护理评价

通过治疗和护理计划的实施,患者是否达到以下目标。

(1)患儿疼痛缓解或在可承受范围内。

(2)患儿住院期间能够配合完成各项治疗措施。

(3)患儿未发生感染及并发症。

(4)患儿家长掌握本病预防知识。

二、鼻骨骨折

鼻骨受外力作用易发生骨折,鼻骨骨折是耳鼻喉科常见的外伤,约占耳鼻喉科外伤疾病的

50%。鼻骨骨折可影响面部的外形及鼻腔的通气功能。鼻骨骨折可单独发生,严重者可合并鼻中隔骨折、软骨脱位、上颌骨额突、鼻窦、眶壁、颅底等外伤,导致相应部位结构及功能的异常。

(一)病因与发病机制

鼻为面部最高点,易受到外力所伤。鼻骨骨质薄而宽,缺乏周围骨质的支撑,比较脆弱易发生骨折。鼻骨骨折多由外伤、直接暴力、间接暴力引起,如运动引起外伤、斗殴、交通或工伤事故等。小儿扑跌时鼻部或额部着地等也可引起鼻骨骨折。

(二)临床表现

(1)疼痛:表现为局部剧烈疼痛、外鼻畸形、鼻梁塌陷,局部软组织肿胀或皮下淤血。

(2)鼻出血:伤及鼻黏膜、血管时可有鼻出血。

(3)鼻塞:鼻黏膜肿胀、鼻中隔偏曲、鼻中隔血肿时可引起鼻塞。

(4)其他:表现鼻内有清水样物流出提示脑脊液漏;视力下降、复视提示眶壁及视神经受损;头痛、意识丧失提示颅内损伤可能。

(三)治疗要点

鼻骨骨折应在伤后尽早处理及治疗。局部明显肿胀、淤血,无法检查处理时,可等其消肿后复位处理;骨折时间大于2周后,局部骨痂、瘢痕形成,已发生错位愈合,则复位困难。

(1)闭合性鼻骨骨折:无错位性骨折无需复位,错位性骨折可在鼻腔表面麻醉下行鼻内或鼻外法复位。

(2)开放性鼻骨骨折:应及早完成清创缝合与鼻骨骨折的复位。鼻中隔损伤出现偏曲、脱位等情况时,应做开放复位。

(3)鼻骨粉碎性骨折:行鼻腔内填塞、缝合固定。

(4)鼻额筛眶复合体骨折:此类型多合并有严重的颅脑损伤,以开放复位为宜。对于合并脑脊液漏的患者不宜进行鼻腔填塞,以免鼻腔细菌逆行引起颅内感染。

(四)鼻骨骨折患儿的护理

1.护理评估

1)现病史

评估患者有无鼻塞、鼻出血、肿胀,外鼻畸形,有无头痛、意识丧失等症状。评估患者受伤的原因、时间、外力方向及有无其他部位的损伤。

2)健康史

(1)一般资料:性别、年龄、发病原因、起病缓急等。

(2)既往史:既往有无外伤史,有无药物、食物过敏史等。

3)辅助检查

(1)视诊:观察外鼻有无畸形、肿胀、淤血及眼眶有无水肿,眼球有无移位,活动是否正常等。

(2)触诊:骨折处轻触有压痛,并出现骨摩擦感、皮下气肿等,触诊时有捻发感。

(3)前鼻镜检查:注意鼻黏膜有无破损、出血,鼻中隔偏曲提示鼻中隔软骨脱位。

(4)鼻骨影像学检查:可显示骨折部位、性质及骨片有无移位及移位方向。

4)心理-社会状况

评估患者的心理、情绪状况,以及对疾病严重性的认识程度等。

2.护理诊断

(1)疼痛:与手术后创伤、肿胀、鼻腔填塞有关。

(2)焦虑:与担心疾病发展有关。

(3)潜在并发症:出血、感染。

(4)知识缺乏:缺乏本病相关的预防保健和治疗配合知识。

3.护理目标

(1)患儿疼痛缓解或在可承受范围内。

(2)患儿家长焦虑症状有所缓解。

(3)患儿未发生出血、感染等并发症,或发生后及时得到处理。

(4)了解本病相关知识,积极配合治疗护理。

4.护理措施

1)疼痛护理

评估患者疼痛的部位、性质、程度、持续时间、伴随症状等,必要时口服止痛药物。

2)焦虑护理

热情接待和安慰患者及家属,在实施治疗措施前应向患者交代注意事项、目的、意义,告诉其与疾病有关的相关知识,以缓解其焦虑紧张的情绪。

3)口腔护理

双侧鼻腔填塞者口唇涂液状石蜡或敷湿纱布,多饮水,做好口腔护理。遵医嘱给予抗生素。

4)出血的观察与护理

有鼻出血的患儿应先给予止血。鼻部伤口应及时处理缝合,皮肤破损者应做好患者的皮肤护理,保持清洁干燥。有脑脊液鼻漏患者禁止鼻腔填塞。

5)感染的观察及预防

(1)评估患儿生命体征,严密观察意识、瞳孔变化。同时要观察有无头痛、呕吐,颈项强直等脑膜刺激症状。

(2)严格执行无菌操作技术。遵医嘱给予抗生素,注意观察药物疗效和不良反应。

6)健康指导

(1)避免剧烈运动,避免再次发生外伤,注意安全和休息。

(2)戴眼镜者暂时不要佩戴。2周内洗脸时动作要轻柔。

(3)如患有咳嗽、过敏性鼻炎者,尽量控制咳嗽和打喷嚏。

(4)定期门诊随访,以便观察骨折复位效果。

5.护理评价

通过治疗和护理计划的实施,患者是否达到以下目标。

(1)患儿疼痛缓解或在可承受范围内。

(2)患儿情绪稳定,住院期间能够配合完成各项治疗措施。

（3）患儿未发生出血、感染等并发症。

（4）掌握鼻骨骨折的预防和自我护理知识。

三、脑脊液鼻漏

脑脊液鼻漏是脑脊液通过颅底或其他部位骨质缺损、破裂处流出，经过鼻腔，最终流出体外。

(一)病因与发病机制

1. 发病原因

脑脊液鼻漏发病原因可分为创伤性和非创伤性；其中创伤性又可分为外伤性和医源性；非外伤性又可分为自发性、肿瘤性和先天性。

2. 病理

颅底由于各种原因出现骨质缺损或破裂，伴随硬脑膜的撕裂或长期受压破裂，脑脊液自颅内通过颅底骨质缺损处流至鼻腔或鼻窦内。

(二)临床表现

主要表现为鼻腔间断或持续流出清亮、水样液体，早期因与血混合，液体可为淡红色，单侧多见。在低头用力、压迫颈静脉等情况下有流量增加的特点，多在外伤后出现，迟发者可在数日、数周后出现。

(三)治疗要点

1. 非手术治疗

一般情况下脑脊液鼻漏的患者均应先保守治疗，尤其是外伤性脑脊液鼻漏。以降低颅内压、预防感染、促进创面愈合原则。

2. 手术治疗

保守治疗无效可行手术修补。

（1）内镜下鼻内入路脑脊液鼻漏修补术：鼻内镜修补术是治疗筛窦和蝶窦脑脊液鼻漏的首选术式。

（2）经颅脑脊液漏修补术手术：该术是传统手术治疗方法，为神经外科医生常用。适应证为多发性骨折广泛颅脑损伤者、开颅处理血肿骨折及漏口、高颅压性脑脊液鼻漏等患者。

3. 一般治疗

脑脊液鼻漏患者应绝对卧床、抬高床头，以避免加重脑脊液鼻漏。并保证鼻腔洁净，避免局部细菌生长。使用预防颅内压增高如甘露醇、呋塞米（速尿）等药物，避免颅内压增加的动作。

(四)脑脊液鼻漏患儿的护理

1. 护理评估

1）现病史

详细询问病史及出血情况。评估患者外伤的时间、发生的原因、部位、程度，以及患者全身症状。

2）健康史

（1）一般资料：性别、年龄、发病原因、起病缓急等。

（2）既往史：既往有无外伤史，有无其他鼻腔疾病及手术史。

3）辅助检查

（1）鼻内镜检查：为常规使用检查，可准确定位漏口。

（2）漏液生化检查：对漏液进行葡萄糖氧化酶检测、β_2 转铁蛋白检测、β_2 示踪蛋白检测，可对鼻腔漏出液定性。

（3）影像学检查：CT，MRI 检查可明确定位漏口。

（4）鞘内及局部荧光素检测：鞘内注射荧光素后结合内镜检查为术中脑脊液漏口定位常用的方法，对漏液量较少或间断性脑脊液鼻漏病例的诊断价值很大。

4）心理-社会状况

评估患者和家属的心理、年龄、文化程度、情绪，以及对疾病严重性的认识程度等。

2.护理诊断

（1）潜在并发症：颅内感染。

（2）焦虑：与疾病治疗的复杂性及愈后难以确定有关。

（3）知识缺乏：缺乏脑脊液鼻漏的自我护理知识。

3.护理目标

（1）术后未发生颅内感染，或感染发生后及时得到处理。

（2）情绪稳定，能配合治疗。

（3）了解本病相关知识，做好自我护理。

4.护理措施

1）预防感染

（1）密切观察患者的意识、瞳孔及生命体征的变化，警惕颅内感染的发生。术后体温一般在 37 ℃左右，如果体温＞38 ℃并伴有头痛、恶心、呕吐、脑膜刺激征阳性，提示颅内感染，应立即通知医生处理。

（2）禁止鼻腔滴药及鼻腔冲洗，以免发生颅内感染。

（3）做好鼻部伤口的观察及护理。

（4）避免颅内压增高，嘱患者勿用力打喷嚏、咳嗽、擤鼻、屏气等，避免用力排便，大便不通畅时可使用缓泻剂，以免颅内压增高导致修补的瘘口组织脱落，导致手术失败。

（5）卧床休息：脑脊液鼻漏患者应绝对卧床，抬高床头，以避免加重脑脊液鼻漏。

2）减轻焦虑

做好健康宣教，加强心理护理，向患者宣教脑脊液鼻漏的相关知识，使患者对疾病有初步认识，并针对患者的心理做好心理护理，为手术成功打下基础。

3）健康指导

嘱患者避免容易引起病情复发的因素，如重体力劳动、感冒、用力擤鼻、挖鼻、打喷嚏、便秘等。定期来医院复查，如有脑脊液鼻漏的症状（有清澈的液体从鼻腔流出）应及时来医院就诊，以便早期治疗。

5.护理评价

通过治疗和护理计划的实施，患者是否达到上述"护理目标"。

（刘文静）

第六节　小儿腺样体肥大

　　腺样体又称咽扁桃体,腺样体增生肥大且引起相应症状者称腺样体肥大(adenoid vegeta-tion)。腺样体自幼年起逐渐增大,但到10岁后开始萎缩,故腺样体肥大为儿童期疾病,3～10岁儿童多见。

一、病因与发病机制

　　腺样体因炎症的反复刺激而发生病理性增生,常见的病因为急、慢性鼻咽炎的反复发作,儿童期的各种急性传染病等。此病好发于寒冷潮湿的地区,故寒冷潮湿可能为其诱因。

二、临床表现

(一)局部症状

　　(1)耳部症状:肥大的腺样体或咽鼓管口增生的淋巴组织可堵塞咽鼓管咽口,引起该侧的分泌性中耳炎,出现传导性聋及耳鸣症状,甚至可引起化脓性中耳炎。耳部症状有时可为腺样体肥大的首发症状。

　　(2)鼻部症状:肥大的腺样体及黏脓性分泌物可堵塞后鼻孔,或聚于鼻腔内,不易擤出,故常合并鼻炎及鼻窦炎而出现鼻塞、流鼻涕等症状,并可有张口呼吸、讲话有闭塞性鼻音及睡眠时打鼾等症状。长期用力经鼻呼吸可致鼻翼萎缩,前鼻孔狭窄。

　　(3)咽喉部及下呼吸道症状:分泌物向下流并刺激呼吸道黏膜,可出现阵咳,易并发支气管炎,可有低热,下颌角淋巴结可肿大。

　　(4)长期张口呼吸,影响面骨发育,上颌骨变长,腭骨高拱,牙列不齐,上切牙突出,唇厚,缺乏表情,出现所谓"腺样体面容"(adenoid face)。

(二)全身症状

　　鼻咽分泌物被患儿咽入胃中,常致胃肠活动障碍,引起儿童厌食、呕吐、消化不良,久而久之导致营养不良。因呼吸不畅,肺扩张不足,可造成胸廓畸形(如鸡胸)。其余主要为慢性中毒及反射性神经症状,表现为反应迟钝、注意力不集中、夜惊、磨牙、遗尿等症状。

三、治疗要点

　　一经确诊,应尽早施行腺样体切除术。手术常与扁桃体切除术一同进行,若扁桃体无明确的手术指征,可单独切除腺样体。传统手术常从口腔进路进行,现在多于鼻内镜直视下进行切除。本病预后良好,但已出现腺样体面容和胸廓畸形者,则难以恢复到正常水平。

四、腺样体肥大患儿的护理

(一)护理评估

　　1.现病史

　　(1)局部:是否有张口呼吸、流涕,了解鼻涕的性状,是否有耳聋、耳鸣等分泌性中耳炎的症状,评估夜间打鼾的程度,有无呼吸困难,注意了解患儿是否伴有咽痛、发热等扁桃体炎症状。

　　(2)全身:是否有胃肠道功能紊乱、营养不良等表现,是否出现胸廓畸形,了解患儿有否反应迟钝、注意力不集中等神经系统症状。

2.健康史

(1)一般资料:性别、年龄、发病诱因、病程长短等。

(2)既往史:询问患儿发病前是否有反复腺样体炎或慢性鼻咽炎的发病史,了解是否同时有慢性扁桃体炎的各种症状。

3.辅助检查

鼻咽镜检查,鼻咽部可见红色块状隆起,触之不易出血。

4.心理-社会状况

因起病慢,病程长,在疾病初期多未引起足够重视,另外患者多为年幼患儿,因此被告知需手术治疗时,给家长带来较多心理压力及不同程度的焦虑、担忧,护理人员应注意评估不同患者的情绪及疾病认知程度,并进行相应护理。

(二)护理诊断

(1)低效性呼吸形态:与后鼻孔堵塞影响呼吸有关。

(2)焦虑:与担心疾病预后有关。

(3)知识缺乏:缺乏手术前后相关护理知识。

(4)潜在并发症:术后出血与手术创伤有关。

(三)护理目标

(1)呼吸平稳。

(2)患儿及家长能正确应对手术和疾病。

(3)了解本病相关知识,积极配合治疗护理。

(4)术后未发生出血,或出血得到及时有效处理。

(四)护理措施

1.术前准备

(1)全麻者按全麻术前护理常规。

(2)指导患者掌握抑制咳嗽、打喷嚏的3种方法:手指按压人中、舌尖顶住上腭、深呼吸,以防止术后剧烈咳嗽或打喷嚏等引起伤口出血等。

(3)安慰患者,为患者创造舒适的休息环境。耐心解释手术的目的及预后,减轻患者焦虑,但对术前已出现"腺样体面容"及胸廓畸形者应说明手术不能改善此类症状,以防患者对手术有过高的预期。

2.术后护理

(1)全麻者按全麻术后护理常规操作。

(2)嘱患者吐出口中分泌物,密切观察有无口鼻腔内活动性出血,若有应立即通知医生,协助止血。

(3)全麻后3h及局麻后2h可进温凉半流质饮食,若同时切除扁桃体的患者视情况予以冷流质饮食,鼓励进食以保证营养供给。

(4)术后当日起给予呋麻滴鼻液或地麻滴鼻液滴鼻1次,第2日起每日3次,持续7d。

3.健康指导

腺样体切除术后患者应锻炼身体,增强体质,注意保暖,预防感冒咳嗽,定期随访。若同时行扁桃体切除术患者出院后摄入软食 2 周,勿进食刺激性强或粗糙坚硬的食物,以免引起伤口出血。

(五)护理评价

通过治疗和护理计划的实施,患者是否达到上述"护理目标"。

(刘文静)

第七节 小儿急性喉炎

小儿急性喉炎(acute laryngitis in children)是以声门区为主的喉黏膜的急性炎症。好发于 6 个月至 3 岁的婴幼儿,冬春两季发病率高,发病急,可发生不同程度的呼吸困难,是小儿常见的急性喉梗阻原因之一,如不及时治疗,可并发喉梗阻而危及生命。

一、病因与发病机制

多继发于普通感冒等上呼吸道感染,或流行性感冒、麻疹、百日咳等急性传染病,也是这些疾病的前驱症状。常见病原菌为病毒和细菌,如副流感病毒、嗜血流感病毒和腺病毒细菌,金黄色葡萄球菌、链球菌等。小儿急性喉炎的症状与成人急性喉炎有区别,小儿咳嗽较剧烈,"犬吠样"咳嗽为其典型特征,起病急,发展快,病情比成年人严重,易发生呼吸困难。其主要原因为:①小儿咽部黏膜下组织较疏松,炎症时容易发生肿胀;②小儿喉腔和声门较小,炎症时肿胀较重易发生喉阻塞;③加上小儿的免疫力低,故炎症反应较重;④神经系统发育不完善,易受激惹而发生喉痉挛,增加梗阻风险;⑤其他危险因素,包括小儿咳嗽反射较差,咳嗽排痰能力弱,喉部及下呼吸道分泌物不易排出,导致呼吸困难加重。小儿喉炎的易感人群为营养不良、抵抗力低下、过敏性体质小儿,以及有慢性上呼吸道炎症小儿,如患慢性扁桃体炎、腺样体肥大、慢性鼻炎、鼻窦炎等也易发生急性喉炎。

二、临床表现

多急性发病,其特征性临床症状为声音嘶哑、犬吠样咳嗽(也有描述为"空""空"声咳嗽)、吸气性喉喘鸣和吸气性呼吸困难。部分患儿伴有全身症状,如发热、全身不适、精神差等,或者伴有流行性感冒、麻疹等原发疾病的症状。患病早期声音嘶哑不明显,但随着病情加重而加重,当炎症向声门下发展,即可表现为"空""空"声咳嗽或犬吠样咳嗽。当声门下黏膜水肿加重则可出现吸气性喉喘鸣、哮吼样咳嗽,严重时可出现吸气性呼吸困难。严重吸气性呼吸困难的临床表现为,患儿鼻翼扇动、"三凹"征(吸气时胸骨上窝、锁骨上窝、肋间隙及上腹部软组织明显凹陷);如不及时治疗可出现嘴唇发绀或面色苍白、神志不清、脉细速、大汗淋漓、呼吸无力,最终因呼吸、循环衰竭而死亡。部分患儿可夜间骤然出现重度声音嘶哑、频繁咳嗽,咳声钝。

喉镜检查是最直接的诊断方法,但因小儿不合作,临床工作中很少进行。喉镜下喉部黏膜充血、肿胀,尤以声门下区为重,黏膜常因肿胀而向中间凸起;声带由白色变为粉红色或红色,感染严重时可见脓性分泌物。

三、治疗要点

(一)解除呼吸困难

本病可危及患儿生命,一旦确诊,应及早使用有效、足量的抗生素控制感染,糖皮质激素可减轻和消除喉黏膜的肿胀。常用抗生素为青霉素类和头孢类,糖皮质激素常用泼尼松、地塞米松等。给药途径应根据病情进行选用,口服、肌注或静脉滴注。如果为重度喉阻塞,药物治疗无好转则需及时气管切开。

(二)辅助、支持治疗

给氧、解痉和化痰治疗,保持呼吸道通畅。保持患儿营养与电解质平衡。减少患儿哭闹,避免呼吸困难加重。

四、急性喉炎患儿的护理

(一)护理评估

1.现病史

评估发热、咳嗽、咳痰,尤其是呼吸困难的发生和持续时间,严重程度。

2.健康史

评估患儿的营养发育状况,过敏史、慢性上呼吸道疾病史等。发病诱因,如受凉、急上呼吸道感染等。

3.辅助检查

喉镜检查可见喉黏膜充血肿胀,以声门下区为重,声门下区变窄。因小儿不合作,通常喉镜检查无法完成。

4.心理-社会状况

家属可因患儿起病急,症状重而表现为紧张、恐惧和焦虑不安;也有部分家长误认为孩子只是普通感冒,对疾病的严重性缺乏了解。评估家属对疾病的认知程度、文化层次、经济状况、家庭支持系统和护理服务需求等。患儿就诊时因环境陌生,躯体不适也存在明显的恐惧和排斥心理,出现哭闹、入睡差等行为,护理评估应注意了解患儿的心理行为反应,与家属沟通做好患儿的住院适应护理。

(二)护理诊断

(1)有窒息的危险:与喉阻塞或喉痉挛有关。

(2)潜在并发症:低氧血症。

(3)体温过高:与感染的炎症反应有关。

(4)知识缺乏:家属缺乏识别小儿喉炎症状特点及预防知识。

(三)护理目标

(1)呼吸道通畅,呼吸形态正常,无低氧血症发生。

(2)感染控制,体温恢复正常。

(3)生命体征正常、精神食欲稳定。

(4)家属了解小儿急性喉炎的疾病特点,积极配合治疗护理。

(四)护理措施

1.病情观察

密切观察患儿的面色、唇色、意识状态、呼吸频率与节律,必要时遵医嘱给予心电监护行呼吸、氧饱和度及心率监测。床旁备氧气瓶、吸痰器,必要时备气管插管物品、气管切开包。当患儿出现呼吸困难加重,应报告医生。若出现面色苍白、嘴唇发绀、"三凹"征等喉梗阻症状,应配合医生迅速实施气管切开及其他解除喉梗阻的紧急措施。

2.用药护理

遵医嘱及时使用抗生素和糖皮质激素,必要时给予物理降温或遵医嘱给予退热药,用药后观察患儿呼吸、咳嗽、体温等变化情况,评估患儿出汗、进食和睡眠情况,多喂水,防止脱水。

3.支持性护理

体贴关心患儿,护理时动作轻柔,态度和蔼,以消除其恐惧心理。与家属配合尽量减少患儿哭闹,以免加重缺氧。

4.健康指导

告知家属此病的危险性,患儿出现犬吠样咳嗽、呼吸困难时,及时就医,以免延误病情;小儿感冒后不随意喂服镇咳、镇静药物,避免引起排痰困难,加重呼吸道阻塞。告知家属患儿的易感因素,预防措施,如增强小儿抵抗力,冬季应保持居室通风,避免去人多拥挤的地方;有过敏体质的患儿应注意避免过敏原;有慢性扁桃体炎、鼻炎等慢性上呼吸道炎症的患儿应积极治疗原发病,减少急性发作。

(五)护理评价

通过治疗和护理计划的实施,患儿和家属是否达到上述"护理目标"。

(刘文静)

参考文献

[1]于吉聪,孙玉军,郭玫,等.儿科常见疾病临床诊疗[M].武汉:湖北科学技术出版社,2023.

[2]邹国涛.儿科常见疾病临床诊疗实践[M].北京:中国纺织出版社,2022.

[3]宋灿.儿科常见疾病预防与临床诊疗实践[M].沈阳:辽宁科学技术出版社,2022

[4]梁艳珍.常见儿科疾病临床诊疗与护理[M].天津:天津科学技术出版社,2019.

[5]黄柏枝,谢晓丽,罗建峰.临床常见儿科疾病诊疗技术[M].上海:上海交通大学出版社,2018.

[6]常艳华.儿科常见疾病临床诊疗路径[M].北京:科学技术文献出版社,2018.

[7]张先来.临床儿科常见疾病诊疗学[M]西安:西安交通大学出版社,2016.

[8]王婷,张京晶,范勇.儿科常见疾病诊疗与护理[M].广州:世界图书出版广东有限公司,2021.

[9]赵希平,江延秋,郭平,等.儿科疾病诊疗与护理[M].长春:吉林科学技术出版社,2020.

[10]单既利,王广军,肖芳,等.实用儿科诊疗护理[M].青岛:中国海洋大学出版社,2019.

[11]李双,胡秋芳,刘勇,等.临床常见疾病诊治与护理[M].长春:吉林科学技术出版社,2019.

[12]尹玉梅.实用临床常见疾病护理常规[M].青岛:中国海洋大学出版社,2020.

[13]谭国军.儿科常见疾病临床诊治要点[M].长春:吉林科学技术出版社,2019.

[14]张莹莹.儿童呼吸疾病诊疗护理实践[M].汕头:汕头大学出版社,2021.

[15]章志霞.现代临床常见疾病护理[M].北京:中国纺织出版社,2021.

[16]任为.临床儿科诊疗与儿童保健[M].上海:上海交通大学出版社,2018.

[17]颜丽霞,姚家会,何学坤.儿科临床实践[M].长春:吉林科学技术出版社,2020.

[18]聂国明.实用儿科疾病诊疗技术及临床实践[M].西安:西安交通大学出版社,2015.

[19]崔勇.现代耳鼻喉疾病诊疗进展与实践[M].昆明:云南科技出版社,2020.

[20]马培华,周智源,胡令英,等.现代儿科诊疗学[M].长春:吉林科学技术出版社,2012.

[21]徐荣谦,孙德仁.中医儿科学基础与亚健康[M].北京:中国中医药出版社,2016.

[22]赵祥文,肖政辉.儿科急诊医学手册[M].北京:人民卫生出版社,2015.

[23]白玉琴.现代疾病护理要点与临床实践[M].哈尔滨:黑龙江科学技术出版社,2018.

[24]中华医学会儿科学分会.儿科心血管系统疾病诊疗规范[M].北京:人民卫生出版社,2015.

[25]赵彦艳,孙开来.人类发育与遗传学[M].3版,北京:科学出版社,2016.

[26]江载芳,申昆玲,沈颖.诸福棠实用儿科学[M].8版.北京:人民卫生出版社,2015.